Mikrobenjäger

Helga Tödt

Mikrobenjäger

Forscherporträts aus sechs Jahrhunderten

BeBra Verlag

Bibliografische Information der Deutschen Nationalbibliothek
Die Deutsche Nationalbibliothek verzeichnet diese Publikation in der Deutschen Nationalbibliografie; detaillierte bibliografische Daten sind im Internet über http://dnb.d-nb.de abrufbar.

Herausgegeben vom Brandenburg-Preußen Museum
Eichenallee 7a, 16818 Wustrau, wustrau@bpm-wustrau.de

BRANDENBURG PREUßEN MUSEUM

Asternplatz 3, 12203 Berlin
post@bebraverlag.de
Historisches Lektorat: Andreas Bödecker, Berlin
Grafische Gestaltung und Satz: Helga Tödt, Julia Tödt, Berlin
Umschlag: typegerecht berlin
Umschlagbild: Jan Vermeer, Das Mädchen mit dem Perlenohrgehänge, 1665;
Foto FFP2-Maske: Jakob Tödt; Umschlagbild Rückseite: Pocken-Impfbesteck,
Foto: Deutsches Museum, Inventar-Nr. 2017-910
Schrift: Minion Pro 10,5/13 pt
Druck und Bindung: GGP Media GmbH, Pößneck
ISBN 978-3-89809-214-2

www.bebraverlag.de

Inhalt

Vorwort

1926 erschien in den USA Paul de Kruifs Buch *Microbe Hunters* – ein Bestseller mit dramatischen Schilderungen, die den Kampf von Bakteriologen und Ärzten gegen die Seuchen auslösenden Mikroben populär machten. Zwei Jahre später folgte die deutsche Übersetzung unter dem Titel *Mikrobenjäger*. Kurt Tucholsky widmete ihr in seiner Zeitungskolumne in der *Weltbühne* am 21. Februar 1928 einen vernichtenden Verriss:

> *Dieser verniedlichte Tod, diese Karikaturen, die so aussehen, wie sich eine höhere Mädchenschulvorsteherin einen heldenhaften Arzt vorstellt: diese fatale Anmeierei an ein halbgebildetes Publikum, das solche Bücher gern liest, weil das „Thema ihm so hübsch nahegebracht", also heruntergebracht wird, so dass man nachher schön darüber mitreden kann: es ist das eine Verbreitung der „Bildung", die mir auf das höchste zuwider ist.*

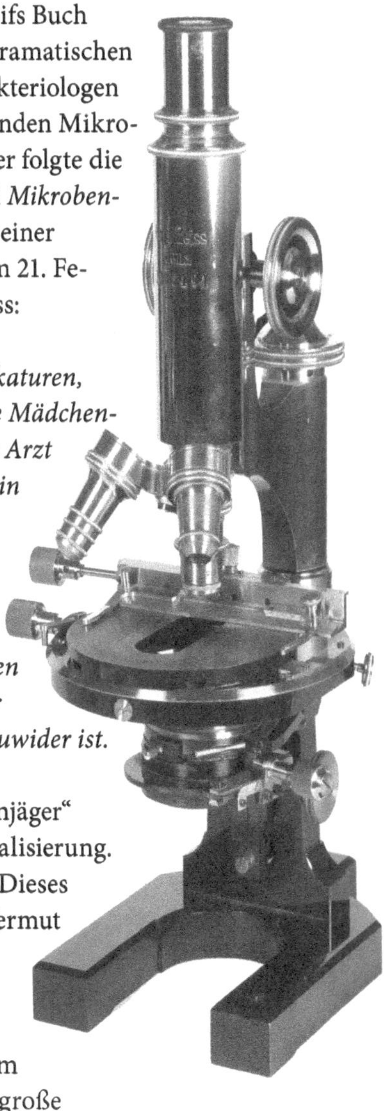

Das Leben und Wirken der „Mikrobenjäger" bedarf keiner romanhaften Sentimentalisierung. Die Wirklichkeit ist spannend genug. Dieses Buch berichtet vom heldenhaften Opfermut kühner Selbstversuche, genialen Eingebungen und endlos-geduldigem Forscherfleiß bis hin zu Verbrechen aus Gier nach Geld und Ruhm. Bis zum Beginn des Ersten Weltkrieges waren große Durchbrüche gegen die Pest, die Pocken, die Cholera, die Syphilis erzielt worden.

Zeiss-Mikroskop von 1885. *Brandenburg-Preußen Museum Wustrau (BPM)*

Seit den 1920er-Jahren hat es weitere revolutionäre Entwicklungen bei der Seuchenbekämpfung gegeben: Antibiotika, den Polioimpfstoff, die Grippeschutzimpfung. Unzählige Viren sind identifiziert worden, selbst gegen den AIDS-Erreger gibt es Behandlungsmöglichkeiten. Die „Mikrobenjäger“ von heute sitzen in Hightech-Laboren, nicht mehr bei spärlichem Licht in ungeheizten Dachkammern. Sie sind hoch spezialisierte Virologen, Infektiologen oder Ingenieure. Sie erzielen die entscheidenden Fortschritte durch neue biologische Techniken oder die immer weiter fortschreitende Verfeinerung der Mikroskopie.

Der Niederländer Antoni van Leeuwenhoek hatte 1676 mit einem noch sehr einfachen Mikroskop das erste Mal Bakterien in menschlichem Speichel beobachtet. Im 19. Jahrhundert führten der Unternehmer Carl Zeiss, der Physiker Ernst Abbe in Jena und Ernst Leitz in Wetzlar die Mikroskopie zu ungeahnter Perfektion. Der Chemiker Otto Schott schuf für diese Instrumente Gläser von höchster Reinheit. Die Auflösung eines optischen Mikroskops stößt allerdings bei etwa 200 Nanometer (= 1/5000 Millimeter) an ihre Grenzen.

Der technische Quantensprung gelang 1931, als der Elektroingenieur Ernst Ruska zusammen mit dem Elektrotechniker Max Knoll das erste Elektronenmikroskop baute. Dabei wurden die Objekte durch beschleunigte Elektronen im elektromagnetischen Hochspannungsfeld durchstrahlt und abgebildet. 1933 verbesserte Ruska an der Technischen Hochschule Berlin das Gerät so weit, dass es die Auflösung optischer Mikroskope deutlich übertraf. Erst 1986 erhielt er, inzwischen Professor für Physik an der Freien Universität Berlin, für die Erfindung des Elektronenmikroskops den Nobelpreis für Physik. Die modernen Transmissionselektronenmikroskope erreichen eine Auflösung bis herunter zu 0,1 Nanometer (= 1/10.000.000 Millimeter). Damit können auch kleinste Viren sichtbar gemacht werden.

Die biologisch-genetischen Techniken der Gegenwart ermöglichen es, neben Bakterien auch Viren im Labor zu isolieren und zu züchten. Die Entschlüsselung ihrer Erbinformation eröffnete den Weg zu den neuartigen Impfstoffen des 21. Jahrhunderts. Der erste

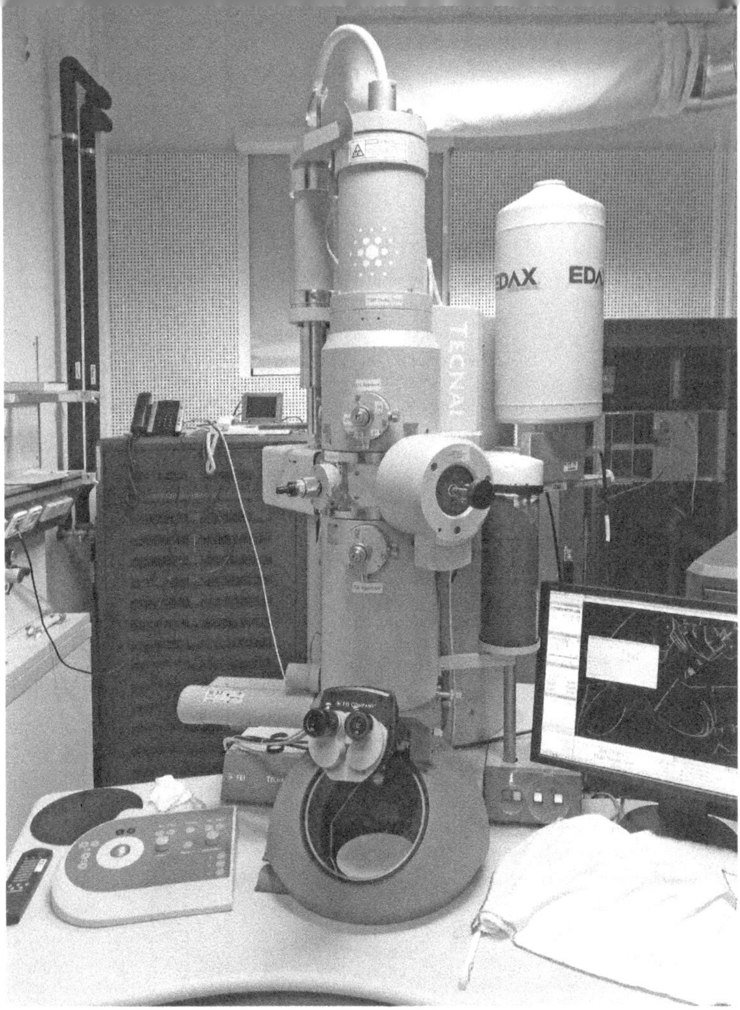

Transmissionselektronenmikroskop. *Creative Commons Attribution-Share Alike 4.0 International*
Foto: Johannes Schneider

wirksame Impfstoff gegen das Coronavirus wurde in weniger als einem Jahr nach dem Ausbruch der Pandemie in weltumspannendem Austausch entwickelt und zugelassen.

Gründe genug, den Lebensgeschichten der „Mikrobenjäger" neue Aufmerksamkeit zu schenken. Ich wünsche Ihnen spannende Lektüre!

Andreas Bödecker, *Berlin, im Januar 2023*
Brandenburg-Preußen Museum, Wustrau

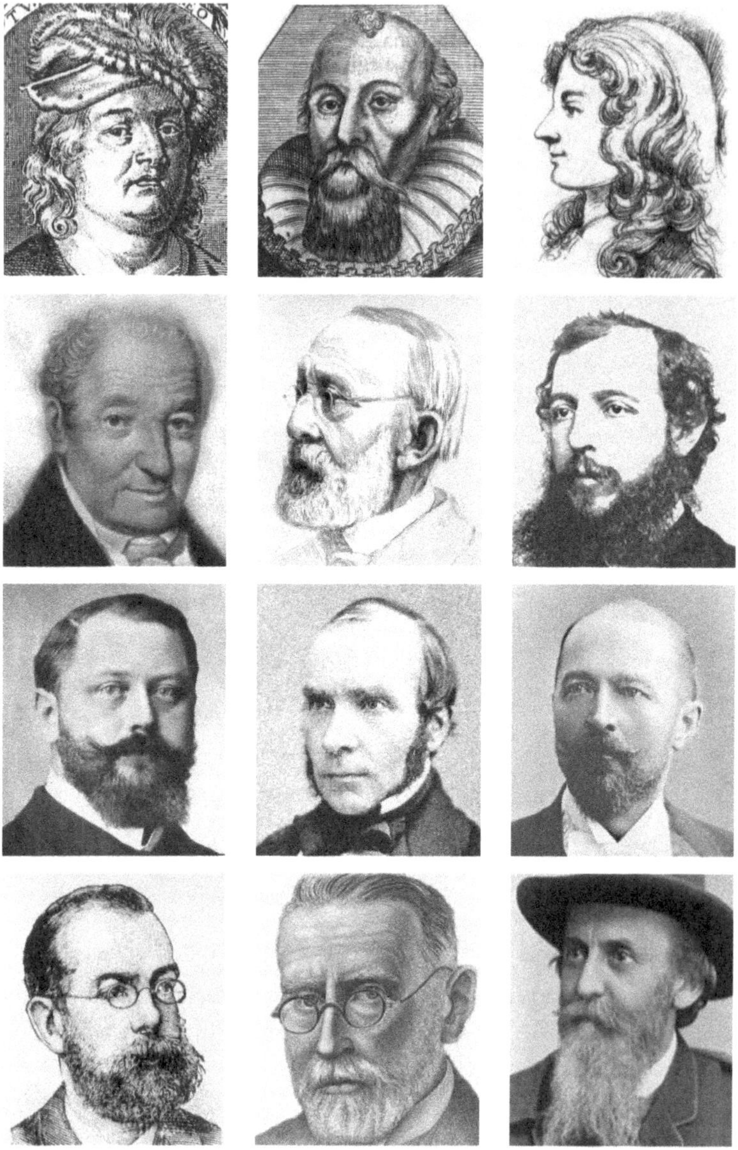

Paracelsus
Heim
Schaudinn
Koch

Sennert
Virchow
Snow
Ehrlich

Erxleben
Hansen
Behring
Dettweiler

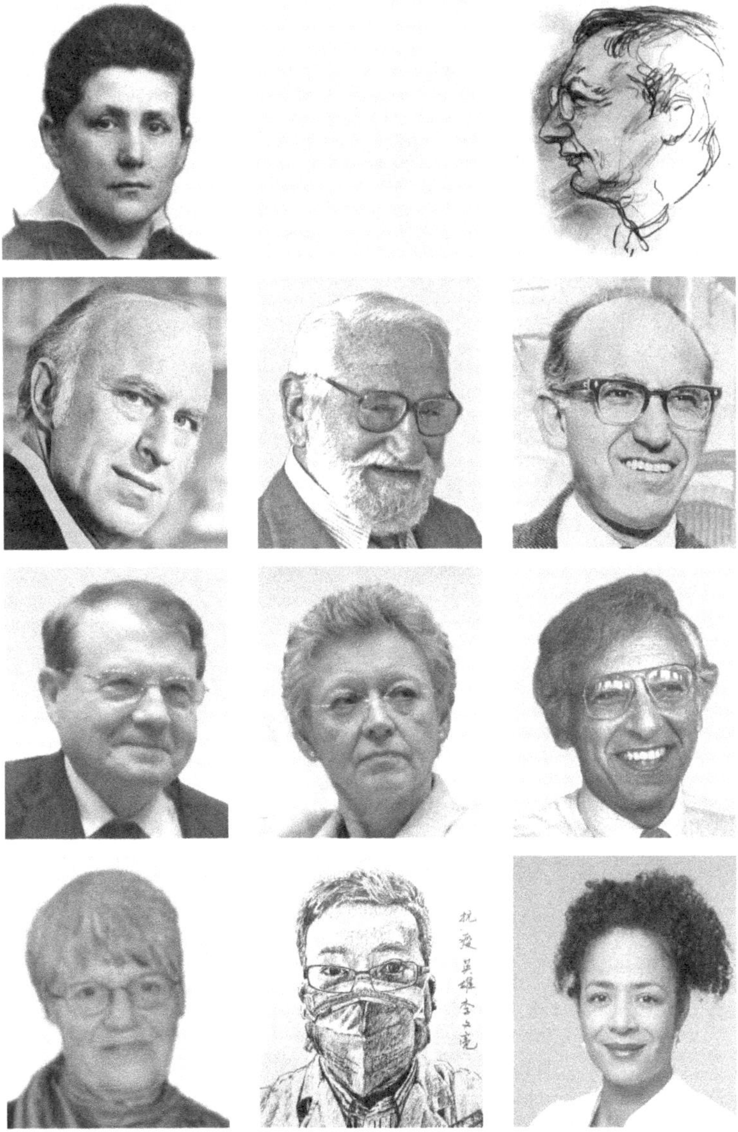

Rabinowitsch-Kempner
Dönhardt
Montagnier
Helm

Sabin
Barré-Sinoussi
Li Wenliang

Döblin
Salk
Gallo
Addo

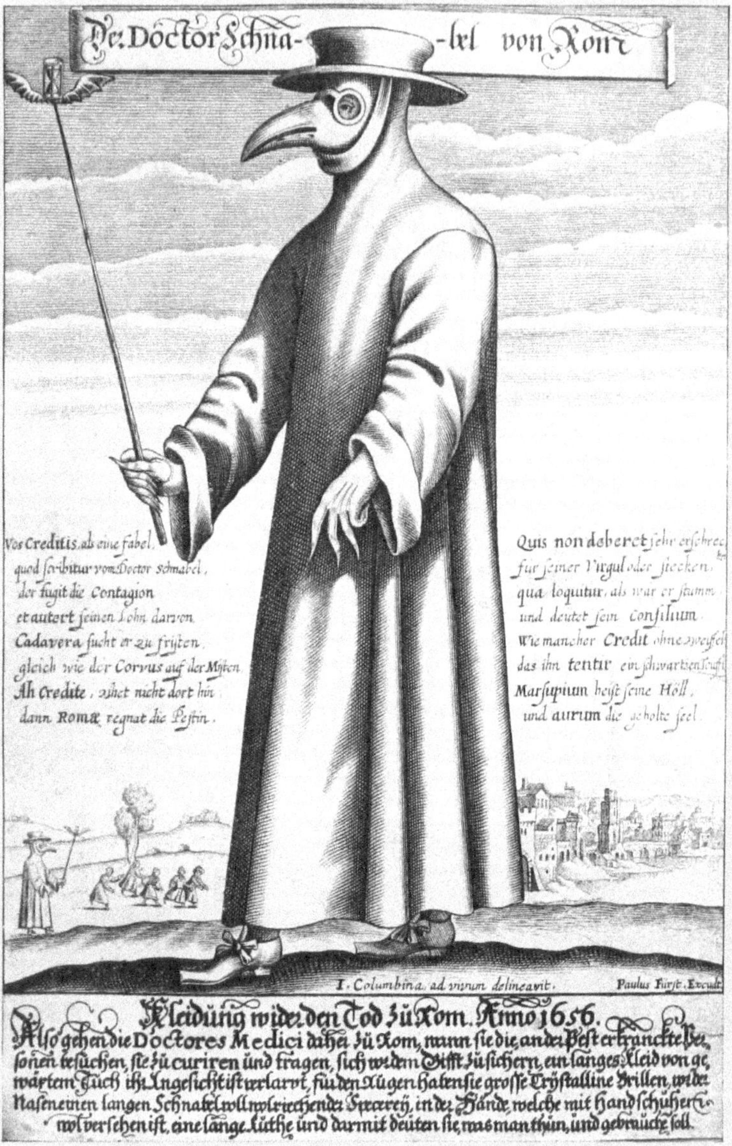

Der Doctor Schnabel von Rom. Das Pestarztkostüm mit der Schnabelmaske ist noch heute ein beliebtes Kostüm beim Karneval in Venedig. *Kolorierter Kupferstich eines Pestdoktors von Paul Fürst, ca.1656*

Die Pest – Die Urkatastrophe unter den Seuchen

Kaum jemand hat den klassischen Ablauf einer Pestepidemie so lehrbuchmäßig geschildert wie der französische Schriftsteller Albert Camus in seinem 1947 erschienenen Résistance-Roman *Die Pest*, der ihn weltberühmt machte. 1957 erhielt er unter anderem dafür den Literatur-Nobelpreis. Die fiktive Geschichte spielt in der algerischen Stadt Oran in den 1940er-Jahren.

> *Am Morgen des 16. April trat Doktor Bernard Rieux aus seiner Praxis und stolperte mitten auf dem Treppenabsatz über eine tote Ratte. Vorerst schob er das Tier beiseite, ohne es zu beachten, und ging die Treppe hinunter. Aber auf der Straße kam ihm der Gedanke, dass diese Ratte dort nicht hingehörte, und er machte kehrt, um den Concierge zu informieren. Angesichts der Reaktion des alten Monsieur Michel wurde ihm klarer, wie ungewöhnlich seine Entdeckung war. (…) Dessen Standpunkt war kategorisch: Es gab keine Ratten im Haus.*

Als immer mehr tote Ratten gefunden werden und Menschen erkranken, erkennt der Arzt die tödliche Seuche. Gegen anfänglichen massiven Widerstand der Obrigkeit setzt er Quarantänemaßnahmen durch. Wochenlang befindet sich die algerische Stadt Oran im Ausnahmezustand, bis die Seuche abflaut und die Bewohner zu ihrem alltäglichen Leben zurückkehren.

Über 600 Jahre hinweg wurden die apokalyptischen Ängste vor der Pest in Kunst und Literatur aufgearbeitet. Sie ist das Urbild der tödlichen Seuche. Schon die große Pestepidemie im 14. Jahrhundert ging in die Weltliteratur ein: Giovanni Boccaccios (1313–1375) *Dekameron*, entstanden zwischen 1348 und 1353 in Florenz, ist eines der eindrucksvollsten ersten Werke, die in der italienischen Volkssprache „Volgare" verfasst waren. Auch Daniel Defoe, Edgar Allen Poe, Karl May und Orhan Pamuk haben über die Pest geschrieben.

Pest bedeutet im Lateinischen nichts anderes als Seuche. Hinweise auf die Pest lassen sich im 2. Jahrtausend vor unserer Zeitrechnung im Gilgamesch-Epos aus Mesopotamien, in der Illias und in der Bibel finden. Keine Krankheit wütete in Europa in den letzten 2000 Jahren schlimmer als die Pest. In Europa fiel ihr allein zwischen 1346 und 1353 rund ein Drittel der damaligen Bevölkerung zum Opfer.

Seit alters her spekulierte man, dass die Krankheit durch „Miasmen“, durch üble Ausdünstungen in der Luft, verursacht würde. Doch 1894 gelang dem Schweizer Arzt Alexandre Émile Jean Yersin (1863–1943) während eines Pestausbruchs in Hongkong erstmals der Nachweis des Erregers der Pest, der nach ihm „Yersinia pestis“ benannt wurde. Er beschrieb auch als Erster konkret den Übertragungsweg vom Rattenfloh auf den Menschen.

Nach einer sehr kurzen Inkubationszeit von einem bis drei Tagen kommt es bei der Pest in den Lymphknoten in der Leiste, Achselhöhle und am Hals zu schmerzhaften Schwellungen, den sogenannten Pestbeulen, verbunden mit rasenden Kopfschmerzen und Fieberschüben. Durch Einblutungen und Nekrosen verfärbten sich die Pestbeulen blau-schwarz, was der Krankheit den Namen „Schwarzer Tod“ einbrachte. Wurden die Lungen befallen, sprach man von Lungenpest, die absolut tödlich war. Die Kranken können den Erreger durch Tröpfcheninfektion direkt von Mensch zu Mensch übertragen.

Der erste Ausbruch dieser Seuche zu Zeiten des oströmischen Kaisers Justinian ging als die „Justinianische Pest“ in die Geschichte ein. Sie wütete von 541 bis 588 im östlichen Mittelmeerraum. Ein Drittel oder sogar die Hälfte der Bevölkerung von Konstantinopel sind dieser Seuche zum Opfer gefallen. In den Jahren 545/546 erreichte sie Gallien und Germanien. Ab 750 verschwand sie für mehrere Jahrhunderte völlig aus Europa.

Schon der persische Arzt Avicenna (980–1037) beobachtete ein der Pest vorausgehendes Rattensterben, ohne allerdings den genauen

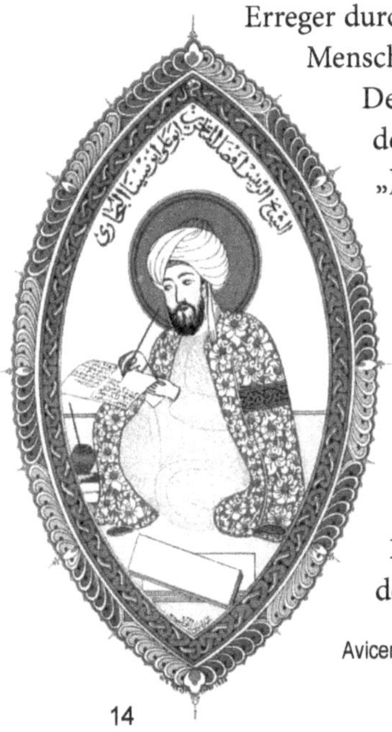

Avicenna. *Persische Miniatur eines unbekannten Künstlers*

Zusammenhang eruieren zu können. In seinem fünfbändigen *Kanon der Medizin* berichtete er von „Ratten und anderem Getier, die in Pestzeiten an die Oberflächen kommen und sich wie betrunken gebärden" und von auffälligen Beulen in der Leisten- und Achselgegend oder hinter den Ohren – den Pestbeulen. Dagegen kamen 49 von Frankreichs König Philipp VI. mit einem Gutachten beauftragte Ärzte der Pariser Universität im Jahr 1348 – ohne einen einzigen Patienten untersucht zu haben – zu dem Schluss, dass die Konjunktion von Saturn, Jupiter und Mars im Zeichen des Wassermann am 20. März 1345 der Auslöser der Großen Pest gewesen sei, weil dadurch giftige Dämpfe aufgestiegen seien. Die Kirche betrachtete experimentelle naturwissenschaftliche Forschung als Ketzerei. Das Sezieren von Leichen, um anatomische oder pathologische Erkenntnisse zu gewinnen, hatte schon Augustinus im 5. Jahrhundert verurteilt. Durch Papst Bonifatius VIII. wurde es um die Wende zum 14. Jahrhundert strikt verboten. Die „unversehrte Auferstehung des Fleisches" sollte nicht durch seine Zerstückelung gefährdet werden. Daher stützten sich die Ärzte im Mittelalter und noch in der Renaissance auf die Viersäftelehre des Hippokrates und das anatomische Werk des Galen, Galenos von Pergamon (ca. 126–216 n. Chr.). Dieses aus der Antike überlieferte medizinische Wissen vermischte sich zusehends mit religiösen und abergläubischen Betrachtungsweisen. Ein sichtbarer Ausdruck fand sich in den Zügen von Flagellanten, die sich selbst geißelnd durch die Städte zogen.

Der „Schwarze Tod" im Mittelalter

Ausgehend von der Mongolei, überflutete die „große Pestilenz" von 1346 bis 1353 ganz Europa. Im Jahr 1346 belagerten die Mongolen unter ihrem Khan Dschani Beg seit über einem Jahr erfolglos die genuesische Hafenstadt Caffa (heute: Feodossija) auf der Krim. Die Genueser schafften es jedoch, ihre Stadt weiter über See zu versorgen und Verstärkungen heranbringen. Da brach im Heer der Belagerer die Pest aus und verbreitete sich rasant. Der wütende Khan ließ die unzähligen Pestleichen seiner Krieger nicht mehr begraben, sondern mit Katapulten über die Mauern in die belagerte Stadt werfen.

Dort griff nun auch die Pest um sich. Panik brach aus. Die Bewohner flohen auf dem Seeweg aus der Stadt. Die Pest reiste mit.

So gelangte die Seuche nach Konstantinopel und Kairo. Anfang Dezember 1347 kam sie schließlich mit zwölf Genueser Galeeren in den Hafen von Messina. Wenige Monate später überflutete die furchtbare Krankheit ganz Süditalien. Als erste Hafenstadt in Frankreich war Marseille betroffen. Mit Schiffen übers Meer, auf den Flüssen und entlang der Handelswege breitete sie sich weiter nach Norden aus. Im Dezember 1348 erreichte sie die englischen Küstenstädte Bristol und Southampton. 1349 wanderte sie von Hamburg aus nach Deutschland ein. Von dort aus verbreitete sich die Pest in das Hinterland. Nur Schlesien und Böhmen sowie weite Teile Polens blieben verschont, nicht jedoch Russland. Durch geschätzte 25 Millionen Todesopfer – ein Drittel der damaligen Bevölkerung – beendete sie die große Zeit des Mittelalters. Der norwegische Historiker Ole Benedictow vermutet sogar, dass fast zwei Drittel der europäischen Bevölkerung, also etwa 50 von 80 Millionen Einwohnern, dem „Schwarzen Tod" zum Opfer fielen. Damit hat sich die Pest als Urkatastrophe im kollektiven Gedächtnis der Menschheit verankert.

Die an den Flüssen gelegenen mittelalterlichen Groß- und Hafenstädte wurden zu „Hotspots" des Infektionsgeschehens. In Paris starb

Die Folgen der Pest 1348 in Florenz. *Gravur nach einem Gemälde von Luigi Sabatelli (1772–1850)*

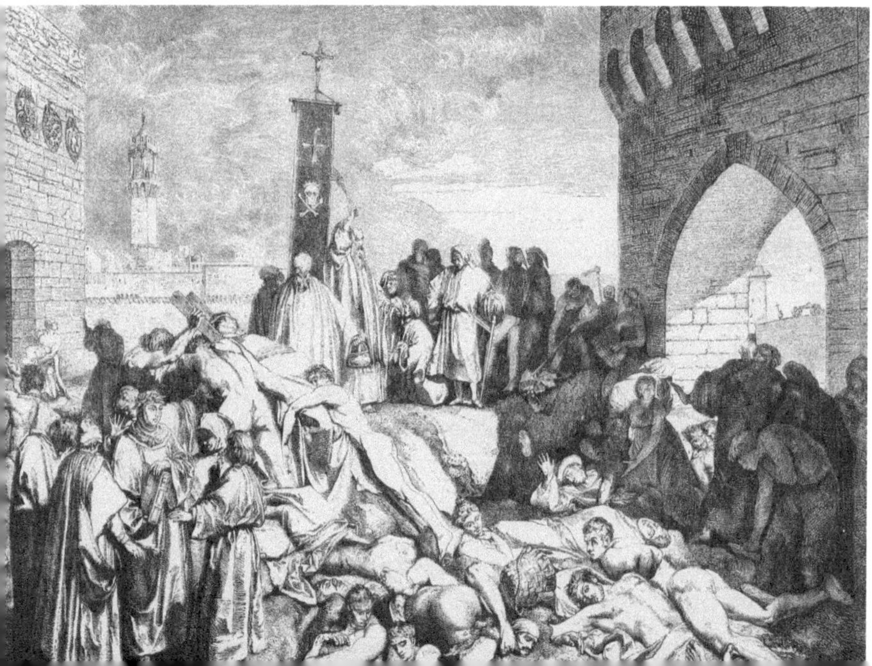

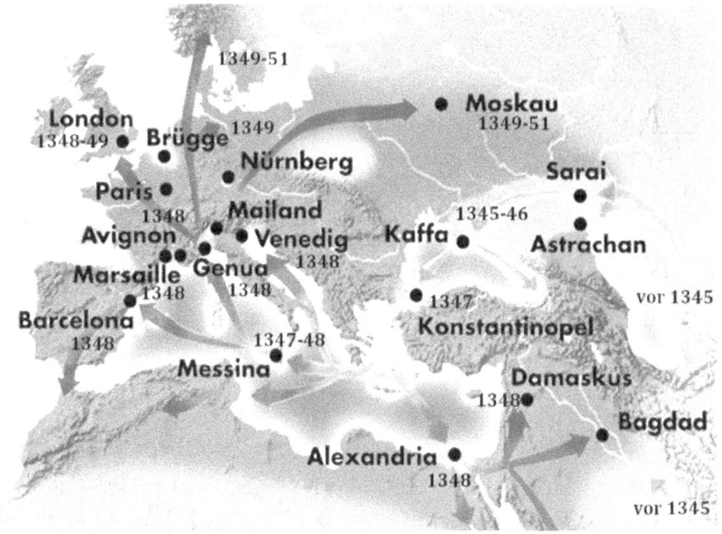

Ausbreitung der Pest in den Jahren 1345 bis 1351

schätzungsweise die Hälfte der 100.000 Einwohner. Hamburg und Venedig verloren je 60 Prozent ihrer Bevölkerung. Ein gewisser Lorenzo de Monacis aus Venedig berichtete 1348, dass sich in Venedig „Plätze, Höfe, Grabstätten und Kirchhöfe der Stadt mit Toten füllten". Zahllose Menschen lagen tot in ihren Wohnungen, „und ihre Leichen stanken in den verlassenen Häusern". Darauf mag auch der Ausspruch „Das stinkt ja wie die Pest" zurückgehen. Als die Pest schließlich abflaute, folgte der Hunger. Die Wirtschaft Venedigs war zusammengebrochen, die Bauern auf dem Festland gestorben. Kaum jemand war noch da, um dort die Felder zu bestellen.

Florenz mit seinen 90.000 Einwohnern war eine blühende Stadt, bevor die Pest sie ereilte. Der italienische Schriftsteller Giovanni Boccaccio verarbeitete als Zeitzeuge der Pandemie das Erlebte in seiner Novellensammlung *Dekameron*. Er erzählt von zehn jungen Leuten, die vor der Pest in ein Landhaus in den Hügeln der Toskana flohen, um sich dort mit Feiern und dem Erfinden von Geschichten abzulenken, während die Straßen ihrer Heimatstadt mit Leichen übersät waren, die Massengräber überquollen und die Häuser mit brennendem Harz oder Schwefel ausgeräuchert wurden. Boccaccio schrieb:

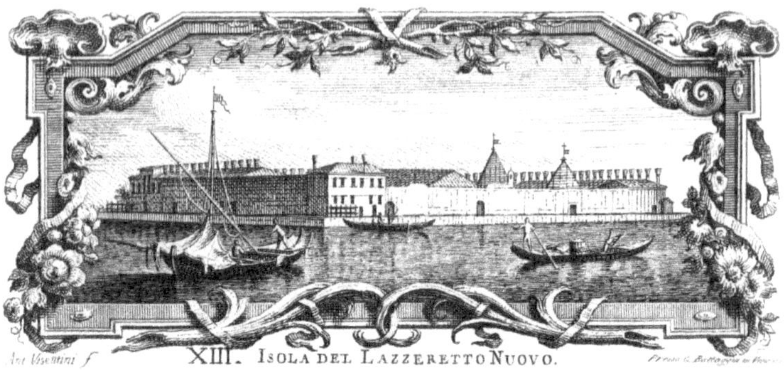

Isola del Lazaretto Nuovo bei Venedig. *Stich von Antonio Visentini, 1777, Polo Museale Veneto*

> *So konnte, wer – zumal am Morgen – durch die Stadt gegangen wäre, unzählige Leichen liegen sehen. Dann ließen sie Bahren kommen oder legten, wenn es an diesen fehlte, ihre Toten auf ein bloßes Brett. Auch geschah es, dass auf einer Bahre zwei oder drei davongetragen wurden. (…) Wie viele tatkräftige Männer, wie viele schöne Frauen, wie viele anmutige Jünglinge, denen, von anderen zu schweigen, Galen, Hippokrates und Äskulap eine blühende Gesundheit bescheinigt hätten, speisten am Morgen mit ihren Verwandten, Gesellen und Freunden, um am folgenden Abend in der anderen Welt mit ihren Vorfahren zu tafeln.*

Mit hohen Prämien wurden Ärzte angeworben, die sich um die Pestkranken kümmern sollten. Als erster Pestarzt wird Matteo Fu Angelo aus Orvieto benannt, der im Jahr 1348 von der Stadt für das Vierfache des üblichen Arztgehaltes angestellt wurde.

Das fehlende Wissen um die Krankheit ließ die Ängste ins Unermessliche wachsen. Die Furcht vor der ewigen Verdammnis grassierte. Vielerorts wurden die Juden als Verursacher angeprangert. Ihnen warf man vor, die Brunnen vergiftet zu haben, was zu Pogromen führte. Die christliche Kirche hatte der Pest als „Strafe Gottes" außer Gebeten und Prozessionen nichts entgegenzusetzen. Selbstlos spendeten die Priester den Sterbenden die Sakramente, steckten sich dabei an und starben ebenfalls. 1351 hatte sich die Zahl der Geistlichen halbiert. Papst Clemens VI. dagegen überlebte, weil er sich auf Anraten seiner Ärzte in seinem Palast in Avignon verbarrikadiert hatte und den Sommer 1348 in einem Saal zwischen zwei lodernden Kaminfeuern verbrachte, um das grausige Geschehen der Pestilenz von sich fernzuhalten.

Manche Landstriche ließ die Pest menschenleer zurück. Es dauerte fast 100 Jahre, bis die Bevölkerungsverluste durch Wanderungsbewegungen wieder einigermaßen ausgeglichen waren. Damit der Handel in der Republik Venedig durch Seuchen nicht wieder zum Erliegen kam, verhängte die Regierung 1374 erstmals eine Quarantäne gegen Kauffahrteischiffe aus dem Osten. Kaufleute, Besatzung und Waren wurden 40 Tage (*quaranta*) auf der Isola del Lazaretto Nuovo festgehalten – daher der Begriff Isolation –, bevor sie die Lagunenstadt betreten durften.

Pestärzte

Die Angst vor der Seuche blieb bestehen. Wenn Ärzte einen Pestausbruch erkannten, verließen sie häufig als Erste die betroffene Stadt. Sie entehrten damit ihren Berufsstand. Der Magistrat von Barcelona drohte 1558 den geflohenen Doktoren mit dem Entzug der Approbation, um sie zur Rückkehr zu bewegen. Bei der Pest in Köln 1564 flohen nicht nur die Ärzte, sondern auch die Apotheker und die Geistlichen. Zur Behandlung der Einwohner wurden Pestdoktoren angeworben. Bei der Behandlung der Kranken waren sie nicht zimperlich. Sie stachen die Pestbeulen auf, setzten Frösche und Blutegel auf die Wunden, führten Aderlässe durch oder gaben starke Abführmittel zur Reinigung des Körpers. Manche empfahlen gar, die Pestkranken mit Quecksilber zu bestreichen und in einen Ofen zu setzen. Der berühmte Arzt Paracelsus (1493–1541), der sich 1538 in Sterzing/Südtirol als Pestarzt anwerben ließ, war der Überzeugung, dass Schmutz mit Schmutz behandelt werden müsse. Über seine Methoden wird später noch zu berichten sein.

Vernünftiger hörten sich dagegen die Maßnahmen an, die der südfranzösische Pestarzt Michel de Nostredame (1503–1566) verordnete: Er empfahl gegen die Pest frische Luft, sauberes Wasser, Hagebuttensaft und den sofortigen Abtransport infizierter Leichen. Seine „Pestpillen" allerdings blieben wirkungslos. Er verlor seine Frau und eines seiner zwei Kinder durch die Krankheit. Daraufhin wandte er

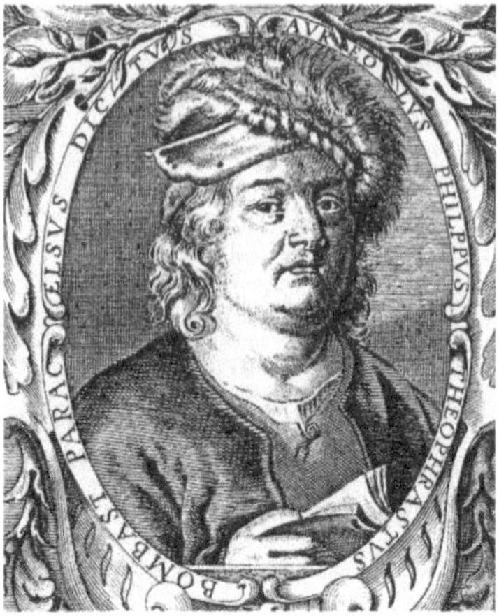

Paracelsus. *Kupferstich von Augustin de Saint Aubin, 1777, Carolino Augusteum, Salzburg*

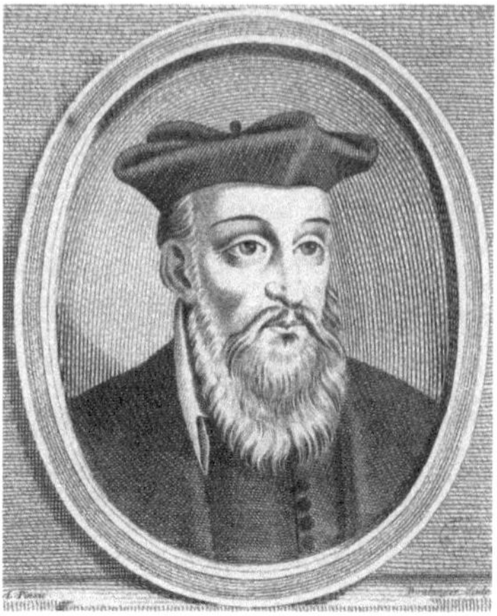

Michel de Nostre Dame, genannt Nostradamus. *Zeitgenössische Gravur von Jean Boulanger*

sich der Astrologie zu. Unter seinem lateinischen Namen Nostradamus wurde er wegen seiner „Prophezeiungen“ weltberühmt.

Nach der großen Pandemie zwischen 1346 und 1353 blieb die Pest in Europa endemisch: Bis ins 18. Jahrhundert hinein kam es in regelmäßigen Abständen zu regional begrenzten, aber dennoch schweren Ausbrüchen. Im Dreißigjährigen Krieg zogen Heere von deutschen, dänischen, schwedischen, österreichischen, französischen und spanischen Landsknechten in mehreren Wellen durch die europäischen Länder. Die Feldzüge brachten Verwüstungen mit sich. Städte und Dörfer wurden binnen kurzer Zeit von durchziehenden Söldnerscharen aus gegeneinander kämpfenden Heeren heimgesucht. Es kam zu Plünderungen, Brandschatzungen, Mord und Totschlag. Die Seuchen blieben nicht aus: Fleckfieber, Ruhr, Typhus und Grippe. Am schlimmsten jedoch wütete die Pest. In der Zeit zwischen 1628 bis 1631 starben in Frankreich und Italien je eine Million Menschen an der Pest. Infolge eines Pestausbruchs in Breslau im Jahr 1633 kam ein Drittel der Einwohnerschaft zu Tode. Meterhohe Pestfeuer wurden vor den betroffenen Städten und Dörfern entfacht, um die Reisenden und Soldaten am Betreten zu hindern.

Als im gleichen Jahr die Pest in Bayern wütete und viele Einwohner von Oberammergau umbrachte, gelobten die Honoratioren des Städtchens, Passionsspiele aufzuführen, damit das Elend im Ort ein Ende haben sollte. Der Überlieferung nach gab es nach dem Gelöbnis keine neuen Pesttoten mehr in Oberammergau. 1634 wurde zum ersten Mal die *Geschichte des Leidens und Sterbens Jesu Christ* gespielt. Seit 1680 führen die Oberammergauer in einem Zehnjahresrhythmus ihre Passionsspiele auf.

Bei der Großen Pest in London im Jahr 1665 gab es 70.000 Tote, ein Fünftel der gesamten Einwohnerschaft. Zu dieser Zeit schützen sich die Pestärzte in Frankreich und Italien beim Patientenbesuch mit grotesken Schnabelmasken, die Charles de Lorme (1584–1678), Leibarzt der französischen Königin, 1619 erfunden hatte. Das Gesicht der Ärzte war hinter einem langen, strohgefüllten Schnabel verborgen, in dem sich auch Kräuter und Gewürze wie Minze, Kampfer, Gewürznelken oder Zitronenmelisse befanden. Außerdem trugen die Pestdoktoren einen gewachsten Mantel, Stiefel, Handschuhe und einen Stab, um direkte Berührungen mit den Patienten zu vermeiden.

Das Berliner Pesthaus vor den Toren der Stadt

Um 1709 wütete die Pest in Polen und Ostpreußen. Königsberg wurde strengstens abgeriegelt, nur drei Viktualienmärkte blieben geöffnet. Wer versuchte, die Stadt zu verlassen, wurde mit der Todesstrafe bedroht. Die Menschen flohen dennoch vor dem Schwarzen Tod in die Wälder. In Ostpreußen starben zwischen 1709 und 1710 rund 235.000 Menschen, ein Drittel der Bevölkerung. Nach der Seuche kam der Hunger. Niemand hatte die Ernte eingebracht, niemand die Felder bestellt.

Friedrich I., der von der Nachwelt oft als prunk- und verschwendungssüchtig angesehen wurde, war durchaus ein vernünftiger Monarch. Als die Pest Berlin zu bedrohen schien, erließ er 1709 ein „Pest-Reglement“. Es verbot den Berlinern Zusammenkünfte in den Schenken, Wein-, Bier- und Zunfthäusern sowie Musik- und Tanzveranstaltungen. Es warnte vor „Quacksalbern, Betrügern und Pfuschern“, die den verängstigten Menschen fragwürdige Tinkturen und Amulette gegen alle möglichen Krankheiten verkaufen wollten.

Eine Verordnung des Königs vom 1. August 1710 kündigte bei unerlaubtem Übertreten der Pestsperren die Todesstrafe durch Er-

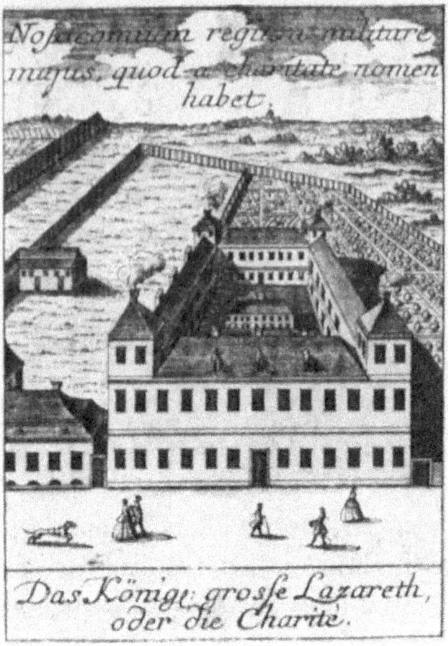

Die Charité, das Berliner Pesthaus um 1740. *Bildarchiv des Instituts für Geschichte und Ethik in der Medizin*

hängen an. Zur Unterbindung des Personenverkehrs an der östlichen Grenze wurden die Wachen verstärkt und Palisadensperren aufgebaut. Außerdem führte Preußen Gesundheitspässe ein, mit denen jeder Reisende oder Händler nachweisen musste, dass er aus einer seuchenfreien Gegend kam oder zu welcher Zeit er sich zuletzt in einem unverseuchten Gebiet aufgehalten hatte. Vorsorglich befahl der König die Errichtung eines Pestlazaretts mit 400 Betten, das in sicherem Abstand außerhalb der Stadt gelegen war. In der historischen Bauanweisung für das Pesthaus war zu lesen: „Zwischen den Bett-Ställen von beyden Seiten muss genugsamer Raum bleiben, damit den Kranken notwendige Handreichung geschehen könnten." Die Räume sollten „luftig seyn und von Winden bestrichen".

Zwei Jahre später verebbte die Seuche, ohne Berlin erreicht zu haben. Das Pesthaus vor dem Spandauer Tor wurde fortan als Armenkrankenhaus für Mittellose, Gestrandete, Prostituierte und Schwangere, die auf der Straße aufgelesen worden waren, genutzt. Jeder Patient hatte ein eigenes Bett. Es gab ausreichend Essen. Das änderte sich in den darauffolgenden 20 Jahren. Nun mussten sich zwei bis drei Patienten ein Bett teilen. Es gab keine Abtritte. Um die Notdurft zu verrichten, gingen die Menschen auf die Straße.

1729 widmete König Friedrich Wilhelm I. das Gebäude zum Militärhospital und zur Lehranstalt für angehende Militärärzte um und gab ihm den Namen „Charité". Dahinter stand durchaus eine Absicht: Hier hatten die angehenden Wundärzte immer genug Patienten zur Verfügung, an denen sie lernen konnten. Die Lehrer waren zumeist königliche Leibärzte. Viele Verstorbene wurden zu Lehrzwecken im Anatomischen Theater Unter den Linden seziert. Berlin verdankt also sein berühmtestes Krankenhaus der Pest.

Die Moskauer Pestrevolte 1777

Während der Regierungszeit von Zarin Katharina II. wurde Moskau von einer Pestepidemie heimgesucht. Russische Soldaten hatten die Seuche 1771 aus dem Osmanischen Krieg mitgebracht. Lange Zeit wollte man das Krankheitsgeschehen nicht wahrhaben. Schließlich verhängte Katharina II. eine Quarantäne und eine 30-Kilometer-Sperrzone um Moskau. Die Adligen und Reichen sowie die hohen Verwaltungsbeamten hatten längst die Stadt verlassen. Es drohte eine Hungersnot. Täglich starben 600 bis 1.000 Menschen an der Pest, am Ende waren es 120.000 Tote, die Hälfte der Moskauer Bevölkerung.

Die Leichen lagen in den Häusern und auf den Straßen, da es nicht genug Personal zum Abtransport gab. Die Eingeschlossenen machten die Ärzte, Popen und Behörden für ihr Elend verantwortlich. Sie strömten in Massen zu der Gottesmutter von Kitai-Gorod, die als wundertätig galt. Als Erzbischof Ambrosius von Moskau, in der Hoffnung, die Situation zu entschärfen, die angebetete Ikone entfernen ließ, brach Aufruhr aus. Menschen stürmten in Massen in den Kreml, plünderten auf der Suche nach dem Erzbischof das alte Tschudow-Kloster.

Als der Erzbischof am nächsten Tag im Donskoi-Kloster gefunden wurde, lynchte ihn die aufgebrachte Menge. Auf Weisung von Zarin Katharina kam Graf Orlow mit vier Regimentern aus St. Petersburg und beendete die Moskauer Pestrevolte. Vier Rädelsführer wurden gehängt und 150 Beteiligte öffentlich ausgepeitscht. Danach organisierte Orlow die Pestbekämpfung neu, wofür er einen großen Stab an Ärzten mitgebracht hatte. Die aufgebrachte Bevölkerung kam zur Ruhe, und die öffentliche Ordnung wurde wiederhergestellt.

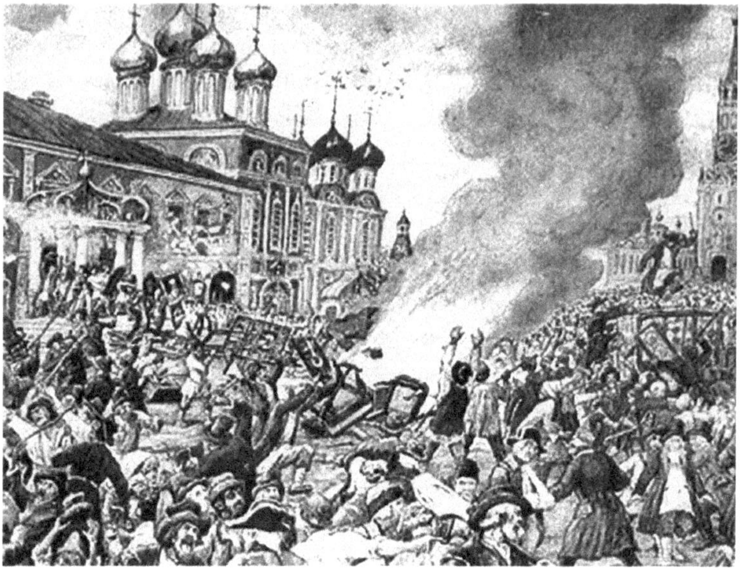

Der Moskauer Pestaufstand von 1771. *Gemälde von Ernst Lissner, Mitte 19. Jh.*

Wegen der Seuchengefahr aus dem Osten ließ Preußen entlang der Netze, einem Nebenfluss der Warthe, der bis Bromberg ziemlich genau von Süden nach Norden verläuft, einen Kordon errichten und unterzog Reisende und Waren einer strengen Quarantäne. Auf Befehl Friedrichs II. wurden sämtliche Brücken zerstört sowie Warntafeln und Galgen aufgestellt, um die illegale Einreise nach Preußen zu verhindern. Die Moskauer Pestepidemie von 1771 war der letzte Ausbruch in Europa.

Das Verschwinden der Pest aus Europa hängt sehr wahrscheinlich damit zusammen, dass die Hausratte als Reservoir der Rattenflöhe durch die Wanderratte verdrängt wurde. Deren Auftreten in Mitteleuropa ist seit dem Ende des 18. Jahrhunderts sicher belegt. Außerdem weiß man heute, dass nicht nur Flöhe, sondern auch Kopf- und Kleiderläuse für die damalige rasante Verbreitung der Pesterreger von Mensch zu Mensch verantwortlich waren.

In der zweiten Hälfte des 19. Jahrhunderts breitete sich die Pest in Asien aus und forderte in den folgenden 50 Jahren weltweit wiederum rund zwölf Millionen Opfer.

Durch den Einsatz von Antibiotika ist die Pest heutzutage zu einer Rarität geworden, ausgerottet ist sie nicht. Die WHO berichtete zwischen 2010 und 2015 von über 3.200 Beulen- und Lungenpesterkrankungen und 600 Todesfällen. Pestherde gibt es laut Robert Koch-Institut immer noch in Madagaskar, China, Indien, Mosambik, Peru, Tansania und auch im Westen der USA, wo ein Reservoir bei wilden Präriehunden existiert. Bei der letzten schweren Pestepidemie auf der ostafrikanischen Insel Madagaskar erkrankten zwischen August und November 2017 etwa 2.400 Menschen, von denen 209 starben.

Quellen

Albert Camus: *Die Pest*, Reinbek 1998.

Klaus Bergdolt: *Der Schwarze Tod in Europa*, München 1994; 4. Auflage, mit dem Untertitel *Die Große Pest und das Ende des Mittelalters*, ebenda 2017.

Liber canonis Avicenne revisus et ab omni errore mendaque purgatus summaque cum diligentia impressus, Venedig 1507; Nachdrucke Hildesheim 1964 und 1998.

R. I. Sies: *Das Pariser Pestgutachten von 1348 altfranzösischer Fassung*, Hannover, o. J.

Giovanni Boccaccio: *Dekameron*, ausgewählt, übersetzt und bearbeitet von Klabund, Köln 2010.

Ursula Armstrong: *Medizinhistorische Schlaglichter – Die Pest*, https://www.hausarzt.digital/kultur/die-pest-40243.html.

Manfred Vasold: *Die Pest – Ende eines Mythos*, Stuttgart 2003, S. 166ff.

Charité Berlin: Das Pesthaus vergangener Tage: https://www.berliner-zeitung.de/mensch-metropole/charite-berlin-das-pesthaus-vergangener-tage-li.79863.

Gerhard Jaeckel: *Die Charité – die Geschichte eines Weltzentrums der Medizin von 1710 bis zur Gegenwart*, Berlin 1999.

Heinz-Dietrich Löwe (Hrsg.): *Volksaufstände in Russland. Von der Zeit der Wirren bis zur „Grünen Revolution" gegen die Sowjetherrschaft*, Wiesbaden 2006, S. 325ff.

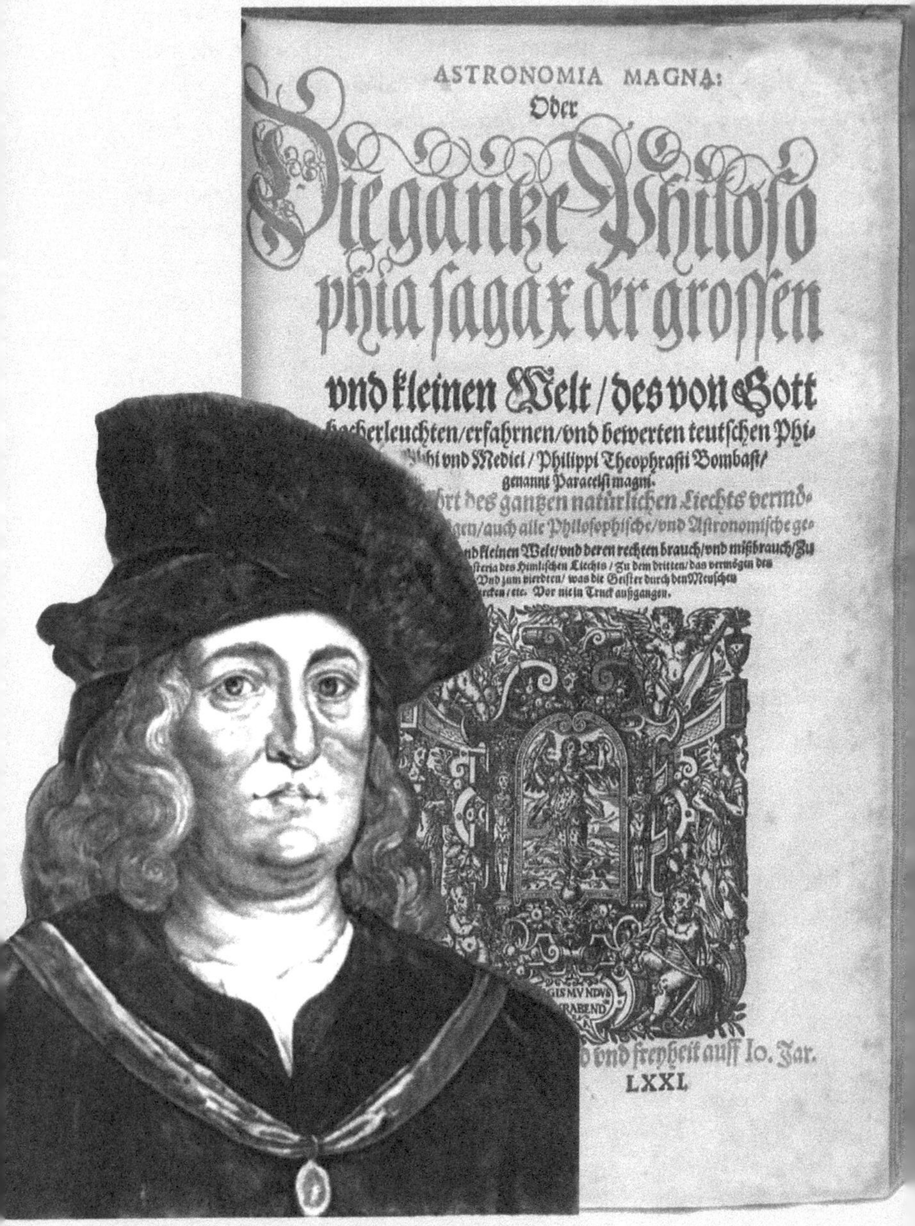

Paracelsus. *Gemälde des 17. Jh. von Wenceslaus Hollar vor dem Titelblatt der* Astronomia Magna, *Bayerische Staatsbibliothek CC NY-NC-SA 4.0 (F = Fotocollage der Autorin)*

Paracelsus (1493–1541) als Pestarzt

In früheren Jahrhunderten war die Behandlung von Krankheiten eine geheimnisvolle Angelegenheit. Als Erklärungsmodell für die Entstehung von Krankheiten diente seit der Antike die Humoralpathologie, die Lehre vom Gleichgewicht der Körpersäfte:

> *Der Körper des Menschen hat in sich Blut und Schleim und gelbe und schwarze Galle, und das ist die Natur seines Körpers (...). Am gesündesten ist er, wenn diese Säfte im richtigen Verhältnis ihrer Kraft und ihrer Quantität zueinanderstehen und am besten gemischt sind. Schmerzen hat er, wenn etwas von ihnen zu viel oder zu wenig vorhanden ist oder sich im Körper absondert und nicht mit dem Ganzen vermischt ist.*

So beschrieb Polybos, der Schwiegersohn des Hippokrates von Kos (ca. 460–375 v. Chr.) erstmals die antike „Säftelehre", auch Humoralpathologie genannt. Der griechische Arzt Galenos von Pergamon, einer der bedeutendsten Ärzte des Altertums, der ein zahlreiche medizinische Schriften verfasste, vervollständigte und systematisierte die Säftelehre so weit, dass sie für anderthalb Jahrtausende maßgeblich die abendländische Heilkunde bestimmte. Nach dieser Lehre stellten die Ärzte ihre Diagnosen anhand von Körperausdünstungen, Farbveränderungen im Stuhl, im Urin und an der Haut. Diäten und pflanzliche Heilmittel, Aderlässe und Einläufe waren die gängigen Behandlungsmethoden. Der Erste, der gegen die Säftelehre opponierte, war der Arzt und Alchemist Paracelsus. Er setzte chemische Heilmittel wie Schwefel, Quecksilber, Salz und die Opiumtinktur ein und erzielte damit erstaunliche Erfolge. Doch erst im Laufe des 19. Jahrhunderts wurde die Säftelehre von der aufstrebenden naturwissenschaftlichen Medizin endgültig verdrängt. Im Bereich der Naturheilkunde allerdings existiert sie in modifizierter Form noch heute.

Geboren wurde Paracelsus 1493 als Theophrastus Bombast von Hohenheim in der Nähe von Einsiedeln in der Schweiz. Nach dem frühen Tod der Mutter zog er mit seinem Vater, Wilhelm Bombast von Hohenheim, nach Villach in Kärnten. Der Vater praktizierte als Arzt, und der junge Theophrast erhielt durch ihn erste Einblicke in die Medizin und die Naturwissenschaften.

Im Alter von 16 Jahren begann er das Studium der Medizin, doch wo, ist nicht genau überliefert. Gesichert ist jedoch, dass er bei einem Aufenthalt in Ferrara im Jahr 1516 die medizinische Doktorwürde erlangte. Seine anschließende Arbeit als Wundarzt führte ihn jahrelang durch ganz Europa. Um 1530 änderte er seinen Namen in Paracelsus. Wie seine Biografie zeigt, war er ein streitbarer Charakter und Querulant. Alle Orte, an denen er sich niederließ, musste er nach ein bis zwei Jahren wegen aufgekommener Auseinandersetzungen wieder verlassen. 1524/25 machte er sich in Salzburg den Erzbischof zum Feind, weil er die Aufständischen im Bauernkrieg unterstützte. Nach feindseligen Reden gegen den Klerus wurde er der Stadt verwiesen. Damit begann Paracelsus' Abwendung von der christlichen Kirche. Anfangs sah er noch Übereinstimmungen mit den Wittenberger Reformern Martin Luther, Johannes Bugenhagen und Philipp Melanchthon, mit denen er auch einen Briefwechsel führte. Später profilierte er sich als eigenwilliger religiöser Denker. Nun zog er gleichermaßen gegen die Anhänger des Papstes, gegen Luther und gegen den Zürcher Reformator Ulrich Zwingli zu Felde. Neben religiösen Streitereien wird auch von heftigen wissenschaftlichen Disputen an den Universitäten in Freiburg und Straßburg zwischen Paracelsus und den dort Lehrenden berichtet.

„Die Dosis macht das Gift"

Im Jahr 1527 wurde Paracelsus zum Stadtarzt von Basel berufen und lehrte an der dortigen medizinischen Fakultät. Seine Vorlesungen hielt er entgegen der damaligen Gepflogenheit ausschließlich in deutscher Sprache, denn „die Wahrheit müsse nur deutsch gelehrt werden". Dabei sparte er nicht mit Kritik an den ortsansässigen Ärzten und Apothekern. In einem Flugblatt legte er seinen Standpunkt dar:

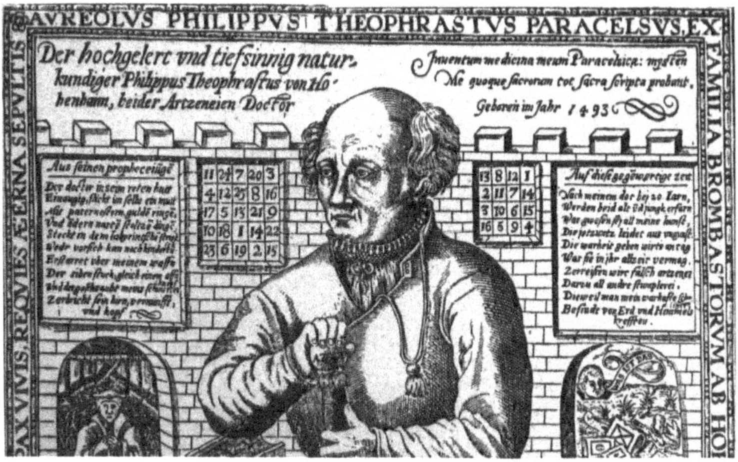

Flugblatt mit Schriften und Bildnis des Paracelsus. *Kupferstich von Balthasar Jennichen, Mitte 16. Jh.*

Nicht Titel und Beredsamkeit sind das Rüstzeug eines Arztes, sondern die tiefste Erkenntnis der Natur und der Naturgeheimnisse. Das allein wiegt alles andere auf. Aufgabe des Arztes ist es, die verschiedenen Krankheitsformen zu erkennen, ihre Ursachen und Symptome zu durchschauen und obendrein mit Scharfsinn und Beharrlichkeit zu verordnen.

Seine Äußerungen führten zu Schmähschriften gegen seine Person und Drohungen gegen sein Leben, weshalb er 1528 ins Elsass floh. Es folgten weitere Wanderjahre in Süddeutschland und Österreich. Nachdem er einige Heilbäder besucht hatte, war um 1525 in Gastein sein *Baderbüchlein* entstanden, in dem er 17 europäische Wildbäder und Sauerbrunnen beschrieb.

Als die Kunde über Paracelsus' Heilerfolge sich verbreitete, schlossen sich ihm immer mehr Schüler an. Er wurde zu bekannten und einflussreichen Persönlichkeiten gerufen. Lange Aufenthalte in reichen Häusern in Nürnberg, Augsburg, Innsbruck, Klagenfurt, Wien und Meran sind belegt.

1538 wurde Paracelsus in Sterzing/Südtirol bei einem Pestausbruch als Pestarzt berufen. Sterzing war damals ein wichtiger Rastpunkt auf der bedeutenden Handelsroute zwischen Augsburg und

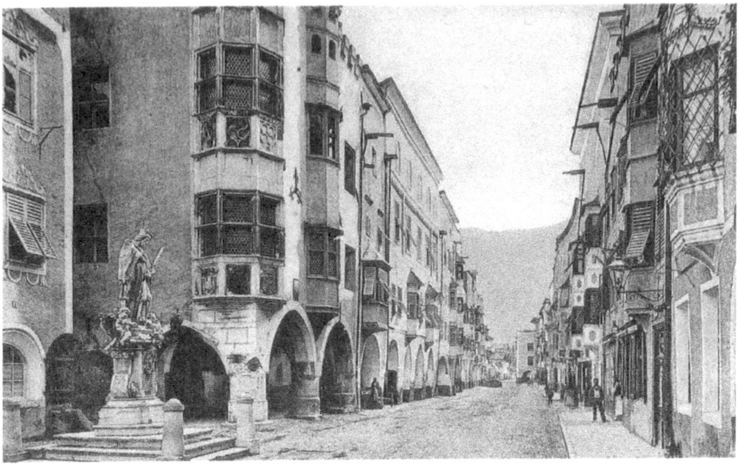

Sterzing in Südtirol. *Historische Ansichtskarte*

Venedig. Selbst die Fugger unterhielten hier eine Niederlassung. Kaufleute hatten die Pest nach Sterzing mitgebracht. Paracelsus entwickelte eigenwillige Behandlungsmethoden gegen die Pest: Er gab den Kranken Tabletten aus Brot, vermengt mit einem winzigen Teil ihres eigenen Kots, um Schmutz mit Schmutz zu bekämpfen. Es wird behauptet, dass er auf diese Weise Menschen geheilt haben soll. Außerdem legte er gedörrte Kröten auf die offenen Pestbeulen, damit sie das Gift der Pestilenz heraussaugten. Der Glaube an die pestabwehrende Wirkung der Kröten hielt sich im Volksglauben noch bis ins 18. Jahrhundert.

„Das Leben und der Geist sind ein Ding und nicht zwei"

1541 zog Paracelsus wieder nach Salzburg. Nach wenigen Monaten dort fand er im Alter von 48 Jahren den Tod. Höchstwahrscheinlich starb er an einer Quecksilbervergiftung, denn in seinen Knochen fand man später eine immens hohe Quecksilber-Konzentration.

Paracelsus selbst hatte das flüssige Metall als Therapeutikum gegen Syphilis eingeführt. Daher darf eine missglückte Eigentherapie bei seiner Syphiliserkrankung vermutet werden. So hat sich an ihm selbst sein viel zitierter Ausspruch bewahrheitet:

Alle Dinge sind Gift, und nichts ist ohne Gift; allein die Dosis macht's, daß ein Ding kein Gift sei.

Während seines unsteten Lebens weilte Paracelsus mehrere Monate als Hausgast bei seinen Patienten und pflegte mit ihnen einen intensiven persönlichen Kontakt. Er kuriere sie bei nächtelangen Zechgelagen, berichtete einer seiner Schüler. Seine Heilungserfolge basierten somit nicht nur auf der medikamentösen Behandlung, sondern auch auf psychosozialer Zuwendung.

In seiner Theorie zur Entstehung der Krankheiten, mit der Paracelsus seiner Zeit weit voraus war, postulierte er fünf Auslöser für das Krankheitsgeschehen. Das waren aufgenommene „Gifte" (heute Bakterien, Viren, Umweltgifte), die persönliche Konstitution, der spirituelle Einfluss (heute: die Psyche) und der Einfluss Gottes (heute: Krankheit als schicksalhaftes Geschehen) sowie der Einfluss der Gestirne (heute obsolet, im Mittelalter und in der Renaissance maß man aber den Konstellationen der Gestirne hohe Bedeutung in vielen Schicksalsfragen bei). Nach seiner Auffassung wurde die Wirkung der „Gifte" durch eine schwache Konstitution sogar noch verstärkt. Paracelsus' Theorie über die krankheitsbegünstigenden Einflüsse ist von solcher Modernität und Aktualität, dass sie aus dem 20. Jahrhundert stammen könnte.

Wie Paracelsus sich die Alchemie zunutze machte

Ständig hatte Paracelsus seine wissenschaftlichen Erkenntnisse aufgeschrieben. Seine Schriften entstanden unterwegs in Wirtshäusern, Herbergen oder während seiner Aufenthalte bei reichen Patienten. Mit mehr als 200 Schriften hinterließ er ein umfangreiches Gesamtwerk, das teilweise erst nach seinem Tode veröffentlicht wurde. Darunter befanden sich medizinische, astrologische, philosophische und theologische Bücher. Als sein naturwissenschaftliches Hauptwerk gilt die 1537 fertiggestellte *Astronomia Magna*.

In seinen medizinischen Schriften stellte Paracelsus seine chemische Medikamentenlehre, die Iatrochemie, der Viersäftelehre des Galen gegenüber. Die Iatrochemie basiert auf Schwefel (Sulphur),

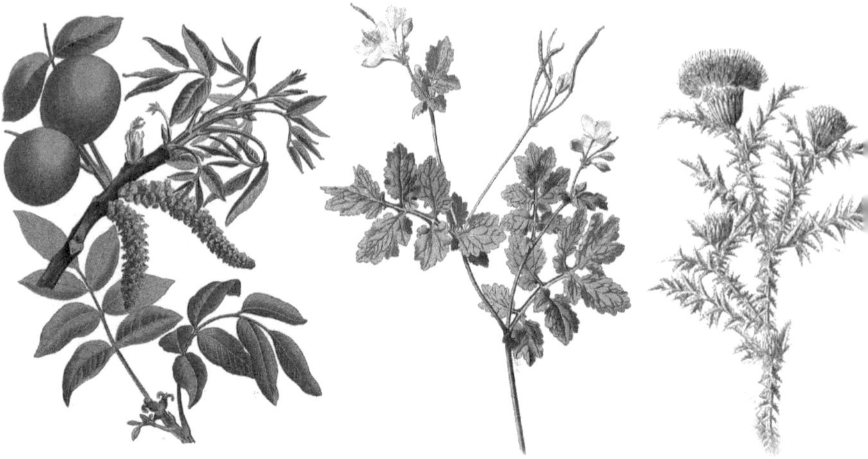

Walnuss, Kardendistel und Schöllkraut. *Aus:* Hermann Adolph Köhler: Köhler's Medizinal-Pflanzen, *1887 und Prof. Dr. Otto Wilhelm Thomé: Flora von Deutschland, Österreich und der Schweiz, 1885 (F)*

Quecksilber (Mercurius) und Salz (Sal). Nicht nur pflanzliche Mittel gehörten zu seinem Repertoire, auch Mineralien, Metalle und seltene Erden. Er nutzte sogar menschliche Leichenteile – das sogenannte „Mumienpulver" – und Edelsteine.

Daneben machte sich Paracelsus auch alchemistische Methoden zur Herstellung möglichst reiner Heilmittel zunutze. Zum Auffinden seiner Therapeutika bediente er sich der Signaturenlehre, die auf Ähnlichkeiten bei Form, Farbe, Charakter, Geruch und Geschmack abzielte. Danach sollte eine Bohne eine Heilwirkung bei Nierenleiden haben, die Walnuss für Behandlungen des Gehirns und der gelbe Saft des Schöllkrauts gegen Gelbsucht nutzen. Herzförmige Blüten sollten gegen Herzkrankheiten wirken, höckrige Wurzeln gegen die Geschwülste des Aussatzes und stachelige Disteln gegen Stechen in der Brust. Das Prinzip „Similia similibus curentur" („Ähnliches werde durch Ähnliches geheilt") legte auch der deutsche Arzt, Apotheker und Chemiker Samuel Hahnemann (1755–1843) in der von ihm begründete Homöopathie-Lehre zugrunde.

Die Iatrochemie des Paracelsus, seine darauf basierenden Heilerfolge sowie seine beißende Kritik an der vorherrschenden Galenschen Lehre brachten Paracelsus über fast 100 Jahre die erbitterte Gegnerschaft der damaligen Mediziner und Apotheker ein.

Quellen

https://www.chemie.de/lexikon/Paracelsus.html.

Heinrich Schipperges: *Paracelsus*. In: Walter Killy/Rudolf Vierhaus (Hrsg.): *Das große biographische Lexikon der Deutschen*, Himberg 1995, S. 533.

Karl Sudhoff: *Bibliographia Paracelsica*, Berlin 1894.

Bernhard Dietrich Haage: *Iatrochemie vor Paracelsus*. In: *Würzburger medizinhistorische Mitteilungen*, Band 14, 1996, S. 17–27; hier: S. 17–19.

Klistierspritzen um 1800 von Gottlob Carl Israel Weber. *Kreismuseum Grimma, CC BY-NC-SA.*
Der Arzt und die Pest: *http://www.amuseum.de*

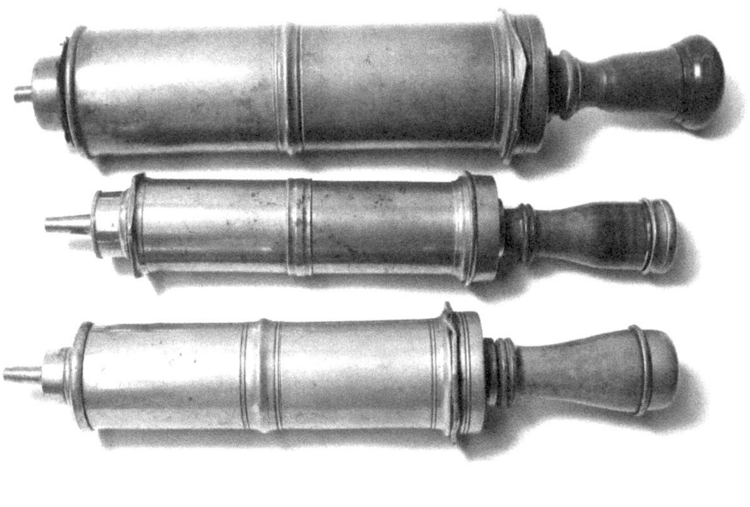

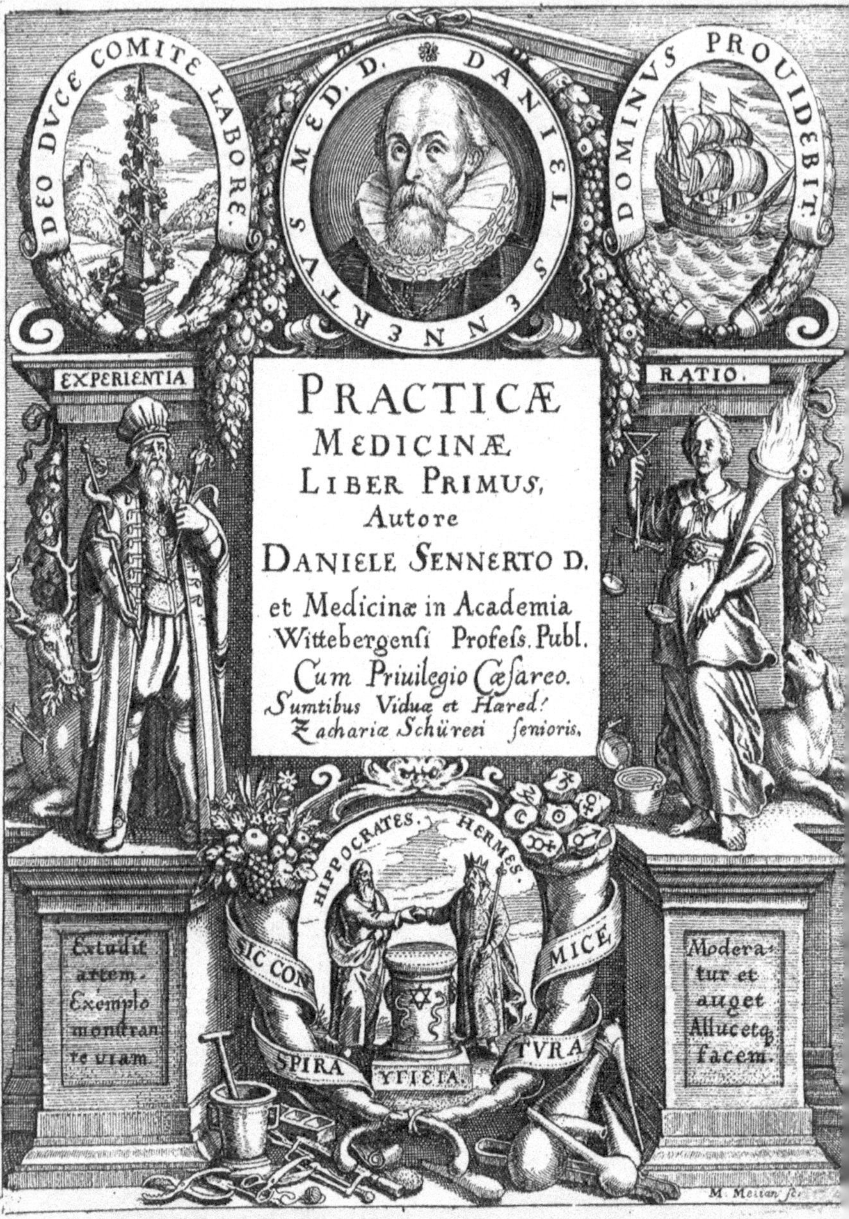

Titelblatt von Daniel Sennerts erstem *Buch der praktischen Medizin* 1620. *The Trustees of the British Museum*

Daniel Sennert (1572–1637) und die Pest in Wittenberg

Der Mann, dem es gelang, in dem Wissenschaftsstreit zwischen Anhängern des Galen und denen des Paracelsus zu vermitteln, war der Wittenberger Arzt Daniel Sennert, einer der bedeutendsten deutschen Ärzte des 17. Jahrhunderts.

In seiner 1619 erschienenen Veröffentlichung *De Chymicorum cum Aristotelicis et Galenicis consensu et dissensu* hielt er ein Plädoyer für die Einführung chemischer Arzneimittel in die Medizin. Als Dekan der medizinischen Fakultät an der Universität Wittenberg führte Sennert als Erster die Chemie als eigenständiges Fach in das Medizinstudium ein, was ihm sowohl Kritik als auch Anerkennung einbrachte.

Auf Umwegen zur Medizin

1572 wurde Daniel Sennert in Breslau geboren. Sein Vater, der Schuhmacher Nikolaus Sennert, war bei seiner Geburt schon 67 Jahre alt. Als er im Alter von 80 Jahren starb, setzte Daniels Mutter Katharina ihre gesamten Ersparnisse ein, um dem begabten Sohn eine gute Schulbildung und ein Studium zu ermöglichen. 1593 begann der 21-jährige Daniel an der philosophischen Fakultät der Universität Wittenberg das Studium der Sieben freien Künste, welches Grammatik, Rhetorik, Dialektik, Arithmetik, Geometrie, Musik und Astronomie beinhaltete. Die Universität Wittenberg war zur damaligen Zeit hoch anerkannt. Hier hatten keine hundert Jahre zuvor der bis dahin unbekannte Augustinermönch Martin Luther und der Altphilologe Philipp Melanchthon das Feuer der Reformation entfacht. Nach fünf Jahren schloss Daniel Sennert sein Studium mit dem Magister Artium ab, was ihn als Lehrer qualifizierte. Doch das genügte dem wissbegierigen jungen Mann nicht.

1598 wandte sich Sennert der Medizin zu. Drei Jahre studierte er in Leipzig, Jena und Frankfurt/Oder. Seine praktische Ausbildung absolvierte er bei dem Berliner Arzt Johann Georg Magnus. Auf des-

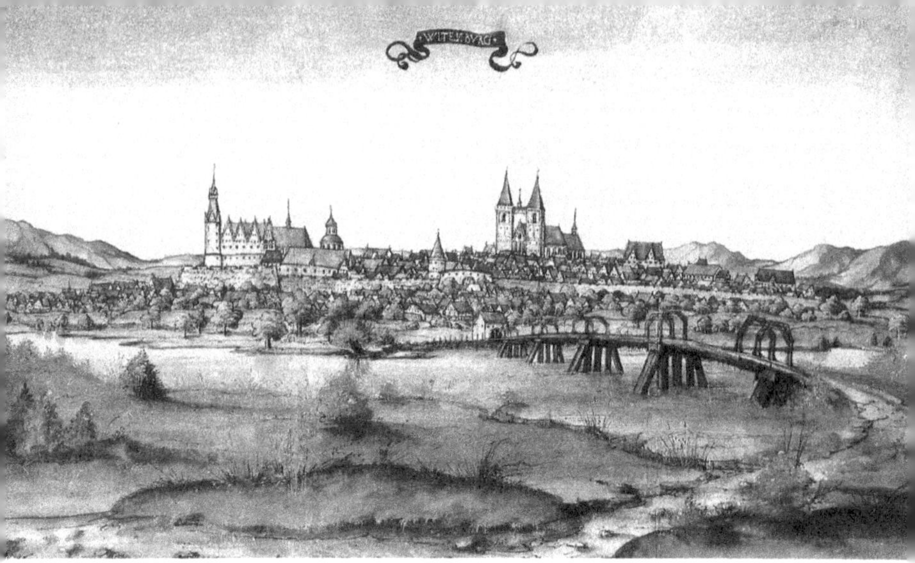

Die Stadt Wittenberg von der Elbe gesehen. *Zeichnung aus dem Reisealbum des Pfalzgrafen Otto Heinrich 1536*

sen Anraten kehrte er an die Universität Wittenberg zurück, wo er Ende 1601 zum Doktor der Medizin promoviert wurde und auch das Lizentiat erwarb, die Lehrerlaubnis als Hochschullehrer. Bereits ein Jahr später erhielt er in Wittenberg einen Lehrstuhl für Medizin. Diesen hatte er bis zu seinem Lebensende inne.

Gleich nach seiner Berufung im Jahr 1602 heiratete Daniel Sennert im Alter von 31 Jahren Magaretha Schato (1578–1625), die Tochter seines Professorenkollegen Andreas Schato. Aus dieser Ehe gingen fünf Söhne und zwei Töchter hervor. Nur drei der Kinder überlebten ihren Vater.

Sennert erlangte als Arzt hohes Ansehen. Hauptsächlich widmete er sich der Anatomie und den inneren Krankheiten. Sein größtes Verdienst jedoch ist die erste wissenschaftliche Beschreibung eines Kaiserschnitts in Deutschland.

Eine kurze Geschichte des Kaiserschnitts

Kaum ein chirurgischer Eingriff hat eine so lange Geschichte in der Medizin wie der Kaiserschnitt oder die *Sectio caesarea*. Laut dem römischen Schriftsteller Plinius soll ein Cäsar aus dem Mutterleib geschnitten worden sein. Dies war jedoch nicht Julius Cäsar, denn dessen Mutter Aurelia überlebte die Geburt ihres Sohnes um 46 Jahre. Die *Sectio caesarea* war jahrhundertelang ein Eingriff, der nur an bereits verstorbenen oder sterbenden Gebärenden durchgeführt wurde, um wenigstens das Kind noch retten zu können und der Gnade der Taufe teilhaftig werden zu lassen.

Ohne Schmerzlinderung, Blutstillung, eine geeignete Nahttechnik und Nahtmaterial konnte eine Frau zur damaligen Zeit eine Operation am Uterus kaum überleben. Aus der Schweiz wird überliefert, dass dort im Jahre 1500 der Schweinekastrierer Jacob Nufer den ersten erfolgreichen Kaiserschnitt durchgeführt habe. Seine Frau soll den Eingriff nicht nur überstanden, sondern danach noch weiteren sechs Kindern das Leben geschenkt haben. Eine unglaubwürdige Geschichte, auch wenn ein bekannter Anatom das Ereignis in seinen Aufzeichnungen festgehalten hat.

Die erste bildlich und schriftlich belegte gynäkologische Operation an einer lebenden Frau erfolgte 1549 in Wien. Die Wiener Bürgerin Margarethe Wolczer überlebte den Eingriff, den der Stadtchirurg Paul Dirlewang unter der Aufsicht des Dr. Mathias Cornax und weiterer Zeugen durchführte. Der Fötus war zur Zeit des Eingriffs bereits abgestorben, die Patientin wurde dem Bericht zufolge danach ein weiteres Mal schwanger.

1581 erschien in Paris die erste theoretische Abhandlung zur Schnittentbindung von dem bisher unbekannten französischen Arzt François Rousset, die viel Skepsis und Widerspruch auslöste.

Der erste Kaiserschnitt in Deutschland wurde am 21. April 1610 in Wittenberg durchgeführt: Der Wundarzt Jeremias Trautmann entband unter der Beobachtung von Daniel Sennert die Ehefrau des Böttchermeisters Martin Opitz durch eine *Sectio* von einem Kind. Die Frau hatte infolge eines Unfalls einen Bauchdeckenbruch erlitten, sodass der Uterus direkt unter der Haut lag, was eine natürliche Geburt unmöglich machte und den Schnitteingriff vereinfachte. Daniel Sennert dokumentierte den Ablauf wie folgt:

Als (...) die Wehen ihren Anfang nahmen, wurde Gott um seinen Beistand angefleht. Außer mir waren noch einige Kollegen, die Doktoren Hettenbach und Tandler, außerdem der Erzdiakon un-

serer Pfarrkirche, zwei Hebammen und einige andere ehrbare Frauen anwesend. Die Operation führte am nächsten Morgen 8 Uhr der Chirurg Trautmann unter Assistenz des Wundarztes Seest durch. Zuerst wurden die Bauchdecke und dann das Bauchfell durchschnitten. Hieran schloss sich die Eröffnung des Uterus an, der, wie erwähnt, die normale Wölbung der Bauchwand weit überragte. Die Blutung war nicht erheblich. Auch die Schmerzen waren nicht sonderlich groß, wie die Operierte später erklärte. Nachdem der Uterus der Länge nach durchschnitten war, wurde das Kind samt Nachgeburt ohne Schwierigkeiten hervorgeholt. Ja, sobald einmal der Weg gebahnt war, suchte sich das Kind, das gesund und unverletzt war, gleichsam durch eigenes Bemühen den Ausgang. Der Chirurg entfernte zunächst das ausgetretene Blut, zog dann die Wundwände der Bauchdecken zueinander und nähte sie zusammen. Die Gebärmutter wurde nicht durch Nähte geschlossen. Der aus der Bauchhöhle hervorragende Uterus vereiterte zunächst, heilte dann aber unter Anwendung geeigneter Medikamente ab, bis er nach vierzehn Tagen die natürliche Gestalt wieder hatte. Wir hatten kaum noch Zweifel an der völligen Genesung der Wöchnerin, als diese jedoch am 16. Mai nachmittags um 4 Uhr das Bett verlassen hatte und im Begriff war, sich wieder hinzulegen, starb sie plötzlich innerhalb kürzester Zeit. Um uns zu überzeugen. ob nicht ein verborgener Eiterungsprozess den plötzlichen Tod herbeigeführt hatte, öffneten wir die Gebärmutter der Toten. Wir fanden jedoch nichts Krankhaftes.

Die Mutter starb drei Wochen nach der Geburt, möglicherweise an einer Lungenembolie. Das Kind behielt lediglich eine Narbe an der Stirn zurück, die vom Schnitt herrührte, wie berichtet wird. Der Knabe wurde neun Jahre alt. 1692 beschrieb der schlesische Chirurg Matthäus Gottfried Purmann (1648–1711) vier weitere Fälle von Kaiserschnittentbindungen an lebenden Patientinnen.

In der ersten Hälfte des 19. Jahrhunderts lag die Zahl der europaweit publizierten Kaiserschnitte bei drei bis vier pro Jahr, wobei die Sterberate der Frauen immer noch fast 100 Prozent betrug. Nachdem die operativen Techniken und das Instrumentarium für Bauchoperationen verbessert worden waren, ging nach 1850 die kindliche und mütterliche Mortalität auf 50 bis 80 Prozent zurück.

Um 1900 perfektionierte der Gynäkologe und Geburtshelfer Hermann Johannes Pfannenstiel (1862–1909) die operative Schnitttechnik, die nach ihm Pfannenstielschnitt genannt wurde, indem er den Bauchschnitt horizontal führte, anstatt wie früher die Bauchdecke von oben nach unten zu öffnen.

Durch den konsequenten Einsatz von Desinfektionsmitteln, die verbesserte Operationstechnik, steriles Arbeiten, Einsatz von Anästhesie, Antibiotika und Bluttransfusionen stirbt heute bei der Sectio nur noch eine von 25.000 Frauen. Das ist immer noch etwa dreimal so viel wie bei einer natürlichen Geburt.

Die Pest in Wittenberg

Sennert war mehrfach Dekan der medizinischen Fakultät und einmal Prorektor sowie fünfmal Rektor der Wittenberger Universität. Unter seinem Vorsitz fanden mehr als 100 Disputationen statt, wissenschaftliche Streitgespräche, bei denen ein Thema oder eine Dissertation vor einem breiten Publikum erörtert wurde.

Nach dem Tod seiner ersten Frau 1625 heiratete Sennert im Alter von 54 Jahren Helena Burenius (1582–1632). Diese Ehe blieb kinderlos und bestand sechs Jahre. Nach Helenas Tod ging er ein Jahr später seine dritte Ehe mit Margaretha Cramer aus Leipzig ein. Sie war die Witwe des Altenburger Hofpredigers Johannes Cramer.

Martin Luther bei Pestkranken in Wittenberg. *Radierung von Gustav König*

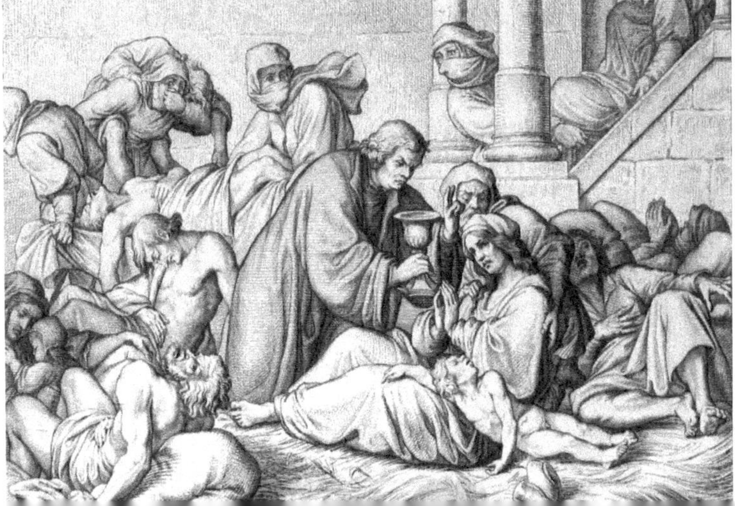

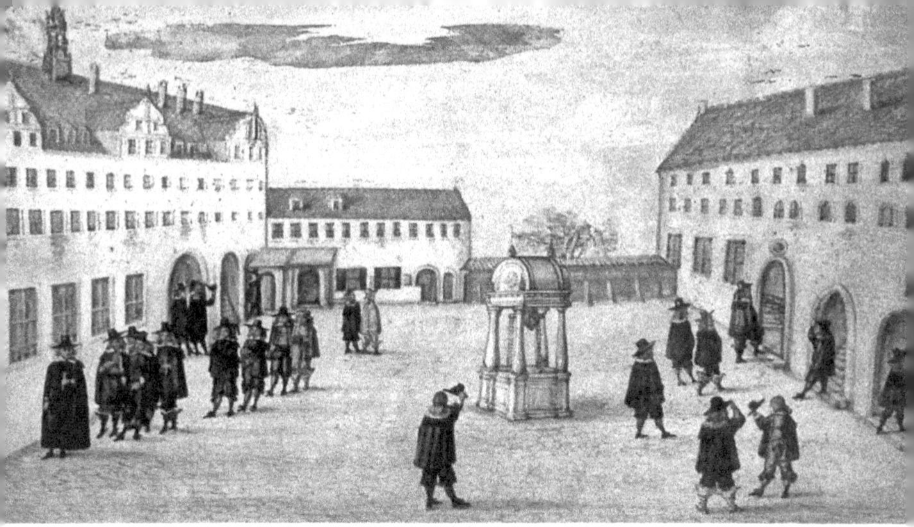

Hof der Universität zu Wittenberg 1644. *Matrikel der Universität Wittenberg, ULB Sachsen-Anhalt*

In den ersten zwei Jahrzehnten des 17. Jahrhunderts kamen viele Medizinstudenten nicht zuletzt wegen Professor Daniel Sennert an die Universität Wittenberg. Mit dem Beginn des Dreißigjährigen Krieges änderte sich der Universitätsbetrieb. Obwohl die Stadt Wittenberg vom Schlachtengetümmel weitgehend verschont wurde, hatten die kleineren Städten der Umgebung unter Brandschatzungen durch schwedische Truppen zu leiden. Die Vertriebenen suchten in den Mauern von Wittenberg Zuflucht, was zu großer Lebensmittelknappheit führte. Gleichzeitig kam mit den Flüchtlingen mehrfach die Pest nach Wittenberg. In seinen 35 Wittenberger Jahren erlebte Sennert sechs Pestepidemien. Neben seinen universitären Aufgaben hatte er das Amt des Stadtarztes inne und war für die Seuchenbekämpfung zuständig.

Schon ein halbes Jahrhundert zuvor hatte das kurfürstliche Amt in Dresden vorausschauend eine Pestordnung erlassen. Hierin war geregelt, wie mit den Pestkranken umzugehen sei. Sie wurden isoliert, ihre Häuser teilweise sogar zugenagelt und bewacht, auch die gesunden Bewohner durften nicht mehr hinaus. Weder Kot noch Urin durfte auf die Straße abgelassen werden, die Klosetts wurden mit Kalk desinfiziert, die Häuser ausgeräuchert, und zwar dreimal täglich mit Räucherpulver aus Wermut, Eichenlaub oder Wacholder. Wenn die Krankheit überstanden war, mussten die Bewohner noch acht Tage in Quarantäne bleiben Die Badehäuser waren geschlossen; Geldmünzen wurden mit Essig gereinigt. Für die infizierten Studenten der Universität Wittenberg gab es drei eigene Hospitäler. Die Pesttoten meldete Sennert an die kurfürstliche Regierung nach Dresden. Meist waren es 250 bis 300 Tote pro Seuchenjahr.

Als Anerkennung für seinen mutigen Einsatz bei den Pestepidemien ernannte ihn Kurfürst Johann Georg I. von Sachsen 1628 zu seinem Leibarzt. Sennert durfte jedoch seinen Wohnsitz in Wittenberg behalten. In Herbst des Jahres 1631 wurde die Universitätsstadt an der Elbe wieder einmal von der Pest heimgesucht:

> *Der Rechtsprofessor Henning Groß berichtete unter dem 3. Oktober 1631, dass auf seinem Weg in das Collegium iuridicum dicht an ihm der Pestkarren mit Pesttoten vorbeigeschoben worden sei. Die Studenten, die ihn begleiteten, seien so erschreckt worden, dass sie die Flucht ergriffen. (...) Er empfahl, in Zukunft am frühen Morgen, wenn sich noch nicht viele Leute auf den Gassen befänden, die Toten aus der Stadt zu bringen und dafür das nächstgelegene Tor zu nutzen.*

Besonders schlimm wütete die Seuche noch einmal im Jahr 1637. Alleine in diesem Jahr wurden 1.671 Tote in der Universitätsstadt gezählt, ein großer Teil von ihnen waren Studenten. Bei diesem siebten Pestausbruch wurde schließlich auch Daniel Sennert infiziert. Mit Schüttelfrost lag er danieder und wollte keine Nahrung mehr zu sich nehmen. Er schlief nicht mehr und fantasierte die ganze Zeit von seinen Patienten, die er doch versorgen wollte. Nach wenigen Tagen starb er. Er wurde 64 Jahre alt.

Sennerts medizinische Schriften

Daniel Sennert hatte eine große Zahl an medizinischen und naturwissenschaftlichen Büchern veröffentlicht, darunter sechs Bände über die „praktische Medizin" und vier Bände über „fieberhafte Krankheiten". Als einer der Ersten beschrieb er den Scharlach als eigenständige Krankheit, die im 17. Jahrhundert in Europa epidemische Ausmaße hatte. Wie Paracelsus wandte er sich gegen die

Medizin im Gewand der mittelalterlichen Theologie und Philosophie und stellte sie als eine Erfahrungswissenschaft dar. Die Vorgänge im lebenden Körper sowie die Wirkungsweise von Arzneimitteln interpretierte er als chemische Prozesse.

Noch Jahre nach seinem Tod waren seine medizinischen Schriften so begehrt, dass seine gesammelten Werke bis 1676 wiederholt in Venedig, Paris und Leiden aufgelegt wurden.

Der Wegbereiter der Atomistik

Neben der Medizin widmete sich Sennert auch dem naturwissenschaftlichen Erkenntnisgewinn. Er erkannte, dass die Welt aus unteilbaren kleinsten Bausteinen zusammengesetzt ist. Das Werden und Vergehen in der Natur interpretierte er als Verbindung und Trennung von Atomen. Dabei unterschied er zwischen Elementen (einfachen Stoffen) und zusammengesetzten Stoffen. Die Elemente kamen seiner Auffassung nach sowohl aus dem Zerfall zusammengesetzter Stoffe als auch aus der Erde selbst, da diese alle Elemente enthalte und sie aus ihr heraus in die Luft ausdünsten würde. Neben den Atomen beschrieb Sennert noch „primäre Mischteilchen", die man heute als Moleküle interpretieren könnte. In seinem Buch *Hypomnemata physicae* (*Anmerkungen zur Physik*) legte er seine Theorien zur Atomistik nieder.

Kurz vor seinem Tod wurde Sennert von dem in Groningen lehrenden Mediziner Johann Freitag (1581–1641) in einen Streit verwickelt. Freitag, ein überzeugter Anhänger von Aristoteles und Galen, wandte sich in einer Schrift gegen Sennerts paracelsisches und iatrochemisches Medizinverständnis. Er ging dabei sogar so weit, den Wittenberger Professor der Häresie zu bezichtigen. Damit hätte dem Sennert eine Anklage als Ketzer gedroht, etwa wie Giordano Bruno (1548–1600), der als ehemaliger Dominikanermönch auf dem Campo de' Fiori in Rom öffentlich verbrannt worden war, weil er behauptet hatte, Jesus sei nicht der Sohn Gottes und das Universum physisch wie zeitlich unendlich, oder wie Galileo Galilei (1564–1641), der erkannt hatte, dass die Erde sich um die Sonne dreht. Als rückfälliger Ketzer musste sich Galileo zweimal vor der Inquisition verantworten und wurde zu lebenslanger Haft verurteilt, die später in Hausarrest abgemildert wurde. Galileo Galilei wurde posthum im Jahr 1992 von Papst Johannes Paul II. rehabilitiert.

Sennert jedoch konnte mehrere für ihn günstige Gutachten von theologischen Fakultäten beibringen, die ihn von der Häresie freisprachen. Seine Verteidigungsschrift erschien posthum 1638.

Quellen

Claus Priesner: „Sennert, Daniel". In: *Neue Deutsche Biographie*, Band 24, Berlin 2010, S. 262f.

Hermann Markgraf: „Sennert, Daniel". In: *Allgemeine Deutsche Biographie*, Band 34, Leipzig 1892, S. 34f.

Axel Schäfer: *Wilhelm Fabry und der Keyserschnitt*. In: *Medizingeschichte in Schlaglichtern. Beiträge des Rheinischen Kreises der Medizinhistoriker*, Kassel 2011, S. 73–91.

Die erste gynäkologische Laparotomie zu Wien im Jahre 1549. Die Berichte des Mathias Cornax. In: *Archiv für Gynäkologie* 157 (1934), S. 472–508.

Wolfgang Böhmer: *Der Wittenberger Kaiserschnitt von 1610*. In: *Zentralblatt für Gynäkologie* 105 (1983), S. 1265–1270.

Michael Sachs: *Matthäus Gottfried Purmann (1649[sic!]–1711). Ein schlesischer Chirurg auf dem Weg von der mittelalterlichen Volksmedizin zur neuzeitlichen Chirurgie*. In: *Würzburger medizinhistorische Mitteilungen* 12 (1994), S. 37–64; hier: S. 48f.

Arne Jensen: *Hermann Johannes Pfannenstiel (1862–1909). Zum 80. Todestag. Biographie eines großen deutschen Gynäkologen*. In: *Geburtshilfe und Frauenheilkunde* 50 (1990), S. 326–334.

https://www.frauenaerzte-im-netz.de/schwangerschaft-geburt/kaiserschnitt/risiken-und-moegliche-folgen/.

Heiner Lück: *ALMA LEUCOREA. Eine Geschichte der Universität Wittenberg 1502 bis 1817*, Halle/S. 2020.

Martin Schneider: *Daniel Sennert*. In: *Sächsische Biografie*, hrsg. vom Institut für Sächsische Geschichte und Volkskunde e.V. Online-Ausgabe: http://www.isgv.de/saebi/ (22. 1. 2022).

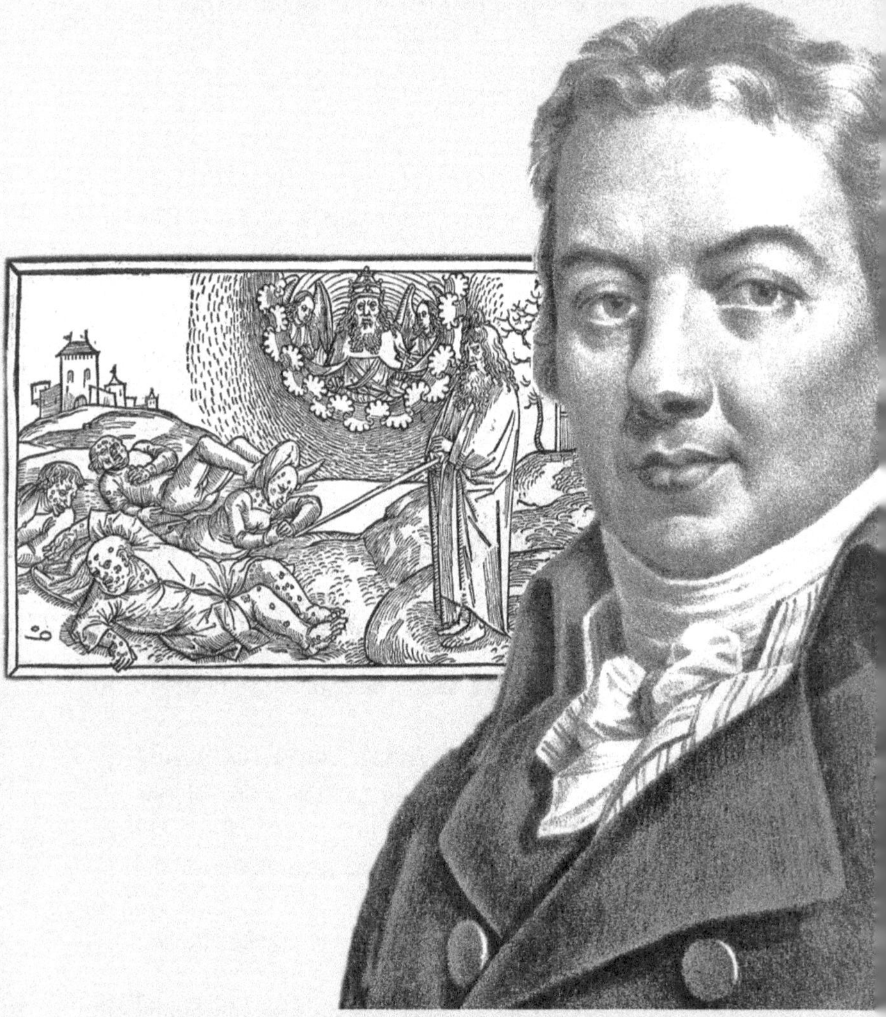

Der englische Landarzt Edward Jenner und die Pocken. *Aus: Julius Pagel:* Biographisches Lexikon hervorragender Ärzte des 19. Jahrhunderts, *1901.* Hintergrund: Die sechste der Biblischen Plagen, die Blattern. *Aus der mittelniederdeutschen Lübecker Bibel von 1494 (F)*

Die Pocken – Die einzige bisher ausgerottete Seuche

Über Jahrtausende hinweg wurden die Pocken neben der Pest als die zweite Geißel der Menschheit angesehen. Allein im 20. Jahrhundert starben noch etwa 300 Millionen Menschen an dieser Krankheit. Wer sie überlebte, war zwar lebenslang immun, aber durch entstellende Narben für immer gezeichnet. Bemerkenswerterweise sind die Pocken die erste und einzige Infektionskrankheit, die ausgerottet werden konnte. Am 27. Oktober 1979 erklärte die WHO die Welt offiziell für pockenfrei.

Vermutlich gab es die Pocken schon vor 3.000 bis 4.000 Jahren im alten Ägypten. Das Alte Testament bezeichnete sie als eine der sieben ägyptischen Plagen. Archäologen vermuten, dass schon Pharao Ramses V. 1145 v. Chr. an den Pocken starb. Wahrscheinlich wurde die hochansteckende Seuche um 250 v. Chr. durch die Hunnen nach China gebracht. Nach Rom gelangte sie wahrscheinlich 165 n. Chr. mit zurückkehrenden römischen Legionären aus dem Zweistromland zwischen Euphrat und Tigris, dem heutigen Irak. Im Römischen Reich breitete sie sich zu Zeiten von Kaiser Mark Aurel (121–180 n. Chr.) bis an die Donau und den Rhein aus und führte dort zu einem Massensterben. Diese als „Antoninische Pest“ in die Geschichte eingegangene Pocken-Epidemie herrschte in den Jahren von 165 bis 180 nahezu im gesamten Gebiet des Römischen Reiches. Vom 11. bis zum 13. Jahrhundert schleppten dann die aus dem Heiligen Land zurückkehrenden Kreuzfahrer die Pocken nach Mitteleuropa ein, wo sie über Jahrhunderte immer wieder aufflackerten und endemisch wurden.

In der mittelniederdeutschen Lübecker Bibel, der bedeutendsten volkssprachlichen Bibel vor der Reformation, werden die Pocken als die sechste der Biblischen Plagen illustriert.

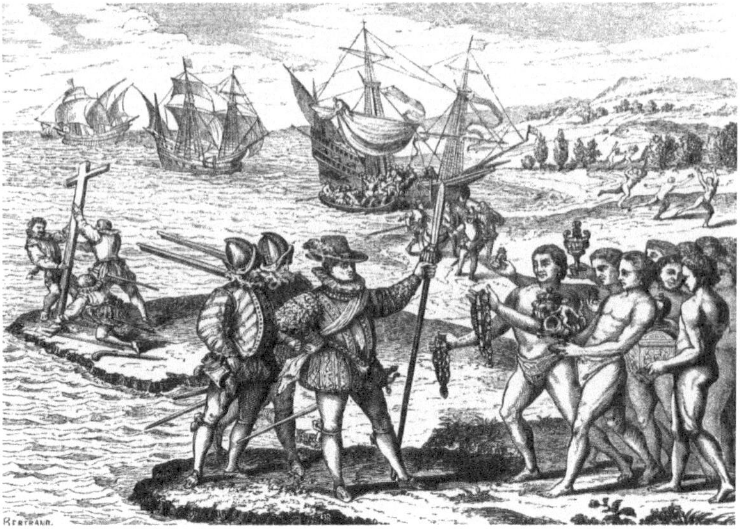

Ankunft des Kolumbus in Amerika 1492. *Kupferstich von Theodor de Bry, 1594*

Die Konquistadoren bringen die Pocken in die Neue Welt

Nach der Entdeckung Amerikas 1492 entfalteten die von den europäischen Eroberern eingeschleppten Pocken – ebenso wie die Masern – in der Karibik eine verheerende Wirkung. Sie trafen auf eine „immunologisch naive" Bevölkerung, die den unbekannten Viren wehrlos ausgeliefert war. Anders als früher angenommen, waren die Eroberer aber nicht auch noch für die Tuberkulose in Amerika verantwortlich. Diese Krankheit war schon mehrere Tausend Jahre vor Christoph Kolumbus (1451–1506) mit Ohrenrobben aus Afrika über den Atlantik auf den amerikanischen Kontinent gelangt. Allerdings hatten die Eroberer eine aggressivere Form der Tuberkelbazillen an Bord.

Vor dem Eintreffen von Christoph Kolumbus betrug die Einwohnerzahl im karibischen Raum etwa 15 Millionen Menschen. Als Kolumbus am 5. Dezember 1492 erstmals seinen Fuß auf die Insel Hispaniola (heute: Haiti und Dominikanische Republik) setzte, lebten dort zwischen 400.000 und einigen Millionen Einwohner. Innerhalb von 20 Jahren waren es nur noch 100.000 Menschen und nach 50 Jahren waren laut zeitgenössischen Quellen nur „kaum noch 200 Einheimische" am Leben. Für die indigene Bevölkerung Lateinamerikas waren die eingeschleppten Seuchen gefährlicher als alle

Waffen der Konquistadoren. Innerhalb von 100 Jahren verringerte sich die Bevölkerung auf dem südamerikanischen Subkontinent von geschätzten 40 Millionen auf ein Zehntel. Da für die schwere Arbeit auf den Zucker- und Tabakplantagen Arbeitskräfte benötigt wurden, verfielen die Kolonialmächte darauf, Sklaven aus Afrika nach Amerika zu verschleppen. Zwischen 1501 und 1866 wurden über 12,5 Millionen Afrikaner und Afrikanerinnen unter schrecklichen Bedingungen wie Fracht nach Amerika verschifft.

Die Pocken verdrängen die Pest in Europa

Infektiologen vermuten, dass während des 17./18. Jahrhunderts die Ansteckungsfähigkeit des Pockenvirus zugenommen hat. Besonders im Dreißigjährigen Krieg (1618–1648) hatten die Pest und die Pocken ein leichtes Spiel gegenüber einer vom Hunger geschwächten Bevölkerung. Geschätzte neun Millionen der 15 bis 20 Millionen Einwohner der deutschen Länder fanden den Tod, die meisten starben nicht durch Kriegshandlungen, sondern an Hunger und den beiden Seuchen. Im 18. Jahrhundert gewannen die Pocken die Oberhand und verdrängten die Pest von Platz eins der schlimmsten Infektionskrankheiten. Meist traten die Pockenepidemien in den Sommer- und Herbstmonaten auf.

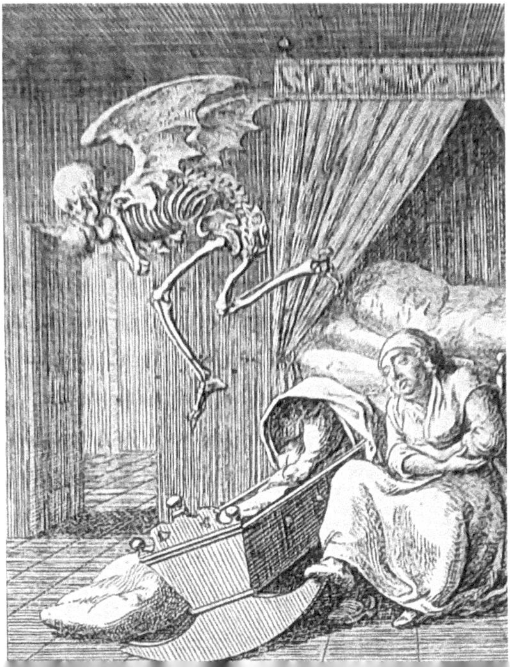

Das Kind. *Aus Daniel Nikolaus Chodowieckis Kupferstichfolge* Totentanz *von 1791. Goethe zeit portal http://www.goethezeitportal.de/index.php?id=4318*

Zwei Drittel aller Menschen machten damals eine Pockenerkrankung durch. Besonders gefährdet waren Kleinkinder. An den „Kindsblattern“ starb bis zum Ende des 18. Jahrhunderts etwa jedes zehnte Kleinkind. Nach Schätzungen kamen im 18. Jahrhundert etwa 400.000 Europäer an Pocken zu Tode, davon etwa 70.000 Deutsche. Der Baseler Arzt und Mathematiker Daniel Bernoulli (1700–1782), der sich eingehend mit der Mortalität der Pocken befasste, errechnete für die Städte Paris und London eine Sterblichkeit von sieben Prozent einer Generation. In ländlichen Regionen sollen sechs bis acht Prozent aller Todesfälle durch Blattern verursacht worden sein.

Die Seuche machte weder vor den Hütten der Ärmsten noch vor den Palästen der Reichen halt. Viele bedeutende Persönlichkeiten der Geschichte erkrankten an Pocken: Elisabeth I. von England, Maria Theresia von Österreich und einige ihrer Kinder, George Washington, Abraham Lincoln und auch Josef Stalin. Auch berühmte Künstler wie Ludwig van Beethoven, Joseph Haydn, Wolfgang Amadeus Mozart und der junge Johann Wolfgang Goethe machten die Krankheit durch. Allein im 18. Jahrhundert starben fünf Monarchen an den Pocken, darunter Ludwig XV. und Zar Peter II. In Sachsen wurde August der Starke Kurfürst und König von Polen, weil sein älterer Bruder 1694 an den Pocken starb.

Die Pocken waren nicht nur wegen der hohen Sterblichkeit gefürchtet, sondern auch wegen ihrer qualvollen Symptome und den bleibenden Narben. Nach einer Inkubationszeit von zwölf bis 14 Tagen kam es bei den Infizierten zu hohem Fieber, starken Kopf- und Kreuzschmerzen sowie einem schweren Krankheitsgefühl. Innerhalb von vier Tagen bildeten sich auf der Haut eingedellte Knötchen, die zuweilen den ganzen Körper bedeckten. Sie wurden zu kleinen Bläschen und Pusteln und gaben infektiöses Pockensekret ab. Ein starker Juckreiz trat auf, wenn die Pusteln nach etwa zwei Wochen verschorften. Die abgefallenen Krusten hinterließen die typischen Pockennarbengesichter.

Bei Befall der Mund- und Darmschleimhaut kam es zu Rachenkatarrh und schweren Durchfällen, der Befall der Hornhaut führte zur Erblindung. Bei schwerem Verlauf kam es durch Haut- und Schleim-

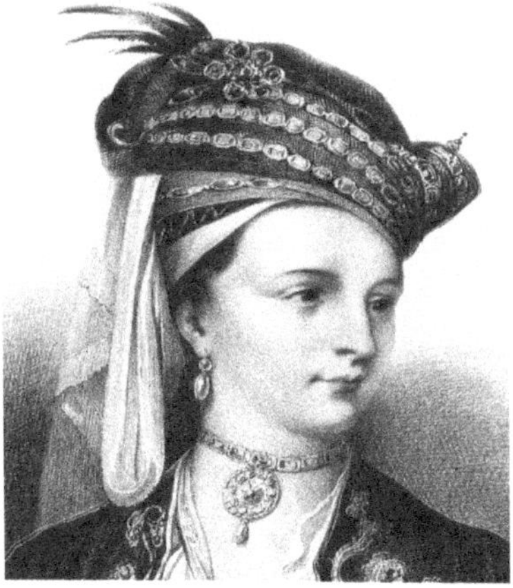

Zeitgenössisches Porträt von Lady Mary Wortley Montagu. *Emailminiatur. Im Besitz von Charles Colville.*

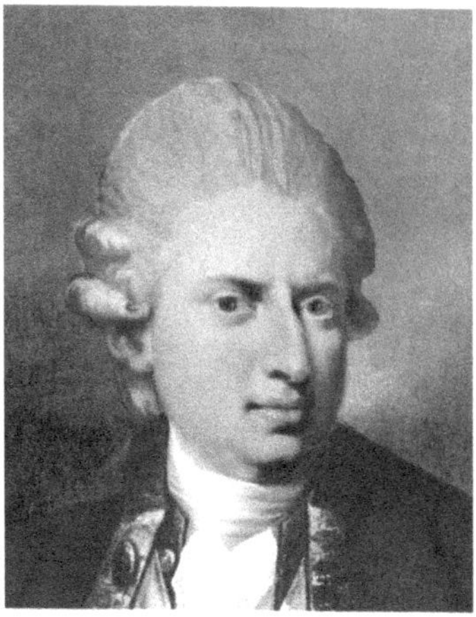

Johann Friedrich Struensee. *Ölgemälde von Jens Juel 1771, Residenzmuseum im Celler Schloss*

hauteinblutungen zu den sogenannten „Schwarzen Blattern", die meist nach wenigen Tagen zum Tode führten. Beim Sprechen, Niesen, Husten gaben die Kranken das Virus durch Tröpfchen weiter, auch die Krusten waren infektiös. Die Erkrankung hinterließ bei den Genesenen eine lebenslange Immunität.

Erste Versuche mit der Variolation

Schon seit dem 10. Jahrhundert gab es Berichte aus China, Indien und dem Orient, denen zufolge der Kontakt mit geringen Mengen Pockensekret oder Schorf leichte Krankheitsverläufe bewirkte oder den Ausbruch der Krankheit ganz verhinderte. Das machte man sich dort zunutze, indem man zu Staub verriebene Pockenkrusten als Schnupfmittel verabreichte oder Pockensekret in die Haut ritzte, die sogenannte Inokulation oder Variolation.

Die Tscherkessen im Kaukasus pflegten ihre Töchter, die von geradezu sprichwörtlicher Schönheit waren, an den persischen Hof oder an osmanischen Hof nach Istanbul zu verkaufen. Mehrere Tscherkessinnen wurden Ehefrauen und Mütter von Sultanen. Dafür durften sie aber nicht durch Pockennarben entstellt sein. Deswegen immunisierten die Tscherkessen ihre Töchter schon früh gegen die Pocken.

In Istanbul lernte Lady Mary Wortley Montagu (1689–1762), die Gattin des dortigen britischen Botschafters, die Variolation kennen und ließ ihre eigenen Kinder mit Pockensekret behandeln. Nach ihrer Rückkehr nach England 1721 propagierte sie die Methode gegenüber Vertretern des britischen Königshauses, wodurch diese Impftechnik einer breiteren Öffentlichkeit bekannt wurde. Meist verliefen die Pockeninfektionen nach der Variolation mild. Doch es gab auch schwerere Krankheitsverläufe, bei denen die Betroffenen erblindeten oder starben. Es bestand sogar die Gefahr, dass durch die Variolation eine ganze Pockenepidemie ausgelöst werden konnte. Dennoch begeisterte sich speziell die gebildetere Oberschicht für diese neue Methode.

1769 kam es in Dänemark zu einer schweren Pockenepidemie, der allein in Kopenhagen mehr als 1.200 Kinder zum Opfer fielen. Zu dieser Zeit weilte der deutsche Arzt und Aufklärer Johann Friedrich Struensee (1737–1772) als Leibarzt und enger Vertrauter von König Christian VII. in Kopenhagen. Struensee regierte in den Jahren 1770/71 de facto das Land, weil ihm der psychisch kranke König immer mehr Entscheidungsgewalt überlassen hatte. Durch seine Reformen wurde Dänemark zum fortschrittlichsten Staat der damaligen Zeit. Unter anderem führte er bereits im Jahr 1770 die Pockenimpfung ein.

In einer Impfanstalt außerhalb der Stadt wurden Kinder aller Bevölkerungsschichten mit Pockenmaterial inokuliert. Sie blieben anschließend 14 Tage in Quarantäne. Auf Wunsch der Königin impfte der Arzt im Mai 1770 auch den Kronprinzen.

Das Wissen über die Inokulation zur Pockenvorbeugung drang sogar bis in die Neue Welt vor. Mitten im amerikanischen Unabhängigkeitskrieg ließ George Washington 1775 seine Truppen mit abgeschwächten Pockenerregern behandeln. Eine damals revolutionäre Maßnahme! Als Befehlshaber der Rebellen gegen die englische Krone fürchtete er, dass die Briten an Pocken erkrankte Prostituierte ins Lager der Amerikaner schicken könnten, um selbst den Sieg zu erringen.

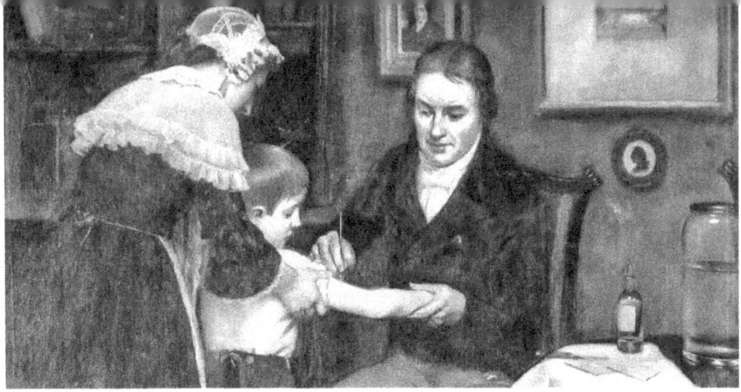

Edward Jenners erste Impfung gegen Pocken am 14. Mai 1796, die er an dem Bauernjungen James Phipps durchführte. *Gemälde von Ernest Board*

Edward Jenner führt die Pockenimpfung ein

Ein einfacher englischer Landarzt brachte schließlich die Pockenimpfung einen Riesenschritt voran: Edward Jenner (1749–1823) wurde als jüngster Sohn des Vikars von Berkeley in der Grafschaft Gloucestershire geboren. Bereits als 14-Jähriger erlernte er bei einem Wundarzt und Apotheker in Chopping Sodbury bei Bristol das chirurgische Handwerk. Später studierte er am St. Georges Hospital in London Medizin. Mit 23 Jahren kehrte er nach Berkeley zurück, wo er fortan als Landarzt praktizierte, aber auch weiter wissenschaftlich experimentierte und darüber medizinische Abhandlungen verfasste.

Der Gedanke, die Blattern zu bekämpfen, beschäftigte ihn schon seit Langem. Er hatte beobachtet, dass Melkerinnen, die sich beim Melken mit den Kuhpocken angesteckt hatten und danach im Vergleich zu den echten Pocken eine harmlosere Erkrankung durchmachten, anschließend vor den echten Pocken geschützt waren. Ob er sich zuerst im Selbstversuch und dann andere Versuchspersonen mit Kuhpocken infizierte oder durch eine stattgehabte Pockenerkrankung selbst bereits immun war, darüber wird in der Literatur widersprüchlich berichtet. Jedenfalls unternahm er 1796 einen ersten Impfversuch an dem achtjährigen James Phipps. Er impfte den Knaben mit dem Pustelinhalt einer mit Kuhpocken infizierten Magd. Nach sechs Wochen Wartezeit trat Jenner den Beweis an: Er wagte es, den Jungen mit Menschenpocken zu infizieren. Das riskante Experiment glückte – das Kind blieb gesund.

Solche Menschenversuche, die heute aufs Schärfste verurteilt werden, wurden zu Jenners Zeit anders betrachtet. Sie erwuchsen aus einem anderen Menschenbild und einem anderen Selbstverständnis der Medizin, die sich dem Erkenntnisgewinn um jeden Preis, auch um den eines Menschenlebens, verschrieben hatte nach dem Prinzip „Versuch und Irrtum". Andernfalls hätte es beim damaligen Stand der Medizin keinen medizinischen Fortschritt gegeben. Die Erstveröffentlichung von Jenners Erkenntnissen im Jahr 1798 wurde zu einem Meilenstein der Impfgeschichte. Trotz anfänglicher Widerstände und Kritik innerhalb der Ärzteschaft setzte sich die von Jenner vorgenommene Vakzination mit Kuhpocken relativ schnell durch, was zum einen mit dem bekannten Vorwissen der ländlichen Bevölkerung und dem Propaganda-Feldzug der Lady Montagu zusammenhing. Zum anderen überzeugte das weitaus geringere Risiko einer Impfung mit Kuhpocken gegenüber einer Immunisierung mit wirklichen Pockenerregern.

Die erste staatliche Impfanstalt der Welt

Die Nachricht von Edward Jenners erfolgreicher erster Pockenimpfung mit Kuhpockenlymphe machte auf dem Kontinent schnell die Runde. Jenners Veröffentlichung übersetzte der Hannoveraner Hofarzt Georg Friedrich Ballhorn (1770–1805) ins Deutsche. Christoph Wilhelm Hufeland (1762–1836), der Leibarzt des preußischen Königs Friedrich Wilhelm III. und der Königin Luise, brachte die Übersetzung 1799 in Berlin in seinem *Journal der practischen Arzneykunde*

Das Königlich-Preußische Schutzblattern-Impfinstitut im ehemaligen Berliner Waisenhaus am Rummelsburger See um 1830. *Ansichtskarte*

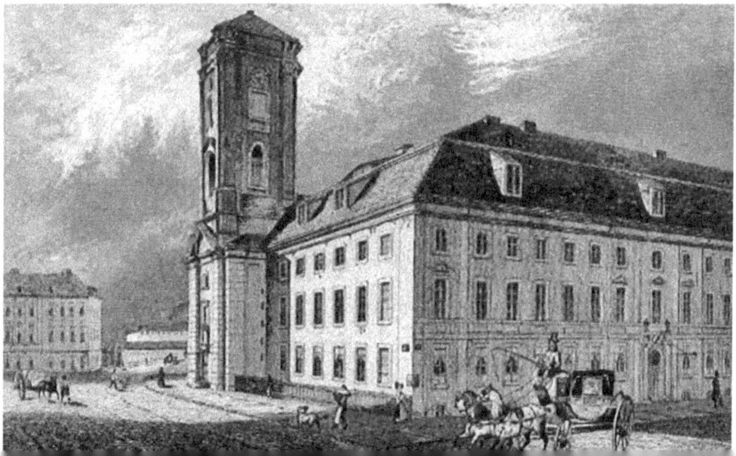

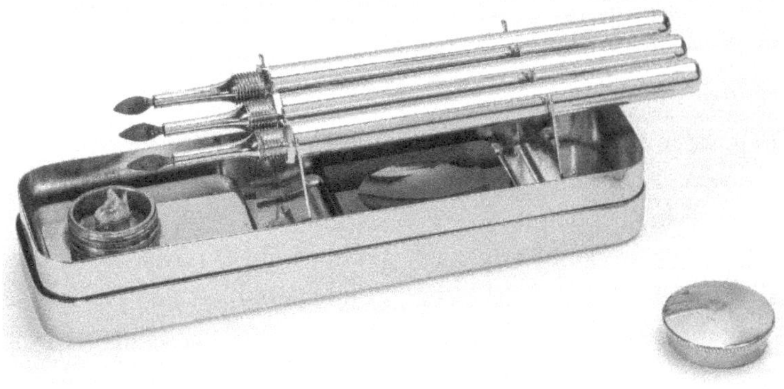

Pocken-Impfbesteck. *Foto: Deutsches Museum, Inventarnr. 2017-910*

und Wundarzneykunst heraus. In Berlin wandte der Stadtphysikus und Armenarzt Ernst Ludwig Heim (1747–1834) im Dezember 1799 die neue Pockenimpfung erstmals an und kämpfte vehement für deren allgemeine Einführung, denn zwischen 1785 und 1800 hatten die Pocken in Deutschland wieder besonders heftig gewütet und eine hohe Zahl an Todesopfern gefordert. Den Empfehlungen Heims stand das Medizin-Collegium in Berlin skeptisch gegenüber. Seine Bemühungen unterstützte schließlich Christoph Wilhelm Hufeland. Dieser war 1801 zum Ersten Arzt und Direktor der Charité berufen worden. Er setzte sich beim König für die Impfbewegung ein und warf dabei auch das persönliche Vertrauen in die Waagschale, das er als Leibarzt des Königspaares genoss. Der als nachdenklich bekannte König wollte jedoch die Nützlichkeit der neuen Impfmethode mit Kuhpocken erst durch mehrjährige Impfversuche überprüft wissen. Also wurden ein Jahr lang Testimpfungen durchgeführt und überprüft. 1802 konnte Hufeland die erfolgreichen Ergebnisse von 7.445 Impfungen in seinem *Journal der practischen Arzneykunde und Wundarzneykunst* veröffentlichen.

Friedrich Wilhelm III. gründete nun die erste staatliche Impfanstalt der Welt, das Königlich-Preußische Schutzblattern-Impfinstitut. Er stellte dafür noch im gleichen Jahr das ehemalige Berliner Waisenhaus am Rummelsburger See zur Verfügung. Kinder und Erwachsene wurden kostenlos immunisiert. Die ersten Impflinge waren die Kinder des Königs selbst, die späteren Herrscher Friedrich Wilhelm IV. und Wilhelm I. Außerdem veranlasste der König Massenimpfungen seiner Soldaten, zunächst allerdings auf freiwilliger Basis. Durch ihr Engagement für die Einführung als Massenimpfung waren Heim und Hufeland zu den Mitbegründern der modernen Seuchenhygiene geworden. Über beide wird in der Folge noch ausführlicher berichtet.

Impfgegnerschaft ist so alt wie das Impfen selbst. Das Königreich Bayern legte als erster deutscher Staat bereits 1807 eine gesetzliche Impfpflicht für Pocken fest. Das rief schon vor über 200 Jahren die ersten Impfgegner auf den Plan. Diejenigen, die sich widersetzten, wurden mit Geldstrafen belegt. Vor allem die Beamten und Pfarrer waren angehalten, die Menschen von der Impfung zu überzeugen. Sobald der Impfeifer nachließ, verschärfte die Regierung die Strafen und hatte damit Erfolg. Ab 1810 hatte das Königreich Bayern die Seuche gut im Griff. In Preußen dagegen durfte weiterhin jeder selbst entscheiden, ob er geimpft werden wollte oder nicht.

Die Pocken im Deutsch-Französischen Krieg

Die letzte große Pockenepidemie in Europa trat als Kriegsfolge nach dem Deutsch-Französischen Krieg 1870/71 auf. In Frankreich hatten sich seit 1869 die Ausbrüche an Pocken gehäuft. In manchen französischen Departements war ein Drittel der Bevölkerung davon betroffen, in Paris gab es viele Todesfälle. Als im Juli 1870 der Krieg begann, brachten die französischen Truppen die Pocken mit an die Front. Napoleon I. hatte bereits 1805 sein ganzes Heer durchimpfen lassen. Diese Vorsichtsmaßnahme war unter den folgenden Regierungen aber wieder aufgegeben worden, was im Deutsch-Französischen Krieg katastrophale Folgen haben sollte. Bei der preußischen Armee allerdings bestand schon seit 1820 eine Impfpflicht, 1834 wurden obligatorische Wiederholungsimpfungen eingeführt.

In den französischen Kasernen, Lagern und Spitälern dagegen fand das Pockenvirus 1870/71 ideale Bedingungen zur Verbreitung. Überdies sorgten die Eisenbahntransporte zwischen den verschiedenen Standorten und die Heimaturlauber dafür, dass der Erreger schnell um sich griff.

Die Pockenepidemie war zwar nur einer der Gründe für das französische Scheitern in diesem Krieg, aber durchaus nicht der unbedeutendste. Am 28. Januar 1871 mussten die Franzosen kapitulieren und unterzeichneten einen Waffenstillstand. Nach zeitgenössischen Statistiken starben 23.000 französische Soldaten, aufseiten der Deutschen nur etwa 300 Soldaten an den Pocken. Erkrankt waren in der französischen Armee jedoch zwischen 125.000 und 200.000 Soldaten. Mit ihnen gelangte die Krankheit in die angrenzenden europäischen Länder. Anders als die deutschen Soldaten verfügte die Mehrheit der deutschen Bevölkerung noch nicht über einen soliden Impfschutz. Nach Kriegsbeginn waren in über 70 deutschen Städten und Dörfern Lager für französische Kriegsgefangene eingerichtet worden. Das führte wenige Wochen nach Eintreffen der französischen Internierten zu großflächigen Seuchenausbrüchen. Insgesamt kamen bis zum Ende der Epidemie über 170.000 Deutsche ums Leben.

Das Impfgesetz von 1874 und seine Gegner

Als Konsequenz wurde 1874 im neu gegründeten deutschen Kaiserreich mit dem Reichsimpfgesetz die Pockenschutzimpfung als erste gesetzliche Pflichtimpfung für alle ein- und zwölfjährigen Kinder eingeführt. Bei einer Impfverweigerung drohten den Eltern empfindliche Geldbußen und im Wiederholungsfalle sogar Haft. Das rief erneut die Impfgegner auf den Plan. Als das Preußische Oberverwaltungsgericht am 1. März 1895 entschied, dass die örtlichen Polizeibehörden befugt seien, die impfpflichtigen Kinder auch „zwangsweise" zur Impfung vorzuführen, schlug der Protest hohe Wellen. In vielen Städten entstanden Impfgegnervereine. Die Impfgegnerschaft dürfte nicht zuletzt mit dem sogenannten „Impf-Paradox" in Verbindung stehen: Je effektiver und erfolgreicher die Impfung war, desto schwieriger wurde es, die Gefähr-

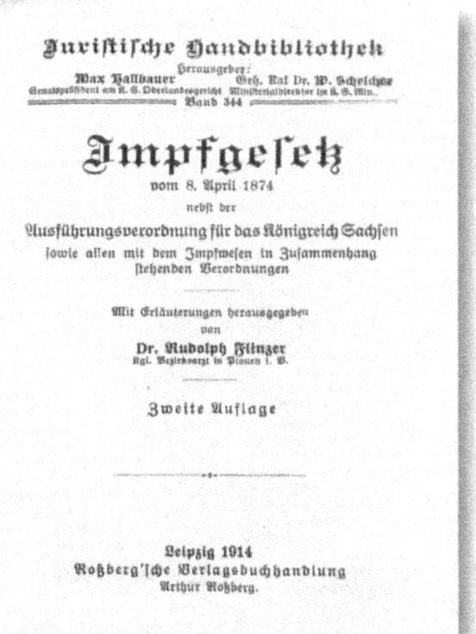

Juristische Handbibliothek
Herausgeber:
Max Hallbauer, Senatspräsident am K. S. Oberlandesgericht — Geh. Rat Dr. W. Schelcher, Ministerialdirektor im K. S. Min.
Band 344

Impfgesetz
vom 8. April 1874
nebst der
Ausführungsverordnung für das Königreich Sachsen
sowie allen mit dem Impfwesen in Zusammenhang stehenden Verordnungen

Mit Erläuterungen herausgegeben
von
Dr. Rudolph Flinzer
Kgl. Bezirksarzt in Plauen i. V.

Zweite Auflage

Leipzig 1914
Roßberg'sche Verlagsbuchhandlung
Arthur Roßberg.

Titelblatt des deutschen Impfgesetzes von 1874

dung durch die Erkrankung zu belegen. Innerhalb weniger Jahrzehnte nämlich hatte die Krankheit viel von ihrem Schrecken verloren. Umso mehr richtete sich die Aufmerksamkeit nun auf die Nebenwirkungen, die bei der Pockenimpfung nicht unerheblich waren. Historische Daten belegen, dass bei einem von 1.000 Geimpften Nebenwirkungen auftraten, pro einer Million Geimpfter wurden sogar bis zu zwei Todesfälle registriert.

Der wissenschaftliche Nachweis des Pockenerregers gelang 1906 dem Hamburger Impfarzt Enrique Paschen (1860–1936). Er entdeckte in der Pockenlymphe von erkrankten Kindern unter dem Lichtmikroskop kleine Partikel, die nach ihm „Paschensche Körperchen“ genannt wurden. Allein im 20. Jahrhundert starben immer noch weltweit 400 Millionen Menschen an den Pocken. Der letzte Pockenausbruch in Deutschland ereignete sich 1970 in Meschede im Hochsauerland. Dort erkrankte ein 20-jähriger Elektriker, nachdem er sich auf einer Pakistan- Reise in den Slums in Karatschi infiziert hatte. Er wurde in einem Krankenhaus isoliert, wo sich jedoch die Pockenviren über die Lüftungsanlage weiterverbreiteten. 21 Personen erkrankten, vier starben und 150 Menschen kamen in Quarantäne. Die Weltgesundheitsorganisation lobte dennoch später die vorbildliche Seuchenbekämpfung.

Schon 1967 hatte die WHO zu einer konzertierten Aktion zur Ausrottung des Pockenvirus aufgerufen. Das Vorhaben war erfolgreich. 1979 erklärte die WHO die Welt für pockenfrei. Bis 1984 gaben alle Länder der Welt die Pockenschutzimpfungen auf.

Pockenviren unter dem Elektronenmikroskop. *RKI*

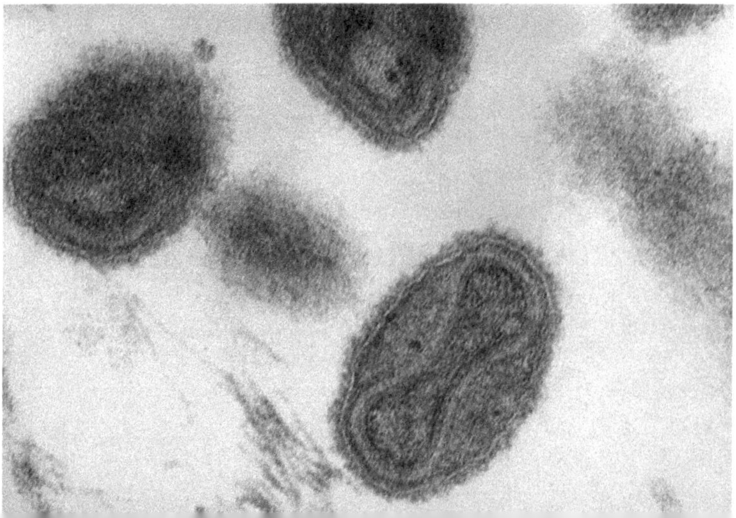

Quellen

Kirkpatrick Sale: *The Conquest of Paradise: Christopher Columbus and the Columbian Legacy*, New York 1990, S. 155.

Manfred Vasold: *Die letzte große Pockenepidemie in Deutschland – 200 Jahre Impfung gegen Pocken*. In: *Naturwissenschaftliche Rundschau*, Band 60, Nr. 4, 2007, S. 183–187.

https://www.trillium.de/zeitschriften/trillium-immunologie/archiv/ausgaben-2019/heft-32019/aus-der-geschichte/pockenimpfung-in-deutschland-vor-und-nach-jenner.html

Hans Gelderblom: *Die Ausrottung der Pocken*. In: *Spektrum der Wissenschaft vom* 1. 6. 1996: https://www.spektrum.de/magazin/die-ausrottung-der-pocken/823065.

Marie-Louise Portmann: *Die Variolation im Spiegel der Korrespondenz Albrecht von Hallers (1708–1777) mit Achilles Mieg (1731–1799)*. In: *Swiss Journal of the History of Medicine and Sciences* 34 (3–4), S. 294–303.

https://www.hoelderlin2020.de/de/data/blog/50/was-1770-noch-so-geschah-2-pockenepidemie-aufklaerung-und-impfung-in-kopenhagen.html.

Amerikanische Vorkehrungen gegen Seuchen. In: NZZ vom 21. 9. 2002.

https://www.aerzteblatt.de/archiv/3914/Edward-Jenner-200-Jahre-Pockenschutz.

Bärbel-Jutta Hess: *Seuchengesetzgebung in den deutschen Staaten und im Kaiserreich vom ausgehenden 18. Jahrhundert bis zum Reichsseuchengesetz 1900*, Diss. Heidelberg 2009, S. 96.

https://www.nzz.ch/feuilleton/deutsch-franzoesischer-krieg-ab-1871-wueteten-die-pocken-in-europa-ld.1598891.

Enrique Paschen: *Pocken*. In: W. Kolle/R. Kraus/P. Uhlenhuth (Hrsg.): *Handbuch der pathogenen Mikroorganismen*, hrsg. von W. Kolle/R. Kraus/ P. Uhlenhuth, Band 8, 2. Teil, Jena/Berlin/Wien 1930, S. 824.

Pandemien. Pest, Pocken, Corona & Co in: National Geographic, August 2020, S. 59.

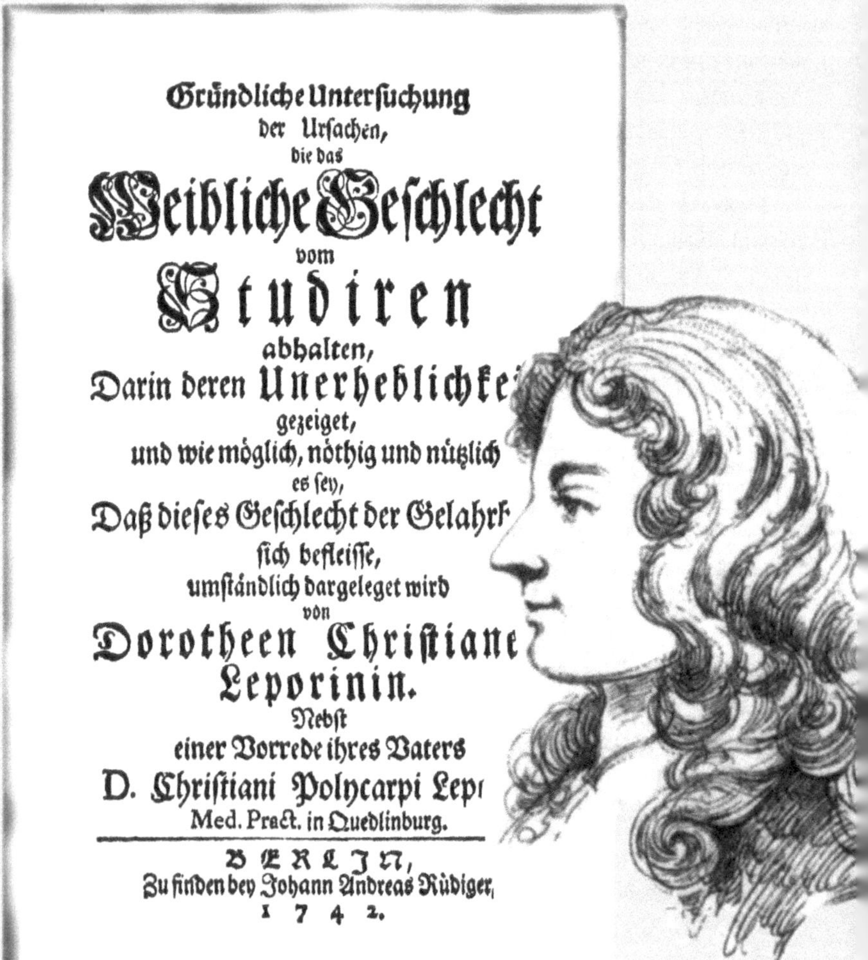

Gründliche Untersuchung
der Ursachen,
die das
Weibliche Geschlecht
vom
Studiren
abhalten,
Darin deren Unerheblichke
gezeiget,
und wie möglich, nöthig und nützlich
es sey,
Daß dieses Geschlecht der Gelahrh
sich befleisse,
umständlich dargeleget wird
von
Dorotheen Christiane
Leporinin.
Nebst
einer Vorrede ihres Vaters
D. Christiani Polycarpi Lep
Med. Pract. in Quedlinburg.

BERLIN,
Zu finden bey Johann Andreas Rüdiger,
1742.

Erste Seite der Schrift *Gründliche Untersuchung der Ursachen, die das weibliche Geschlecht vom Studiren abhalten* von 1742. Dorothea Christiana Erxleben. *Porträt nach einer Briefmarke der Deutschen Bundespost 1987 (F)*

Dorothea Erxleben (1715–1762) und die Blattern in Quedlinburg

In Quedlinburg, dem mittelalterlichen Städtchen am Nordrand des Harzes, wurde schon vor über 1.000 Jahren deutsche Geschichte geschrieben. Am Fuß des Burgberges soll im Jahre 919 der Sachsenherzog Heinrich bei der Vogeljagd die Nachricht von seiner Wahl zum deutschen König empfangen haben. König Heinrich I. ließ auf dem massiven Sandsteinfelsen eine Pfalz errichten und machte Quedlinburg zum Mittelpunkt seines Reiches. Nachdem er 936 zu Grabe getragen worden war, gründete seine Witwe Königin Mathilde hier ein königliches Frauenstift, das über 900 Jahre die Geschicke der Stadt bestimmte. Seitdem beherrschten die Servatius-Kirche und die Stiftsgebäude auf dem Schlossberg das Stadtbild. Ein Weg mit buckligem Kopfsteinpflaster führt in den Ort. Unten drängen sich die Fachwerkhäuser in verwinkelten Gassen aneinander.

Zwischen 1565 und 1636 suchten sechs Pestepidemien Quedlinburg heim und forderten jeweils mehrere Hundert Menschenleben. Nach dem Dreißigjährigen Krieg erlebte Quedlinburg einen großen wirtschaftlichen Aufschwung. 1698 besetzten brandenburgische Truppen die Stadt. Damit gelangte Quedlinburg unter den Schutz Preußens. 21 Jahre später ließ sich hier der Arzt Dr. Christan Polykarp Leporin (1689–1747) nieder. 1715 wurde seine Tochter Dorothea Christiane geboren.

Arzttochter in Quedlinburg

Christian Polycarp Leporin (1689–1747) hatte ab 1708 in Halle an der Saale Medizin studiert. Hier hatte wenige Jahre zuvor August Hermann Francke (1663–1727) seine Sozialreformprogramme für Waisenkinder, die bis heute bestehenden Franckeschen Stiftungen, ins Leben gerufen. 1711 promovierte Leporin an der Erfurter Universität zum Doktor der Medizin. Promovierte Ärzte waren damals noch eine Seltenheit. Üblicherweise lag die Krankenbehandlung in den Händen von Feldscheren, Wunderheilern und Urinbeschauern,

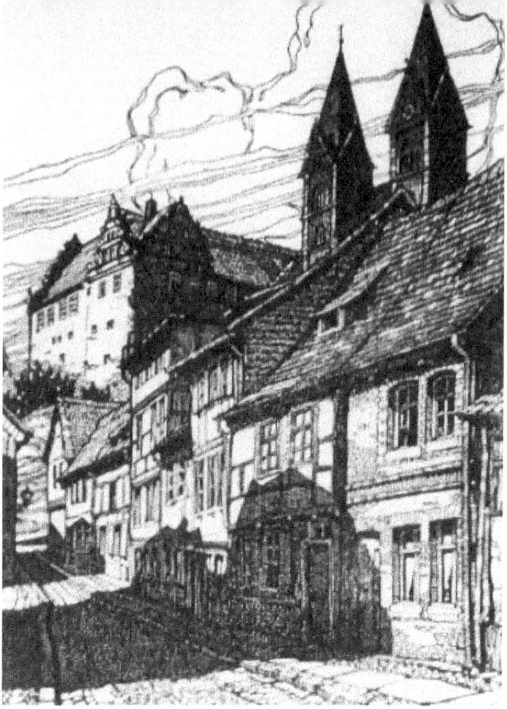

Der Schlossberg in Quedlinburg.
Historische Ansichtskarte

die ihre Patienten mit grausamen Methoden quälten, wobei die Behandlung der Ärzte oft auch nicht weniger drastisch war.

Nach seiner Promotion ging Christian Polycarp Leporin die Ehe mit Anna Sophia Meinecke ein, einer Tochter des angesehenen Hauptpredigers von St. Nikolai in Quedlinburg, Albert Meinecke.

Leporin war nicht nur ein tüchtiger Praktiker, sondern auch ein wissenschaftlich interessierter Arzt, der eine Reihe medizinischer Arbeiten veröffentlichte. Obwohl in Quedlinburg etwa 20 Ärzte tätig waren, scheute er nicht die fachlichen Auseinandersetzungen mit den Kollegen und ließ auf eigene Kosten zahlreiche Streitschriften drucken, wobei er sich die Feindschaft des einflussreichen Stadtphysikus Dr. Bollmann zuzog, als er diesen eines Kunstfehlers bezichtigte.

Seine zweite Tochter Dorothea war ein zartes und kränkliches Mädchen. Sie zeigte schon früh einen scharfen Verstand und außergewöhnliches naturwissenschaftliches Verständnis, sodass der Vater sie gemeinsam mit ihren Brüdern in den Naturwissenschaften und in der Heilkunde unterrichtete. Weil systematischer Unterricht für Mädchen damals nicht selbstverständlich war, empfand Dorothea das Lernen als besonderes Glück. Sie schrieb später darüber:

„Denn da mein seliger Vater merkte, daß ich meine anhaltende Schwachheit viel gelassener ertrug, und kaum die Hälfte meiner Zustände fühlte, wenn ich dabey dem Unterricht des älteren unter meinen Brüdern beywohnen durfte; so bewilligte derselbe gar gern, daß ich seine Mitschülerin würde.“

Ihr Vater war überzeugt, dass Frauen genauso viel Verstand wie Männer besäßen und ermöglichte Dorothea Privatstunden in Latein bei Tobias Eckhard, dem Rektor der Quedlinburger Ratsschule. Nach wenigen Jahren verfügte das Mädchen über so außergewöhnlich gute Lateinkenntnisse, dass Eckhard mit seiner begabten Schülerin auf seinen Reisen in Latein korrespondieren konnte und ihr ein Studium mit Promotion an der Universität Bologna nahelegte.

Ab ihrem 17. Lebensjahr ging Dorothea ihrem Vater in dessen Praxis zur Hand und begleitete ihn bei Patientenbesuchen. Daneben las sie Hunderte von Büchern, darunter auch die Schriften zeitgenössischer Ärzte. Sie fertigte daraus Niederschriften an, wie man den vielen Zitaten in ihrem ersten Buch entnehmen kann.

Zusammen mit ihrem jüngeren Bruder Christian Polykarp jr. (1717–1791) wollte Dorothea Leporin in Halle ein Medizinstudium beginnen. Doch dieser Wunsch ging nicht in Erfüllung. Trotz guter anatomischer und medizinischer Kenntnisse wurde ihr ein förmliches Universitätsstudium verwehrt. Sie schrieb dazu:

Wie oft habe ich gewünscht, mit ihm [dem Bruder] gleiches Glück zu genießen! Allein ich musste damit zufrieden sein, dass mein Vater fortfuhr, mir mit fleißigem Unterricht beizustehen. Zuweilen musste ich zu meiner Übung verschiedene schwere, in seiner Praxis vorgefallene Kasus ausarbeiten, auch seine Patienten besuchen.

So einfach ließ sich Dorothea jedoch nicht von ihrem Bestreben, Ärztin zu werden, abbringen. Noch mehr ärgerte sie es, wenn sie bei der Arbeit in der väterlichen Praxis von den ansässigen Ärzten als „Dilettantin“ verunglimpft wurde. Als ihr Bruder Christian die Einberufung zum Militärdienst erhielt, hatte er bereits in der festen Erwartung, die für Studenten übliche Freistellung zu erhalten, in Halle sein Studium aufgenommen. Doch sein Regimentskommandeur bestand auf sofortigem Dienstantritt. Deshalb floh Christian in die nahe gelegene Landgrafschaft Hessen-Kassel. Nun galt er als Deserteur.

Die Königliche Erlaubnis zum Medizinstudium

1740 hatte Friedrich II. von Preußen die Herrschaft übernommen. Er beabsichtigte, nach Quedlinburg zu kommen, um die Landeshuldigung der dortigen Stände entgegenzunehmen. Als die 25-jährige Dorothea davon erfuhr, wollte sie für sich und ihren Bruder um die Gunst des Monarchen bitten.

Durch Vermittlung der Äbtissin von Quedlinburg wurde ihr eine Audienz beim König in Aussicht gestellt. Seit 1718 stand Marie Elisabeth von Holstein-Gottorf (1678–1755) als Äbtissin dem freiweltlichen Stift Quedlinburg vor. Sie war eine herbe, strenge Persönlichkeit mit ebenso strengen Gesichtszügen. Aber sie schätzte die Intelligenz der jungen Dorothea, förderte sie und wurde ihre mütterliche Freundin.

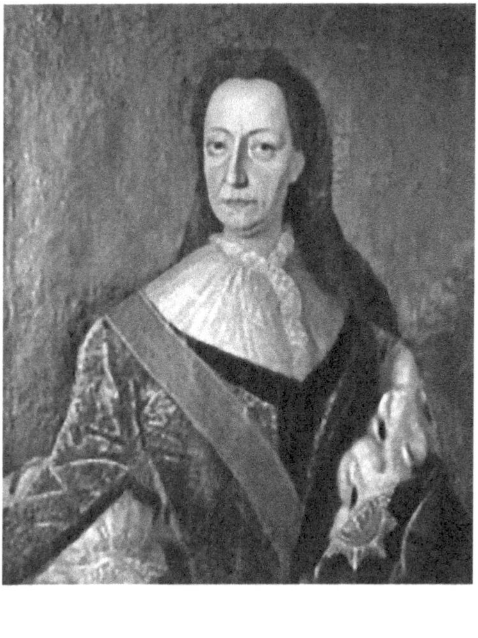

Marie Elisabeth von Holstein-Gottorf (1678–1755), Fürstäbtissin von Quedlinburg. *Gemälde eines unbekannten Künstlers*

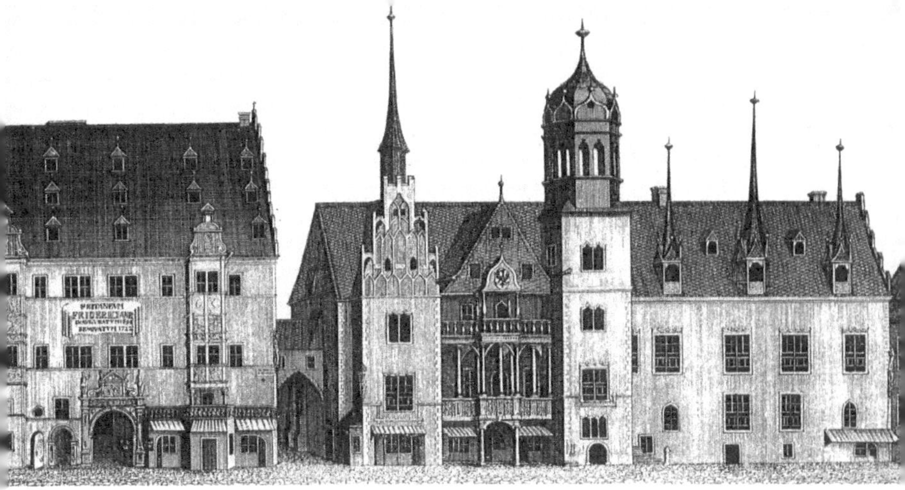

Ratswaage, Sitz der Friedrichs-Universität in Halle/Saale und Altes Rathaus um 1750

Friedrich II. aber kam nicht nach Quedlinburg, weil der erste Schlesische Krieg ausgebrochen war. Also konnte Dorothea nur bei dem Gesandten des Königs vorsprechen. Als Erstes bat sie um die Freiheit für ihren Bruder, denn dem Fahnenflüchtigen drohte die Todesstrafe. Als Zweites überreichte sie eine Bittschrift für ihr eigenes Medizinstudium in Halle.

Der König war von Dorotheas weiblicher Gelehrsamkeit sehr angetan. Da solche Beispiele in Deutschland selten waren, äußerte der Monarch, er wolle „mit dem größten Vergnügen alles Mögliche zum glücklichen Fortgange (…) beytragen." Er befürwortete daher schriftlich Dorotheas Gesuch und wies kurzerhand die Universität Halle an, Dorothea Leporin zur Promotion zuzulassen.

Auch Dorotheas Bruder wurde Gnade erwiesen. Er durfte sich Ende 1740 in Göttingen immatrikulieren und dort 1743 promovieren. Später ließ er sich als Arzt in Nienburg an der Weser nieder und wurde hannoverischer Generalfeldmedicus.

Gegen Dorotheas königliche Studienerlaubnis opponierte die Quedlinburger Ärzteschaft. Das wollte die intelligente junge Frau nicht akzeptieren. In ihrer Schrift *Gründliche Untersuchung der Ursachen, die das weibliche Geschlecht vom Studiren abhalten* rechnete Dorothea Leporin 1742 mit ihren Kritikern ab:

Die Verachtung der Gelehrsamkeit zeigt sich besonders darin, dass das weibliche Geschlecht vom Studieren abgehalten wird. Wenn etwas dem größten Teil der Menschheit vorenthalten wird, (...) verdient es keine Wertschätzung, da es nicht von allgemeinem Nutzen sein kann. So führt der Ausschluss vieler von der Gelehrsamkeit zu ihrer Verachtung. Dieses Unrecht ist ebenso groß wie dasjenige, das den Frauen widerfährt, die dieses herrlichen und kostbaren Gegenstandes beraubt werden.

Anfangs hatte Dorothea eine Veröffentlichung gar nicht beabsichtigt. Als aber ihr Vater durch Zufall die Niederschrift seiner Tochter entdeckte, war er von der Klarheit und Logik der Gedankenführung so beeindruckt, dass er auf eine Veröffentlichung drängte und ein Vorwort dazu verfasste. Für die Druckkosten nahm er sogar einen Kredit auf.

Familienpflichten

Im gleichen Jahr, als Dorothea ihre Promotionserlaubnis erhielt, starb ihre gleichaltrige Cousine und Freundin Sophia Elisabeth Erxleben. Deren Mann war Pfarrer an der nahe gelegenen St. Nikolaikirche. Plötzlich stand der 45-jährige Johann Christian Erxleben (1697–1759) mit fünf kleinen Kindern im Alter von einem bis neun Jahren allein da. Dorothea schätzte ihren angeheirateten Cousin wegen seines liebenswerten und besonnenen Wesens sehr. Sie heiratete Johann Erxleben und zog in das Pfarrhaus in der Kaplanei Nr. 10, um ihren Großnichten und -neffen die Mutter zu ersetzen. Das königliche Privileg zur Promotion nahm Dorothea Erxleben vorerst nicht in Anspruch.

Mit Mutterpflichten und der Führung des großen Haushaltes war sie vollauf beschäftigt. In den kommenden Jahren schenkte sie noch drei Söhnen und einer Tochter das Leben. Wegen der großen Kinderschar sah es in dem Pfarrerhaushalt finanziell meist recht knapp aus. Deshalb und wegen der nachlassenden Kräfte ihres Vaters nahm Dorothea nach einiger Zeit wieder die Arbeit in der Praxis auf und führte diese nach dessen Tod ab 1747 allein weiter, zumal noch die Schulden, die durch die Veröffentlichung ihres ersten Buches entstanden waren, beglichen werden mussten.

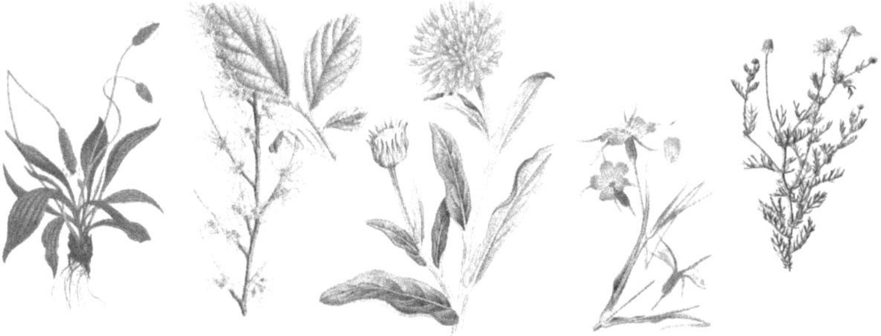

Heilpflanzen des 18. Jahrhunderts: Spitzwegerich, Hamamelis, Ringelblume, Kornrade und Gemeine Kamillde. *Aus: Hermann Adolph Köhler:* Köhler's Medizinal-Pflanzen, *1887 und Prof. Dr. Otto Wilhelm Thomé:* Flora von Deutschland, Österreich und der Schweiz, *1885 (F)*

Als Dorotheas Ehemann schwer erkrankte, weigerte er sich, noch andere Ärzte hinzuzuziehen. Er vertraute ganz und gar auf die ärztliche Kunst seiner Frau und genas. Dorothea Erxlebens Therapien fußten vorrangig auf pflanzlichen Wirkstoffen. Die „Bräune", wie man damals die Diphtherie nannte, behandelte sie mit Quittenschleim, Jakobskrautabsud und in Zuckerwasser gekochten Pappelkätzchen. Bei Fieber verordnete sie Salbeitee oder einen Absud aus Kornrade und Waldrebe. Bei Erkältungen, Husten, Lungen- und Bronchialleiden setzte sie Spitzwegerich ein. Verletzungen der Haut behandelte sie mit Salben aus Kamille, Ringelblume oder Zaubernuss (Hamamelis). Weiterhin wendete sie den damals sehr beliebten Aderlass, Blutegel und das Schröpfen an. Erxlebens Praxis rief weiterhin den Unmut der Quedlinburger Ärzte hervor:

> *Es ist seit einigen Jahren hier die Praxis Medica durch die starke Pfuscherei dermaßen ruinieret worden, dass kein rechtschaffner Medicus hier mehr existieren kann, weil Bader und Barbiere, Hebammen, wie auch besonders des Herrn Diakon Erxlebens Eheliebste Krankheiten kurieren, wobei die letztere mit einer unverschämten Verwegenheit in der medizinischen Pfuscherei sich besonders auszeichnet, da sie die Patienten öffentlich besuchet.*

„Pfuscherei" war damals der gängige Begriff für die gewerbsmäßige Ausübung der Heiltätigkeit ohne akademische Ausbildung. Als „Medizinalpfuscher" oder „Kurpfuscher" wurden alle nicht-ärztlichen Heilkundler bezeichnet, ohne dass dies abwertend gemeint war.

Als 1753 allerdings eine Patientin starb, die Dorothea Erxleben wegen ihres Fleckfiebers behandelt hatte, zeigten drei Kollegen sie wegen „medicinischer Pfuscherey" beim Stiftshauptmann von Schellersheim in Quedlinburg an. Dieser erteilte Dorothea die Auflage, falls sie weiter praktizieren wolle, habe sie sich binnen drei Monaten in Halle der Doktorprüfung zu stellen.

Die Doktorprüfung in Halle 1754

Wegen ihrer vierten Schwangerschaft und der nahenden Geburt konnte Dorothea Erxleben diesen Zeitrahmen nicht einhalten und erbat drei weitere Monate Aufschub. Im Januar 1754 reichte sie ihre Dissertation *Quod nimis cito ac quounde curare saepius fiat caussa minus tutae curationis* (*Academische Abhandlung von der gar zu geschwinden und angenehmen, aber deswegen öfters unsicheren Heilung der Krankheiten*) an der Universität Halle ein.

Sie postulierte darin, dass von den drei Pflichten des Arztes, schnell, angenehm und sicher zu heilen, nach ihrer Meinung die Sicherheit an erster Stelle stehe: „Wer nicht warten kann, kann auch nicht heilen." Den Anteil der Psyche an jeder Genesung hob sie deutlich hervor. Das Schwitzen als Allheilmittel jedoch bezeichnete sie als lächerliche Methode. Ausdrücklich warnte sie vor einem zu vor-

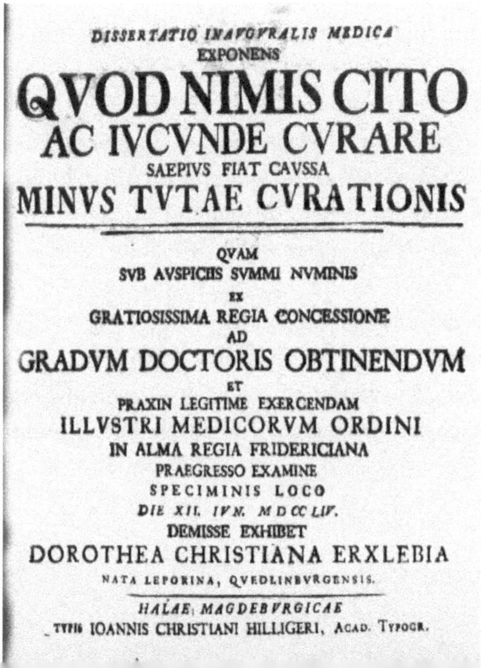
DISSERTATIO INAVGVRALIS MEDICA
EXPONENS
QVOD NIMIS CITO
AC IVCVNDE CVRARE
SAEPIVS FIAT CAVSSA
MINVS TVTAE CVRATIONIS
QVAM
SVB AVSPICIIS SVMMI NVMINIS
EX
GRATIOSISSIMA REGIA CONCESSIONE
AD
GRADVM DOCTORIS OBTINENDVM
ET
PRAXIN LEGITIME EXERCENDAM
ILLVSTRI MEDICORVM ORDINI
IN ALMA REGIA FRIDERICIANA
PRAEGRESSO EXAMINE
SPECIMINIS LOCO
DIE XII. IVN. MDCCLIV.
DEMISSE EXHIBET
DOROTHEA CHRISTIANA ERXLEBIA
NATA LEPORINA, QVEDLINBVRGENSIS.
HALAE MAGDEBVRGICAE
TYPIS IOANNIS CHRISTIANI HILLIGERI, ACAD. TYPOGR.

Erste Seite der Doktorarbeit von Dorothea Erxleben, 1754. *Städtische Museen Quedlinburg/Klopstockhaus & Wolfgang Fischer*

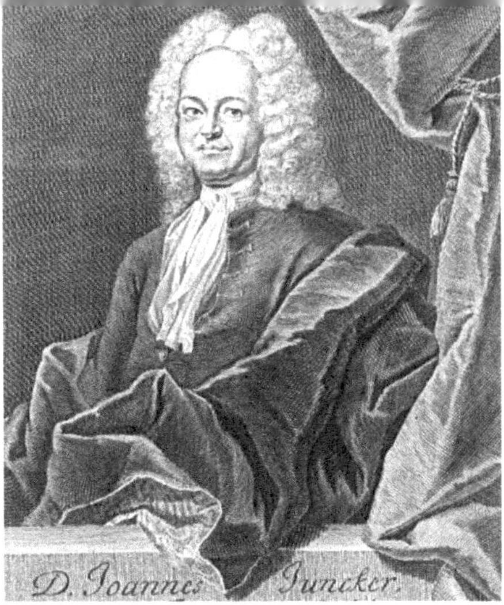

Professor Johann Juncker.
Kupferstich von Martin Friedrich Bernigeroth

eiligen Wechsel des Medikaments, wenn nach Meinung des Patienten die Wirkung nicht schnell genug eintrete. Zwar solle der Arzt alle Heilmittel kennen, „aber nur wenige, ausgewählte und nach allen Regeln der Kunst verstandene einsetzen".

Nachdem erneut eine Erlaubnis des preußischen Königs für die Promotion eingeholt worden war, trat Dorothea Erxleben am 6. Mai 1754 in Halle zum Examen an. Ihre Leistungen im zweistündigen Rigorosum, einer in Latein abgehaltenen Prüfung, fanden höchste Anerkennungen. Fünf Wochen später wurde sie vom Dekan der Medizinischen Fakultät, Professor Johann Juncker (1679–1759), als erste Frau in Deutschland feierlich zum Doktor der „Arzeneygelahrtheit" promoviert. Von diesem Ereignis berichtete am 8. Juli 1754 die Zeitung *Wöchentliche Hallische Anzeigen*:

> *Die Frau Candidatin hat (...) alle questiones theoreticas und practicas in lateinischer Sprache, mit einer solchen glücklichen Accuratesse und modesten Beredsamkeit beantwortet, dass alle Anwesende damit vollkommen vergnügt waren.*

Quedlinburg empfing bei ihrer Rückkehr stolz seine erste promovierte Ärztin. Auch in den höheren Gesellschaftskreisen schätzte man bald Erxlebens medizinische Kenntnisse.

Die Äbtissin des Quedlinburger Stifts berief Dorothea Erxleben zu ihrer Leibärztin. Als sie an Pocken erkrankte, ließ sie sich von ihr behandeln. Dies geht aus dem Briefwechsel zwischen dem in Quedlinburg geborenen Dichter Friedrich Gottlieb Klopstock (1724–1803) und seinem Bruder hervor. Jener berichtete, dass die Äbtissin, die „Princesse von Holstein-Ploen mit den Blattern jedoch ohne Gefahr befallen und von der Frau Doct. Erxleben, eines hiesigen Diaconi Eheliebsten, glücklich curiret worden" sei. Er schrieb auch, dass Dorothea Erxleben, um eine weitere Ausbreitung der Pocken zu vermeiden, ein Reiseverbot für Kontaktpersonen der an Pocken erkrankten Stiftsvorsteherin verhängt hatte.

Ein epidemisches Geschehen entwickelte sich aus den vereinzelten Pockenfällen nicht. Die nächste schwere Blatternepidemie sollte Quedlinburg erst zwölf Jahre nach Erxlebens Ableben heimsuchen.

Die Äbtissin war der Ansicht, Erxlebens Promotionsschrift solle umgehend der breiteren Öffentlichkeit zugänglich gemacht werden. Deshalb fertigte Dorothea eine Übersetzung ihrer Arbeit ins Deutsche an und widmete das Werk ihrer Gönnerin.

Marie Elisabeth von Holstein-Gottorf erlebte das Erscheinen des Buches nicht mehr. Sie starb 1755 im Alter von 77 Jahren. Dorothea Erxleben wachte mehrere Nächte an ihrem Bett.

Die folgenden Jahre waren überschattet von den Auswirkungen des Siebenjährigen Krieges. Truppenverbände unterschiedlicher Nationalitäten besetzten Quedlinburg und verlangten Quartier. Wer keine Soldaten beherbergen konnte, musste Strafe zahlen. Unverändert widmete sich Dorothea Erxleben ihren Patienten. Besonders viele Frauen mit Kindern kamen in ihre Praxis.

1759 starb Johannes Erxleben im Alter von 61 Jahren. Dorothea trauerte sehr, denn die Eheleute hatten sich sehr nahegestanden. Die begabte Ärztin hätte noch so viel leisten können, aber es blieb ihr auch selbst nicht mehr viel Zeit. Sie selbst erkrankte an Brustkrebs. Am 13. Juni 1762 starb sie im Alter von nur 46 Jahren. Am 6. Juli 1762 widmete die *Berlinische privilegirte Zeitung* Dorothea Erxleben diesen Nachruf:

> *Diese Stadt bedauert den Verlust einer Seltenheit des schönen Geschlechts, den sie durch den frühzeitigen Tod der Hochgelehrten und Hocherfahrenen Frau, Frau Dorothea Christiana Erxleben,*

Dorothea Christiane Erxleben. *Gemälde von Christoph Wetzel, BPM*

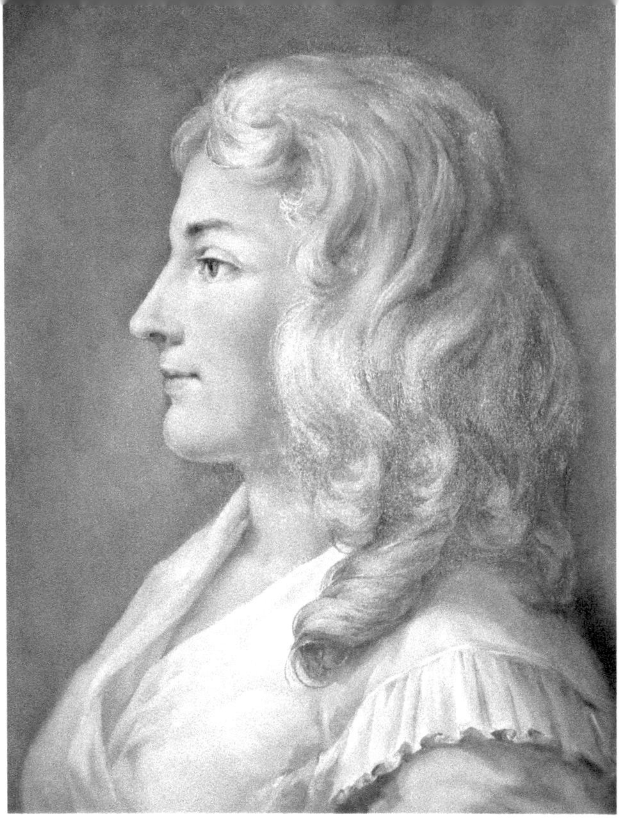

geborene Leporin, der Arzeneygelahrtheit Doctor erlitten. Diese sowohl durch ihren edlen Charakter und ungeheuchelte Gottesfurcht würdige, als durch schöne und gründliche Wissenschaften berühmte Frau, schrieb mit gleicher Leicht- und Gründlichkeit in Deutscher, Französischer und Lateinischer Sprache, sowohl in Prosa als ligata oratione, und erhielt den Doctorhuth den 12. Juni 1754 auf der Universität Halle. Unermüdet das Elend des armen Nächsten zu lindern, exercirte sie praxin medicam mit Ruhm, Glück und göttlichem Segen. So wie diese außerordentliche Frau voller Muth bey allen Vorfällen des Lebens, so hat sie sich auch im Sterben erwiesen. Ohne Schrecken sah sie dem Tod entgegen, machte deßen Ankunft ihren Kindern kund, bestellte ihr Haus und starb sitzend sanft und selig am 13. Juni an einer Verblutung, so ein gefährlicher Schaden an der Brust verursachet im 47. Jahre ihres rühmlichen Lebens; hätte es doch Gott gefallen diese Jahre zu verdoppeln!

Die promovierte Ärztin Dorothea Erxleben war und blieb eine Ausnahmeerscheinung. Es sollten fast 150 Jahre vergehen, bis an der Universität Halle 1901 wieder eine Frau promoviert wurde.

Erxlebens Söhne wurden durch Dorotheas Bruder, Christian Polycarp Leporin, gefördert. Der Älteste, der den gleichen Vornamen trug wie sein Onkel, Johann Christian Polycarp Erxleben machte sich als Gelehrter in Physik, Mineralogie, Chemie, Tiermedizin und Naturgeschichte einen Namen. Der Jüngste, Johann Heinrich Christian Erxleben reüssierte als Rechtswissenschaftler.

Die Blatternepidemie in Quedlinburg 1774/75

Zwölf Jahre nach Dorothea Erxlebens Tod wurde Quedlinburg von einer echten Pockenepidemie heimgesucht. Im Herbst des Jahres 1774 grassierten die Pocken in einem benachbarten Dorf, viele Kinder starben. Im Januar 1775 erreichten die Pocken schließlich Quedlinburg und breiteten sich schnell in der ganzen Stadt aus. Jeder zehnte Einwohner starb, vor allem Kinder. Der Quedlinburger Arzt Christoph Jacob August Ziegler (1735–1795), fürstlicher Leibarzt und Hofrat zu Quedlinburg, hatte zu jener Zeit bereits Kenntnis erhalten von den Inokulationen gegen Pocken, die von England ausgehend, in Europa schon vereinzelt durchgeführt worden waren.

Er war von deren Wirksamkeit fest überzeugt und propagierte diese Schutzmaßnahme zu Beginn der Epidemie, wurde dafür jedoch ausgelacht und geschmäht. Also entschloss er sich, seinem elf Monate alten Sohn, den er nicht durch die Pocken verlieren wollte, zu impfen. Der amtierende Pfarrer Steinhausen, Nachfolger von Johannes Erxleben, ließ sich ebenfalls überzeugen und brachte zwei seiner fünf Kinder zur Impfung. Ziegler verwendete eine saubere Silbernadel, an der sich „Pockeneiter“ befand. Er ritzte damit die weiche Haut zwischen Daumen und Zeigefinger auf der Rückseite der Hand der Kinder.

Als sich herumsprach, dass die Inokulationen gelangen und nur leichte oder mittelschwere Krankheitserscheinungen auftraten, brachten immer mehr Eltern ihre Kinder zu Dr. Ziegler. In seinem Buch *Wahrnehmungen bey der Einimpfung der Blattern* protokollierte der Arzt detailliert seine Erfahrungen bei 37 Inokulationen bei Kindern. Zwei von ihnen, die anscheinend schon mit den echten Pocken inkubiert waren, starben. Doch im Großen und Ganzen war Zieglers Impfaktion ein Erfolg.

Quellen

Christof Goddemeier: *Dorothea Christiane Erxleben: Doktor der „Arzeneygelahrtheit“*. In: *Deutsches Ärzteblatt* 17/110 (2013), S. 841.

Dorothea Christiana Erxleben: *Academische Abhandlung von der gar zu geschwinden und angenehmen, aber deswegen öfters unsichern Heilung der Krankheiten.* Deutsche Ausgabe der Dissertation, Halle/S. 1755; Reprint Dößel 2004, S. 122ff.

Ulrike Rückert: *Deutschlands erste Ärztin*, Deutschlandfunk Kultur Kalenderblatt, Beitrag vom 13. 11. 2015.

Hermann Lorenz: *Werdegang von Stift und Stadt Quedlinburg*, Quedlinburg 1922.

Kornelia Steffi Gabriele Markau: *Dorothea Christiana Erxleben (1715–1762): Die erste promovierte Ärztin Deutschlands. Eine Analyse ihrer lateinischen Promotionsschrift sowie der ersten deutschen Übersetzung*, Diss. Halle 2006.

Dorothea Leporin: *Gründliche Untersuchung der Ursachen, die das weibliche Geschlecht vom Studiren abhalten*, Berlin 1742, unter verändertem Titel in zweitem Abdrucke 1749 erschienen.

Johann Christian Erxleben: https://web.archive.org/web/20141204111552/http://gedbas.genealogy.net/person/show/1141911934.

Liselotte Buchheim: „Erxleben, Dorothea“. In: *Neue Deutsche Biographie*, Band 4, Berlin 1959, S. 637f.

Francisca Loetz: *Dorothea Christiane Erxleben, geb. Leporin. In:* Wolfgang U. Eckart/Christoph Gradmann: *Ärzte Lexikon. Von der Antike bis zur Gegenwart.* 3. Auflage Heidelberg 2006, S. 110.

August Hirsch: „Erxleben, Dorothea“. In: *Allgemeine Deutsche Biographie*, Band 6, Leipzig 1877, S. 334f.

Brief im Archiv des Klopstockhauses, Quedlinburg.

Berlinische priviligierte Zeitung, 80tes Stück, 6. Juli 1762, S. 329.

Christoph Jacob August Ziegler: *Wahrnehmungen bey der Einimpfung der Blattern*, Quedlinburg 1776.

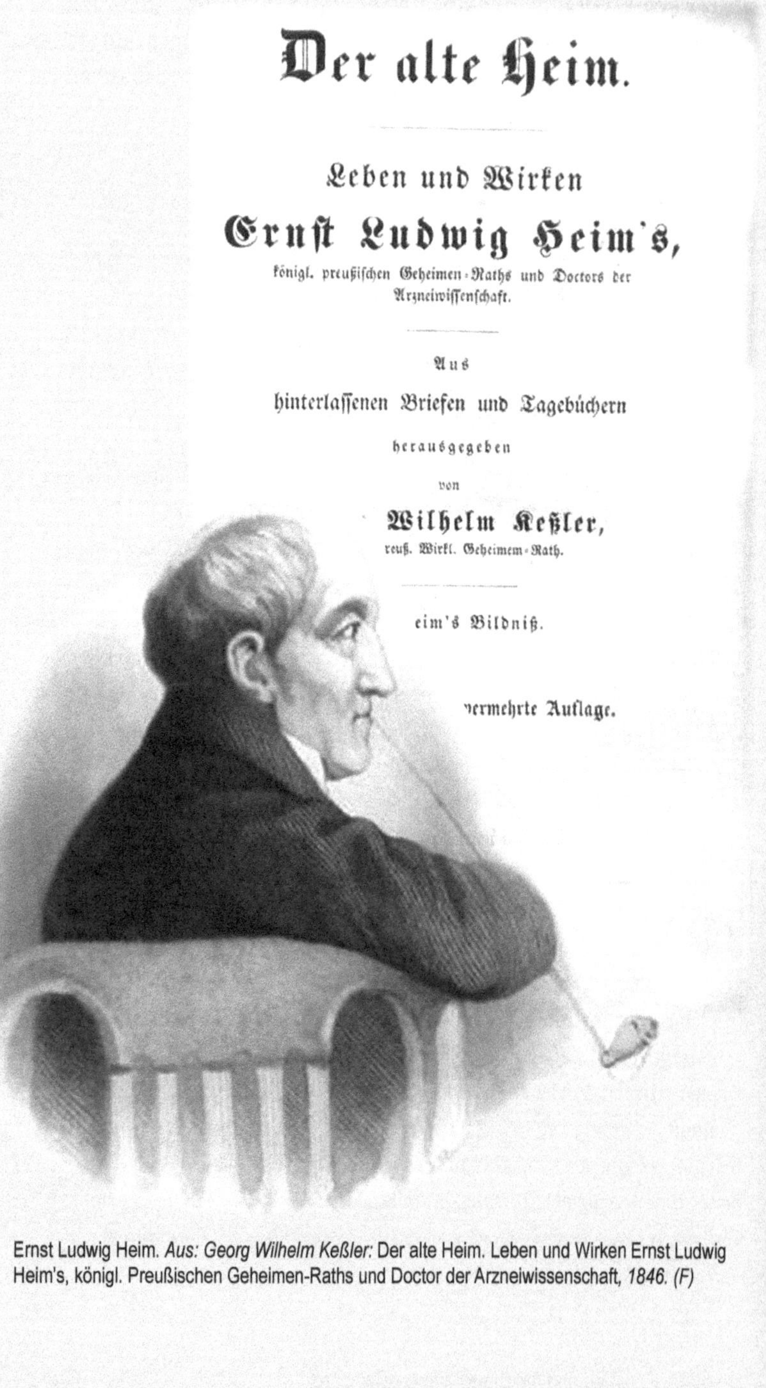

Der alte Heim.

Leben und Wirken

Ernst Ludwig Heim's,

königl. preußischen Geheimen-Raths und Doctors der Arzneiwissenschaft.

Aus

hinterlassenen Briefen und Tagebüchern

herausgegeben

von

Wilhelm Keßler,

reuß. Wirkl. Geheimem-Rath.

eim's Bildniß.

vermehrte Auflage.

Ernst Ludwig Heim. *Aus: Georg Wilhelm Keßler:* Der alte Heim. Leben und Wirken Ernst Ludwig Heim's, königl. Preußischen Geheimen-Raths und Doctor der Arzneiwissenschaft, *1846. (F)*

Ernst Ludwig Heim (1747–1834) – Der erste Impfarzt in Preußen

Der Arzt Ernst Ludwig Heim steht für den Übergang von der alten zur modernen Medizin. Anfangs war er noch ein Anhänger der Humoralpathologie, später ebnete er den Weg für die Pockenimpfung und die moderne Seuchenhygiene.

Der Sohn des Pfarrers Johann Ludwig Heim (1704–1785) und dessen Ehefrau Dorothea Regina Wagner (1719–1764) kam im Jahr 1747 im Meininger Land zur Welt. Trotz des geringen Einkommens in der kleinen ländlichen Pfarrei schaffte es der Vater, seinen vier Söhnen eine gute Ausbildung angedeihen zu lassen. Bis zu ihrem 16. Lebensjahr unterrichtete er die Jungen selbst in Naturkunde, Latein und Griechisch. Nebenher verfasste er in jahrelanger Arbeit die vaterländische Geschichte Meiningens, die *Henneberg'sche Chronik*.

Drei Heim-Söhne wurden Geistliche, machten sich aber mit naturwissenschaftlichen Veröffentlichungen, speziell in der Pflanzenkunde, einen Namen. Der Älteste, Johann Ludwig (1741–1819), Geheimer Rat und Vice-Konsistorialpräsident in Meiningen, fertigte in jahrelanger Arbeit die *Geologische Beschreibung des Thüringer-Wald-Gebirges* in sechs Bänden an. Der Zweitälteste, Georg Christoph (1743–1807), veröffentlichte eine Übersicht deutscher Pflanzen, die *Flora germanica*. Der Jüngste, Friedrich Timotheus (1751–1820), nahm die *Systematische Classifizierung der Kirschensorten* vor.

Ernst Ludwig war ein schwächliches Kind. Die Erkrankungen an Scharlach und Pocken, die ihn fast das Leben kosteten, warfen ihn in seiner geistigen Entwicklung zurück. Mit zwölf Jahren konnte er noch nicht richtig lesen, was seine Mutter oft verzweifeln ließ. Durch den Botanikunterricht des Vaters entwickelte Ernst großes Interesse an Heilpflanzen und Moosen und ging oft allein „botanisieren". Mit 16 Jahren durfte er wie seine Brüder das Lyzeum in Meiningen besuchen. Doch seine Vorbildung reichte bei Weitem nicht aus. Nur durch die Nachhilfestunden seines ältesten Bruders kam er über die Runden.

Medizin oder Botanik?

Als 19-Jähriger schrieb sich Ernst Ludwig Heim 1766 an der Universität Halle an der Saale für Medizin ein, was wohl in seiner eigenen Krankengeschichte wie auch dem plötzlichen Tod der Mutter an einer Lungenentzündung begründet war. Unter seinen Vorfahren gab es neben vielen Pfarrern auch einige Ärzte. Einer von ihnen war um 1600 Leibarzt von König Heinrich IV. in Frankreich gewesen. Ernst Ludwigs Urgroßvater, Johann Caspar Heim (1643–1677), hatte als Stadt- und Landphysikus in Meiningen praktiziert.

Ernst Ludwigs Vater übte neben der Seelsorge selbst auch die Heilkunde aus. Seine Medikamente bereitete er aus Heilpflanzen zu und gab sie preiswert an Kranke ab. Die Berufswahl seines Sohnes begrüßte er darum sehr.

Neben seinem Medizinstudium hörte Ernst Heim auch Vorlesungen in Chemie, Astronomie und begeisterte sich für die Botanik. Er begann zu zweifeln: Sollte er sich doch lieber ganz der Botanik zuwenden? Ein besonderes Interesse entwickelte er für Kryptogame: Moose, Farne und Schachtelhalme. Bei seinen Exkursionen in die Umgebung von Halle legte er eine umfangreiche Sammlung dieser blütenlosen, sporenbildenden Pflanzen an.

Heim war ein mittelloser Student, denn sein Vater konnte zu seinem Studium nur wenig beisteuern. Im dritten Studienjahr ließ ihn sein medizinischer Lehrer Professor Nietzky gegen ein kleines Salär in seiner Praxis Patienten behandeln. Schon bald erarbeitete sich der Student einen guten Ruf.

1769 kam Friedrich Wilhelm Daniel Muzell, der Sohn des Leibarztes Friedrichs II., zum Medizinstudium nach Halle. Zwischen den beiden sehr unterschiedlichen jungen Männern – Muzell war sehr gebildet und ernst, Heim dagegen heiter und lebensfroh – entstand eine enge Freundschaft. Sie genossen ihr geselliges Studentenleben. Beide waren in die Professorentochter Leopoldine von Büchner verliebt, die sich dann aber mit einem Dritten verlobte.

Im April 1772 schlossen die beiden ihr Studium mit der Promotion ab. Heims Arbeit trug den Titel *De origine calculorum in viis urinariis quatenus est arthritidis effectus* (Über die Entstehung von Kalksteinen in den Harnwegen und deren Wirkung auf das Ausmaß von Arthritis).

Eine Studienreise nach Frankreich und England

Als sein Lehrer Nietzky Heim eine Universitätslaufbahn in Halle vorschlug, lehnte der junge Arzt dies ab. Lieber nahm er die Einladung seines Freundes Muzell an, ihn auf einer wissenschaftlichen Studienreise durch Europa zu begleiten, um gemeinsam ihre medizinischen als auch naturkundlichen Kenntnisse zu vertiefen. Heim war von großem Gottvertrauen durchdrungen:

> *Ich bin von Gott völlig überzeugt, daß er mich schon an die Stelle setzen wird, wo ich ihm, meinem Nebenmenschen und mir selbst am besten dienen kann.*

Die Reisekosten wurden von Geheimrat Muzell getragen, der in Ernst Ludwig Heim den geeigneten Begleiter für seinen zur Schwermut neigenden Sohn sah. Fünf Monate bereisten die beiden Freunde die Heilquellenorte in den deutschen Mittelgebirgen, sammelten Mineralien und botanisierten, wobei Heim hauptsächlich Moose sammelte. Dabei stießen sie einmal auf einen abseits gelegenen Siechenhof, wo Aussätzige und Seuchenkranke ein jämmerliches Leben fristeten. Dieses Erlebnis machte Heim klar, wie wenig die Ärzte über Lepra, Cholera, Typhus und Pocken wussten.

In Aachen besuchten Heim und Muzell Doktor Le Soinne. Er hatte festgestellt, dass Menschen, die eine leichte Form der Pocken durchgemacht hatten, nicht mehr anfällig für eine Neuansteckung waren. Le Soinne hatte daraufhin bei Kindern und Erwachsenen mit verdünntem Pockensekret eine leichte Erkrankung hervorgerufen, die sie für den Rest ihres Lebens immun gegen die Krankheit machen sollte. Das beeindruckte Heim sehr.

Überall, wo die beiden jungen Mediziner hinkamen, wurden sie von ärztlichen Kollegen gastlich aufgenommen und tauschten sich fachlich aus. In Leiden hörten sie Vorlesungen an der Medizinischen Fakultät. In London besuchten sie auf Empfehlung des Geheimrats

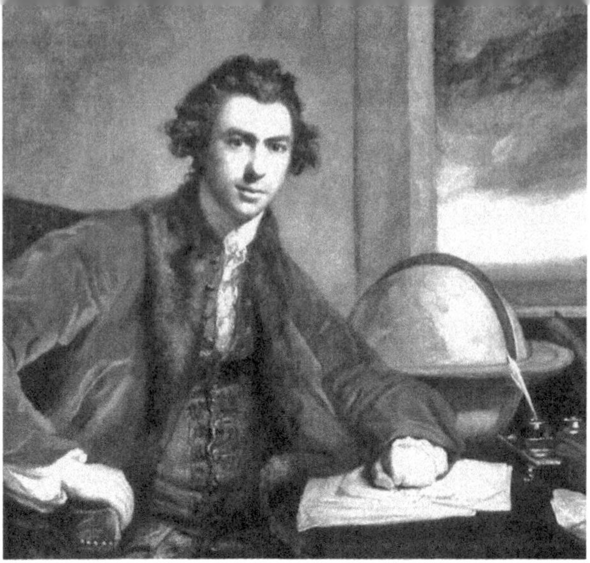

Sir Joseph Banks. *Gemälde von Joshua Reynolds, 1773*

Muzell den Weltreisenden Sir Joseph Banks. Der berühmte Botaniker war mit James Cook um die Welt gesegelt und hatte von überall Pflanzen mitgebracht.

Im Herrenhaus von Sir Joseph Banks außerhalb von London wurden sie herzlich empfangen und konnten nach Herzenslust in der dortigen Bibliothek stöbern. Banks schenkte Heim getrocknete Moospräparate von den Südseeinseln. Dieser überließ dem Forscher dafür Präparate, die er während seiner Reise auf dem europäischen Festland gesammelt hatte. Bei Dr. William Hunter, dem Chefchirurgen des St. George's Hospital, durften sie dessen riesige Sammlung von menschlichen und tierischen Skeletten besichtigen.

Nach einem Jahr in England reisten Heim und Muzell nach Frankreich. In Paris wohnten sie den chirurgischen Eingriffen von Pierre-Joseph Desault (1744–1795) bei. Dieser hatte sich auf die Behandlung von Knochenbrüchen durch Einführung besserer Verbandsarten spezialisiert. Nach ihm wurde der „Desault-Verband" zur Ruhigstellung von Schultergelenk und Oberarm bei Schlüsselbeinbrüchen benannt.

Außerdem hatten die beiden Freunde das Glück, den Aufklärer und Naturphilosophen Jean-Jacques Rousseau kennenzulernen. Nach Besuchen bei den Straßburger und Heidelberger Medizinprofessoren kamen sie auf Umwegen über Süddeutschland nach Berlin, weil der Vater seines Freundes, Geheimrat Muzell, hier lebte.

Kreisphysikus im Havelland

Als erste Arztstelle übernahm Ernst Ludwig Heim in Spandau bei Berlin die Vertretung des erkrankten Stadtphysikus. Da er sich gut bewährte, ernannte der Magistrat der Stadt Spandau ihn am 1. September 1776 zum Nachfolger und einige Jahre später auch zum Kreisphysikus des Havellandes. Heim bezog die Amtswohnung am Reformationsplatz 2 in der Spandauer Altstadt.

Weit und breit war er der einzige promovierte Arzt. Bald richtete er eine Armensprechstunde ein, die bereits um fünf Uhr morgens begann. Wegen seiner präzisen diagnostischen Fähigkeiten wurde der junge Doktor bei seinen Patienten schnell sehr beliebt. Der Spruch „Gesund allein macht Doktor Heim“ dürfte aus dieser Zeit stammen.

Als Kreisphysikus des Havellandes, von Oranienburg bis Potsdam, besuchte Heim etwa 800 Kranke pro Jahr. Bei seinen Krankenbesuchen legte er um die 600 preußische Meilen (etwa 4500 Kilometer) im Jahr zu Pferde zurück. Wegen des katastrophalen Zustands der Landstraßen und Wege, die je nach Jahreszeit voller Schlamm und Schlaglöcher waren, erlitt er in seinen sieben Spandauer Jahren etwa 30 leichtere Unfälle.

Wegen der schweren Krankheitserscheinungen bei Pocken war es Heim ein Anliegen, diese Krankheit zu verhindern oder zumindest ihre Symptome zu lindern. Als die Spandauer Bürger Vertrauen zu Heim gefasst hatten, unternahm er den Versuch, die Bevölkerung vom Wert der Pockenimpfung zu überzeugen.

Heims Amtssitz im Offiziantenhaus in Spandau

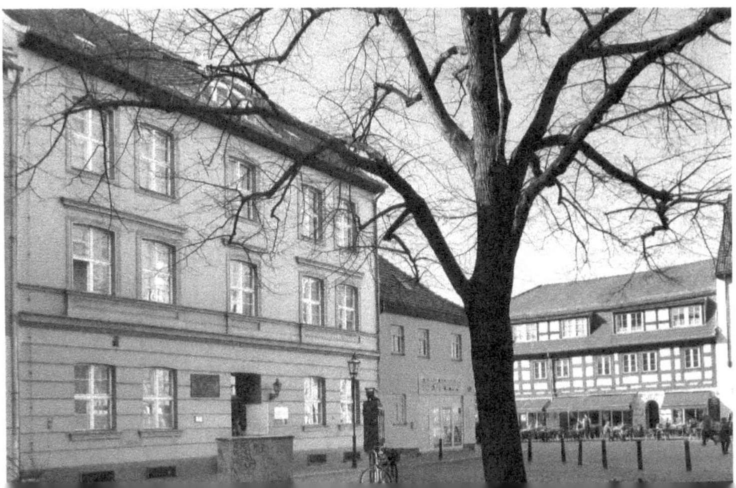

Anfangs zögerlich, ließen sich schließlich immer mehr Eltern mit ihren Kindern impfen. Heim verwendete dazu die Flüssigkeit aus Pockenpusteln leicht Erkrankter. Er ritzte sie den Impflingen in die Haut. Damit wurde eine meist schwach verlaufende Pockenerkrankung ausgelöst, die sogenannten künstlichen Blattern, welche eine lebenslange Immunität erzeugten. Die Maßnahme war keineswegs harmlos. Dieser Lebendimpfstoff löste nicht selten echte Pocken mit schweren Komplikationen aus. Ein bis zwei Prozent der Geimpften starben.

Beim Auftreten von Tierseuchen wie etwa Milzbrand oder Rinderpest kümmerte Heim sich auch um den Viehbestand der Leute, was ihm weitere Anerkennung in der Bevölkerung einbrachte. Neben Sektionen am Menschen nahm er auch Sektionen bei Tieren vor, um mehr über diese Krankheiten zu erfahren.

Bei seinen Forschungen über Moose musste Heim sich mit sonntäglichen Exkursionen begnügen. Am liebsten hätte er lange Wanderungen durch Böhmen gemacht, um unbekannte Moose zu sammeln, doch das ließ seine Praxis nicht zu. Anlässlich eines Besuches bei Frau von Humboldt auf Schloss Tegel lernte Heim 1777 den jungen Alexander kennen. Dieser setzte den Arzt durch sein besonderes Interesse an Naturobjekten wie Insekten, Steinen und Pflanzen in Erstaunen. Deshalb vereinbarte Alexanders Mutter mit Heim,

Alexander von Humboldt mit seiner Mutter. *Gemälde eines unbekannten Künstlers um 1780*

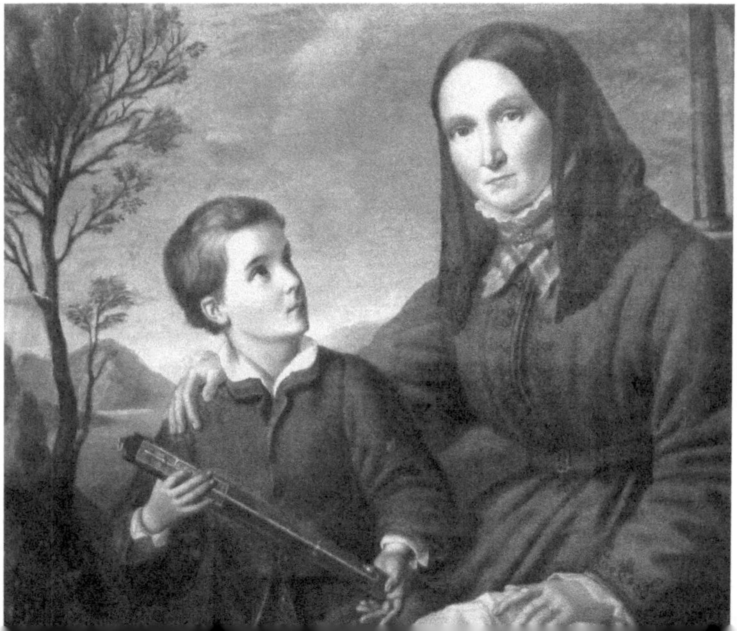

dass dieser den Achtjährigen neben seinem üblichen Unterricht in die Anfangsgründe der Botanik einführen sollte.

Seine freie Zeit verbrachte Ernst Ludwig Heim mit seinem Freund Friedrich Wilhelm Daniel Muzell. Als dieser 1777 an Fleckfieber erkrankte, wachte Heim mehrere Nächte am Krankenbett des Freundes. Nach dem Tod des Freundes wollte dessen Vater den Freund seines einzigen Sohnes an Sohnes statt in sein Haus holen, doch Heim entschied sich dagegen. Dennoch blieb Geheimrat Muzell stets sein Förderer und Fürsprecher, und unterstützte ein Jahr später Heims Ernennung zum Preußischen Hofrat.

Praktiker in Berlin

Als 33-Jähriger verlobte sich Ernst Ludwig Heim mit der 15-jährigen Henriette Charlotte Maecker (1764–1842), einer Spandauer Kaufmannstochter, in deren Elternhaus Heim oft zu Gast gewesen war. Der Arzt war dem guten Leben nicht abgeneigt: Er speiste gern, trank Wein und rauchte Pfeife. Nun wollte er sein Leben durch eine gute Ehe noch verschönern. Kurz vor der Hochzeit erkrankte der Bräutigam jedoch an der Ruhr. Man bangte um sein Leben. Als er sich erholt hatte, ging er 1780 mit seiner nun 16-jährigen Braut die Ehe ein:

> *Meine Frau sehe ich als das beste Geschenk der Vorsehung an, wofür ich Gott jederzeit danken und mich gegen sie so aufführen werde, daß sie durch mich keine trübe Stunde haben soll.*

Von den 20 geladenen Hochzeitsgästen nahmen nach 50 Jahren noch sieben an der Goldenen Hochzeit des Paares teil. Innerhalb von 16 Jahren schenkte Charlotte Heim acht Kindern das Leben. Zum großen Kummer der Eltern starb der erstgeborene Sohn 1781 wenige Tage nach der Geburt. Fünf Töchter und der zuletzt geborene, lang ersehnte Stammhalter erreichten das Erwachsenenalter.

Nachdem Heims Heilerfolge in Berlin bekannt wurden und sein guter Ruf den preußischen Königshof erreicht hatte, verlegte der Arzt zum großen Leidwesen der Stadt Spandau 1783 seine Praxis in

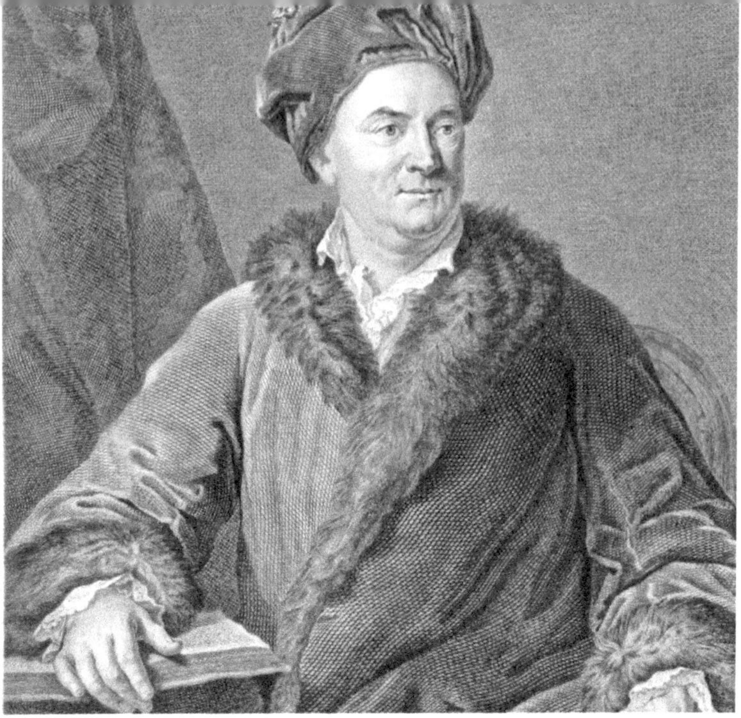

Heims Förderer und Gönner Friedrich Herrmann Ludewig Muzell. *Stich von Daniel Berger (1786) nach Anton Graff (1773)*

die Hauptstadt. Unweit vom Gendarmenmarkt nahm er mit seiner Familie eine Wohnung. Geheimrat Muzell schenkte Heim für seine Hausbesuche eine Kutsche. Für 50 Taler ließ sich der Arzt einen scharlachroten Rock nach Berliner Geschmack schneidern und äußerte dazu: „Nie würde ich mir dermaßen kostbare Kleider anschaffen, wenn es nicht zur medizinischen Politik gehörte, wohlgeputzt einherzugehen!"

Bald wurde er zu einem der erfolgreichsten Ärzte der Hauptstadt. Seinen Wohltäter Muzell besuchte er bis zu dessen Tod 1784 fast täglich. Dessen Witwe, die Frau Geheimrat Muzell, übernahm bei Heims Kindern die Großmutterrolle.

In den folgenden Jahren behandelte Heim bis zu 1.500 Kranke pro Jahr, die unzähligen Armen, die er unentgeltlich kurierte, nicht mitgerechnet. An manchem Tag sollen es 70 bis 80 Hausbesuche gewesen sein. Ein Arbeitstag von 16 Stunden war für ihn keine Seltenheit. Oft nahm er einige seiner Kinder mit zu Hausbesuchen, um mit ihnen in der Kutsche Gespräche zu führen.

Heim war ein Arzt mit scharfer Beobachtungsgabe, ein ausgezeichneter Diagnostiker. Bis ins hohe Alter war er bestrebt, seine Diagnosen durch Leichensektionen zu überprüfen. Es entsprach seinem ärztlichen Selbstverständnis, die Wahrheit in wissenschaftlichen Dingen so exakt wie möglich zu ermitteln.

Für die Differentialdiagnostik von Infektionskrankheiten wie Scharlach, Röteln und Masern legte er sich eigene Orientierungstabellen an. Über seine Erkenntnisse führte er gewissenhaft Protokoll. Seine wissenschaftlichen Aufsätze verfasste er in einem geschliffenen Stil. Sie zeichneten sich vor allem durch schonungslose Offenheit gegenüber ärztlichen Misserfolgen aus.

Von seinen Patienten wurde Doktor Heim sehr verehrt. Das lag nicht zuletzt an seiner väterlichen Art und seiner im Glauben verwurzelten Nächstenliebe, was ihm den Spitznamen „Vater Heim" eintrug. Die vielen armen Patienten, die er kostenlos behandelte, bekamen von ihm nicht selten auch die Arzneimittel geschenkt:

> *Der Arzt hat in den Augen des Kranken ein dreifaches Gesicht: das eines Engels, wenn er ans Krankenbett tritt, das eines Gottes, wenn er geholfen hat, und das eines Teufels, wenn er die Rechnung schickt.*

Standesunterschiede beachtete Heim wenig. Seine witzigen und teilweise derben Sprüche konnten jeden treffen. Gegenüber dem Kurfürsten von Hessen bemerkte er einmal: „Durchlaucht sind genauso steifpetrig, wie ich mir einen richtigen Kurfürsten immer vorgestellt habe." Als einmal eine Baronin in großer Aufmachung in seiner Sprechstunde erschien, sagte Heim zu ihr, ohne von seinen Eintragungen aufzublicken: „Bitte, sich einen Stuhl zu nehmen." „Erlauben Sie, ich bin die Baronin von P … ", empörte sich die Dame. Heim antwortete, weiter in seine Arbeit vertieft: „Bitte, sich zwei Stühle zu nehmen." Einem Leutnant erklärte er: „Husten kommt entweder aus der Lunge oder er kommt vom Saufen. Aus der Lunge kommt Ihr Husten aber nicht." Und den preußischen Generalmajor Hans Ferdinand von Arnim wies er zurecht, er solle „hier gegen alle Leute sehr höflich sein" und dürfe sich „nicht einbilden, etwas

Besseres zu sein". Nicht zuletzt war Heim für seine Menschenkenntnis berühmt. Als eines Tages eine hübsche 25-jährige Patientin in der Sprechstunde erschien und klagte, sie könne nicht mehr essen und schlafen, sei nervös und unkonzentriert und mit den Gedanken immer woanders, riet ihr der Arzt: „Heiraten Sie ihn!"

Die Freundschaft mit Hufeland

Bei seinen Bestrebungen, die Pockenimpfung in Berlin einzuführen, erfuhr Ernst Ludwig Heim durch Christoph Wilhelm Hufeland (1762–1836), den Direktor der Charité, starke Unterstützung. Die Arbeit an dem gemeinsamen Ziel ließ zwischen den beiden Ärzten eine gegenseitige Wertschätzung und Freundschaft entstehen, auch wenn Heim 15 Jahre älter war als Hufeland. Christoph Wilhelm Hufeland entstammte einer Arztfamilie aus Bad Langensalza. Sein Vater war Leibarzt der Herzogin Anna Amalia in Weimar gewesen und praktizierte in höfischen Kreisen, aber er behandelte auch arme Patienten in abgelegenen Dörfern kostenlos. Der junge Hufeland hatte in Jena und Göttingen Medizin studiert und mit einer Arbeit über den Scheintod promoviert.

Damit griff er ein Thema auf, das die Menschen jener Zeit sehr beschäftigte – die Angst, lebendig begraben zu werden. Die Todfeststellung beruhte damals auf fehlender Atemtätigkeit, was man mithilfe eines Spiegels, einer Kerze, einer Feder unter der Nase oder einer auf die Brust gestellten Schüssel Wasser überprüfte. Auch Schmerzreize wie Nadelstiche unter einen Zehennagel, Trompetenstöße ins Ohr, Riechsalz, das Aufträufeln von heißem Siegellack oder die Anwendung eines Glüheisens kamen zur Anwendung. Auf Hufelands Empfehlung wurde 1792 das erste Leichenhaus in Deutschland auf dem Jenaer Jakobsfriedhof errichtet. Diese neuartige Einrichtung machte es möglich, dass die verstorbenen Toten nicht umgehend bestattet wurden oder mehrere Tage in den engen Wohnungen lagen. In der Leichenhalle stellte ein Arzt den Tod anhand von untrüglichen Todeszeichen amtlich fest.

1793 begann Hufeland als Landarzt und wurde danach Hofarzt in Weimar, wo er Kontakte mit Goethe, Schiller, Wieland und Herder

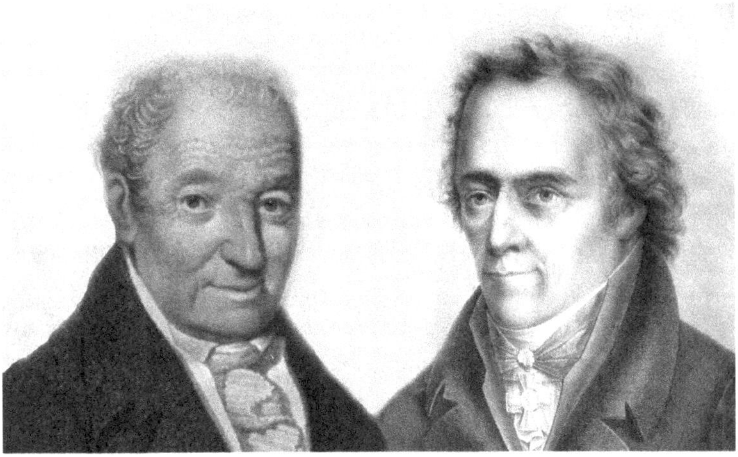

Ernst Ludwig Heim, *Porträt von F. Bolt,* und Christoph Wilhelm Hufeland, *Lithografie von Adolf Kunike, 1819 (F)*

pflegte. Gleichzeitig bekleidete er eine Honorarprofessur an der Universität Jena. Ab 1795 gab er das *Journal der practischen Arzneykunde und Wundarzneykunst* heraus (ab 1808 *Journal für practische Heilkunde*). Als Direktor der Berliner Charité führte er in den folgenden Jahren anfangs neben seiner Lehrtätigkeit noch eine umfangreiche Praxis mit sieben Stunden Hausbesuchen täglich.

Oft beratschlagten Hufeland und Heim, wie sich das preußische Gesundheitswesen verbessern ließe, was Hufeland in seiner Funktion als Staatsrat der Abteilung Gesundheitswesen im preußischen Innenministerium gesundheitspolitisch und volksaufklärerisch umzusetzen wusste.

Anders als Heim vertrat Hufeland bereits die moderne Auffassung, die Chemie als wissenschaftliches Erkenntnismittel in der Medizin systematisch einzusetzen. Bei der Behandlung von Fieberkranken setzte Heim häufig noch Arsen ein und propagierte diese Behandlung auch noch 1811 in seiner Schrift *Der Arsenik als Fiebermittel.* Hufeland dagegen hielt Arsen für höchst gefährlich und warnte Heim vor dessen Anwendung: „Was wollen Sie denn erwidern, werter Herr Kollege, wenn der liebe Gott einst von Ihnen Rechenschaft fordert wegen Ihres verwegenen Spiels mit dem stärksten Gift?" „Ich werde erwidern", entgegnete Heim, „Alter, davon verstehst du nichts."

Als Armenarzt trat Heim 1806 dem Armendirektorium der Stadt Berlin bei. Das war die staatliche Fürsorgestelle, die Armenhäuser und soziale Einrichtungen unterhielt. In der Berliner Ärzteschaft war er ein geschätzter Kollege. 1799 hatte er den Sechs-Ärzte-Verein mitgegründet. Die Zusammenkünfte fanden jeweils in den Privatwohnungen der Ärzte statt. Der Ärzteverein setzte sich für die Anerkennung der Chirurgie als Universitätsfach ein und strebte eine enge Verbindung von Chirurgie und Arzneimittelkunde an. Die akademischen Ärzte kritisierten die mangelhafte Ausbildung der Wundärzte und deren teils katastrophalen Behandlungsergebnisse, denn bei deren Operationen und Amputationen in der eigenen Wohnung oder in Wirtshäusern war die Sauberkeit der Instrumente, der Hände oder der Umgebung nicht gegeben. Heims Ärzteverein jedenfalls wurde zum Vorläufer der 1810 geschaffenen Medizinisch-Chirurgischen Gesellschaft.

Leibarzt von Königin Luise

Auf den Ruf als Leibarzt an den preußischen Hof musste Ernst Ludwig Heim lange warten. Diese Position hatte vor ihm sein Freund und Kollege Christoph Wilhelm Hufeland inne. Im Sommer 1806 begleitete Hufeland Königin Luise zu einer Kur nach Bad Pyrmont. Am 18. Oktober 1806, vier Tage nach der Schlacht bei Jena und Auerstedt, verließ die verzweifelte Königin mit ihren Kindern, ihrem Leibarzt und der Gräfin Voß überstürzt den Kurort. Nach Zwischenaufenthalten in Auerstedt, Weimar und Blankenhain gelangte die Gruppe nach Königsberg, wo die Königin an Typhus erkrankte. Hufeland blieb immer an ihrer Seite. Kurz vor Napoleons Einmarsch in der Stadt schlug Hufeland vor, mit ihr in Königsberg zurückzubleiben. Doch sie lehnte ab: „Ich will lieber in die Hände Gottes fallen, als dieses Menschen."

Also brach die Reisegruppe mit der schwerkranken Königin bei starkem Frost und Schneetreiben im Januar 1807 nach Memel auf, wobei sie den schwer passierbaren Weg über die Kurische Nehrung nahmen. In Memel trafen sie endlich auch König Friedrich Wilhelm III. Der Aufenthalt in Memel währte ein Jahr. In dieser Zeit

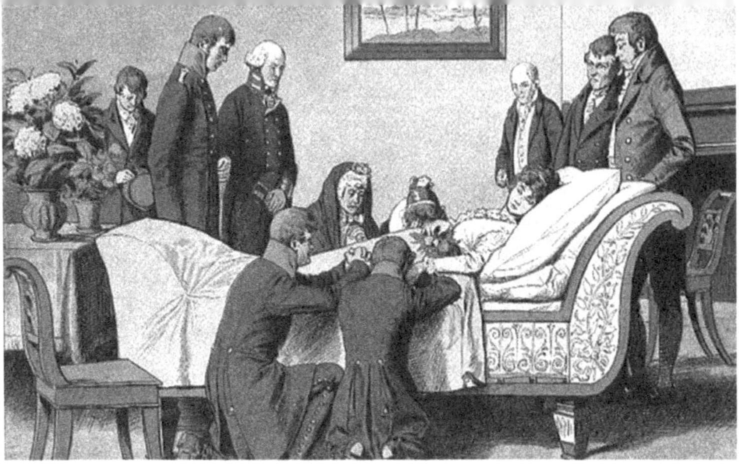

Sterbelager der Königin Luise in Hohenzieritz am Morgen des 19. Juli 1810 (Heim 3. von rechts). *Illustration von Carl Röchling. Aus:* Die Königin Luise in 50 Bildern für Jung und Alt, *Berlin 1896*

kam es zu dem berühmten Zusammentreffen von Königin Luise und Napoleon in Tilsit.

Weil eine Rückkehr in das französisch besetzte Berlin für das preußische Königspaar unzumutbar war, wurde der gesamte preußische Königshof in Januar 1808 nach Königsberg verlegt. Nach insgesamt drei Jahren im Exil kehrte Hufeland mit dem Hof im Dezember 1809 nach Berlin zurück. Hier erwarteten ihn neue wichtige Aufgaben. Er beteiligte sich unter anderem an der Gründung der neuen Berliner Universität und wurde 1811 erster Dekan der Medizinischen Fakultät.

An Hufelands Stelle wurde 1810 Dr. Heim zum Leibarzt der Königsfamilie ernannt. Schon längere Zeit litt Königin Luise unter einer angegriffenen Gesundheit. Auf Schloss Hohenzieritz bei Neustrelitz erkrankte sie am 30. Juni 1810 an einem unklaren Fieber. Der Arzt vor Ort diagnostizierte eine Lungenentzündung, die ihm aber nicht lebensbedrohlich erschien. Dann wurde Ernst Ludwig Heim ans Krankenbett der Königin gerufen. Auch er sah anfangs keinen Anlass zu ernster Besorgnis. Am 16. Juli musste er erneut anreisen, weil sich die Erstickungsanfälle und Kreislaufstörungen der Königin stark verschlimmert hatten. Aber Heim konnte nicht mehr viel tun. In ihren letzten Tagen verweilte er am Bett der Königin. Als am Morgen des 19. Juli auch der König mit seinen beiden ältesten Söhnen in Hohenzieritz eintraf, lag Königin Luise bereits im Sterben. Vier Stunden später schloss sie im Alter von nur 34 Jahren für immer die Augen.

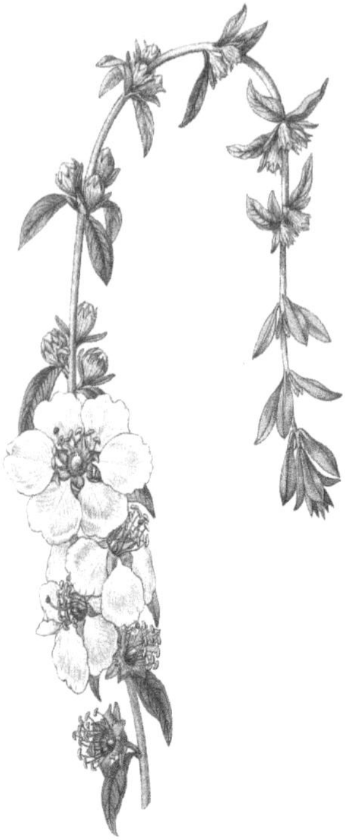

Heimia salicifolia.
Edward's botanical register

Heim als Botaniker

Trotz seiner starken beruflichen Inanspruchnahme blieb Heim bis ins hohe Alter seiner Leidenschaft fürs Botanisieren treu. Schon früh hatte er beim Bestimmen von Moosen eine solche wissenschaftliche Reputation erlangt, dass man dem 30-Jährigen, gerade als er die Praxis in Spandau übernommen hatte, den Lehrstuhl für Botanik an der Universität Frankfurt/Oder anbot. Er entschied sich jedoch für die Heilkunde. Eine seiner frühen Entdeckungen wurde nach ihm benannt, das Moos „Gymnotus Heimii". Lebenslang stand er in fachlicher Korrespondenz mit englischen und deutschen Moosforschern.

Seine ärztlichen Fähigkeiten, seine Wohltätigkeit und seine aufrechte Haltung brachten Heim zahlreiche Auszeichnungen ein. Bei seinem 50-jährigen Doktorjubiläum 1822 ernannte der Magistrat von Berlin den 75-Jährigen wegen seines jahrzehntelangen Einsatzes für die Berliner Bevölkerung zum Ehrenbürger der Stadt. Bei diesem Anlass überreichte ihm der Botaniker Heinrich Friedrich Link die Deskription einer bisher nicht beschriebenen mexikanischen Weiderich-Art, der er den Namen „Heimia salicifolia" gegeben hatte, um „das Andenken des Botanikers Heim" zu ehren. Im gleichen Jahr wurde Heim zum Mitglied der Leopoldina, der deutschen Akademie der Wissenschaften, gewählt.

Als Alexander von Humboldt 1827 nach seiner Rückkehr von seinen Forschungsreisen nach Südamerika in Berlin seine Kosmos-Vorlesungen anbot, um der breiten Berliner Öffentlichkeit ein modernes Naturverständnis zu vermitteln, saß auch der 80-jährige Ernst Ludwig Heim im Publikum unter Adeligen, Bürgern und Handwerkern.

Selbst im hohen Alter machte der Arzt weiter Hausbesuche bei mittellosen Patienten. Es sollen immer noch 2.000 Besuche pro Jahr gewesen sein.

Wegen des Nachlassens seiner körperlichen Kräfte musste er schließlich seine ärztliche Tätigkeit aufgeben. Ernst Ludwig Heim starb 1834 im hohen Alter von 87 Jahren in Berlin. Bei seiner Beerdigung bildeten Tausende Berliner Bürger vom Trauerhaus am Gendarmenmarkt bis zum Friedhof am Halleschen Tor ein Spalier. Christian Wilhelm Hufeland widmete ihm in einer Feierstunde vor der versammelten Ärzteschaft einen Nachruf. Er würdigte ihn als einen Menschen von kindlicher Natürlichkeit, Unbefangenheit, Offenheit, Pflichterfüllung, großer Bescheidenheit, Demut und Opferbereitschaft. Ernst Ludwig Heim ruht in einem Ehrengrab der Stadt Berlin.

Quellen

Georg Wilhelm Keßler (Hrsg.): *Der alte Heim. Leben und Wirken Ernst Ludwig Heim's, königl. Preußischen Geheimen-Raths und Doctor der Arzneiwissenschaft. Aus hinterlassenen Briefen und Tagebüchern*, Leipzig 1846.

Michler, Markwart: „Heim, Ernst Ludwig". In: *Neue Deutsche Biographie*, Band 8, Berlin 1969, S. 266f.

https://www.medienteam-spandau.de/stadtphysikus-dr-ernst-ludwig-heim/.

Wolfgang Genschorek: *Ernst Ludwig Heim – Das Leben eines Volksarztes*, Leipzig 1981.

Horns Archiv 4, Heft 11, 1807.

Ausspruch Ernst Ludwig Heim: https://gutezitate.com/zitat/237504.

Lebendig im Sarg – Die Furcht vor dem Scheintod, https://www.doctors.today/journal/a/die-furcht-vor-dem-scheintod-1808826.

Markwart Michler: „Hufeland, Christoph Wilhelm". In: *Neue Deutsche Biographie*, Band 10, Berlin 1974, S. 1–7.

Markus Langenstraß: *Der Armenarzt aus Spandau*. In: *Der Tagesspiegel vom* 19. 12. 2010.

Christoph Wilhelm Hufeland: *Selbstbiografie*, abgeschlossen 1831, Stuttgart 1937.

Christian Graf von Krockow: *Porträts berühmter deutscher Frauen: Von Königin Luise bis zur Gegenwart*, München 2001.

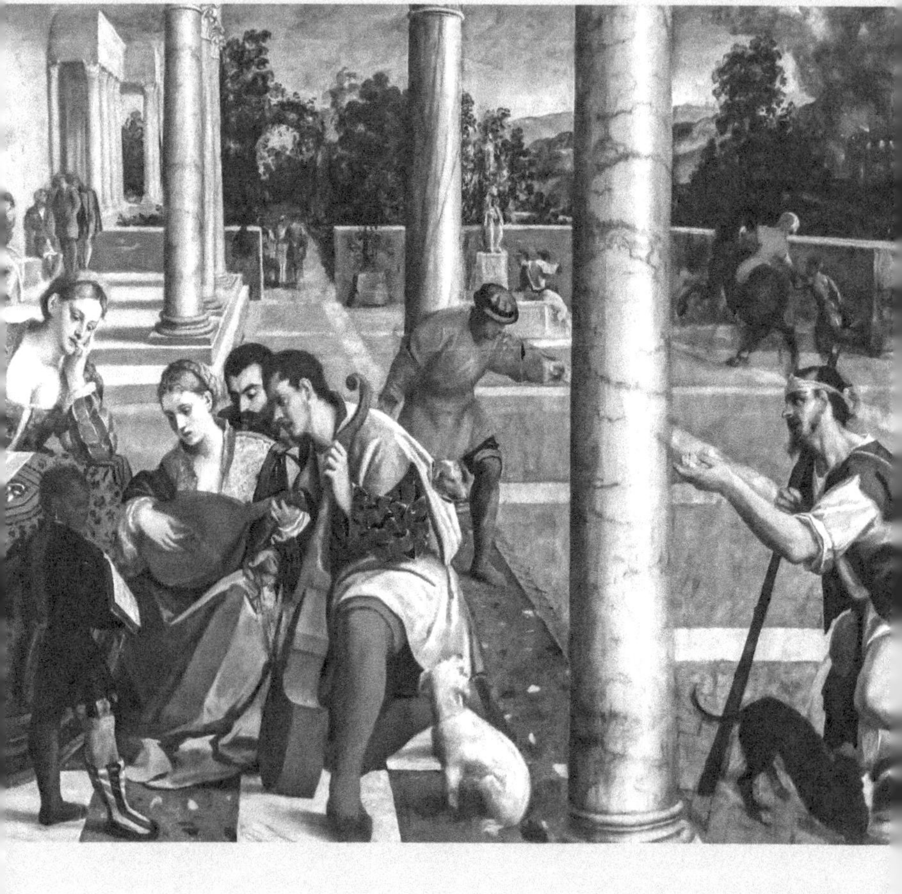

Das Gleichnis vom armen Lazarus (Ausschnitt). *Gemälde von Bonifacio Veronese um 1540, Gallerie dell'Accademia in Venedig*

Lepra – Das biblische Leiden

Lepra gilt seit ältester Zeit als das Symbol des Leidens schlechthin, weil sie mit schweren Behinderungen und Entstellungen einherging. Da der entsetzliche Anblick der Kranken immer schon dazu führte, dass sie aus der Gesellschaft ausgeschlossen wurden, nannte man die Krankheit auch Aussatz.

Die Bezeichnung „biblische Seuche" für die Lepra geht auf das Gleichnis vom reichen Mann und armen Lazarus (Lukas 16,19) zurück: Vor dem Haus des reichen Mannes lag der arme und kranke Lazarus. Sein Körper war mit Geschwüren bedeckt. Während er um die Abfälle aus der Küche bettelte, leckten Hunde seine offenen Wunden. Nachdem Lazarus gestorben war, kam er in den Himmel und nahm einen Ehrenplatz ein, während der reiche Mann nach seinem Tod in der Höhle Qualen erdulden musste. Seither gilt Lazarus als der Schutzheilige der Aussätzigen und die Lepra als „biblische Krankheit". Von seinem Namen leitet sich das Wort „Lazarett" ab.

Aus dem alten Ägypten gelangte die Krankheit mit den Phöniziern über Kreta nach Rom. Mit den römischen Eroberungsfeldzügen breitete sie sich dann in ganz Europa aus. Auch Großbritannien wurde nicht verschont. Ab dem 12. Jahrhundert verbreiteten die Kreuzritter die Seuche auf ihren Kreuzzügen im ganzen Mittelmeerraum. Die Angst vor der Lepra wurde so groß, dass das Dritte Laterankonzil 1179 beschloss, dass Leprakranke nicht mit den Gesunden zusammenleben durften, sodass sie aus den Dörfern und Städten vertrieben wurden.

Die Lepra hielt sogar Einzug in die mittelalterliche Literatur. In seinem Versepos *Der arme Heinrich* beschrieb Hartmann von Aue um 1200 einen christlichen Ritter Heinrich, der ein ehrbares gottgefälliges Leben führt und dennoch mit Aussatz geschlagen wird. Daraus gestaltete Gerhart Hauptmann sein Drama *Der arme Heinrich*, das 1902 am Wiener Burgtheater uraufgeführt wurde.

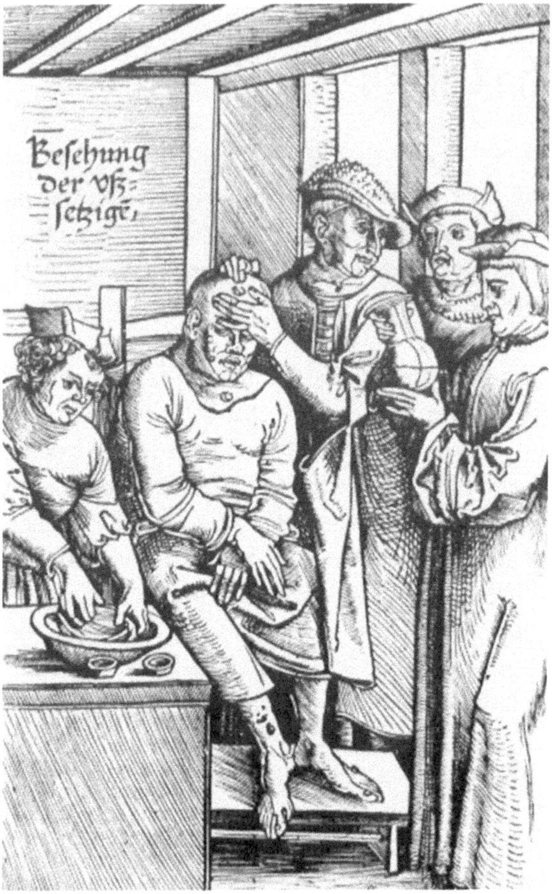

Die Besehung der Ausssetzigen (Lepraschau). *Holzschnitt von Hans Wechtlin vom Beginn des 16. Jahrhunderts. Aus dem* Feltbuch der Wundartzney *von Hans von Gerstdorff (fol. LXXIIr).*

Im 13. Jahrhundert erreichte die Lepra ihren Höhepunkt. Am Ende des 16. Jahrhunderts verschwand sie aus ungeklärten Gründen weitgehend aus Mitteleuropa. Wenn der Verdacht bestand, dass jemand an Lepra erkrankt war, musste er sich einer „Lepraschau" unterziehen, die vom Stadtarzt, einem Bader und einer Hebamme durchgeführt wurde.

Die entstellten Gesichter, die deformierten Hände und Füße der Betroffenen riefen in der Bevölkerung Ekel, Abscheu und Angst hervor, sodass das Wegsperren in Leprosorien als geeigneter Ausweg erschien, um diese Kranken nicht mehr sehen zu müssen.

Leprakranke – Die armen Kinder Gottes

In Europa soll es in der Hochzeit der Seuche bis zu 22.000 Leprosorien gegeben haben. Vor den Toren nahezu jeder Stadt gab es ein solches Hospital, das überwiegend aus mildtätigen Spenden der Bürger finanziert wurde. Es nahm meist nur jeweils zwölf Kranke auf, entsprechend der Zahl der Jünger Jesu. Die „armen Kinder Gottes" lebten dort in streng klösterlicher Ordnung und beteten für das Seelenheil ihrer Wohltäter. Allerdings kamen längst nicht alle Leprakranken in einem Siechenhaus unter.

Die meisten fristeten ihr jammervolles Leben als wandernde Bettler. Mit kurz geschorenen Haaren liefen sie in sackartigen Gewändern herum. Das „Lazaruskleid" der Leprösen bestand aus einem grauen Umhang, der mit einer Kapuze versehen war, einem grauen breitkrempigen Hut, Handschuhen und einer dreiteiligen Klapper oder Glocke, mit der die Aussätzigen auf sich aufmerksam machen mussten, damit die übrige Bevölkerung Abstand halten konnte. Sie führten eine Trinkflasche, eine Brottasche und einen langen Stock mit sich, mit dem sie auf Waren, die sie erwerben wollten, zeigen konnten. Menschen zu berühren, war den Leprösen strikt verboten. Als 1898 im ostpreußischen Kreis Memel einige Leprafälle auftraten und die

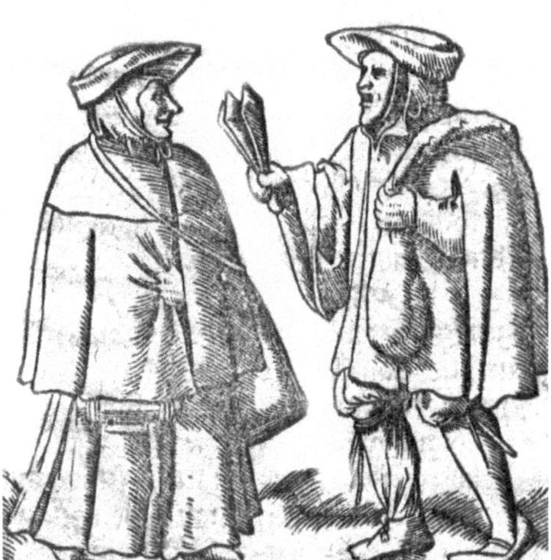

Zwei Lepröse und die Leprakllappern. *Illustration zur angeblichen Brunnenvergiftung durch Lepröse in Südfrankreich 1322. Aus: Sebastian Münster:* Cosmographia, *Basel 1544. Gesellschaft für Leprakunde e.V.*

Krankenzahlen auf 22 anstiegen, empfahl Robert Koch 1898/99 die Errichtung eines Lepraheimes. Insgesamt wurden dort in den folgenden 45 Jahren 94 Leprakranke von Diakonissen betreut.

Die Lepra gibt es immer noch

Den Erreger der Lepra, Mycobacterium leprae, entdeckte 1873 der norwegische Arzt Gerhard Henrik Armauer Hansen (1841–1912). Zum Nachweis der Übertragbarkeit der Lepra unternahm 1884 der deutsch-englische Dermatologe Eduard Arning (1855–1936) einen höchst verwerflichen, unethische Menschenversuch, indem er den 48-jährigen gesunden Polynesier Keanu mit dem Erreger infizierte. Dieser erkrankte tatsächlich an Lepra und starb nach viereinhalb Jahren. Da der Versuch an einem verurteilten Mörder und im weit entfernten damaligen Königreich Hawaii stattfand, wurde Arning dafür nicht zur Rechenschaft gezogen.

Heute weiß man: Die Lepra ist eine Infektionskrankheit mit einer außergewöhnlich langen Inkubationszeit. Zwischen der Ansteckung und dem Ausbruch der Krankheit liegen im Durchschnitt fünf bis sieben Jahre, in seltenen Fällen können es auch bis zu 40 Jahre sein. Lepra ist im Anfangsstadium antibiotisch gut behandelbar. Eine Isolation der Kranken ist also nicht erforderlich. Das Bakterium ist dem Tuberkuloseerreger sehr ähnlich, der in den infizierten Wirtszellen jahrelang überdauert. Der genaue Infektionsweg der Lepra ist bis heute nicht sicher geklärt. Neuerdings wird eine Übertragung über Nagetiere diskutiert: In Großbritannien wurde bei roten Eichhörnchen eine hohe Durchseuchung mit Leprabakterien nachgewiesen. Eichhörnchenpelze waren im Mittelalter beliebte und teure Kleidungsstücke, die in ganz Europa getragen und gehandelt wurden. Allerdings wurden die Felle bei der Gerbung einer strengen chemischen Behandlung unterzogen, die die Erreger mit Sicherheit abgetötet haben dürfte.

In Europa kommt Lepra heute nicht mehr vor. Sie wurde durch die Hautkrankheit Psoriasis verdrängt. Ein Teil der Weltbevölkerung scheint dadurch gegen die Krankheit immun geworden zu sein. In Deutschland sind in den letzten Jahren nur Einzelfälle von einge-

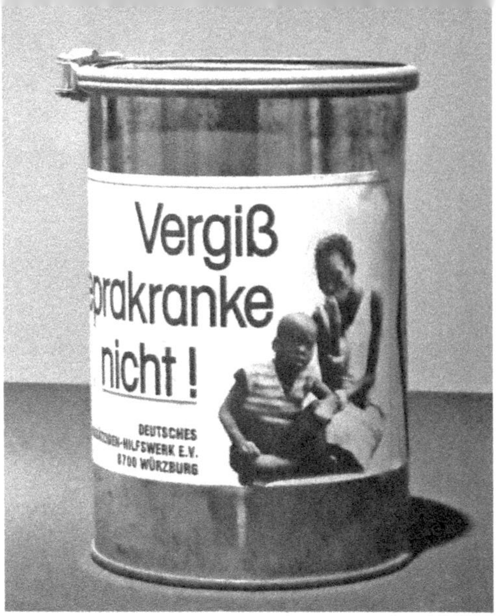

Sammelbüchse für Leprakranke in Afrika ca. 1960. *DAHW Deutsches Lepra- und Tuberkulose-Hilfswerk, Würzburg*

schleppter Lepra registriert worden. In Indien, Brasilien und Indonesien allerdings stellt die Krankheit immer noch ein verbreitetes Problem dar. 2019 erfasste die WHO beispielsweise 202.256 Neuinfektionen in Südostasien, Indien, Afrika und Brasilien, darunter befanden sich fast 15.000 Kinder unter 14 Jahren.

Quellen

Hartmann von Aue: *Der arme Heinrich. Kritische Ausgabe der Gebrüder Grimm 1815.* Kurz besprochen von George Pernet in Lepra. Bd. 4, S. 150–151.

F. Steiner/Norbert Suttorp: *Lepra.* In: Norbert Suttorp/Martin Möckel/Britta Siegmund/Manfred Dietel (Hrsg.): *Harrisons Innere Medizin*, Band 2, 20. Auflage Stuttgart 2020, S. 1568–1576.

Seuchen in der Geschichte = Geschichte betrifft uns, 3/1988, S. 14.

Manfred Vasold: *Grippe, Pest und Cholera. Eine Geschichte der Seuchen in Europa*, Stuttgart 2008, S. 163ff.

Seuchen – Fluch der Vergangenheit, Bedrohung der Zukunft. Ausstellung im Roemer- und Pelizaeus-Museum Hildesheim 2021/2022.

Anna Bergmann: *Tödliche Menschenexperimente in Kolonialgebieten. Die Lepraforschung des Arztes Eduard Arning auf Hawaii 1883–1886.* In: Ulrich van der Heyden/Joachim Zeller (Hrsg.): *… Macht und Anteil an der Weltherrschaft. Berlin und der deutsche Kolonialismus*, Münster 2005.

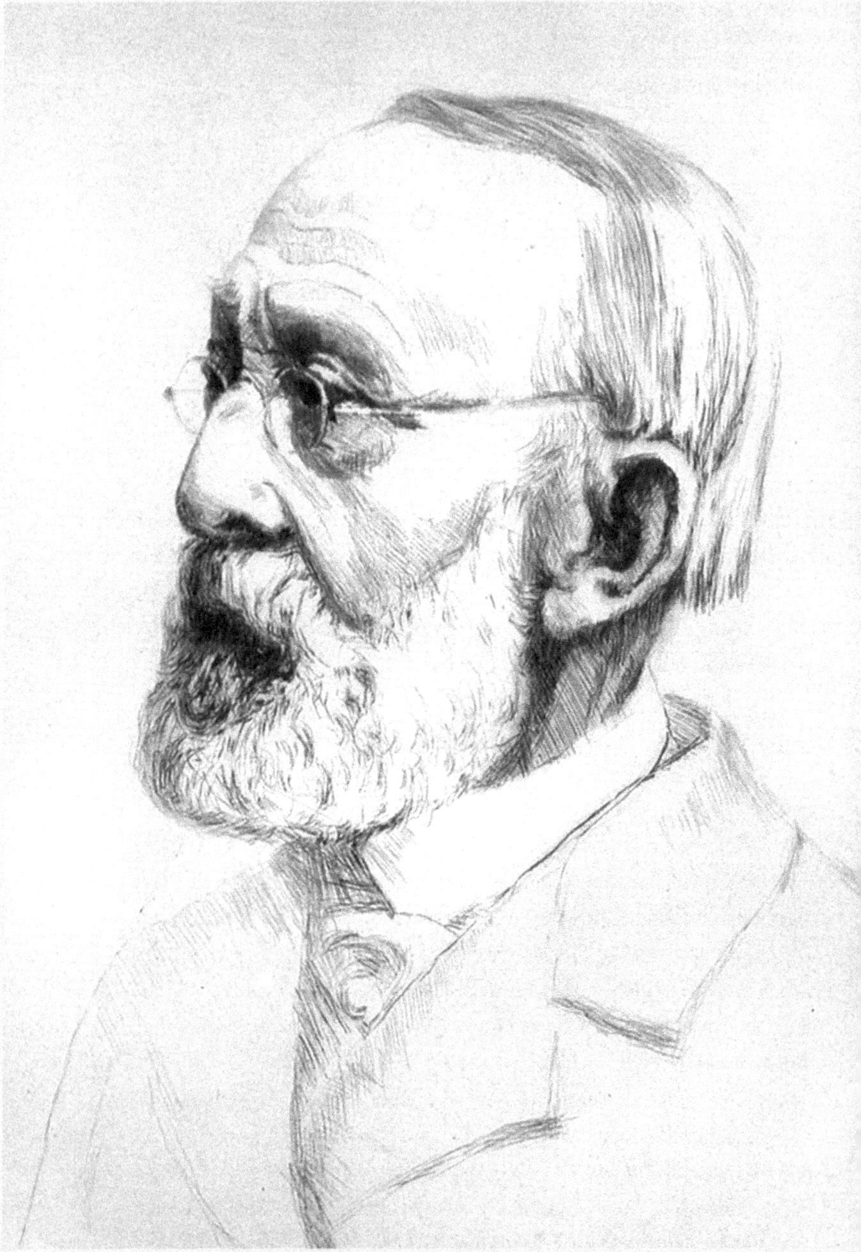

Porträt von Rudolf Virchow um 1900. *Kaltnadelradierung aus dem Besitz von Dr. Konrad Hahm*

Rudolf Virchow (1821–1902) und die Lepra in Norwegen

Ein Wissenschaftler, dessen Name im Zusammenhang mit den unterschiedlichsten Infektionskrankheiten genannt werden kann, ist der Berliner Pathologe und Sozialpolitiker Rudolf Virchow. Er befasste sich mit Fleckfieber Typhus, Ruhr, Tuberkulose sowie Cholera. Rudolf Virchow beschrieb als Erster, dass die Zelle die kleinste lebende Einheit unseres Körpers ist und die meisten Krankheiten ihren Ursprung auf der Zellebene haben. Schon früh machte er sich in der Sozialhygiene einen Namen. So erstaunt es nicht, dass er Ende der 1850er-Jahre von der norwegischen Regierung zur Bekämpfung der dort grassierenden Lepra um Hilfe gebeten wurde.

Das „norwegisch-schwedische Lepra-Phänomen“

1856 hatte die norwegische Regierung wegen steigender Krankheitszahlen ein Leprösen-Register anlegen lassen: Die Distriktärzte erfassten 2.833 Fälle, davon 235 in Anstalten, was bei einer Bevölkerung von damals 1,5 Millionen den horrenden Anteil von fast zwei Promille an der Gesamtbevölkerung ausmachte. Die meisten Kranken bewohnten die Küstenbezirke und das Umland von Bergen. Auch in Schweden fand sich eine ähnlich starke Ausbreitung. In Deutschland gab es, wie bereits berichtet, zu dieser Zeit nur 22 Fälle bei einer Bevölkerungszahl von etwa 35 Millionen.

Im 12. Jahrhundert hatten die Wikinger die Lepra von ihren Raubzügen erstmals mit nach Skandinavien gebracht. Während auf dem europäischen Kontinent die Lepra seit dem Dreißigjährigen Krieg als besiegt galt, flammte sie im 19. Jahrhundert in den westlichen Regionen Skandinaviens mit großer Heftigkeit wieder auf. Zu dieser Zeit war das arme Norwegen kein Vorbild an Wohlstand und Sauberkeit, sondern eine rückständige Randregion Europas. Die Menschen lebten in elenden Hütten mit gestampften Lehmböden und ernährten sich vom Fischfang und einer sehr bescheidenen Landwirtschaft. Unter den schlechten hygienischen Bedingungen gedieh dort die Lepra in den westlichen Landesteilen bestens.

In der Stadt Bergen existierten um 1800 zwei Lepra-Hospitäler, in die die ärmsten der Armen aufgenommen wurden: Tagelöhner, Obdachlose und Bettler. Manche von ihnen waren so arm, dass sie bei der Aufnahme nicht einmal eine Wolldecke und fast keine Kleider besaßen. In den Siechenhäusern mangelte es an einer ordentlichen ärztlichen Betreuung; die Kranken wurden weitgehend sich selbst überlassen. Zwei angestellte Krankenpflegerinnen kümmerten sich um das Bettenmachen, Putzen und Wäschewaschen. Die eigentliche Krankenpflege, insbesondere die Versorgung von offenen Wunden und von bettlägerigen Patienten, war nicht ausreichend. Die meisten Kranken machten Heimarbeit. Diese bestand bei den Frauen im Spinnen, Nähen, Sticken und Weben. Die Männer stellten Seemannsstiefel und Bauernschuhe aus Holz sowie Löffel, Bottiche und Kübel her und knüpften Fischernetze. Ihre Nahrung bestand aus Fisch und Brot, Grütze und Milch. Manchmal brachten mitleidige Spender frisches Fleisch und Butter vorbei. Die besser gestellten Leprakranken kamen nicht in die Hospitäler, sondern wurden zu Hause von ihren Angehörigen betreut, lebten jedoch in der Regel getrennt von den übrigen Hausbewohnern. Eine gesetzlich vorgeschriebene Isolierung der Kranken gab es allerdings im freiheitlich gesinnten Norwegen nicht.

Eine Verbesserung der unzumutbaren Verhältnisse in den Hospitälern, insbesondere die Hygiene betreffend, trat erst ein, als 1839 Daniel Cornelius Danielssen (1815–1894) als leitender Arzt am St. Jörgen Hospital in Bergen angestellt wurde. Er begann mit systematischen Studien über das Phänomen Lepra. Gänzlich „unheilbar" war Lepra allerdings auch damals nicht, denn Spontanheilungen kamen immer wieder vor. Die Ärzte setzten Kampferöl, Wacholderöl, Terpentin, Spiritus und Lakritze sowie lindernde Salben zur Wundbehandlung ein.

Als der französische Anthropologe und Forscher Paul Belloni Du Chaillu (1835–1903) in den 1870er-Jahren Norwegen bereiste – er war ein damals sehr bekannter Reiseschriftsteller – berichtete er auch über die in Norwegen und Schweden grassierende Lepra:

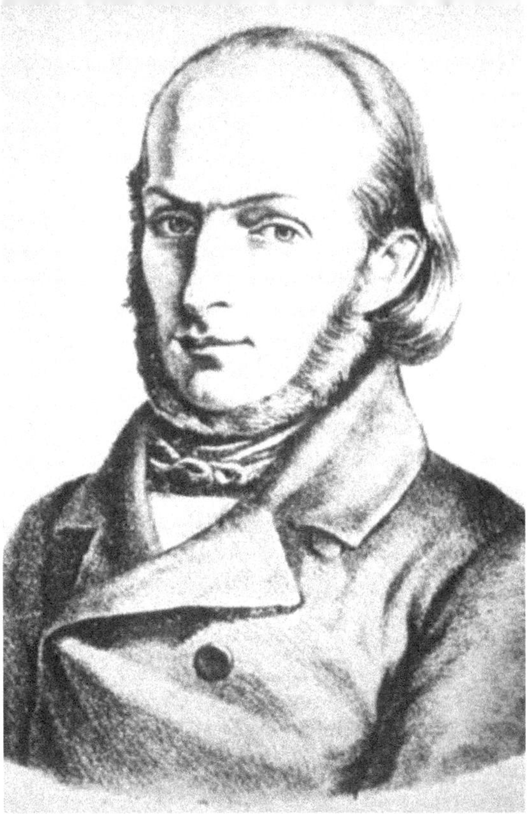

Daniel Cornelius Danielssen (1815–1894). *Unbekannter Künstler, Lepramuseet Bergen*

Ein schrecklicher Fluch für Norwegen ist der Aussatz (Elephantiasis graecorum), und zwar ist er namentlich an der Westküste zwischen 59. und 69. Grad nördlicher Breite fast allenthalben verbreitet, während man ihn in anderen Gegenden seltener antrifft. Unzählige Versuche sind von ärztlicher Seite angestellt worden, um ein wirksames Heilmittel für diese entsetzlichste aller Krankheiten ausfindig zu machen, bis jetzt aber waren alle Bemühungen vergeblich.

Rudolf Virchow, der sich in Deutschland in Fragen der Hygienegesetzgebung und der sozialen Fürsorge hervorgetan hatte, war den norwegischen Kollegen nicht unbekannt. Deshalb beschloss die norwegische Regierung, ihn als Berater hinzuzuziehen. Im August 1859 reiste Rudolf Virchow über Lübeck, Kopenhagen und Christiania (heute: Oslo) nach Bergen, wo er sich mehrere Wochen aufhielt.

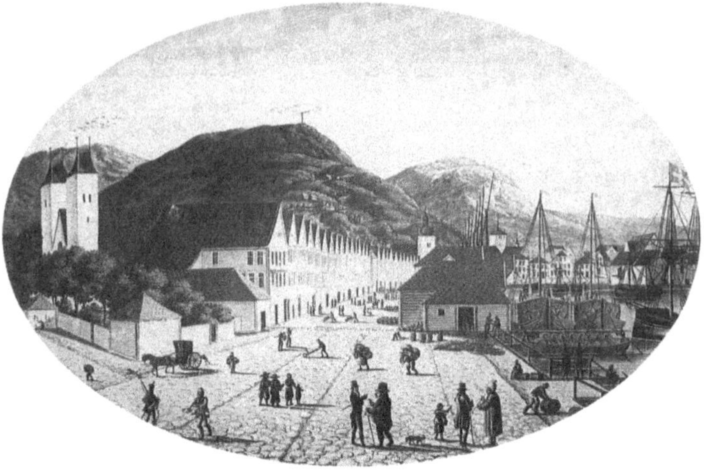

Die Deutsche Brücke (Bryggen) in Bergen. Aquarell von Joh. F. L. Dreier, 1817. *Aus: Ingvild Oye: Bergen und die deutsche Hanse, Bryggens Museum Bergen, 1996*

Unter Norwegens Wissenschaftlern war die Meinung vorherrschend, dass die Lepra erblich sei, da oft ganze Familien befallen waren. Virchow stufte die Lepra nach seinen eigenen Beobachtungen allerdings als ansteckend ein, denn ohne Isolation blieben die Krankheitszahlen gleich oder stiegen an. Wo dagegen eine deutliche Isolation erfolgt war, beobachtete man eine konstante Abnahme. Virchow war fest davon überzeugt, dass größere Reinlichkeit die Ansteckung mit Lepra verhindern könnte. Die Bettenkapazitäten in den Lepra-Hospitälern wurden aufgestockt, sodass um 1860 etwa 800 Betten für Leprakranke zur Verfügung standen.

Von dem Chefarzt des Lepra-Hospitals, Daniel Cornelius Danielssen, wurde Virchow auf die Lepra typischen gelblichen Ablagerungen in den Hautknoten seiner Patienten aufmerksam gemacht. Virchow maß den Ablagerungen aber keine große Bedeutung bei, sondern hielt sie lediglich für fettdegenerierte Zellen. Später bereute Danielssen, dass er sich der Autorität Virchows kritiklos unterworfen hatte, sonst hätte er in den Ablagerungen selbst das *Mycobacterium leprae* entdecken können. Deshalb blieb Danielssen jahrelang ein Vertreter der Vererbungstheorie der Lepra. Der Erregernachweis blieb seinem Kollegen und Schwiegersohn Gerhard Armauer Hansen vorbehalten, über den anschließend noch berichtet wird. Durch Isolation und Reinlichkeit bewältigte Norwegen in den folgenden Jahren langsam, aber sicher das Lepraproblem. Auf die Idee, dass

Lepra durch einen Erreger übertragen werden könnte, war Virchow bei seinem Besuch in Norwegen nicht gekommen, denn das entsprach noch nicht dem damaligen Erkenntnisstand. Der Pathologe brauchte lange, bis er die Theorie, dass Infektionskrankheiten von Erregern hervorgerufen werden, akzeptieren konnte. Über seinen ehemaligen Schüler Robert Koch machte sich Virchow sogar öffentlich lustig, als dieser mit dieser Theorie zu ihm kam. Am Ende musste aber auch der „große Virchow" zugeben, dass er sich hier geirrt hatte.

„Ein Leben voll Arbeit und Mühe ist keine Last, sondern eine Wohltat."

Rudolf Virchow wurde am 13. Oktober 1821 in Schivelbein in Pommern als einziger Sohn des Schlachtermeisters Carl Christian Siegfried Virchow (1785–1864) und dessen Ehefrau Johanna Maria Hesse (1785–1857) geboren. Er war ein wissbegieriges Kind aus einfachen Verhältnissen. In der Dorfschule war er Klassenbester. Ab 1835 besuchte er das Gymnasium in Köslin, wo er 1839 das Abitur ablegte. Das Thema seines Abituraufsatzes sollte zu seinem Lebensmotto werden: „Ein Leben voll Arbeit und Mühe ist keine Last, sondern eine Wohltat." In seinem langen Leben lernte er nicht nur Altgriechisch und Latein, sondern auch noch Englisch, Französisch, Italienisch, Niederländisch und sogar Arabisch.

1839 begann Virchow sein Medizinstudium an der Pépinière, der preußischen militärärztlichen Akademie, an der begabte Studenten auf Staatskosten zu Heeresärzten ausgebildet wurden. 1843 erhielt er eine Stelle als Unterarzt an der Charité. In dieser Zeit promovierte er über die Hornhaut des Menschen und ihr Rheuma. Von 1844 bis 1846 machte er eine Ausbildung in der Pathologie bei dem Prosektor Robert Froriep (1804–1861), dessen Nachfolger er 1849 wurde. In dieser Zeit habilitierte er sich mit *De ossefication pathologica* (Über die pathologische Verknöcherung). Als Pathologe hatte Virchow ein anderes Verständnis von der Medizin als die Klinikärzte. Sein Anliegen war es, der Medizin ein naturwissenschaftliches Fundament zu geben, was ihm auch gelang.

Die Fleckfieber-Epidemie in Oberschlesien 1848

Im Auftrag der Regierung reiste er im Februar 1848 nach Oberschlesien, um eine Fleckfieber-Epidemie zu untersuchen. Fleckfieber war eine klassische Kriegs- und Elendsseuche. Ihren Namen hat die Fieberkrankheit durch den rotfleckigen Hautausschlag im Gesicht, der sich dann über den ganzen Körper ausbreitet. Wegen der neurologischen Begleitsymptome wurde die Krankheit früher auch als Nervenfieber bezeichnet. Die Übertragung erfolgt durch Läuse, vor allem Kleiderläuse.

Die schlimmste Fleckfieber-Epidemie in Deutschland wurde durch Napoleons Heer ausgelöst. Mit fast 500.000 Mann war er im Juni 1812 nach Russland gezogen, mit 100.000 Mann kehrte er zurück. Fast jeder dritte französische Soldat litt an Fleckfieber. Das war nicht verwunderlich, weil die Soldaten wegen der Winterkälte monatelang nicht aus ihren Kleidern gekommen waren, geschweige denn, diese hätten waschen können. Außerdem zogen sie die Uniformen gefallener Soldaten an, um sich warm zu halten. Kein Wunder also, dass sich die Kleiderläuse weiter unter den Soldaten ausbreiteten. Die mit Fleckfieber infizierten Läuse scheiden Bakterien der Gattung Rickettsien mit dem Kot aus, den der Mensch sich durch Kratzen an den juckenden Läusebissen in die Haut reibt, von wo die Rickettsien ins Blut gelangen. Sie wurden aber erst 1916 als Verursacher des Fleckfiebers nachgewiesen.

Bei seiner Rückkehr aus Moskau brachte Napoleons geschlagene Armee das Fleckfieber im Winter 1813 nach Mainz, wo die Soldaten das erste Mal länger Rast machten. Allein in Mainz gab es unter den Soldaten und Zivilisten 30.000 bis 40.000 Fleckfiebertote. Die gefrorenen Leichen wurden von den Totengräbern vor den Toren der Stadt abgelegt.

In Oberschlesien traf Rudolf Virchow 1848 auf eine hungernde, kranke Bevölkerung in Not und Elend. Sein Bericht über diese Zustände wurde eine Anklageschrift gegen die Obrigkeit: Virchow erklärte darin, dass die Regierung schuld an der Epidemie sei, weil sie das Land vernachlässige. Damals betrug die durchschnittliche Lebenserwartung 35 Jahre. Die Haupttodesursachen waren Infektionskrankheiten wie Tuberkulose, Diphtherie, Syphilis, Typhus und Cholera. In der von ihm zu dieser Zeit herausgegebenen Zeitschrift *Die Medicinische Reform* führte er als Erster die Begriffe „Volksgesundheit" und „öffentliche Gesundheitspflege" ein.

Während der Märzrevolution war Virchow bei den Straßenkämpfen auf dem Berliner Schlossplatz aufseiten der Demokraten dabei gewesen und nahm im Oktober am Demokratischen Kongress teil. Aufgrund dieser „agitatorischen Wahlumtriebe" war seine Stellung und seine kostenlose Unterkunft in der Charité in Gefahr. Der angedrohten Amtsenthebung kam er zuvor, indem er einen Ruf der Universität Würzburg als Professor der Pathologie annahm. Er musste dort jedoch schriftlich versichern, sich künftig nicht mehr radikalpolitisch zu betätigen. In Würzburg heiratete Rudolf Virchow 1850 die elf Jahre jüngere Rose Mayer (1832–1913), Tochter des Geheimen Sanitätsrats Karl Wilhelm Mayer, mit der er sich noch in Berlin verlobt hatte. Das Ehepaar bekam sechs Kinder.

Als Ordinarius für pathologische Anatomie entwickelte Virchow an der Universität Würzburg die Grundlagen der Zellularpathologie. Mit den Aussagen „Jede Zelle geht aus einer Zelle hervor" und „Krankheiten entstehen auf Zellebene" veränderte er das Verständnis der Krankheitsentstehung grundlegend, obwohl die Zellteilung als solche zu diesem Zeitpunkt in der Biologie noch unbekannt war.

1852 veröffentlichte er seine sozialmedizinische Untersuchung *Die Noth im Spessart*: Am Beispiel des Elends der dortigen Region erläuterte er den Zusammenhang zwischen gesellschaftlichen Umständen der Bevölkerung und der Volksgesundheit. Er kam zu dem Fazit: „Bildung, Wohlstand und Freiheit sind die einzigen Garantien für die dauerhafte Gesundheit eines Volkes".

Der Naturwissenschaftler und Anthropologe

Als 1856 an der Berliner Universität ein Lehrstuhl für pathologische Anatomie und allgemeine Pathologie eingerichtet werden sollte, wollte die preußische Regierung Rudolf Virchow zurückgewinnen. Bei den Berufungsverhandlungen bestand er darauf, dass sein künftiges Institut eine unmittelbare Verbindung mit dem Leichenhaus der Charité haben solle. Also wurde das Pathologische Institut in das Gebäude des Leichenhauses integriert. Im gleichen Jahr kehrte Virchow mit seiner Familie nach Berlin zurück. In diese Zeit fiel auch seine Forschungsreise nach Norwegen, wo er die norwegische Regierung bei der Bekämpfung der Lepra beratend unterstützte. In seinem Berliner Institut begann er mit dem Aufbau einer ethnologischen Sammlung. Am Ende umfasste sie über 5.000 Skelette und Schädel, die er sich von Forschungsreisenden und Schiffsärzten aus aller Welt mitbringen ließ und sorgfältig katalogisierte. Im Pathologischen Institut stapelten sich Knochen und Schädel, bis 1899 für Virchows Sammlung ein eigenes Pathologisches Museum eröffnet wurde.

Gegen Ende des 19. Jahrhunderts breiteten sich im deutschen Reich mit dem zunehmenden Nationalismus antisemitische und rassistische Strömungen aus. Virchow hielt dagegen. Für seine anthropologischen Untersuchungen ließ er die Haut-, Haar- und Augenfarbe von Millionen von Kindern ermitteln. Am Ende sah er seine Annahme bestätigt, die deutsche Bevölkerung sei eine Mischbevölkerung. Er warnte davor, Menschen auf ihre körperlichen Eigenschaften zu reduzieren und Gruppen oder Ethnien als minderwertig zu betrachten. Ab 1869 gab er die *Zeitschrift für Ethnologie* heraus, war 1869 Mitgründer der Berliner Anthropologischen Gesellschaft und später des Völkerkundemuseum in Berlin. Daneben war er Dekan der Medizinischen Fakultät, später auch Rektor der Friedrich-Wilhelms-Universität.

Das Pathologische Museum in der Charité 1903. *Historische Ansichtskarte*

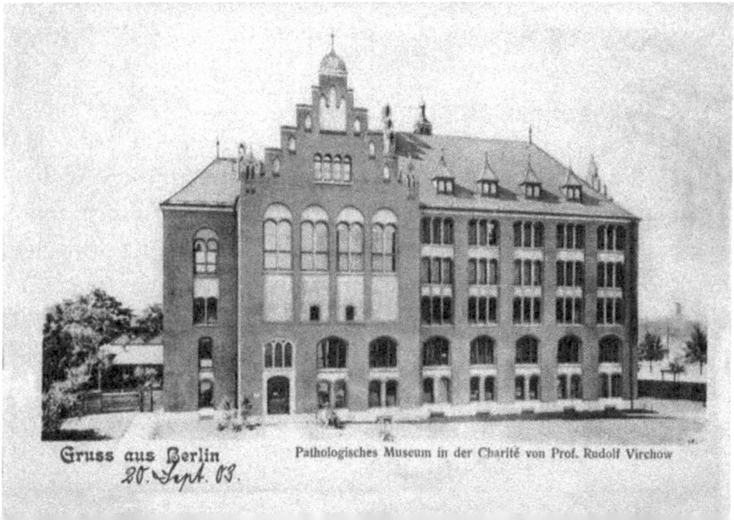
Gruss aus Berlin
20. Sept. 03.
Pathologisches Museum in der Charité von Prof. Rudolf Virchow

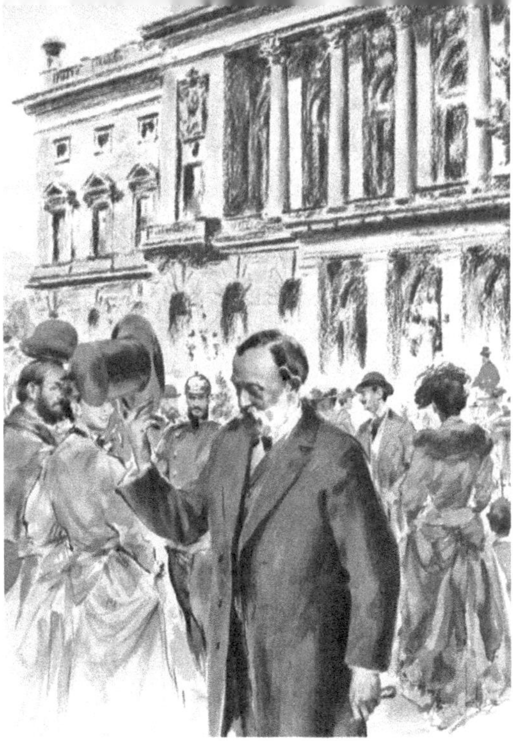

Der Politiker Rudolf Virchow. *Aus:* Bildreihe Bekannte deutsche Ärzte des 19. Jahrhunderts

Das verweigerte Duell

Seit 1859 gehörte Rudolf Virchow der Berliner Stadtverordnetenversammlung an und war ab 1862 auch Mitglied des Preußischen Landtags. Als einer der Gründer der Fortschrittspartei saß er für diese von 1880 bis 1893 im Deutschen Reichstag.

Er war der Überzeugung, der Staat solle, statt Unsummen für das Militär auszugeben, lieber das Geld in notwendige Verbesserungen der Infrastruktur investieren. Dem preußischen Ministerpräsidenten Otto von Bismarck ging Virchow mit seinen hartnäckigen Forderungen nach sauberem Trinkwasser und genügend Krankenhausbetten erheblich auf die Nerven. Nach einer besonders stürmischen Debatte im Preußischen Landtag im Frühsommer 1865 forderte Bismarck den Pathologieprofessor vor allen Abgeordneten noch während der Sitzung zum Duell. Doch Rudolf Virchow lehnte dies kategorisch ab: Ein Waffenduell sei keine zeitgemäße Art der Diskussion, ließ er seinen Gegner wissen, und außerdem habe er Besseres zu tun. Der Eklat erregte großes Aufsehen. Das Echo in der Presse war enorm: stürmische Sympathiekundgebungen für Rudolf Virchow auf der einen

Seite, Verständnis für Otto von Bismarck auf der anderen. Einige Journalisten bezweifelten gar, dass Virchow als Bürgerlicher überhaupt eine „Ehre“ zu verteidigen hätte. Aber ein Großteil der Berliner politischen Gremien, Kirchengemeinden, Vereine und Verbände erklärten sich mit Virchow solidarisch und verurteilten die Duellforderung Bismarcks. Solche Gutsherrenallüren könne der Ministerpräsident sich in Ostelbien, aber nicht in der Hauptstadt leisten. Auf Vermittlung des Kriegsministers zog Bismarck seine Forderung zurück.

Berlin verdankt Virchow die Kanalisation

Virchow war ein zutiefst sozial denkender Politiker. Er kämpfte gleichermaßen aus politischer wie aus seiner medizinischen Überzeugung für gesunde Lebensverhältnisse mit sauberem Trinkwasser und Abwasserbeseitigung.

Schon seit 1857 hatte Paris eine öffentliche Entwässerung, die die Abwässer weit unterhalb der Stadt in die Seine abführte. Doch der Magistrat von Berlin zögerte, obwohl schon 1861 eine Kommission ihren Bericht „Über die Reinigung und Entwässerung der Stadt Berlin“ mit einem Konzept für eine Kanalisation vorgestellt hatte. In der Stadtverordnetenversammlung wehrten sich die Hausbesitzer gegen die entstehenden Kosten. Für eine Kanalisation hätten in den Häusern die Latrinen durch Wasserklosetts ersetzt werden müssen. Das Vorhaben wurde immer wieder verzögert und nach langen Debatten an eine Kommission verwiesen. Erst nach der Choleraepidemie im Jahr 1867 entstand unter Führung von Rudolf Virchow ein konkreter Plan für eine Kanalisation. Die technische Planung und Leitung hatte der aus Ostpreußen stammende Bauingenieur James Hobrecht, der bereits die Wasser- und Abwasserver- und -entsorgung für die Stadt Stettin geplant hatte. Die Typhusepidemie, die Preußen im Jahr 1872 heimsuchte und mehr Menschenleben forderte als ein Jahr zuvor der Deutsch-Französische Krieg, führte schließlich die endgültige Entscheidung der Berliner Verwaltung herbei. 1873 begann der Bau einer aus zwölf separaten Radialsystemen bestehenden Mischwasserkanalisation. Diese sammelten die Abwässer an der tiefsten

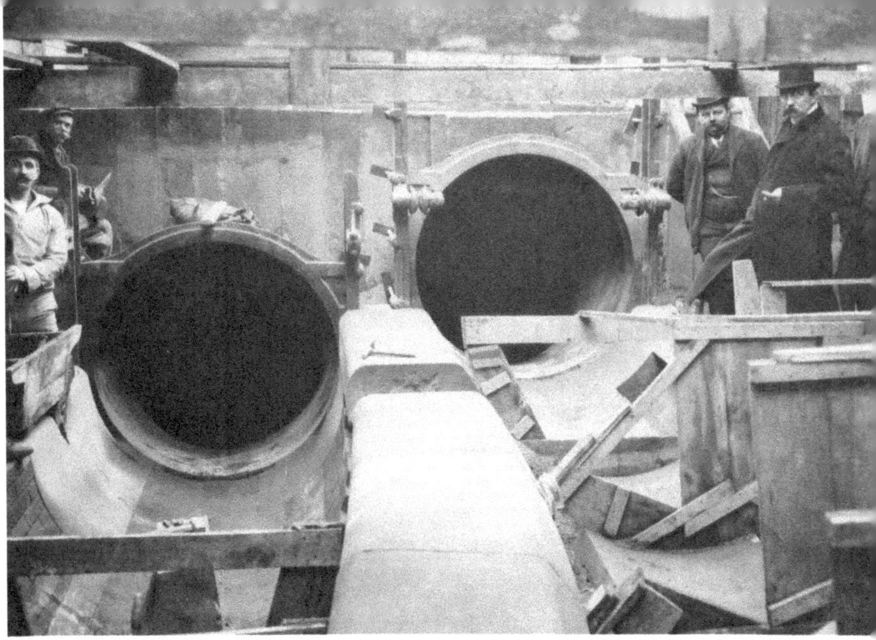

Bau eines Abwasserkanals in Schöneberg 1917. *Berliner Wasserbetriebe*

Stelle des Systems, von dort wurden sie durch von Dampfmaschinen betriebene Pumpwerke auf eigens dafür erworbene Rieselfelder verbracht. 1874 ordnete die preußische Baupolizei den Anschluss- und Benutzungszwang für alle Haushalte an. Unter den Hauptstraßen der Stadt wurden gemauerte Abwasserkanäle und in den Straßen Abwasserrohre verlegt. 17 Jahre nach Baubeginn waren schon 144 Kilometer Abwasserkanäle fertiggestellt, 584 Kilometer Rohrleitungen verlegt und 1.150.000 Berliner an das Kanalisationsnetz angeschlossen. 1909 ging das letzte Radialsystem in Betrieb. 189 Millionen Mark hat die Stadt Berlin von 1873 bis 1909 für die Kanalisation ausgegeben, davon 78 Millionen für den Ankauf der fast 10.000 Hektar Rieselfelder.

Virchow begründet die kommunalen Berliner Krankenhäuser

Virchow setzte sich in Berlin auch für den Bau von kommunalen Krankenhäusern ein. Auf seine Initiative hin wurden von 1874 bis 1890 die Krankenhäuser in Friedrichshain, in Moabit und Am Urban gebaut. Nach seinem Tod entstand in den Jahren 1899 bis 1906 schließlich noch das nach ihm benannte Krankenhaus im Wedding

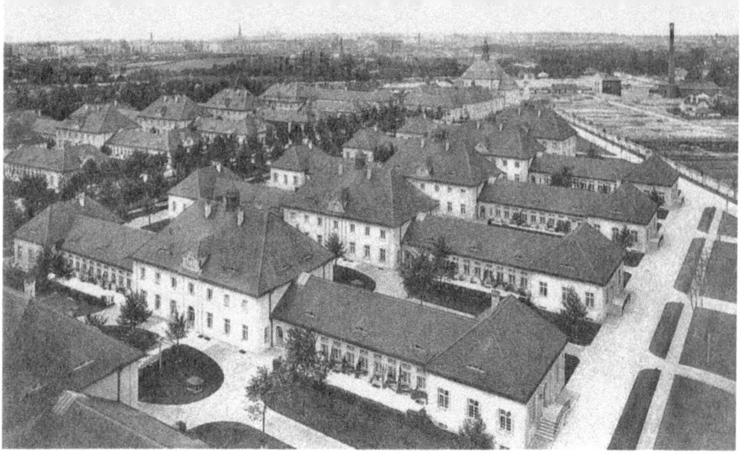

Das Rudolf-Virchow- Krankenhaus, Krankenpavillons und Kapelle. *Ansichtskarte von 1925*

mit 2.000 Betten. Die Krankenhäuser wurden in dem von Virchow konzipierten „Pavillonstil" errichtet, der Erholungsflächen für die Patienten bot und das Überspringen von Infektionen zwischen den Stationen verhinderte.

Nach Forschungen über Trichinen setzte Rudolf Virchow 1881 zudem den Bau eines städtischen Berliner Zentralvieh- und Schlachthofes und verpflichtende veterinärmedizinische Inspektionen der Schlachttiere durch.

Eine Fehleinschätzung sollte dem Pathologen zeitlebens schwer zu schaffen machen: Als er 1888 unter dem Mikroskop das histologische Präparat vom Kehlkopfgewebe Kaiser Friedrichs III. untersuchte, erkannte er den vermuteten Krebs nicht. Er gab Entwarnung und empfahl dem Kaiser lediglich eine Kur. Der Charité-Chirurg Ernst von Bergmann (1836–1907) stellte jedoch einen Tumor fest und riet wegen des Verdachts der Bösartigkeit dringend zu einer Entfernung der Geschwulst. Doch Bergmann konnte sich nicht durchsetzen. Friedrich III. starb nach nur 99 Tagen seiner Herrschaft an einem Kehlkopfkarzinom.

1891 ernannte der Magistrat von Berlin Virchow zum Ehrenbürger. Im Januar 1902 stürzte Rudolf Virchow, der immer über eine sehr robuste Gesundheit verfügt hatte, beim Aussteigen aus der Straßenbahn und zog sich einen Oberschenkelhalsbruch zu. Nach langem Leiden starb er am 5. September 1902 mit 81 Jahren an den Unfallfolgen. Deutschland hatte einen Jahrhundertmediziner verloren.

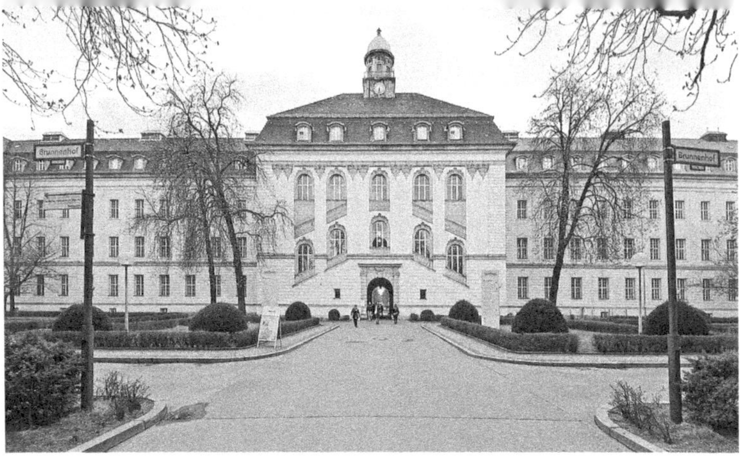

Das Rudolf-Virchow-Krankenhaus in Berlin-Wedding, heute Herzzentrum der Charité.
Foto: A. Savin/Wikimedia Commons

Quellen

Kajsa Katharina Wennberg-Hilger: *Das seuchenhafte Auftreten von Lepra in einigen Küstenregionen West-Norwegens im 19. Jahrhundert mit einem ergänzenden Bericht über die entsprechende Situation in Schweden*, Diss. Bonn, 2011.

Christian Andree: *Rudolf Virchow. Leben und Ethos eines großen Arztes*, München 2002.

Medizinhistorisches Museum der Charité: https://www.bmm-charite.de/museum/kurze-biographie-von-rudolf-virchow.html.

200 Jahre Rudolf Virchow – Pionier der Zellbiologie und Medizin: https://www.wissen.de/200-jahre-rudolf-virchow-pionier-der-zellbiologie-und-medizin.

Rudolf Virchow: *Die Noth im Spessart*. In: *Deutsches Ärzteblatt* 31/32/95 (1998), A-1884/B-1591/C-1486.

https://www.swr.de/swr2/wissen/rudolf-virchow-genialer-arzt-und-umstrittener-anthropologe-swr2-wissen-2021-10-08-102.pdf.

Constantin Goschler: *Rudolf: Virchow. Mediziner – Anthropologe – Politiker*, Köln/Weimar/Wien 2002.

John von Simon: *Kanalisation und Stadthygiene im 19. Jahrhundert*, Düsseldorf 1983.

Petra Lennig: *Das verweigerte Duell: Bismarck gegen Virchow*: https://www.dhm.de/archiv/ausstellungen/gruenderzeit/exposes/Lennig%20-%20Das%20verweigerte%20Duell%20-%20Bismarck%20gegen%20Virchow.pdf.

https://www.bz-berlin.de/archiv-artikel/die-charite-in-berlin-koch-und-virchow-lieferten-sich-heftige-schlachten.

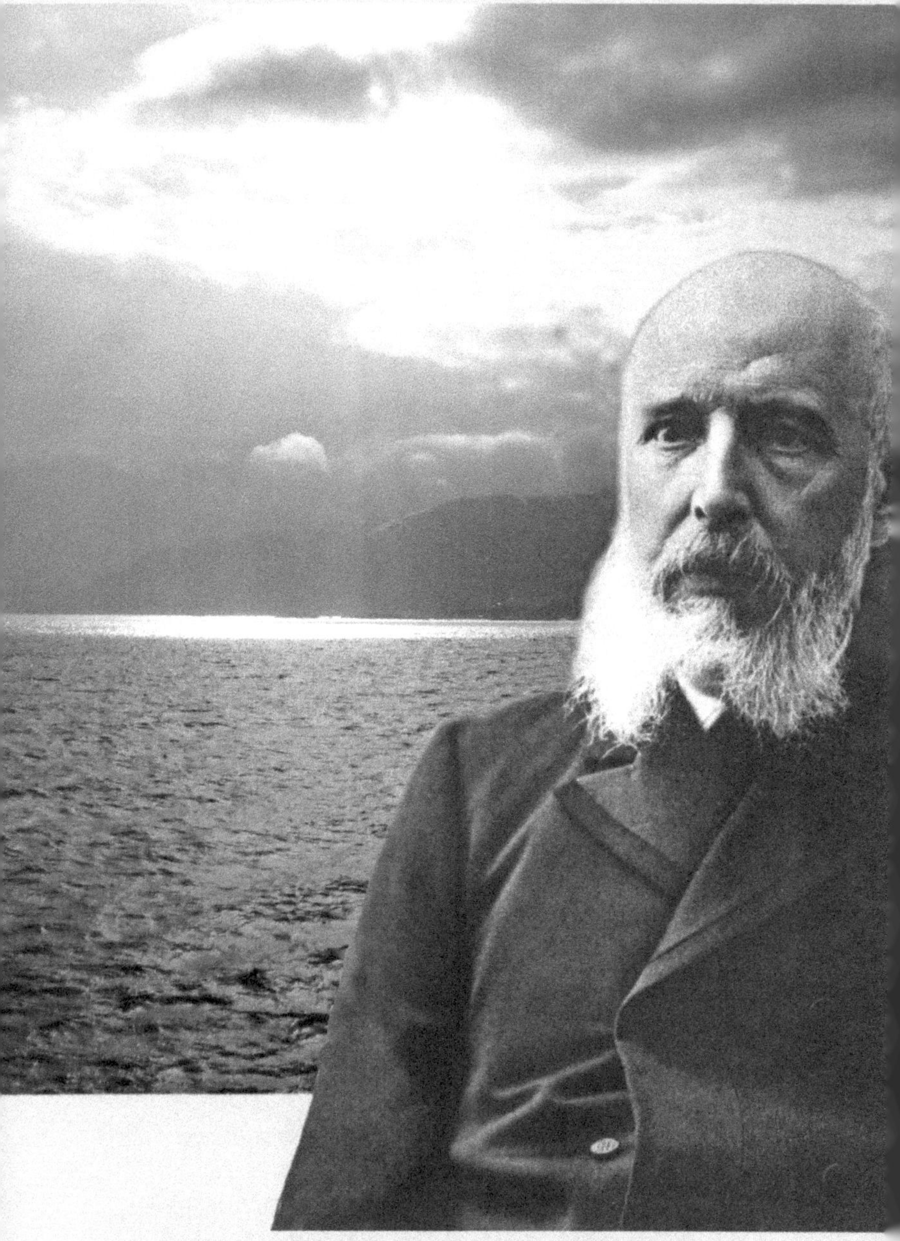

Gerhard Henrik Armauer Hansen vor der westnorwegischen Küste bei Bergen.
National Library of Medicine (F)

Gerhard Hansen (1841–1912) findet den Lepraerreger

Wie schon beschrieben, hatte sich im 19. Jahrhundert in Norwegen die Lehrmeinung durchgesetzt, dass Lepra erblich sei oder die Vererbung zumindest eine ausschlaggebende Rolle bei der Weitergabe der Krankheit spiele. Selbst nach der Entdeckung des *Mycobacterium leprae* durch Gerhard Armauer Hansen bestand der Streit über die Entstehung der Lepra fort. Er machte es sich zur Lebensaufgabe, den Beweis zu führen, dass Lepra eine übertragbare Krankheit ist.

Hansens Familie stammte ursprünglich aus Dänemark. Sein Großvater, Hans-Peter Hansen, ließ sich in Bergen nieder. Sein Vater Claus Hansen, ein Ladenbesitzer in Bergen, heiratete Elisabet Concordia Schram aus der Familie der Armauer. Da der Name Hansen in Dänemark und Norwegen zu den häufigsten gehört, entschloss sich Claus Hansen, den Doppelnamen Armauer Hansen zu führen.

Gerhard Henrik Armauer Hansen wurde 1841 geboren. Er war das achte Kind in einer 15-köpfigen Geschwisterschar. Bis zu seinem sechsten Lebensjahr wuchs er bei seiner kinderlosen Tante auf der Insel Askøy auf, um die Mutter zu entlasten. Zur Einschulung kam er wieder zurück in die kinderreiche Familie im ärmlichen Viertel Sandviken in Bergen. Der Junge war klein für sein Alter, konnte aber mit sechs Jahren schon lesen und schreiben. Obwohl die Familie wenig Geld hatte, besuchte Gerhard die Kathedral-Schule in Bergen und begann anschließend an der Königlichen Friedrichs-Universität in Christiania, dem heutigen Oslo, sein Studium der Medizin und der Naturwissenschaften, welches er 1866 mit Auszeichnung abschloss.

Als 1859 Rudolf Virchow auf Regierungseinladung in Bergen weilte, war Hansen gerade im ersten Semester. Er war ein unermüdlich forschender Geist, eigenwillig und kritisch gegenüber seinen akademischen Lehrern. In seinem Chirurgie-Examen konfrontierte er den prüfenden Professor damit, dass er die von jenem erfundene Operationsmethode am Auge nicht für geeignet hielt. Man trennte sich im Streit.

Ein eigenwilliger, aber warmherziger Arzt

Hansen war eine stattliche Erscheinung. Seine Zeitgenossen schilderten ihn als radikal und oppositionell in seinen Ansichten, im persönlichen Umgang aber freundlich, warmherzig und bescheiden. Besonders ärgerte er sich über die Dogmen des christlichen Glaubens und die verlogenen Predigten in den Kirchen, die seiner Meinung nach gesellschaftliche Entwicklungen nur behinderten.

Nach seinem medizinischen Examen arbeitete Hansen ab 1866 als Assistenzarzt am Reichshospital in Christiania. Anschließend praktizierte er einige Monate als niedergelassener Arzt auf den Lofoten. Mit Bestürzung beobachtete er dort die ärmlichen und unhygienischen Lebensverhältnisse und die Verstümmelungen der Leprakranken. Die 6.000 Einwohner der einsamen Inseln vor der norwegischen Küste lebten überwiegend vom Fischfang. Es war ein täglicher Kampf ums Überleben – für Hansen eine ihn äußerst prägende Erfahrung. Im Jahr 1868 kehrte er in seine Heimatstadt Bergen zurück. Dort nahm er eine Arztstelle am neu gegründeten Leprahospital „Pflegestift für Lepröse Nr. 1“ an, einer Forschungseinrichtung unter Leitung von Daniel Cornelius Danielssen. Als Danielssens Assistent veröffentlichte Hansen 1869 seine erste Arbeit zur Lepra. Parallel dazu stellte er seine Dissertation *Beitrag zur normalen und patholo-*

Pflegestift für Lepröse Nr. 1 in Bergen. *Foto Knud Knudsen 1906, Universitätsbibliothek Bergen*

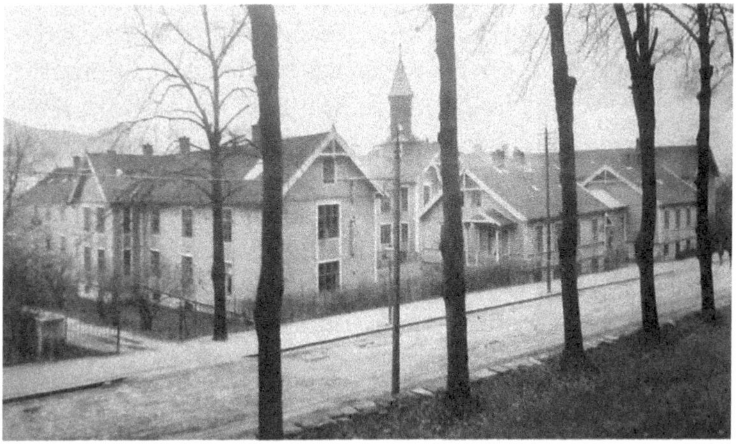

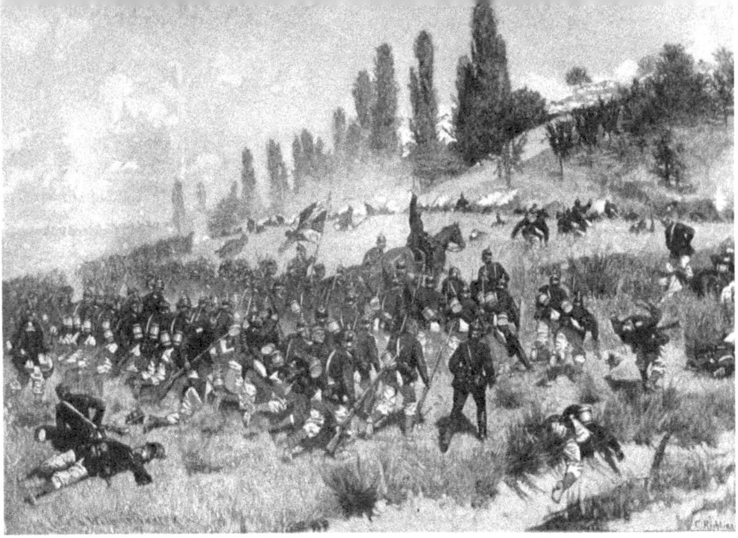

Die Erstürmung des Roten Berges bei Spichern. *Zeichnung von Carl Röchling. Aus: T. H. Linder:* Der Krieg gegen Frankreich 1870–1871

gischen Anatomie der Lymphknoten fertig, für die er die „Professor Skjelderups Goldmedaille für medizinische wissenschaftliche Arbeit" erhielt. Schon wurde er auch in den beiden älteren Leprakrankenhäusern in Bergen eingesetzt. Gemeinsam mit Danielssen machte er Hausbesuche bei Leprakranken in abgelegenen Bauern- oder Fischerdörfern. Bereits zu diesem Zeitpunkt vermutete Hansen eine Übertragbarkeit von Lepra, anders als sein Vorgesetzter Danielssen, der weiter der Theorie der Vererbbarkeit von Lepra anhing.

Die Studienreise nach Deutschland

Mit einem Stipendium reiste der 29-jährige Hansen im Frühjahr 1870 zu einem Studienaufenthalt nach Deutschland. In Bonn hospitierte er bei dem Mikroskopie-Experten Professor Max Schultze (1825–1874). Die Fertigkeiten und Kenntnisse der wissenschaftlichen Assistenten des Professors beeindruckten ihn jedoch nicht, Hansen fühlte sich ihnen fachlich und praktisch überlegen.

Während seines Aufenthaltes in Bonn brach der Deutsch-Französische Krieg aus. Anfangs befürchtete Hansen, das französische Heer würde Deutschland in wenigen Tagen überrennen. Als er jedoch nach der Mobilmachung den gut organisierten deutschen Aufmarsch sah, verspürte er das Bedürfnis, diesen Krieg aus nächster Nähe zu verfolgen. Unverzüglich reiste er nach Saarbrücken, um als Beobachter die Kämpfe bei Weißenburg, Wörth und Spichern mitzuerleben. In seinen Erinnerungen beschrieb er die grausigen Eindrücke auf dem Schlachtfeld: die toten Soldaten, die Kadaver der vielen toten Pferde mit ihren grotesk ausgestreckten Beinen.

Seine Studienreise führte Hansen anschließend über Zürich nach Wien. Dort lernte er die ihm bis dahin unbekannte Evolutionstheorie Charles Darwins kennen, die sein Weltbild nachhaltig verändern sollte. Bestürzt stellte er fest, wie abgeschnitten Skandinavien von den Erkenntnissen der übrigen wissenschaftlichen Welt war. Vehement setzte er sich später dafür ein, dass Darwins Lehren auch in seinem Heimatland Verbreitung fanden.

Eine tragische Liebe

Wieder in Bergen, unternahm Gerhard Hansen im Juli 1872 mit seinem Chef Daniel Cornelius Danielssen und dessen Tochter Stephanie Marie, genannt Fanny, eine Inspektionsreise zu den westnorwegischen Fjorden. Trotz der täglichen Untersuchungen der Leprakranken fanden die beiden jungen Leute Zeit für Spaziergänge und verliebten sich ineinander. Beide waren künstlerisch begabt, zeichneten und malten. Hansen sprach mit Fanny offen darüber, dass er als Student Syphilis durchgemacht hatte und ein uneheliches Kind hatte. Fanny selbst war besorgt, weil sie aus einer Familie mit vielen Tuberkulosekranken kam. Am 7. Januar 1873 heirateten Gerhard Armauer Hansen und Fanny Danielssen in Bergen. Sie war 26 Jahre, er 31 Jahre alt. Die Ehe war sehr glücklich. Doch schon nach zehn Monaten verstarb Fanny an Tuberkulose. Ihr Vater Daniel Cornelius Danielssen verlor danach innerhalb kurzer Zeit noch drei weitere Töchter an die Schwindsucht. Zwei Jahre später entschloss sich Hansen, wieder zu heiraten. Seine zweite Frau war die vermögende Johanne Margrethe Tidemand, Witwe des Schiffsingenieurs Adolph Tidemand, die bereits zwei Kinder hatte. 1876 wurde der gemeinsame Sohn Daniel Cornelius geboren. Diese Ehe war jedoch weniger glücklich. Gerhard Hansen beschwerte sich bei seinem Freund verzweifelt über die Unvernunft seiner zweiten Frau.

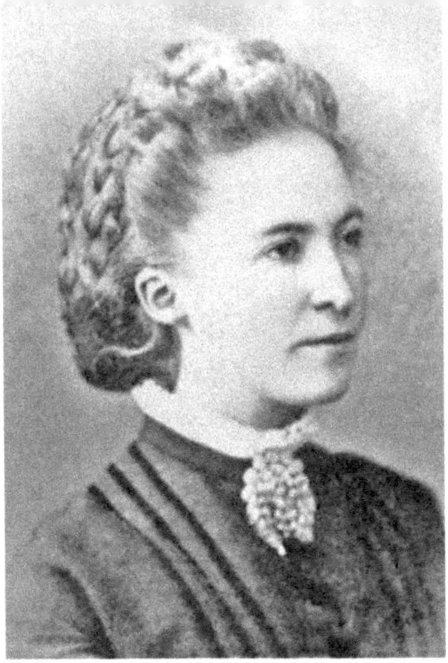
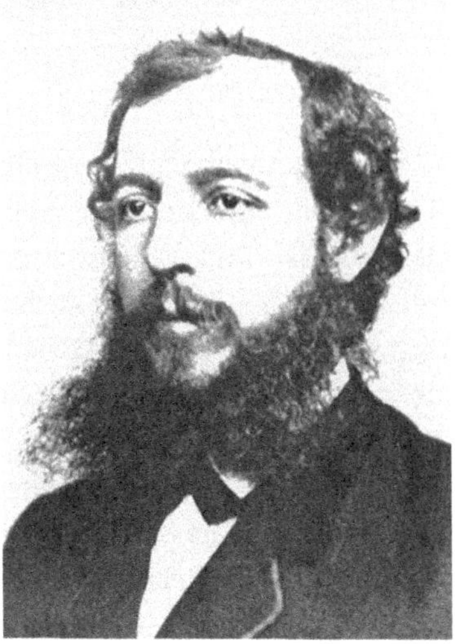

Fanny Danielssen und Gerhard Henrik Armauer Hansen 1873. *Lepramuseet Bergen*

Die Entdeckung des Lepraerregers

1871 erhielt Hansen einen Auftrag zur Erforschung der Lepra: Er führte epidemiologische Studien in den Lepragebieten an der norwegischen Westküste durch und betrieb klinische Studien im Labor. 1873 gab er bekannt, dass er im Gewebe der Erkrankten den Lepraerreger entdeckt hätte, obwohl er ihn da noch nicht sicher als Bakterium identifizieren konnte.

In seinem 1874 erstatteten Forschungsbericht an die „Norske Medicinske Selskab" (Norwegische medizinische Gesellschaft) vertrat er klar die Auffassung, dass Lepra eine chronische, ansteckende Krankheit und keinesfalls erblich sei. Ausführlich beschrieb er die gelblich-braune, körnige Masse in den Hautknoten von Leprösen, die schon Daniel Cornelius Danielssen aufgefallen war, weshalb er 1859 Rudolf Virchow bei dessen Besuch in Bergen dazu konsultierte. Hansen identifizierte im ungefärbten Präparat die stäbchenförmigen, sich bewegenden Gebilde als Krankheitserreger.

Die „Hansen-Neisser-Kontroverse"

Zu Beginn des Jahres 1879 reiste der 24-jährige deutsche Arzt Albert Neisser (1855–1916), ein Schüler Robert Kochs, zum Studium der Lepra nach Bergen, wo Hansen ihn mit seinen Forschungsergebnissen bekannt machte. Mit einigen der histologischen Präparate aus den Lepraknoten reiste Neisser zurück nach Breslau, wo er sogleich begann, die Präparate nach neuester Technik einzufärben. Auf diese Weise konnte er die Stäbchenbakterien unter dem Mikroskop viel besser sichtbar machen als Hansen, dem diese Möglichkeit nicht zur Verfügung stand. Die Stäbchen wurden später als *Mycobacterium leprae* oder auch als „Hansens Bazillus" bezeichnet.

Umgehend veröffentlichte der ehrgeizige junge Neisser seine Untersuchungsergebnisse in mehreren Artikeln, wobei er den Eindruck erweckte, er selbst hätte in den Präparaten aus Bergen die Stäbchenbakterien entdeckt. Anfangs schien er damit Erfolg zu haben, denn in der medizinischen Fachwelt wurde nun von „Neissers Bazillus" gesprochen. Doch in der Folge handelte sich Neisser den Vorwurf ein, er habe Hansens Entdeckung gestohlen.

Hansen nahm die Veröffentlichungen Neissers eher gelassen auf. Sein früherer Schwiegervater Danielssen aber ärgerte sich sehr über die Anmaßung Neissers und warf Hansen vor, sich nicht genügend gegen den Diebstahl seiner wissenschaftlichen Forschungsergebnisse zur Wehr zu setzen. Hansen veröffentlichte daraufhin eine eigene Stellungnahme mit dem Titel *Bacillus leprae* in deutscher, englischer, französischer und norwegischer Sprache in den entsprechenden Fachjournalen. Auf dem 1. Internationalen Leprakongress 1897 in Berlin wurde Hansen schließlich einstimmig zum Entdecker des Leprabazillus erklärt.

Allerdings war es Hansen lange nicht gelungen, den Lepraerreger in einer Kultur anzuzüchten, um zu beweisen, dass die stäbchenförmigen Organismen infektiös waren. Auch Tierversuche blieben ergebnislos. Daher entschloss er sich zu einem unverantwortlichen Versuch am Menschen. Er brachte bei einer Leprapatientin – ohne ihr Wissen – lepröses Material in die Hornhaut des Auges ein. Obwohl der Frau kein Schaden entstand, kam es wegen der fehlenden Einwilligung zu einem Prozess, den Hansen verlor. Er musste nicht nur die Kosten des Verfahrens tragen, sondern verlor auch seine Stelle als Arzt am Pflegestift für Lepröse in Bergen. Aber er blieb weiterhin „Generalinspektor der Lepra im Königreich Norwegen". Als solcher etablierte er die konsequente Isolation von Betroffenen als Schutzmaßnahme. Leprakranke mussten in sogenannten Leprosarien leben, völlig abgeschnitten von der Außenwelt und ihren Familien. Angesichts der Tatsache, dass man wenig Wissen über die Übertragung der Lepra hatte und es keine Therapie für die Krankheit gab, war das nach damaligem Verständnis ein nachvollziehbarer Schritt.

Die Studienreise in die USA im Jahr 1887

In der zweiten Hälfte des 19. Jahrhunderts wanderten gerade aus den leprabetroffenen Küstenregionen Norwegens viele Menschen in die USA aus. Bei einigen dieser Auswanderer brach die Krankheit erst zwei bis 14 Jahre nach ihrer Einreise in die USA aus.

Darin sahen Lepraforscher wie Carl Wilhelm Boeck (1805–1875) und auch Hansens Schwiegervater Danielssen einen klaren Beweis für die Erblichkeit der Lepra. Um die Vererbungstheorie zu wider-

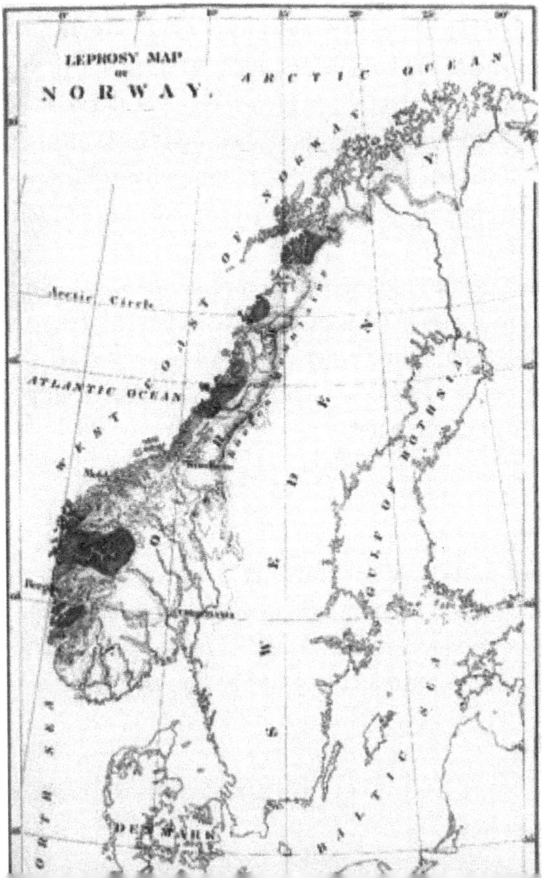

Karte über das Auftreten von Lepra in Norwegen, ca. 1856. *Aus: Henry Vandyke Carter:* Report on Leprosy and Leper-Asylums in Norway presented to the state of India in Council, *London 1874*

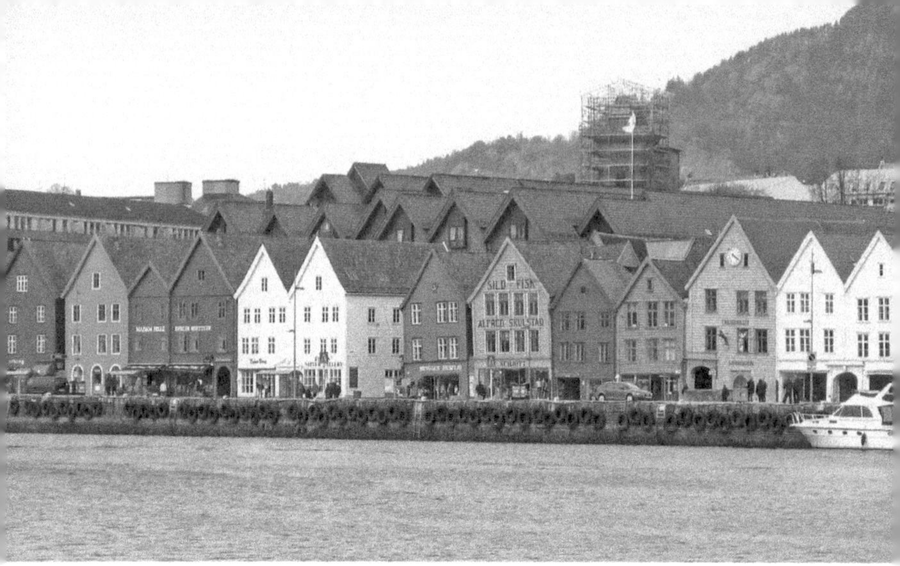

Das Hanse-Viertel Byggen in Bergen heute

legen, entschloss sich Gerhard Hansen, in den Vereinigten Staaten eigene Erhebungen durchzuführen. Auf Einladung eines ausgewanderten norwegischen Kollegen reiste Hansen 1887 nach Minnesota. Dort fand er unter den Nachkommen von 170 an Lepra erkrankten norwegischen Einwanderern keinen einzigen Krankheitsfall. Er führte dies auf die weitaus besseren hygienischen Verhältnisse in den USA, die „größere Reinlichkeit" und die besseren Wohnverhältnisse zurück. Schließlich hatten die Nachkommen der Einwanderer alle ein eigenes Bett zur Verfügung, was in Norwegen nicht unbedingt der Fall war.

Um die Erblichkeit der Krankheit beweisen zu können, so meinte Hansen, müsste man in Amerika geborene Menschen finden, die leprakrank geworden seien, ohne einer Ansteckung ausgesetzt gewesen zu sein. Diese gab es jedoch nicht, sodass die Vererbungstheorie schlussendlich ins Leere lief.

Die späten Jahre

Hansens Gesundheit hatte sich im Laufe der Jahre verschlechtert. Mit 36 Jahren erlitt er einen leichten Schlaganfall. Seine Leistungsfähigkeit war dadurch jedoch nicht wesentlich beeinträchtigt. Er setzte sich stark für die Verabschiedung der beiden norwegischen

Lepragesetze aus den Jahren 1877 und 1885 ein, die zu einem stetigen Rückgang der Krankheit in Norwegen führten. 1875 gab es 1.800 bekannte Fälle, 1901 waren es nur noch 575.

Trotz seiner Herzbeschwerden, die Hansen oft wochenlang ans Bett fesselten, war er ab 1894 Vorsitzender des Universitätsmuseums Bergen und außerdem 1885 Mitbegründer und Vorstandsmitglied des Bergen-Kapitels der Norwegischen Vereinigung für Frauenrechte, die von seiner Schwester, der prominenten Frauenrechtlerin Amalie Hansen, geleitet wurde.

Hansen war inzwischen ein weit über die Grenzen Norwegens hinaus anerkannter Wissenschaftler. Soweit es seine Gesundheit zuließ, nahm er an Kongressen teil und führte weiterhin regelmäßig Inspektionsreisen in seiner Eigenschaft als Oberarzt für Lepra in Norwegen durch. Auf einer Dienstreise nach Florø, einer Stadt an der norwegischen Westküste, im Frühjahr 1912 ereilte ihn der Tod über Nacht. Norwegen ehrte den Wissenschaftler mit einem Staatsbegräbnis.

Quellen

Kajsa Katharina Wennberg-Hilger: *Das seuchenhafte Auftreten von Lepra in einigen Küstenregionen West-Norwegens im 19. Jahrhundert*, Diss. Bonn 2011, S. 63ff.

DAHW Deutsche Lepra- und Tuberkulosehilfe e.V.: *Gerhard Armauer Hansen – Entdecker des Lepra-Erregers*: https://www.dahw.de/organisation/geschichte/vorbilder/gerhard-armauer-hansen.html.

Thomas Martin Vogelsang: *Gerhard Henrik Armauer Hansen. Leprabasillens oppdager. Hans liv og hans livsverk [Die Entdeckung des Leprabazillus. Sein Leben und sein Lebenswerk]*, Oslo 1968.

Erik Waaler: *Patologi og mikrobiologi i Bergen det förste sentrum for lepraforskning [Pathologie und Mikrobiologie in Bergen, dem ersten Zentrum für Lepraforschung]*. In: *Nordisk medicinhistorisk årsbok Nr. 11* (1985), S. 27.

Zu Fanny Danielssen: https://tidsaand.no/person/fanny-danielssen.

Thomas Martin Vogelsang: *Om Armauer Hansen og spedalskhetens historie i Norge* [Über *Armauer Hansen und die Geschichte der Lepra in Norwegen]*. In: Universitet i Bergen: *Småskriften* Nr. 12 (1962).

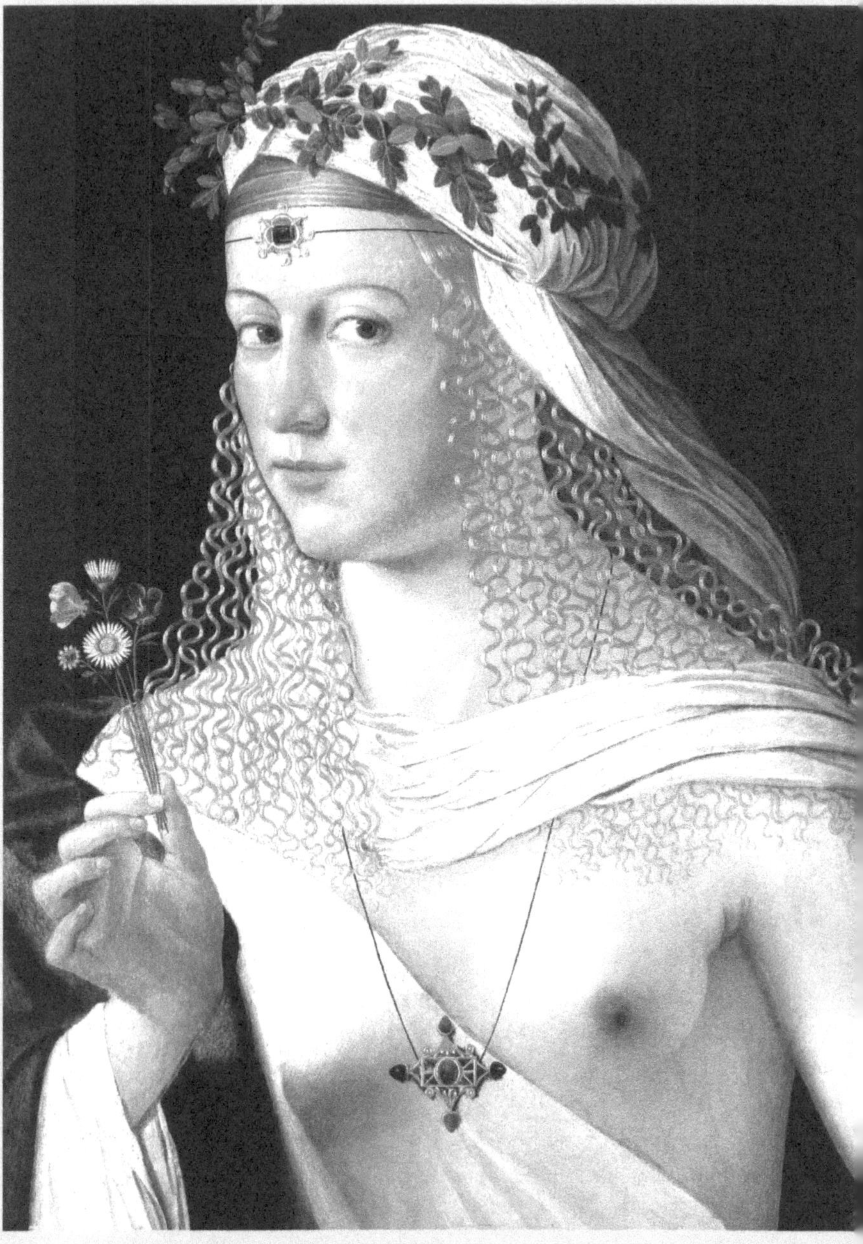

Bildnis einer unbekannten Dame in Gestalt der antiken Frühlingsgöttin Flora. *Gemälde von Bartolomeo Veneto um 1520/25*

Syphilis – Die Strafe der Venus

Mitte des 14. Jahrhunderts hatte die Pest mehr als ein Drittel der europäischen Bevölkerung dahingerafft. Schon diese Katastrophe hatte das unbedingte Gottvertrauen der Menschen erschüttert und den Glauben an das Abbild der himmlischen Ordnung auf Erden ins Wanken gebracht. Dazu kam die Kirchenspaltung. Von 1378 bis 1417 gab es gleichzeitig einen Papst in Rom und einen in Avignon. Gab es also auch zwei göttliche Wahrheiten? Die aufkeimenden Zweifel an der Unfehlbarkeit der kirchlichen Glaubenslehre lenkten allmählich das Denken und Wünschen der Menschen vom Jenseits zum Diesseits. So wurde das 15. Jahrhundert zu einem Jahrhundert der Wissenschaft, der Wiederentdeckung der Antike, der schönen Künste, der Eitelkeit und der Sinnlichkeit. In erster Linie veränderte die Renaissance das Leben der Reichen und Mächtigen.

Zu einer bedeutenden Symbolfigur der sinnlichen Prachtentfaltung wurde Lucrezia Borgia (1480–1519). Die skandalumwitterte Tochter des Borgia-Papstes Alexander VI. wurde wegen ihrer sprichwörtlichen Schönheit und hohen Intelligenz gleichzeitig bewundert und verachtet. Es ist bezeichnend, dass man das freizügige Bild Flora, Idealbildnis einer Kurtisane des venezianischen Porträtmalers Bartolomeo Veneto, über Jahrhunderte fälschlich für ein Bildnis der Lucrezia Borgia hielt, obwohl ein derart unzüchtiges Porträt von Lucrezia, seit 1502 Gemahlin von Alfonso I. d'Este (1476–1534), Herzog von Ferrara, Modena und Reggio, undenkbar gewesen wäre.

Gebildete Kurtisanen erfreuten sich in den Oberschichten des 15. und 16. Jahrhunderts großer Wertschätzung. Sie hatten Stil und gute Umgangsformen, waren nach der neuesten Mode gekleidet und spielten mindestens ein Instrument. Hochgestellte Liebhaber sorgten für ihr Auskommen. Die schönsten unter ihnen inspirierten die Renaissancemaler Tizian, Raphael und Tintoretto, denen sie für erotische Bilder wie auch für biblische Szenen Modell standen. Das armselige Leben der Bauern und Handwerker dagegen änderte sich

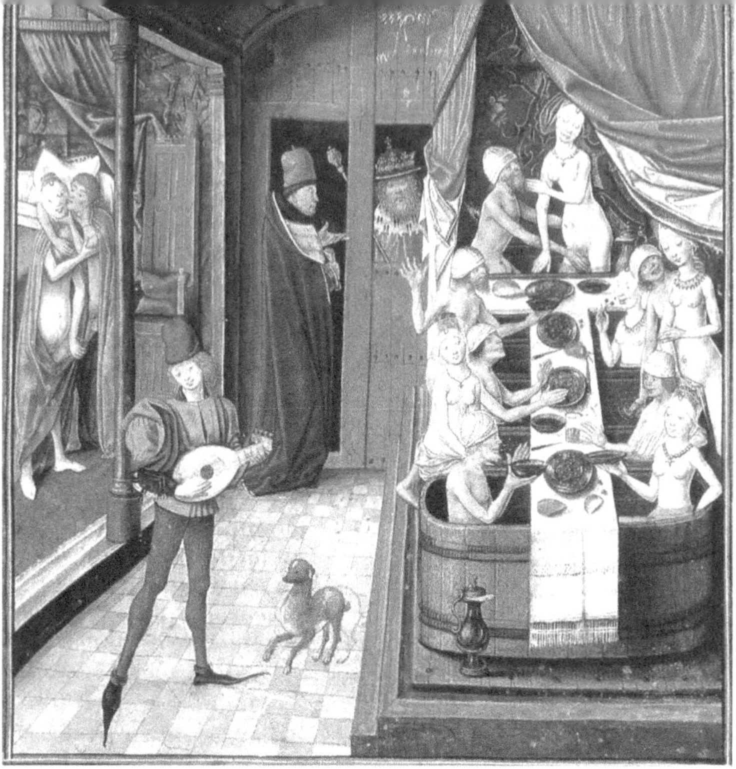

Ein Badehaus des 15. Jh. *Illustration aus* Facta et dicta memorabilia *von Valerius Maximus in einer Handschrift des Meisters Antonius von Burgund um 1470. Staatsbibliothek zu Berlin – Preußischer Kulturbesitz, Abteilung Handschriften und Historische Drucke, Dep. Breslau 2, Bd. 2, fol. 244r*

in der Renaissance kaum – abgesehen vom Aufblühen der Badehäuser. Die Reichsstadt Ulm zum Beispiel verfügte gegen Ende des 15. Jahrhunderts über 180 Badehäuser. Durch Bilder wie die lustvolle Darstellung eines burgundischen Badehauses wird freilich die Freizügigkeit der Renaissance überschätzt. In den meisten Badehäusern wurde züchtig nach Geschlechtern getrennt der Körperreinigung nachgegangen. In den größeren Städten allerdings gab es auch Badehäuser, in denen kundige „Bademägde“ den männlichen Gästen nicht nur bei der Reinigung behilflich waren.

Die Lustseuche bahnt sich ihren Weg durch Europa

Gegen Ende des 15. Jahrhunderts kam eine heimtückische Seuche auf, die allen Schichten der Bevölkerung gleichermaßen die sinnlichen Freuden verdarb – die Syphilis. Man nannte sie die Lustseuche, die Franzosen- oder Kavalierskrankheit. Die Syphilis war zwar schon seit der Antike bekannt. Doch die Freizügigkeit der Renaissance, die Kriegszüge der Heere von gedungenen Landsknechten und die Reisen der spanischen und portugiesischen Entdecker ließen die ansteckende Geschlechtskrankheit geradezu explodieren.

Als Christoph Kolumbus von seinen Entdeckungsreisen in die Karibik zurückkehrte, hatten seine Seeleute eine besonders ansteckende Variante der Syphilis an Bord. Ab 1493 breitete sich diese in den spanischen Hafenstädten aus. Spanische Söldner nahmen sie mit nach Neapel in den Italienisch-Französischen Krieg und steckten die Kriegsparteien, die Italiener und Franzosen, an.

Nach der Eroberung Neapels durch die Franzosen im Frühjahr 1495 wanderte die Krankheit mit dem französischen Heer König Karls VIII. durch Norditalien bis nach Frankreich. Mit den portugiesischen Eroberern fand die Seuche ihren Weg nach Asien. Ihr Erscheinungsbild beschrieb Josef Grünpeck (1473–1530), Arzt und Chronist am Hof von Kaiser Maximilians I. in Wien, wie folgt:

> *Von den Soldaten waren die einen mit einer grauenerregenden schwarzen Art von Krätze überzogen, von der kein Teil des Körpers unversehrt geblieben war. Andere strotzten von Warzen und Pusteln, die sie sich vor lauter Schmerz beständig mit den Nägeln aufkratzten. Von den Gesichtern, Ohren und Nasen der meisten standen dicke und krätzige Pusteln wie kleine Hörner ab, die gefüllt waren mit einer faulig-eitrigen Flüssigkeit und, wenn sie aufbrachen, Ähnlichkeit mit herausgerissenen Zähnen hatten.*

Die Kirche deklarierte die Syphilis als eine Strafe Gottes, weil sie ein willkommenes Drohmittel war, um die Menschen wieder in den Schoß der Kirche zurückzuführen.

Vorbei war es nun endgültig mit dem freizügigen Leben und der außerehelichen Liebe. Eine neue Sittlichkeit und strenge Anstandsregeln setzen sich durch. Die meisten Badehäuser wurden geschlossen. Mit dem Rückgang der Zahl der Badehäuser war jedoch auch eine Verschlechterung der Hygiene verbunden, die die künftigen großen Cholera-Epidemien in Europa ermöglichte. Die Syphilis-

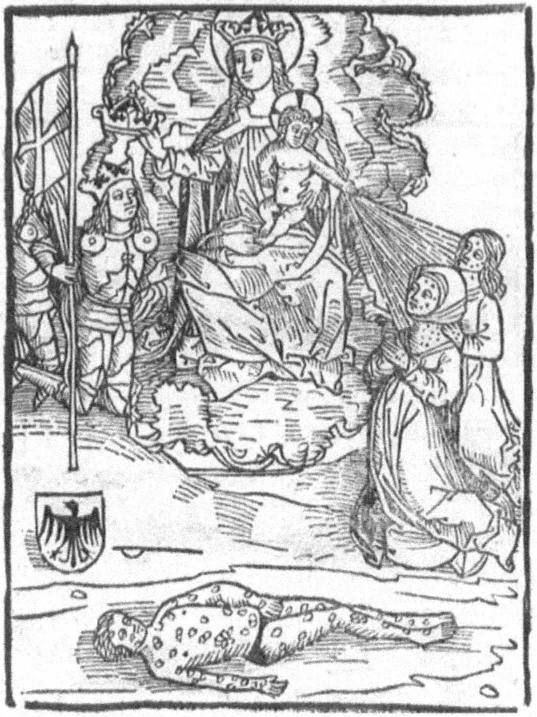

Das Christuskind straft die Menschheit mit Syphilis. *Holzschnitt Joseph Grünpeck. Aus:* Tractatus de pestilentiali scorra sive mala de Franzos, *Augsburg 1496*

kranken wurden ausgegrenzt, fristeten als Obdachlose ein ärmliches Leben in den Wäldern, trieben sich als Bettler auf den Straßen und Plätzen der Städte herum oder versteckten sich unter den Brücken, da sie mit ihren offenen Hautgeschwüren allzu erschreckend und abstoßend aussahen. Auch die vornehmen Kurtisanen erlitten diesen Sturz ins Elend, wenn sie sich infiziert hatten. Gastwirte durften Syphiliskranke nicht beherbergen. Chirurgen, Bader und Barbiere durften sie nicht behandeln. Kirchliche Einrichtungen richteten schließlich für die Kranken in den Städten sogenannte „Franzosenhäuser“ ein.

Ohne Ansehen der Person

Die Syphilis traf nicht nur Seeleute, Soldaten, Prostituierte und Besucher der öffentlichen Badehäuser. Die Geschlechtskrankheit erreichte auch die vornehmsten Kreise und Herrscherhäuser. Selbst

Priester, Kardinäle und Päpste erkrankten. Heinrich VIII. von England, die Zaren Iwan der Schreckliche und Peter der Große, Zarin Katharina die Große, Kardinal Richelieu und Kaiser Napoleon Bonaparte gingen an der Syphilis zugrunde. Maler, Musiker und Literaten wie Francisco de Goya, Albrecht Dürer, Rembrandt van Rijn, Paul Gauguin, Vincent van Gogh, Henri de Toulouse-Lautrec, Ludwig van Beethoven, Franz Schubert, Frédéric Chopin, Robert Schumann und Friedrich Smetana, Arthur Schopenhauer, Charles Baudelaire, Guy de Maupassant und Oscar Wilde litten an der Syphilis. Auch Wladimir Lenin, Woodrow Wilson, Adolf Hitler und Benitor Mussolini wird diese Krankheit nachgesagt. Ob es stimmt, ist jedoch nicht belegt.

Den Betroffenen war jede Behandlung recht, um von der entstellenden Krankheit geheilt zu werden. Anfangs bestand die Syphilistherapie in Schwitzkuren, langwierigen Salbenbehandlungen und Einläufen mit Quecksilberpräparaten. Über diese aggressive Kurbehandlungen berichtete der syphiliskranke Reichsritter Ulrich von Hutten (1488–1523):

> *Die Kranken wurden in eine Hitzstube eingeschlossen, die ununterbrochen und sehr stark geheizt wurde. (...) Kaum lag der Kranke in der Schmiere, so begann er sich in einer seltsamen Weise matt zu fühlen. (...) Allen schwärten Rachen, Zunge und Gaumen, das Zahnfleisch schwoll an, die Zähne wackelten, der Speichel floss ohne Unterlass aus dem Mund, gleich von Anfang an furchtbar stinkend und so ansteckend, dass er alles sofort verunreinigte und besudelte. Daher wurden auch die damit benetzten Lippen geschwürig und die Innenseite der Wangen wund. Es stank die ganze Wohnung, und diese Art der Kur war so hart, dass die meisten lieber sterben als auf solche Weise kuriert werden wollten. (...) Nur wenige sind überhaupt genesen und auch nur durch dieses Wagnis, diese Bitterkeit und diese Leiden.*

Tatsächlich waren die geschilderten Symptome Ausdruck einer Quecksilbervergiftung, die die Patienten schwächte, ohne wirklich Heilung zu bringen. Ulrich von Hutten durchlitt diese Prozedur

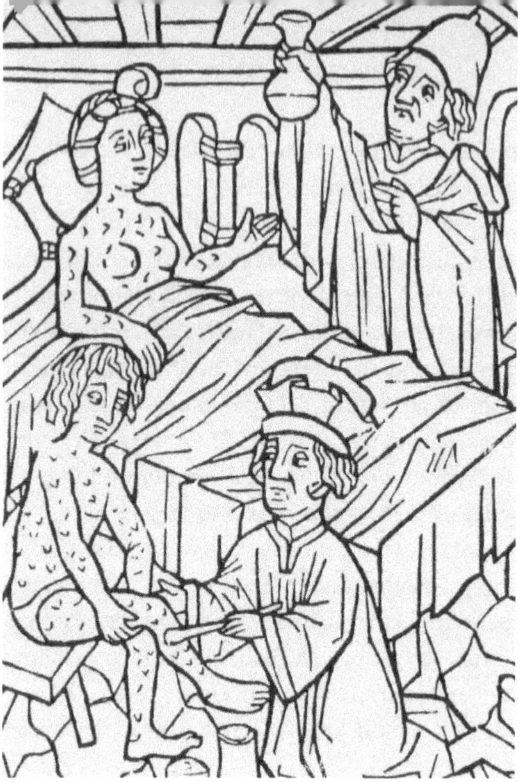

Behandlung der Syphilis mit Quecksilber-Salben und Diagnostik anhand der Urinschau. *Aus: Bartholomaeus Steber:* A Malafranczos morbo Gallorum preservatio ac Cura, *Wien 1498*

viele Male in gutem Glauben, geheilt zu werden, allerdings ohne Erfolg. Viele starben auch an Quecksilbervergiftungen, wie auch Paracelsus, von dem schon berichtet wurde. Er verstand die „Franzosenkrankheit" als einer der ganz wenigen Ärzte seiner Zeit bereits als ansteckende Geschlechtskrankheit, ein „fixes Übel, das den ganzen Leib mit Blattern, offenen Schäden, Löchern, Narben, Lähmen verderbt".

Als die Nachricht von der angeblichen Heilkraft des Guajakholzes aus Südamerika als Mittel gegen Syphilis in Europa die Runde machte, waren die Ärzte begeistert. Auch Ulrich von Hutten lobte das neue Therapeutikum in den höchsten Tönen, starb aber dennoch mit 35 Jahren an der Krankheit. Mit der Einfuhr des Guajakholzes nach Deutschland verdienten die Fugger in Augsburg ein Vermögen. Kritik an dem angeblichen Wundermittel übte wiederum Paracelsus und zog sich damit zum wiederholten Male die Feindschaft der Arztkollegen zu, die am Guajakholz alle ausgezeichnet verdienten. Doch bereits nach 20 Jahren endete die Ära des Guajakholzes.

Albert Neisser und der Syphilis-Skandal

Lange Zeit hielt man Syphilis und Gonorrhoe für dieselbe Erkrankung und fasste sie unter dem Begriff „venerische Erkrankung" zusammen. Dass es sich bei der Gonorrhoe jedoch um eine eigenständige Krankheit handelt, wies erstmals 1837 der französische Arzt Philippe Ricord (1800–1889) nach. 1879 identifizierte der bereits erwähnte Breslauer Arzt Albert Neisser die Gonokokken als Erreger der Gonorrhoe. Er verwendete dazu die Färbetechnik von Robert Koch.

Albert Neisser büßte seinen guten Ruf als Forscher nicht nur dadurch ein, dass er Gerhard Hansen gegen besseres Wissen die Entdeckung des Leprabakteriums streitig machte, sondern auch, weil er mit syphilisinfiziertem Blutserum Menschenversuche an Krankenhauspatientinnen anstellte. Dies rief 1892 einen öffentlichen Skandal hervor. Neisser wollte analog dem Behringschen Diphtherieserum ein Serum gegen Syphilis herstellen. Dazu injizierte er Krankenhauspatientinnen ohne deren Wissen geringe Mengen Blutserum von Syphiliskranken in der Annahme, die Versuchspersonen würden Abwehrstoffe gegen die Krankheit entwickeln. Von den acht Patientinnen, darunter ein erst zehnjähriges Mädchen, erkrankten vier an der unheilbaren Seuche. Neisser behauptete zunächst, dass sie sich – weil es sich um junge Prostituierte gehandelt habe – die Infektion auf der Straße geholt hätten.

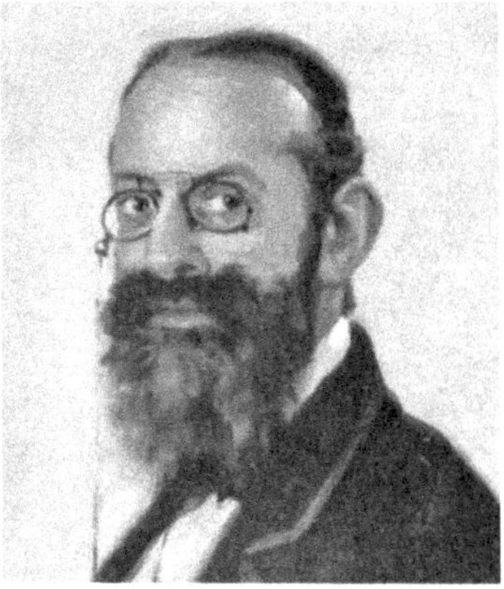

Albert Neisser. *Gemälde von Fritz Erler um 1900*

Als das tatsächliche Geschehen öffentlich bekannt wurde, entbrannte eine heftige öffentliche Debatte über die Zulässigkeit von Menschenversuchen ohne deren Einverständnis. Kurz danach ereignete sich der Tuberkulin-Skandal um Robert Koch (von dem noch berichtet wird), der die ethische Diskussion über solche Experimente weiter anheizte. In dem nachfolgenden Strafprozess gegen Neisser, dem ersten dieser Art in der deutschen Rechtsgeschichte, vertrat der Göttinger Strafrechtler Carl Ludwig von Bar (1836–1913) als Gutachter die Ansicht, Forschungsexperimente ohne rechtswirksame Zustimmung der Versuchspersonen seien strafbar. Am 29. Dezember 1900 wurde Neisser für schuldig befunden und bestraft, weil er „zur Heilung aufgenommene Personen mit Blutserum syphilitischer Personen geimpft hat oder hat impfen lassen, ohne sich der Zustimmung der Personen oder ihrer gesetzlichen Vertreter versichert zu haben".

Noch am gleichen Tag verfügte das Preußische Ministerium der geistlichen, Unterrichts- und Medizinalangelegenheiten, dass Versuche an Menschen in Forschungseinrichtungen und Krankenanstalten aller Art nur noch nach eingehender Belehrung und ausdrücklicher Einwilligung der Probanden durchgeführt werden dürften. Versuche an Minderjährigen wurden vollständig verboten. Das Verbot hinderte jedoch Mediziner wie den Nobelpreisträger Robert Koch nicht daran, in den Tropen weiterhin Menschenversuche durchzuführen. Über seine Medikamententests an Patienten mit Schlafkrankheit auf den Sese-Inseln im Viktoriasee 1905/1906 wird noch berichtet werden.

Vom Salvarsan zum Penicillin

Der Zoologe Fritz Schaudinn (1871–1906) und der Dermatologe Erich Hoffmann (1868–1959) entdeckten 1905 am Kaiserlichen Gesundheitsamt in Berlin den Syphilis-Erreger und nannten ihn *Spirochaeta pallida*, heute *Treponema pallidum*.

Das dünne Spiralbakterium gehört zur Gruppe der Spirochäten. Unter dem Dunkelfeld-Mikroskop zeigt es Drehungen um die Längsachse sowie Beugebewegungen, jedoch ohne eigene Fortbewe-

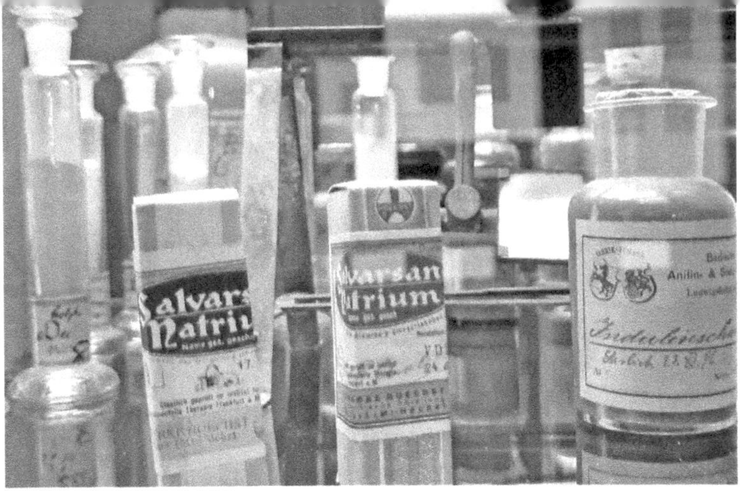

Das erste Chemotherapeutikum der Welt: Salvasan von den Farbwerken Hoechst

gung. Durch Anilinfarben ist es nur schwer anzufärben, und außerhalb des Körpers überlebt es nur kurze Zeit.

Einen ersten Durchbruch in der Syphilis-Therapie erzielte 1909 Paul Ehrlich zusammen mit dem Japaner Sahachiro Hata. Sie entwickelten die organische Arsenverbindung Arsphenamin. Am 3. März 1910 stellt Paul Ehrlich sein Syphilis-Medikament vor. Die Farbwerke Hoechst brachten es ein Jahr später unter dem Handelsnamen „Salvarsan“ auf den Markt.

Damit stand erstmals ein Chemotherapeutikum zur gezielten Behandlung der Syphilis zur Verfügung. Die Substanz tötete erfolgreich Bakterien ab, war aber hochgiftig und löste starke Nebenwirkungen aus. In den Folgejahren wurden Derivate mit besserer Verträglichkeit hergestellt wie etwa Neosalvarsan und Solusalvarsan oder Spirotrypan. Auf die Entdeckung des Salvarsans wird in der Lebensgeschichte von Paul Ehrlich noch ausführlich eingegangen.

1928 entdeckte Alexander Flemming (1881–1955), Professor für Bakteriologie an der Londoner Universität, durch Zufall das erste Antibiotikum. Am St. Mary's Hospital in London hatte er mit verschiedenen Bakterienstämmen experimentiert und sein Labor offenbar vor einer Reise nicht gründlich aufgeräumt. Nach seiner Rückkehr fand er im September 1928 im Labor eine Petrischale vor, die warm gestanden hatte und von einem Schimmelpilz überwuchert war. Die darin befindliche Bakterienkultur war zugrunde gegangen, weil der Schimmelpilz eine Flüssigkeit abgesonderte, die das Wachstum der

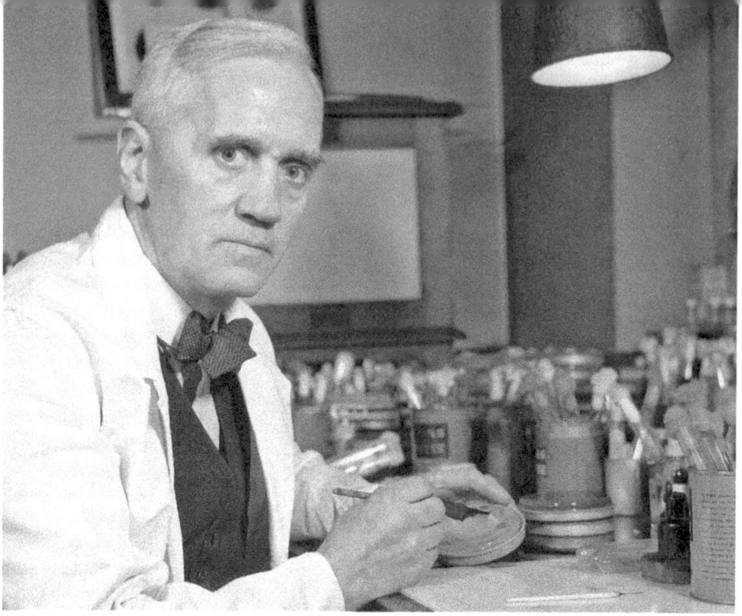

Professor Alexander Fleming in seinem Laboratorium im St. Mary's Hospital in London, 1943.
Imperial War Museums London

Bakterien verhinderte. Flemming nannte diesen Wirkstoff Penicillin.

Es wurde zur Wunderwaffe gegen Wundinfektionen, Blutvergiftungen und gegen Syphilis. Doch die Herstellung in großen Mengen erwies sich als schwierig. Erst nach zehn Jahren gelang es dem britischen Biochemiker Norman George Heatley (1911–2004) aus der Forschungsgruppe von Howard Florey (1898–1968) und Ernst-Boris Chain (1906–1979), die antibiotisch wirksame Substanz des Pilzes zu isolieren und zu reinigen. 1941 wurde sie erfolgreich an einem ersten Patienten getestet. Auf einer Reise in die USA entdeckten Florey und Heatley per Zufall auf einer verschimmelten Melone einen ergiebigeren Penicillin-Stamm, der sich für eine industrielle Produktion von Penicillin eignete. Bereits 1945 wurden in den USA schon über 400 Tonnen Penicillin hergestellt. In Europa dagegen gab es kaum genug Penicillin für die Kriegsverwundeten. Schmuggel und Schwarzhandel blühten, was 1949 zum Thema des berühmten Spielfilms *Der dritte Mann* wurde.

Flemming, Chain und Florey erhielten 1945 für die Entdeckung des Penicillins gemeinsam den Nobelpreis für Medizin. Heatley ging leer aus.

Um die Wirkung von Penicillin gegen Syphilis sicher nachzuweisen, wurden in einer weiteren US-Studie in Guatemala von 1946 bis 1948 1.308 Prostituierte, Soldaten, Strafgefangene und Menschen mit geistiger Behinderung vorsätzlich mit Syphilis infiziert und etwa die Hälfte von ihnen mit Penicillin behandelt. Danach war Penicillin endgültig als Standardmedikament gegen Syphilis anerkannt. Wegen dieses Menschenversuchs wurde 2019 eine Klage von Opfern und deren Angehörigen gegen das US-Pharmaunternehmen Bristol-Myers Squibb, die Johns-Hopkins-Universität und die Rockefeller-Stiftung zugelassen. Die Kläger verlangen eine Milliarde Dollar Entschädigung.

Die deutsche Forschung beschritt andere Wege. Der Bakteriologe Gerhard Domagk (1895–1964) entdeckte im Pharmalabor der Bayer-Werke in Elberfeld das Chemotherapeutikum Sulfonamid, das 1935 unter dem Namen Prontosil auf den Markt kam. Domagk erhielt dafür 1939 den Nobelpreis für Medizin, den er jedoch wegen des Krieges erst 1947 entgegennehmen konnte. Sulfonamide wurden im Zweiten Weltkrieg auf deutscher Seite in Ermangelung von Penicillin in großem Umfang bei Wundinfektionen eingesetzt.

Sie wurden später durch wirksamere Antibiotika abgelöst. Im Nachkriegsdeutschland stand Penicillin erst ab 1950 zur Verfügung. Auch heute noch ist es bei der Syphilis das Mittel der Wahl. Dies ist der Grund, warum die heutigen Ärzte die drastischen Bilder der Spätstadien der Syphilis nie gesehen haben und nur aus der Literatur kennen.

Penicilline und Sulfonamide aus den 1950er-Jahren

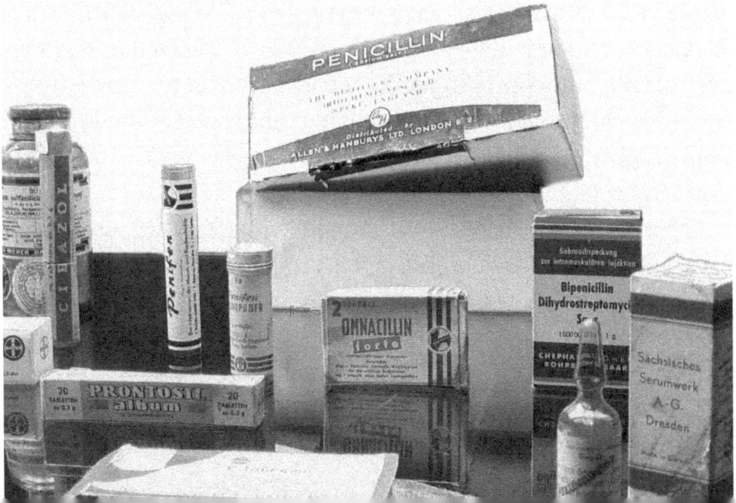

Das hässliche Gesicht der Syphilis

Syphilis hat viele Erscheinungsbilder. Sie kann alle Organe befallen und führt unbehandelt zum Tode. Durch Infektion eines Kindes im Mutterleib kam es früher oft zu einer angeborenen Syphilis. Der Erreger dringt durch Mikroverletzungen in die Haut oder Schleimhaut ein. Nach einer Inkubationszeit von circa 14 bis 24 Tagen – selten sind es nur zehn oder bis zu 90 Tage – kommt es an der Eintrittsstelle dem hochinfektiösen „Primäraffekt", einer schmerzlosen Papel, die rasch zu einem harten Geschwür (harter Schanker) zerfällt.

Nach etwa 14 Tagen schwellen die benachbarten Lymphknoten an. In diesem Stadium ist die Krankheit hochinfektiös, kann aber antibiotisch erfolgreich behandelt werden.

Bei 25 Prozent der Unbehandelten entwickeln sich sechs bis acht Wochen nach der Erstinfektion Kopf- und Gliederschmerzen, generalisierte Lymphknotenschwellungen, ein nicht juckender Ausschlag auf Haut und Schleimhäuten und ein fleckförmiger reversibler Haarausfall. Auch Kondylome, breit aufsitzende nässende Papeln im Genitalbereich, können auftreten. Auch zu diesem Zeitpunkt besteht noch Ansteckungsfähigkeit.

Etwa ein Drittel der unbehandelten Patienten erkrankt nach drei bis fünf Jahren an einer Spätsyphilis. Nun bilden sich oberflächliche Papeln, die unter Narbenbildung abheilen oder geschwürig zerfallen, oder knotige Granulome (Gummen), die zur Geschwürbildung neigen.

Bei ungefähr zehn bis 15 Prozent der unbehandelten Erkrankten treten zehn bis 20 Jahre nach der Erstinfektion Nervenschädigungen im Rückenmark und den Sehnerven auf. Es zeigen sich Gangstörungen, fehlende Reflexe, einschießende Schmerzen in den Beinen, Sensibilitätsstörungen der Haut und Sehstörungen. Am schwerwiegendsten ist die progressive Paralyse mit Gedächtnisstörungen, Depressionen und Demenz, weil sich der Erreger im Gehirn eingenistet hat.

Syphilis gehörte zu den stark verbreiteten Infektionskrankheiten. Erst Ende der 1980er-Jahre ist weltweit durch die Verwendung von Kondomen als Schutz gegen AIDS ein Rückgang der Erkrankungshäufigkeit zu verzeichnen. Zwischen 2004 und 2008 lagen die Krankheitszahlen für Syphilis in Deutschland bei 3.000 und 3.500 Fällen pro Jahr. Danach stiegen sie kontinuierlich auf knapp 8.000 Fälle im Jahr 2019 wieder an. In Großstädten ist die Krankheit deutlich mehr verbreitet als in ländlichen Regionen, und Männer sind deutlich häufiger betroffen als Frauen.

Quellen

Ivana Anteric et al.: *Which Theory for the Origin of Syphilis Is True?*. In: *The Journal of Sexual Medicine* 11, Nr. 12 (Dezember 2014), S. 3112–3118.

Joseph Grünpeck: *Tractatus de pestilentiali scorra sive mala de Franzos*, Augsburg 1496 (letzte Auflage 1787!), dt. 1496.

Kay Peter Jankrift: *Krankheit und Heilkunde im Mittelalter*, 2. durchgesehene Ausgabe Darmstadt 2012.

Erna Lesky.: *Von den Schmier- und Räucherkuren zur modernen Syphilistherapie*. In: *CIBA-Zeitschrift* 8 (1959), S. 3174–3189.

Ismael Maatouk/Roy Moutran. *History of Syphilis: Between Poetry and Medicine*. In: *The Journal of Sexual Medicine* 11, Nr. 1 (2014), 307–310.

Stefan Winkle: *Kulturgeschichte der Seuchen*, Düsseldorf 1997.

Nicolas Pethes u. a. (Hrsg.): *Menschenversuche. Eine Anthologie 1750–2000*, Frankfurt/Main 2008, S. 595–599.

RKI-Ratgeber Syphilis: https://www.rki.de/DE/Content/Infekt/EpidBull/Merkblaetter/Ratgeber_Syphilis.html.

Alexander Fleming (1881–1955): *Penicillin*.In: *Deutsches Ärzteblatt* 2006; 103 (36), A-2286/B-1984/C-1915.

Wolf-Dieter Müller-Jahncke: *Sulfonamide*. In: Werner E. Gerabek u. a. (Hrsg.): *Enzyklopädie Medizingeschichte*, Berlin 2005, S. 1367.

Der Erreger der Syphilis: *Treponema pallidum* unter dem Elektronenmikroskop. *CDC/ Dr. David Cox*

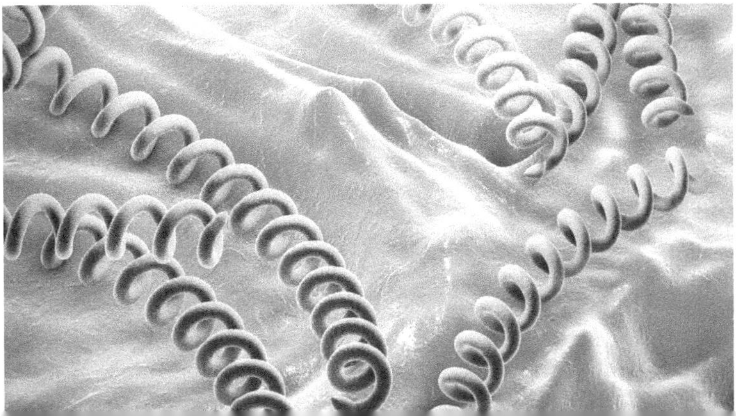

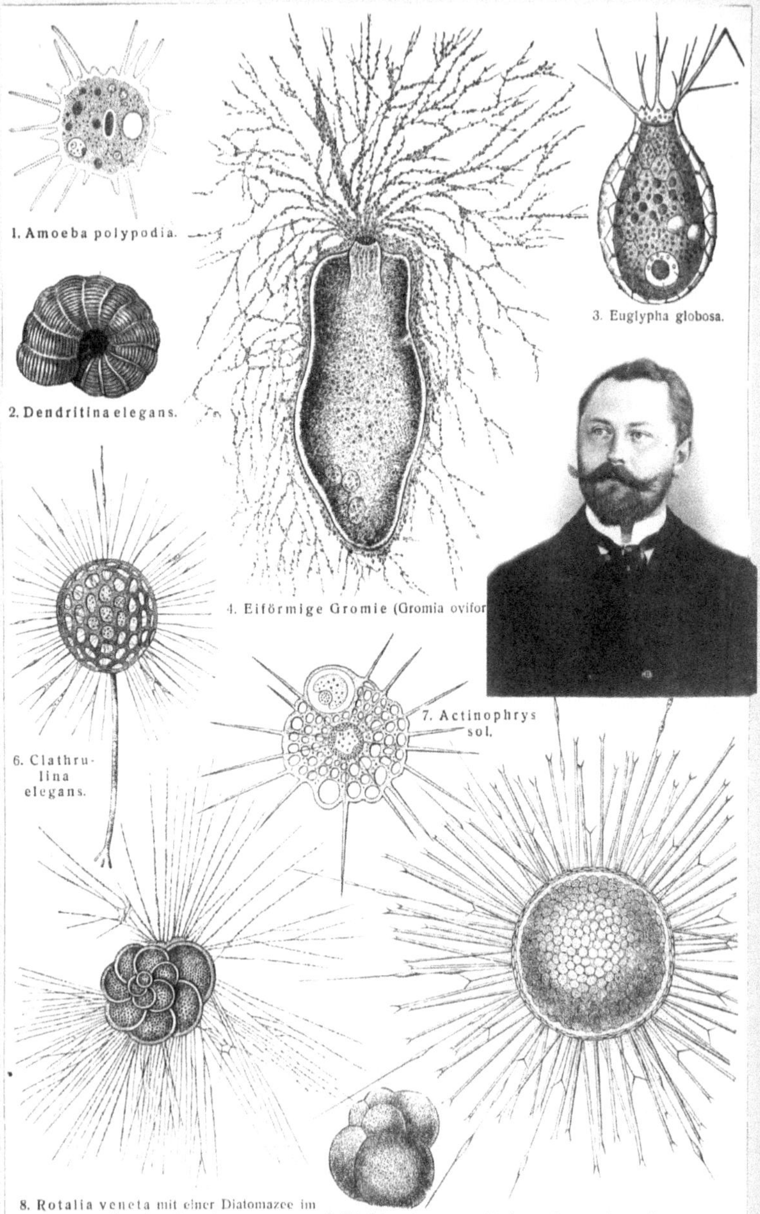

Fritz Schaudinn, der Herr der Protozoen. *Undatierte Fotografie, Verlag Leopold Voss, Hamburg und Leipzig, 1911, anonym. Hintergrund: Protozoen I und II. Abbildungen aus* „Meyers Großes Konversations-Lexikon" *1905 (F)*

Fritz Richard Schaudinn (1871–1906) – Der Herr der Protozoen

Anfangs war es nur ein Privatunternehmen und sollte Jagd- und Sportzwecken dienen, aber durch die mitreisenden Wissenschaftler wurde die Schiffsreise der „Helgoland" 1898 zu einer wissenschaftlichen Expedition ins Nordmeer. Der Initiator Theodor Lerner (1866–1931) hatte als Tourist und Geschäftsmann wiederholt Spitzbergen bereist und wollte nun seinen Freunden die Schönheit der arktischen Welt zeigen. Die beiden Zoologen Fritz Schaudinn und Fritz Römer (1866–1909) hatten für die Reise einen längeren Urlaub von der Universität erhalten. Eigentlich widmeten sie sich am Zoologischen Institut der Berliner Universität der Protozoen-Forschung. Ihr naturwissenschaftliches Interesse war jedoch so weitgehend, dass sie sich die Möglichkeit der Erforschung der arktischen Fauna nicht entgehen lassen wollten. Mit großer Begeisterung nahmen sie die Einladung Theodor Lerners an. Sie erreichten es sogar, dass ihnen die wissenschaftliche Expeditionsausrüstung vom Museum für Naturkunde und vom Zoologischen Institut zu Berlin zur Verfügung gestellt wurde.

Der von der Oldenburgischen Hochseefischerei-Gesellschaft in Geestemünde gecharterte Fischdampfer „Helgoland" war trotz seiner Länge von 34 Metern ein durchaus seetüchtiges Stahlschiff, das sich sowohl auf hoher See als auch im Treib- und Packeis bewähren sollte.

Die Deutsche Expedition in das Nördliche Eismeer 1898

Die Fahrt ging über Bergen und Tromsø entlang der norwegischen Küste nach Norden. Schaudinn und Römer wollten am Rande der berühmten Nansen-Rinne die Bodenformationen erforschen. Durch Schleppnetzzüge gelangen ihnen wichtige topografische Abbildungen des Meeresbodens.

Unterwegs besichtigten sie auf der Insel Rolfsø im Trollfjord – dem engsten norwegischen Fjord – eine Tranfabrik und beobachteten das Zerlegen eines Walkadavers:

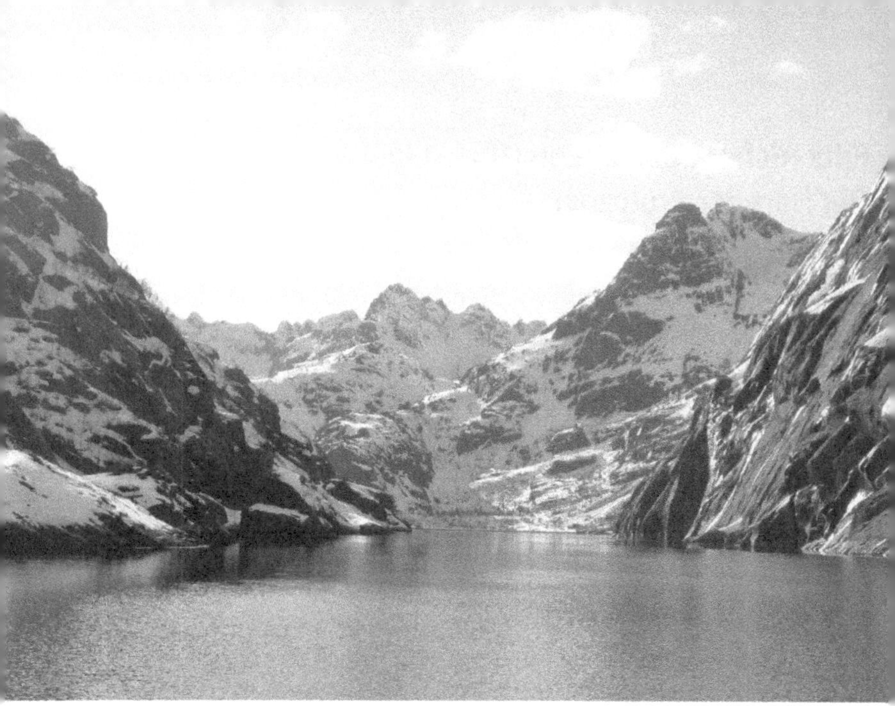

Einfahrt in den Trollfjord

Es kündete schon bei der Einfahrt in die allseitig von steilen Bergen eingeschlossene Bucht ein schauderhafter Thrangeruch die kommenden Genüsse an. Fast vollständige Skelette und faulende Kadaver lagen im flachen Wasser des Strandes, und ganze Berge gebleichter Walgebeine verliehen dem öden, steinigen Gestade ein gespensterhaftes Aussehen. (...) Der ganze Kadaver wurde bei hohem Wasserstand möglichst weit auf das Land gesetzt, so daß er bei eintretender Ebbe trocken lag. Dann begann die Arbeit des Abspeckens. Mehrere Abspecker kletterten in langen Stiefeln und thrandurchtränkten Anzügen auf dem Körper des Wales und schnitten mit meterlangen Messern große Speckseiten aus, die mit Handwinden und Ketten auf einer schrägen Holzbahn in die im Fabrikgebäude befindlichen Thrankessel befördert wurden. (...) Als der Brustkasten geöffnet war, konnten wir mit langen Gummistiefeln einsteigen und unser Laboratorium darin aufschlagen; mit Spirituslampe, Pincetten und kleinen Deckgläschen versehen, wateten wir bis über das Knie in dem dort angesammelten Blut und fertigten Ausstrichpräparate desselben an.

Auf der Bäreninsel vor Spitzbergen beobachteten sie Millionen arktischer Seevögel, die trotz Eis, Sturm und Nebel, aber wegen des warmen Golfstroms den unwiderstehlichen Drang verspürten, hier zu brüten.

> *Sie verbergen die Sonne, wenn sie auffliegen, sie bedecken die Felsen, wenn sie sitzen, sie übertönen das Donnern der Brandung, wenn sie schreien, sie färben die Felsen weiß, wenn sie brüten.*

Vor Spitzbergen trafen sie auf die ersten Eisschollen. Später wurden sie immer wieder von Packeisbarrieren an der Weiterfahrt gehindert und mussten Umwege in Kauf nehmen. An der Küste Spitzbergens sahen sie die „sieben Eisfelder", breite, gewaltige Gletscher, welche aus dem ewigen Hochlandeis zum Meer herabzogen. Ihre blau schimmernden Spalten und Eiskaskaden wurden vom glatten Meer widergespiegelt. Donnernd brachen Eissäulen von den senkrechten

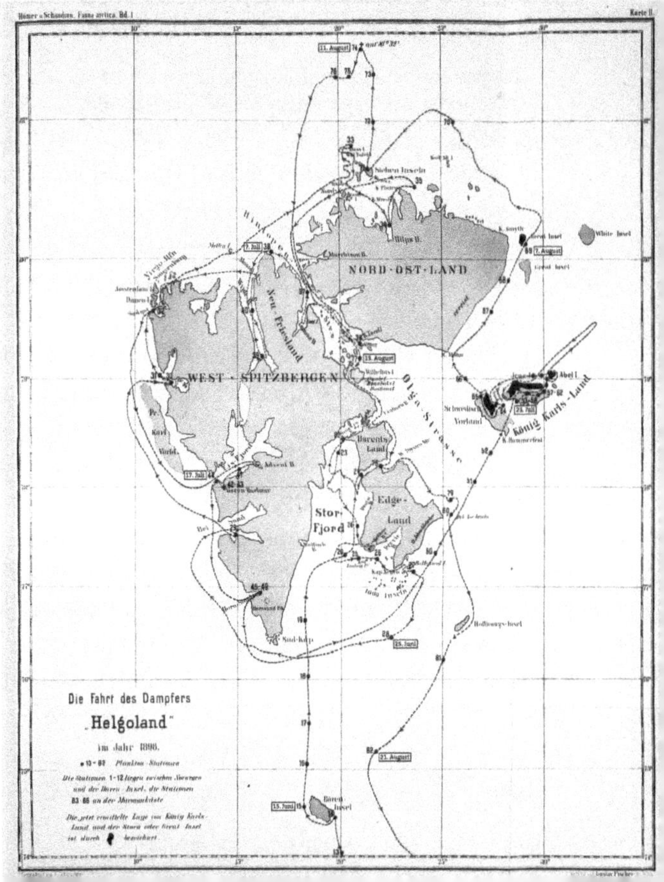

Karte der Dampffahrt der „Helgoland", 1989. *Aus: Fritz Römer/ Fritz Schaudinn*: Eine Zusammenstellung der arktischen Tierformen, mit besonderer Berücksichtigung des Spitzbergen-Gebietes auf Grund der Ergebnisse der Deutschen Expedition in das Nördliche Eismeer im Jahre 1898, *Jena 1900*

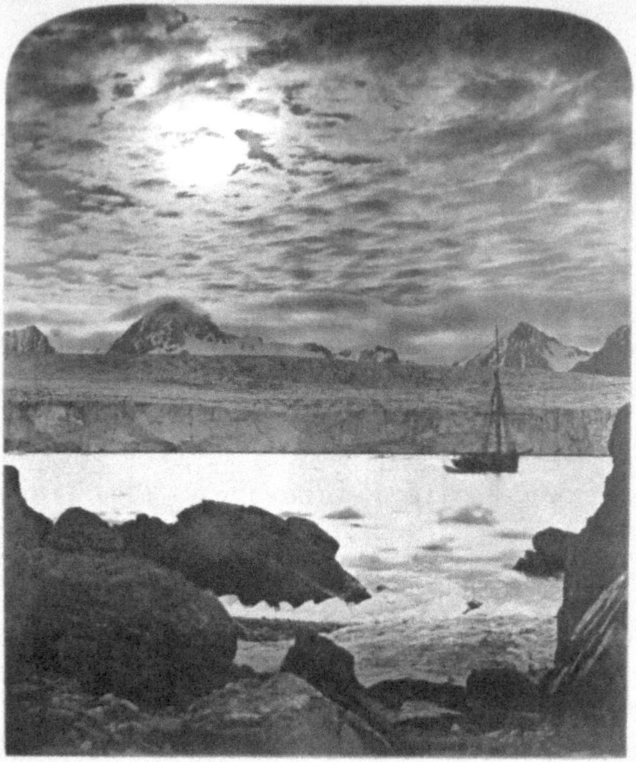

Mitternachtssonne über Spitzbergen, das Segelschiff „Isbjören“ vor einem Gletscher verankert.
Foto: Wilhelm Burger während der Wilczek-Expedition 1872

Wänden der Gletscher ab und stürzten ins Meer. Bei Landgängen beobachteten die Zoologen Herden von Rentieren, Eisfüchse, brütende Graugänse und Eiderenten, während sich auf den Strandfelsen gewaltige Mengen an Möwen, Lummen und Papageientaucher herumtrieben.

Immer wieder saß die „Helgoland“ im Packeis fest. An sonnigen Tagen versuchte die Mannschaft, mit gebratenem Speck Eisbären anzulocken. Eine Eisbärin mit zwei großen Jungen ging in die Falle und wurde dicht beim Schiff erlegt. Außerdem schossen die Jäger etliche Robben, die das Eis bevölkerten.

Nach mehreren schweren Stürmen und vielen Exkursionen auf die Inseln des Archipels gelang es der Expedition endlich, Spitzbergen fast vollständig zu umrunden. Entlang der Küste der Halbinsel Kola ging die Fahrt dann ins Weiße Meer. Hier erlebte die „Helgoland“ den schlimmsten Sturm der Reise. Haushohe Sturzseen drohten den Fischdampfer zu zerschmettern. Nach einem Aufenthalt bei der deutschen Gemeinde in Archangelsk, dem größten Handelsplatz des arktischen Russland, trat die Forschergruppe im August 1898 über Hammerfest und Tromsø die Heimreise an. Die reiche Ausbeute der Expedition ermöglichte Schaudinn und Römer eine wissenschaftliche Darstellung der arktischen Tierwelt unter dem Titel *Fauna Arctica*. Ein Kap der Insel Abeløya wurde nach Fritz Schaudinn benannt.

Eine Vorliebe für bizarre Urtierchen

Geboren im Gutsdorf Röseningken im tiefsten Ostpreußen, wuchs Fritz Richard Schaudinn als Sohn des Gutsverwalters Friedrich Schaudinn (1824–1891) und seiner Frau Dorothea (1841–1931) auf. 1882 zog die Familie nach Gumbinnen, gerade rechtzeitig, damit Fritz dort das Gymnasium besuchen konnte, wo er Ostern 1890 sein Abitur ablegte. Seinen anfänglichen Wunsch, an der Friedrich-Wilhelms-Universität in Berlin Philologie zu studieren, gab er nach einem Jahr auf und wandte sich den Naturwissenschaften zu.

Bereits während seines Studiums der Zoologie interessierte er sich für die Erforschung von einzelligen Lebewesen. In seiner Doktorarbeit befasste er sich mit der Fortpflanzung der Foraminiferen, lose verbundener, meist einzelliger Organismen. Diese wurden früher als Protozoen oder Urtierchen bezeichnet, führen aber heute den Namen Protisten. Diese ein- oder mehrzelligen Mikroorganismen mit Zellkern und reichlich Zellorganellen sind weder Pflanzen noch Tiere, aber einige Algen und Pilze gehören zu dieser Gruppe.

Im März 1894 wurde Fritz Schaudinn in Berlin zum Doktor der Naturwissenschaften promoviert und nahm bald danach eine Assistentenstelle am Zoologischen Institut der Berliner Universität an. Im Jahre 1896 lernte er in Berlin Johanna Schmidt kennen, eine Frau, von der er sich vollkommen verstanden fühlte. Sie war Geigerin und hatte bei dem berühmten Geigenvirtuosen Joseph Joachim studiert. Hanna und Fritz heirateten 1901, bevor Schaudinn eine Stelle in Rovigno in Istrien antrat. Das Ehepaar hatte zwei Söhne und eine Tochter.

Schaudinn war ein eigenwilliger Mensch, seine Mitmenschen und die Konventionen des bürgerlichen Lebens waren ihm ziemlich gleichgültig, es sei denn, sie hielten ihn von der Ausführung seiner zahlreichen Pläne ab, dann konnte er ziemlich wütend werden. Nach seiner Habilitation, in der er die *Bedeutung der Protozoenforschung* für die Zellenlehre untersuchte, unternahm Fritz Schaudinn, wie schon berichtet, die Reise ins Nördliche Eismeer.

In der Malariaforschungsstation in Istrien

1901 wurde Fritz Schaudinn an das Kaiserliche Gesundheitsamt berufen und gleich als Leiter der Malariaforschungsstation nach Rovigno/Istrien, das damals zu Österreich-Ungarn gehörte, entsandt. Hier verlebte er mit seiner Frau drei glückliche Jahre. Denn idyllischer als in der Zoologischen Station Rovigno konnte man kaum wohnen und forschen.

Die Außenstelle des Berliner Aquariums an der Adria war 1891 von dem damaligen Aquariumsdirektor Dr. Otto Hermes (1838–1910) gegründet worden: „Wer ungestört arbeiten will und Freude daran hat, (…) der gehe nach Rovigno. Im Ganzen lebt es sich [hier] recht behaglich", schrieb Hermes. Neben der Aquarienanlage gab es mehrere Räume für andere wissenschaftliche Forschungen. Die nach Westen gerichtete Terrasse bot eine grandiose Aussicht auf die Stadt und das Meer. Die dortige Malariaforschungsstelle war eingerichtet worden, weil das Umland der Hafenstadt für seine hohe Rate an Malariainfektionen bekannt war. Im deutschen Kaiserreich wurde zu dieser Zeit die Erforschung von Tropenkrankheiten massiv vorangetrieben, um das Infektionsrisiko in den deutschen Kolonien zu minimieren. Von der Forschungsarbeit, die Robert Koch in diesem Zusammenhang unternahm, wird noch berichtet werden.

Seit der Antike war die Malaria rund um das Mittelmeer endemisch. Einige Historiker behaupten sogar, die Malaria sei für den Untergang des Römischen Reiches verantwortlich gewesen. Im Mittelalter gingen Könige und Päpste daran zugrunde. Vor allem die Pontinischen Sümpfe waren von der Malaria verseucht. Sie machte die Ebene weit über das eigentliche Sumpfgebiet hinaus unbewohnbar. Um das Jahr 1900 war die Gegend weitgehend entvölkert. Als die Vermutung aufkam, dass die in den Tümpeln und Teichen der Sümpfe brütenden Mücken die Malaria übertragen würden, ließ man die Sümpfe trockenlegen, was die Lage deutlich besserte.

Bei seinen Malariaforschungen in Rovigno nutzte Fritz Schaudinn die Erkenntnisse seiner Kollegen Alphonse Laveran, Ronald Ross und Giovanni Battista Grassi. Im Jahr 1880 hatte der französische Militärarzt Alphonse Laveran (1845–1922) als Erster Malaria-Plasmodien im Blut von Verstorbenen nachgewiesen. Für diese Erkenntnis erhielt er 1907 den Nobelpreis für Medizin.

Die Fehde zwischen Ross und Grassi um den Nobelpreis

1902 sollte der Nobelpreis für Medizin oder Physiologie zum zweiten Mal verliehen werden, nachdem im Jahr zuvor Emil von Behring als Erster den Preis für seine Entdeckung des Diphtherie-Serums erhalten hatte. Kandidaten waren der Brite Ronald Ross (1857–1932) und der Italiener Giovanni Battista Grassi (1854–1925), die an der Übertragung von Malaria geforscht hatten. Ross hatte 1897 als Militärarzt im britischen Sanitätsdienst in Indien entdeckt, dass Mücken für die Übertragung der Plasmodien ins Blut verantwortlich waren, was er aber nur an Vögeln nachweisen konnte.

Grassi, Professor für Zoologie und Vergleichende Anatomie an der Universität Rom, war die Entdeckung des Malariaüberträgers eine patriotische Herzensangelegenheit, weil sein Land sehr unter der Malaria zu leiden hatte. Er erkannte früh: „Es gibt keine Malaria ohne Moskitos“. Bereits fünf Jahre zuvor hatte er mit anderen italienischen Forschern den kompletten Lebenszyklus unterschiedlicher Malariaerreger (*Plasmaodium falciparum*, *Plasmodium vivax* und *Plasmodium malariae*) aufgeklärt. Im September 1898 hatten Grassi mit zwei Kollegen einen Freiwilligen unter Laborbedingungen von Anopheles-Mücken stechen lassen. Am elften Tag entwickelte der Patient Malaria-Symptome, und in seinem Blut konnten Malaria-Plasmodien nachgewiesen werden. Damit hatte Grassi zweifelsfrei den Beweis erbracht, dass nur die Anopheles-Mücke die Malaria überträgt.

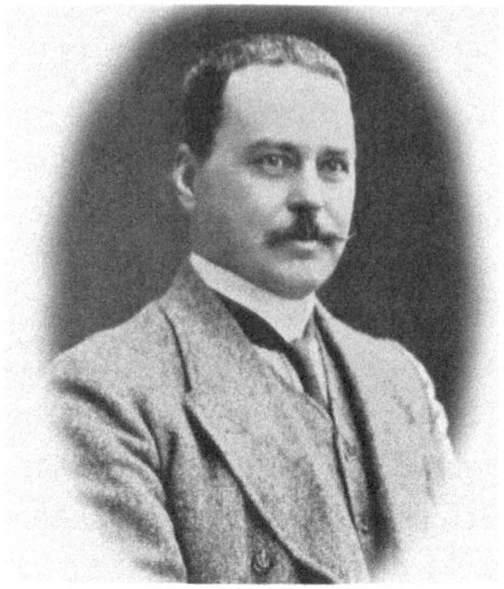 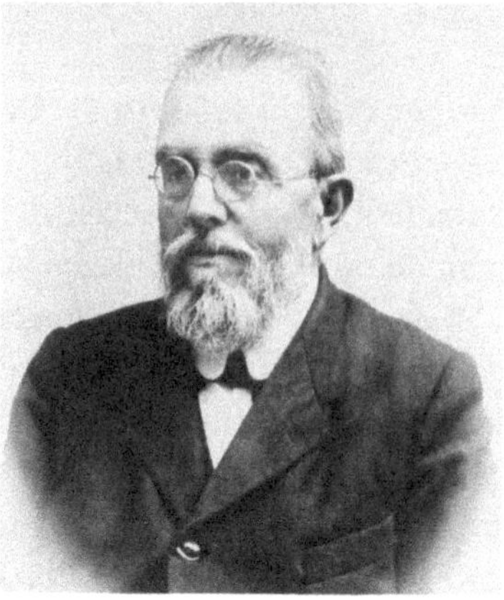

Ronald Ross, Nobelpreisträger 1902, und Giovanni Battista Grassi. *Foto: G. Celsoe, Acireale, Sicily*

Schon vor der Nominierung für den Nobelpreis war zwischen den beiden Kandidaten Ross und Grassi ein heftiger Streit ausgebrochen. Ross begann eine Verleumdungskampagne gegen Grassi, indem er ihm vorsätzlichen Betrug vorwarf. Obwohl Grassi die weitergehende Entdeckung gemacht hatte, ging er bei der Vergabe der Auszeichnung leer aus. Noch mehrere Jahre lang bekämpften sich die beiden Forscher in verunglimpfenden Offenen Briefen in den Fachjournalen.

In Rovigno forschte Schaudinn über den Entwicklungszyklus der Malariaplasmodien und das Eindringen von Malariaerregern in den Körper. 1903 fand er heraus, dass die weiblichen Anopheles-Mücken „Sporozoiten", die infektiösen Zellformen der Malaria-Plasmodien, in den Blutkreislauf injizierten. Er meinte, dass diese dann sofort in die roten Blutkörperchen eindringen würden, und glaubte, damit erstmals den genauen Prozess der Penetration des Malariaerregers in die Erythrozyten unter dem Mikroskop nachgewiesen zu haben. Seine Beobachtungen waren aber nicht ganz zutreffend. Dennoch beherrschte Schaudinns These mehr als 45 Jahre die wissenschaftliche Meinung, bis Henry Shortt und Cyril Garnham 1947 zeigten, dass bei der Entwicklung der Parasiten erst eine Teilung in der Leber stattfinden musste, bevor sie die Erythrozten befallen können.

Im April 1904 kehrte Fritz Schaudinn nach Berlin zurück, um das neu geschaffene Protozoen-Labor des Kaiserlichen Gesundheitsamtes zu leiten.

Die Entdeckung von *Treponema pallidum*

Um die Jahrhundertwende wurde in der wissenschaftlichen Welt mit harten Bandagen um Anerkennung gekämpft. Das war nicht nur bei Hansen und Neisser, bei Koch und Pasteur oder bei Ross und Grassi so, sondern das geschah auch in Berlin bei der Entdeckung des Syphiliserregers.

1905 präsentierten gleich zwei Zoologen kurz nacheinander der erstaunten wissenschaftlichen Welt in Berlin zwei unterschiedliche Erreger, die für die Syphilis verantwortlich sein sollten. Der Zoologe John Siegel beschrieb ein Protozoon, das er *Cytorrhyctes luis* nannte. Fritz Schaudinn, der zuvor die Arbeit von John Siegel begutachtet hatte, machte ein bewegliches Spiralbakterium, *Spirochaeta pallida*, für die Syphilis verantwortlich, das er später in *Treponema pallidum* umbenannte.

Sowohl Siegel als auch Schaudinn waren als Zoologen Außenseiter in der Medizinerszene. Umso heftiger wurde die wissenschaftliche Debatte geführt, die sie mit ihren Entdeckungen auslösten. Beide Wissenschaftler gingen von der Annahme aus, dass es einen Erreger der Syphilis geben müsse. Sie verwendeten die gleichen Mikroskope und die gleichen Färbetechniken. Beide präsentierten ihre Ergebnisse in den gleichen wissenschaftlichen Gesellschaften, veröffentlichten ihre Artikel in den gleichen Fachzeitschriften und benutzten die gleichen Argumente, um die Mängel an der Entdeckung des anderen zu kritisieren. Beide wurden von wissenschaftlichen Institutionen und renommierten Wissenschaftlern unterstützt.

Innerhalb von sechs Monaten kristallisierte sich in der wissenschaftlichen Gemeinschaft jedoch eine stärkere Mehrheit für die Ergebnisse des wesentlich bekannteren Fritz Schaudinn heraus. Dieser hatte bei der Erregersuche mit Erich Hoffmann zusammengearbeitet, der als Dermatologe die nötigen Gewebeproben für den mikroskopischen Nachweis geliefert hatte. Nach wenigen Tagen intensiver Arbeit am Mikroskop war der Erreger identifiziert. Ihre Entdeckung publizierten Schaudinn und Hoffmann als Arbeit aus dem Kaiserlichen Gesundheitsamt unter dem Titel *Vorläufiger Bericht über das Vorkommen von Spirochaeten in syphilitischen Krankheitsprodukten und Papillomen.*

Das tragische Ende eines genialen Wissenschaftlers

Bereits seit 1903 hatte Fritz Schaudinn an dem Einzeller *Entamoeba histolytica*, dem Erreger der Amöbenruhr, geforscht. Amöben werden durch verunreinigtes Wasser, ungewaschenes Obst oder Gemüse aufgenommen. Sie leben im Nahrungsbrei des menschlichen Darmes und vermehren sich durch Zellteilung, wobei sie widerstandsfähige Zysten im unteren Dickdarm bilden, die jahrelang bestehen bleiben können. Bei 90 Prozent der Menschen verläuft die Erkrankung symptomlos, jedoch werden die Erreger ausgeschieden – bis zu 500 Millionen pro Tag. Die ausgeschiedene Dauerform dieses Erregers kann in der Außenwelt monatelang infektiös bleiben.

Bald erkannte Schaudinn, dass seine neue, hoch angesehene Position im Kaiserlichen Gesundheitsamt mit allerlei Konzessionen verbunden waren, die er entsprechend seinem Temperament nicht eingehen wollte. Deshalb nahm er Anfang 1906 mit Freuden die Stelle eines Wissenschaftlers am Tropeninstitut in Hamburg an, wo man ihm ein vollkommen freies, unbeeinflusstes Forschen in Aussicht gestellt hatte. Leider konnte er diese wissenschaftliche Freiheit nicht mehr genießen.

Vor Antritt seiner neuen Position besuchte er den Internationalen Mediziner Kongress in Lissabon. Zu dieser alle drei Jahre stattfindenden Großveranstaltung reisten Tausende von Ärzten und Forschern an. Wer in der Welt der Forschung etwas galt, musste hier anwesend sein. Der Kongress dauerte ganze sechs Tage, war vollgepackt mit Vorträgen im Plenum und in Fachgremien und bot eine einzigartige Möglichkeit des internationalen wissenschaftlichen Austausches und der persönlichen Kontaktpflege. Während seiner Rückreise von Lissabon erkrankte Fritz Schaudinn an Bord eines Schiffes schwer an Darmabzessen. Möglicherweise hatte er sich bei seinen Amöbenforschungen infiziert. Vom Schiff brachte man den Kranken direkt ins Krankenhaus Eppendorf, wo er am 22. Juni 1906 um 5 Uhr früh notfallmäßig operiert wurde. Noch am selben Morgen verschied er an einer Sepsis. Fritz Schaudinn wurde nicht einmal 35 Jahre alt. Er ist auf dem Luisenfriedhof II in Berlin-Charlottenburg in einem Ehrengrab des Landes Berlin bestattet.

Die Erforschung der Einzeller war Schaudinns Lebensinhalt. Die von ihm 1902 gegründete Zeitschrift *Archiv für Protistenkunde* erscheint noch heute unter dem Titel *Protist*. Trotz seines jugendlichen Alters hatte er mehrere renommierte Naturforscher-Preise und Ehrungen erhalten und war korrespondierendes Mitglied oder Ehrenmitglied mehrerer wissenschaftlicher Gesellschaften. Heute ist sein Name nur noch wenigen bekannt.

Quellen

Fritz Römer/Fritz Schaudinn: *Fauna arctica. Eine Zusammenstellung der arktischen Tierformen*, Jena 1900.

Stanislaus von Prowazek: *Fritz Richard Schaudinn.* In: *Fritz Schaudinns Arbeiten*, hrsg. mit Unterstützung der Hamburgischen wissenschaftlichen Stiftung, Hamburg/Leipzig 1911, S. V–XII.

Hans Günter Schlegel: „Schaudinn, Fritz Richard". In: *Neue Deutsche Biographie*, Band 22, Berlin 2005.

Elke Maier: *Das alte Haus und das Meer.* In: *MaxPlanckForschung* 2/17, S. 77: https://www.mpg.de/11383859/S004_Rueckblende_076-077.pdf.

Grassi vs. Ross: The Malaria Conflict: https://themalariaconflict.weebly.com/the-conflict.html.

The Mystery of the Mosquito: https://whosolvedmalaria.weebly.com/giovanni-battista-grassi.html.

Gabriele Franken: *Walter Kikuth und Lilly Mudrow – Neue Ideen in der Malariaforschung.* In: Axel Karenberg u. a. (Hrsg.): *Forschungen zur Medizingeschichte*, Kassel 2013, S. 173–184.

Francis Eg Cox: *History of the discovery of the malaria parasites and their vectors. In: Parasites & Vectors 3 (2010),* https://parasitesandvectors.biomedcentral.com/articles/10.1186/1756-3305-3-5.

RKI-Ratgeber Syphilis: https://www.rki.de/DE/Content/Infekt/EpidBull/Merkblaetter/Ratgeber_Syphilis.html.

Jean Lindenmann: *Siegel, Schaudinn, Fleck and the Etiology of Syphilis.* In: *Studies in History and Philosophy of Biological and Biomedical Sciences*, Volume 32, Issue 3, September 2001, S. 435–455.

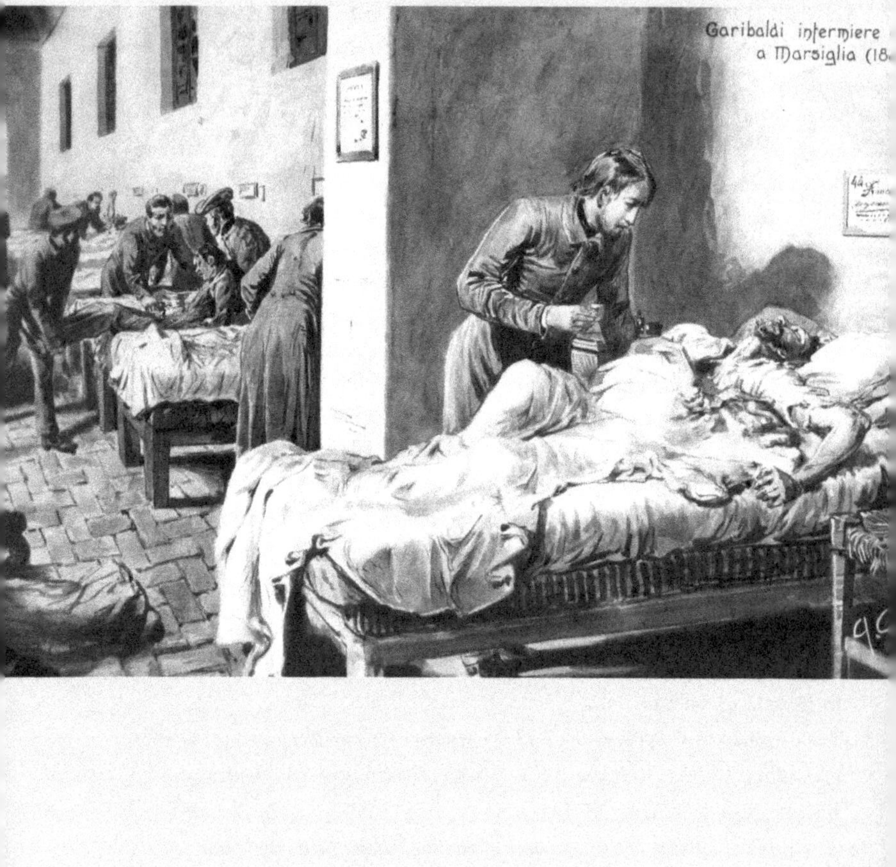

Der italienische Nationalheld Guiseppe Garibaldi hilft als Krankenpfleger in einem Choleralazarett in Marseille, 1836. *Gemälde von G.Cenni 1907, Musei Garibaldini di Caprera*

Die Cholera erobert im 19. Jahrhundert Europa

Wenn in früheren Zeiten auf einem Schiff vom Kapitän die Gelbe Flagge gehisst wurde, bedeutete das: „Mein Schiff ist verseucht und steht unter Quarantäne". In dem Roman *Die Liebe in den Zeiten der Cholera* von Gabriel García Márquez (1827–2014) wird dieses Motiv verwendet. Das Buch des kolumbianischen Literaturnobelpreisträgers erschien erstmals 1985.

Darin erleben die beiden über 70-jährigen Hauptfiguren Fermina Daza und Florentino Ariza die Verwirklichung ihrer komplizierten Liebesgeschichte, während in ihrer kolumbianischen Heimatstadt Cartagena de Indias die Cholera grassiert. Die beiden werden nicht krank, jedoch nutzt Florentino Ariza, Direktor der Karibischen Flussschifffahrtkompagnie, während einer Dampferreise auf dem Río Magdalena die Cholera als Vorwand, alle Passagiere und Besatzungsmitglieder von Bord zu schicken. Er hisst die Gelbe Flagge und kann so nach fast 52-jähriger Wartezeit mit seiner Geliebten endlich eine Hochzeitsreise der besonderen Art erleben.

In Wirklichkeit war die Cholera keine romantische Angelegenheit, sondern eine der tückischsten Seuchen der Menschheit. Schon etwa 600 vor unserer Zeitrechnung berichteten Sanskritschriften aus Indien von Krankheitsfällen, die einer Cholera entsprachen. Einen vergleichbaren „Gallenbrechdurchfall" hat auch schon Hippokrates beschrieben.

Ein Schmutzwasserkeim aus Indien

Vibrio cholerae, der Erreger der Cholera, ist ein widerstandsfähiger Keim, der sich im Wasser besonders wohl fühlt. Auf Wasserpflanzen, Algen, kleinen Schalentieren und sogar Plankton in küstennahen Gewässern, im Brackwasser und in Flüssen überlebt er lange. Jahrtausendelang tranken die Menschen das verunreinigte Wasser, ohne die Gefahr zu ahnen. Sie entleerten ihre Nachttöpfe auf die

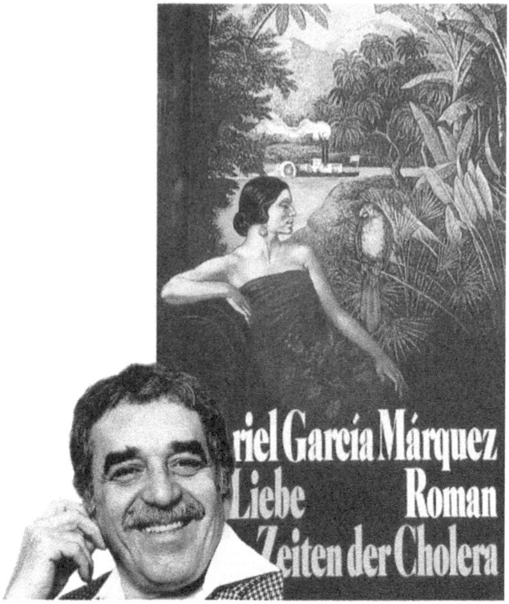

Die Liebe in den Zeiten der Cholera *von Gabriel García Márquez 1987.* Gabriel García Márquez, Literaturnobelpreisträger (1982). *La Vanguardia (F)*

Gassen. Die Exkremente flossen mit dem Regen in den nächsten Fluss, aus dem das Trinkwasser entnommen wurde. Die Menschen schöpften ihr Wasser aus Brunnen, die sich direkt neben der Jauchegrube befanden. Kriege hinterließen zerstörte Siedlungen und verschmutzte Brunnen, Erdbeben oder Sturmfluten verwüsteten weite Landstriche und verunreinigten die Trinkwasserquellen. Immer dann schlug Vibrio cholerae zu.

Die Trennung von Ab- und Trinkwasser hätte die Ausbrüche der Cholera verhindert. Doch erst gegen Ende des 19. Jahrhunderts setzte sich in den Großstädten der Bau von Kanalisationen durch. Auch heute ist die Krankheit nicht besiegt. Bei Kriegsereignissen und Naturkatastrophen tritt sie immer wieder auf. Die letzte schwere Choleraepidemie suchte den Inselstaat Haiti 2010 nach einem schweren Erdbeben heim. Auch im 21. Jahrhundert registriert die WHO immer noch drei bis fünf Millionen Choleraerkrankungen und etwa 100.000 Todesfällen pro Jahr.

Über 2000 Jahre war die Cholera nur in Indien aufgetreten. Erst 1817 drang sie mit dem zunehmenden internationalen Handel aus dem Indus-Delta auf dem Landweg nach Norden vor. Russische Soldaten schleppten sie bei ihrer Rückkehr aus dem Russisch-Türkischen Krieg vom Kaukasus und Nordostanatolien 1828/1829 nach

Moskau, wo sie im September 1830 erstmals eine Epidemie verursachte. Innerhalb von zwei Jahren überflutete sie von hier aus ganz Europa. Vor allem die Hauptstädte Berlin, Wien, Paris und London waren schwer betroffen.

Zwar hatten die russischen Behörden ihren westlichen Nachbarn über das Krankheitsgeschehen in Kenntnis gesetzt, doch konnte sich die preußische Regierung nicht wirklich vorstellen, was da auf das Königreich zu kam. Im November 1830 befasste sich das preußische Außenministerium erstmals mit Vorbeugemaßnahmen. Man beschloss als Erstes die Errichtung von Quarantäneanstalten und Sanitätskordons, um die Cholera an der Oder aufzuhalten, und als nächsten Schritt die hermetische Abriegelung Berlins. Beides scheiterte kläglich.

Da der Warenverkehr unterbrochen war, kam es im Frühjahr 1831 in Danzig und Königsberg zu Nahrungsmittelknappheit und Verteuerungen. Reiche Bürger flohen mit ihren Familien auf ihre Landsitze und riegelten sich ab. Die Tagelöhner fanden keine Arbeit mehr. Als sich in Königsberg das Gerücht verbreitete, die Ärzte würden auf Geheiß der Regierung die Armen als „Seuchenträger" vergiften, kam es zu tätlichen Angriffen auf Ärzte. Die Patienten flohen aus den Lazaretten. Die Choleratoten wurden in Massengräbern auf den eigens errichteten Cholerafriedhöfen beigesetzt. Der pietätlose Umgang mit den Verstorbenen führte in Königsberg, wie auch Posen und Memel, zu handfesten Unruhen, sodass das Militär den Befehl zum Einschreiten erhielt.

1831 – Die Cholera in Berlin

Die Gefahr einer Ausbreitung der Epidemie über die Schifffahrtswege wurde als besonders gefährlich angesehen. Tatsächlich erreichte im August 1831 die Seuche auf diesem Weg die preußische Hauptstadt. Ein Torfkahn, auf dem ein Schiffer an der Cholera gestorben war, brachte sie bis vor die Tore Berlins.

Schon einen Tag später gab es Kranke in der Gegend um den Schiffbauerdamm. Vor allem in den Armenvierteln breitete sich die Cholera rasant aus. Dort lebten die kinderreichen Familien dicht gedrängt unter katastrophalen hygienischen Bedingungen. Bereits nach wenigen Tagen war das Choleralazarett, das man überstürzt am Ende der Dorotheenstraße errichtet hatte, hoffnungslos überfüllt.

Die Entstehung und Verbreitung der Krankheit sorgte unter den Ärzten für Streit und Spekulationen. Als gängige Erklärung zogen sie wie üblich die Übertragung durch „Miasmen", üble Ausdünstungen in der Luft, heran. Christoph Wilhelm Hufeland hatte die Idee, durch Sektionen der Choleraleichen neue Erkenntnisse zu gewinnen, und ließ an der Berliner Charité 1831 eine Prosektur einrichten. Noch immer ahnte niemand, dass die bakterielle Erkrankung über kontaminiertes Trinkwasser verbreitet wurde. Es sollte noch 52 Jahre dauern, bis der Berliner Bakteriologe Robert Koch den Choleraerreger abschließend nachwies.

Im Jahr 1831 hatten die Ärzte wenig Behandlungsmöglichkeiten: Aderlässe, Blutegel, Schröpfköpfe, Quecksilbersalze, Chinin, die

Eine Cholera-Präservativ-Dame. *Karikatur von Moses Gottlieb Saphir, um 1850. Library of Congress*

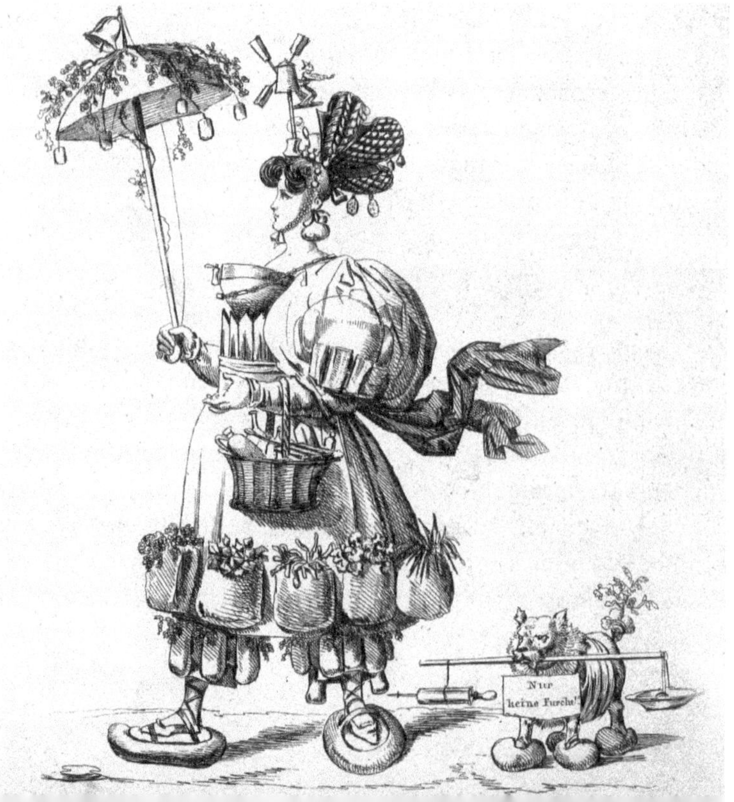

Opiumtinktur Laudanum, Rizinusöl, Salzsäure, Knoblauch und Einreibungen mit Salmiakgeist, was den Patienten insgesamt mehr Schaden zufügte als nutzte. Außerdem verordneten sie die Vernebelung der Räume mit Chlorgas. Künstler nahmen die vielen Empfehlungen zur Choleraprävention aufs Korn, wie etwa in der Karikatur der „Cholera-Präservativ-Frau". In der Rheinprovinz gab Medizinalrat Dr. Zitterland im Oktober 1831 eine *Cholera-Zeitung* heraus. Zweimal in der Woche wurde der Leser nun über die Krankheit und die geeigneten Vorsichtsmaßnahmen informiert:

> *Wer mit Kranken zu verkehren hat, beachte die Vorsicht, daß er niemals nüchtern zu dem Kranken geht, während des Besuchs den Speichel nicht hinabschluckt, Angelikawurzel, Kardamonen oder auch Wacholderbeeren kaut und unmittelbar nachher sich die Hände mit verdünntem Essig oder einer Auflösung von Chlorkalk wäscht. Auch das Tabaksrauchen ist solchen Personen anzuempfehlen.*

Immer größer wurde die Angst vor der „verderblichen Seuche", weil man die für die Krankheit typischen fahlen, ausgemergelten Gesichter der Todgeweihten vor Augen hatte. Nach einer Inkubationszeit von wenigen Stunden bis maximal zehn Tagen traten bei den Kranken Bauchkrämpfe und wässriger Durchfall auf. Mancher Cholerakranke verlor binnen weniger Stunden bis zu 20 Liter Flüssigkeit und war innerhalb von 24 Stunden an Austrocknung gestorben. Heute weiß man, dass ein hochgiftiges Enterotoxin für den massiven Flüssigkeitsverlust aus dem Darm verantwortlich war.

Da immer mehr Menschen aus den ärmeren Bevölkerungsschichten den überstürzt eingerichteten Cholerahospitälern misstrauten, wurden viele Kranke zu Hause von Angehörigen und Nachbarn gepflegt, was eine weitere Verbreitung der Krankheit begünstigte. Die von der Regierung eingesetzten Cholera-Kommissionen ordneten Desinfektionsräucherungen für einzelne Häuser und Quarantäne für ganze Straßenzüge oder Stadtteile an. Die Berliner vertrauten lieber auf die vorbeugende Wirkung von Schnaps.

Alle Schutzmaßnahmen konnten die weitere Verbreitung der Cholera nicht aufhalten. Auf dem Seeweg erreichte sie im Dezember 1831 London. Ab April 1832 breitete sie sich in Paris und den umgebenden Departements aus. Am 11. Mai 1832 vermeldete das *Journal de la Belgique* erste Krankheitsfälle in Westflandern. Drei bis vier Monate später waren auch Metz, Thionville und Luxemburg Choleragebiete, ebenso wie Aachen und Emmerich.

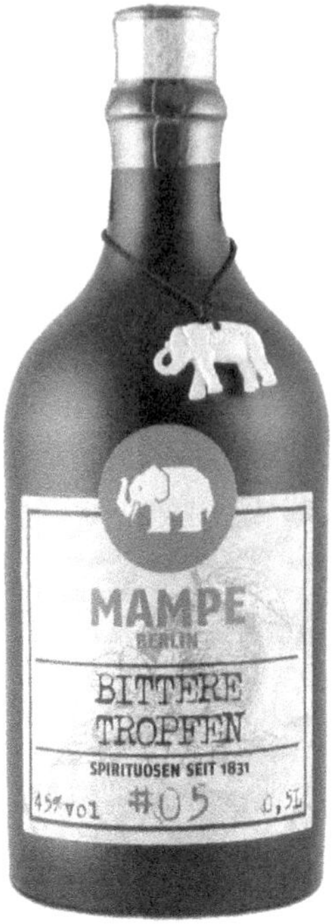

„Mampes Bittere Tropfen", ein beliebter Bitterlikör

In Paris residierte der Dichter Heinrich Heine als Korrespondent für die in Augsburg erscheinende *Allgemeine Zeitung*. Während, wer konnte, aus der Stadt floh, blieb er, weil er sich zur Berichterstattung verpflichtet fühlte. Seine Berichte über die Cholera in der französischen Hauptstadt sind ein Meilenstein deutscher Pressegeschichte. Anfangs war man der Seuche noch unbesorgt entgegengetreten. Um der Cholera zu trotzen, wurde mehr als üblich gefeiert. Auf einem der Maskenbälle brachen einige Verkleidete plötzlich zusammen. Daraufhin wurde die ganze Gesellschaft ins Krankenhaus Hôtel-Dieu verfrachtet, wo weitere Gäste in der gleichen Nacht in ihren Kostümen verschieden und darin auch beerdigt wurden. Bald mangelte es in der Stadt an Särgen, sodass die Verstorbenen in weißen Leinensäcken vor den öffentlichen Gebäuden aufgeschichtet wurden, während die Pariserinnen daneben plaudernd zu ihren Einkäufen schlenderten. Da die vorhandenen Leichenwagen nicht ausreichten, wurden für die Leichentransporte selbst Pferdedroschken und Möbelwagen eingesetzt. Nun kehrte auch in Paris für zwei Monate Totenstille ein. Bis Juni 1832 starben etwa 20.000 Menschen.

Bis 1836 war ganz Europa zum Schauplatz des grausigen Geschehens geworden. Die Cholera hatte sich zur Pest des 19. Jahrhunderts entwickelt. Allein Berlin wurde innerhalb der folgenden 60 Jahre noch 13-mal von der Cholera heimgesucht.

Nach der Schlacht bei Königgrätz im Deutsch-Österreichischen Krieg starben 1866 vor Ort 6.427 preußische Soldaten an der Cholera, mehr als dreimal so viele, wie in der Schlacht gefallen waren. Die Heimkehrer brachten die Seuche mit nach Hause, 120.000 Menschen raffte die Cholera noch im selben Jahr dahin.

Quellen

Gabriel García Márquez: *Die Liebe in den Zeiten der Cholera*, Köln 1987.

Herold und Mitarbeiter: *Innere Medizin*, Köln 2017, S. 866f.

https://www.tagesspiegel.de/kultur/seuchen-von-frueher-berlin-in-zeiten-der-cholera/25644704.html.

https://www.dhm.de/lemo/kapitel/vormaerz-und-revolution/alltagsleben/die-choleraepidemie-1831.html.

https://www.preussenchronik.de/ereignis_jsp/key=chronologie_005750.html.

Birgit Nolte-Schuster: *Medizingeschichte: Preußen im Kampf gegen die Cholera*. In: *Deutsches Ärzteblatt* 104 (38) 2007, A-2566/B-2267/C-2199.

Heinrich Heine: *Ich rede von der Cholera. Ein Bericht aus Paris von 1832*, 2. Auflage, hrsg. von Tim Jung, Hamburg 2020.

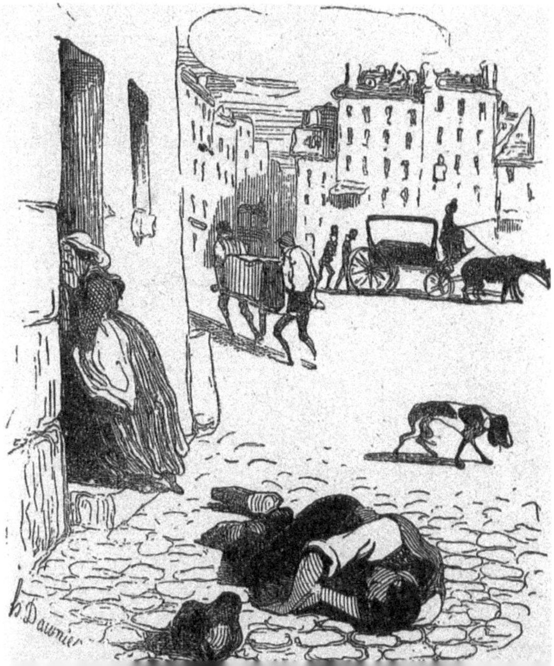

Die Cholera in Paris 1832. *Zeichnung von Honoré Daumier. Wellcome Collection*

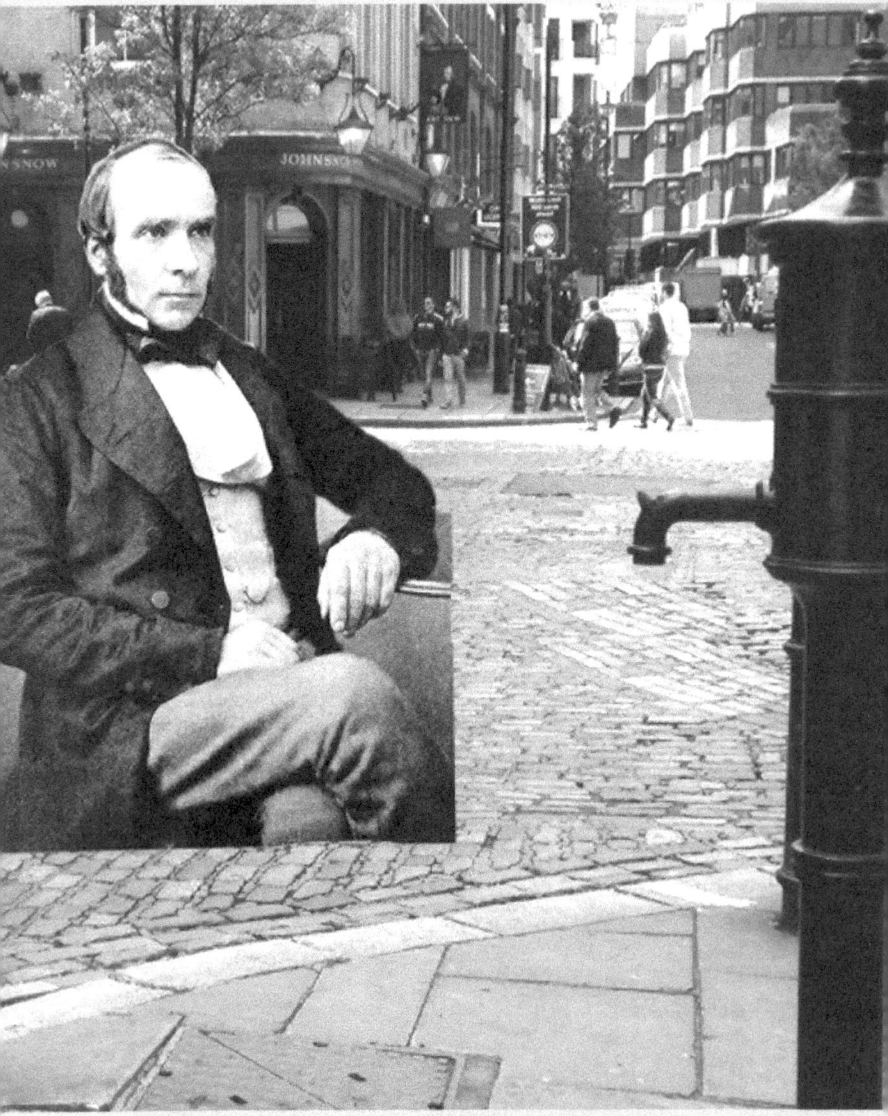

Der englische Arzt John Snow 1855 und die Broad Street Pump. *National Library of Medicine, London (F)*

John Snow (1813–1858) bekämpft die Cholera in London

In England machte sich ein Arzt und Apotheker durch die epidemiologische Erforschung der Cholera einen Namen, der als „erster Narkosearzt“ in die Geschichte der Anästhesie einging. Er beschäftigte sich Mitte des 19. Jahrhunderts systematisch mit der Anwendung von Äther und Chloroform als Anästhetikum.

John Snow wurde 1813 als ältestes Kind von William (1783–1846) und Frances (1789–1860) Snow in York geboren. Er wuchs mit acht Geschwistern auf. Sein Vater, ursprünglich Bergarbeiter, konnte durch Landerwerb seine soziale Stellung verbessern und seinem Sohn in York den Besuch einer Privatschule ermöglichen. Als 14-Jähriger begann John Snow 1827 eine fünfjährige Ausbildung bei dem Apotheker und Arzt William Hardcastle (1794–1860) in Newcastle upon Tyne.

Als die Region 1831/32 von der ersten Cholerawelle in Großbritannien heimgesucht wurde, machte der 18-jährige John erste Erfahrungen mit Cholerakranken. In seiner Ausbildung folgten weitere Stationen bei Ärzten und Apothekern in Newcastle und Yorkshire. Während seiner Lehrzeit war Snow Vegetarier geworden, 1836 schloss er sich der Abstinenzbewegung an. Von York begab sich der junge Mann zu Fuß über Liverpool, Wales und Bath nach London, wo er im Oktober 1836 an der Hunterian School of Medicine sein Medizinstudium begann.

Schon als Student durfte er im Londoner Westminster Hospital praktizieren. Im Mai 1838 legte er sein medizinisches Examen ab und sechs Monate später auch die Apothekerprüfung. Zunächst arbeitete er ohne eigene Praxis am Charing Cross Hospital. Er trat dem Royal College of Surgeons of England und der Westminster Medical Society bei. Dort berichtete er in Vorträgen über eigene Forschungen und Erfindungen. Die Lungenfunktion interessierte ihn besonders. Er forschte über die Wirkungszusammenhänge beim Erstickungstod sowie über den Austausch von Sauerstoff zwischen Atemluft und Blutkreislauf in den Lungenkapillaren.

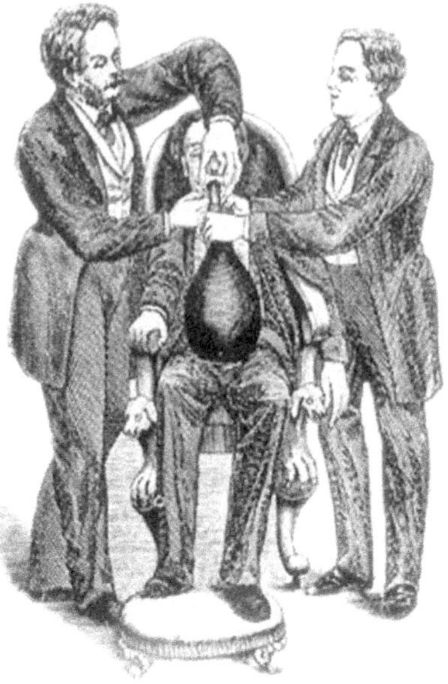

Der Einsatz von Lachgas als Narkosemittel in einer Zahnarztpraxis, um 1846.
Archiv der Zahnärztliche Mitteilungen

Außerdem entwickelte er ein Beatmungsgerät für Neugeborene. Seine Ergebnisse veröffentlichte er im *Lancet* und in der *London Medical Gazette*. 1844 promovierte er in Medizin und lehrte von 1846 bis 1849 Rechtsmedizin an der Aldersgate School of Medicine.

Die Erfindung der Anästhesie

Nachdem Snow 1846 in der Presse über die erste erfolgreiche öffentlich durchgeführte Narkose mit Äther durch William Thomas Green Morton (1819–1868) in den USA gelesen hatte, ergriff er die nächste sich bietende Gelegenheit und wohnte in der Zahnarztpraxis von James Robinson einer Demonstration einer Äthernarkose bei.

Umgehend machte er sich mit dem neuen Verfahren vertraut. Innerhalb von drei Wochen entwickelte er ein funktionierendes Narkosegerät zur Verdampfung und Inhalation des Äthers. In Tier- und Selbstversuchen testete er die Dosierung und Konzentration des Narkosemittels, bis er das Verfahren schließlich bei Operationen am St. George's Hospital und am University College selbst erfolgreich anwenden konnte. Durch Demonstrationen überzeugte er seine anfangs noch skeptischen Fachkollegen von der Praktikabilität seiner Methode. Ab Januar 1847 ging er mit seinen Erkenntnissen über die

Äthernarkose an die Öffentlichkeit. Seine Vorträge und Publikationen gelten heute als Gründungsdokumente der Anästhesiologie.

Nachdem im selben Jahr James Young Simpson (1811–1870) in Edinburgh die anästhetische Wirkung von Chloroform entdeckt hatte, setzte Snow auch dieses Mittel erfolgreich für seine Narkosen ein und publizierte wiederum die Methode. Seine Erfolge ließen das Königshaus auf ihn aufmerksam werden. So führte er bei Königin Victoria 1853 bei der Geburt von Prinz Leopold und 1857 bei der Geburt von Prinzessin Beatrix eine Anästhesie mit Chloroform durch.

Dadurch galt John Snow unter den Londoner Ärzten bald als Koryphäe der Anästhesie. Er bekleidete Ehrenämter in der Pathological Society of London, der Westminster Medical Society und der Royal Medical and Chirurgical Society of London.

Die Wasserpumpe in der Broad Street

Als 1831/32 die erste Cholerawelle die britische Hauptstadt heimsuchte, waren die dichtbevölkerten Elendsquartiere besonders schwer betroffen. 1843 untersuchten die drei Londoner Ärzte John Griffiths Swayne (1819–1903), Frederick Brittan und William Budd (1811–1880) das Abwassersystem der Stadt und fanden dabei kommaförmige Mikroorganismen. Das war elf Jahre bevor der italienische Anatom Filippo Pacini (1812–1883) den Komma-Erreger 1854 unter dem Mikroskop sah und dokumentierte.

Während 1848/49 die zweite Choleraepidemie England überrollte, starben in London 15.000 Menschen, also etwa jeder 200. Stadtbewohner. Zusammen mit William Budd untersuchte John Snow das Seuchengeschehen. In einer Veröffentlichung vertraten die beiden Ärzte erstmals die Auffassung, dass die Cholera von spezifischen lebenden Mikroorganismen im Trinkwasser hervorgerufen würde.

Bezüglich der Wasserqualität der Themse stellte Snow in der Abhandlung *On the Mode of Communication of Cholera* Überlegungen an, welche die Gefährdungssituation der Londoner Bevölkerung erkennen ließen. Sinngemäß schrieb er:

Die Themse ist ein sehr großer Wasserkörper, ein verlängerter Meeresarm, der tidenabhängig ist, sodass das Wasser zweimal täglich an der Stadt London vorbeifließt. Es enthält die Exkremente von zwei Millionen Einwohnern, die sich anhäufen, bis ein starker Regen sie wegschwemmt. In Zeiten der Cholera enthält der Fluss die Ausscheidungen der Kranken, die im Flusswasser vor London mit allem anderen Unrat hin und her treiben.

So ist es nicht verwunderlich, dass 1854 eine neu Choleraepidemie in London wütete. Besonders verheerend war dieses Mal Soho betroffen: In einem Umkreis von nur 250 Metern rund um die Broad Street starben innerhalb von wenigen Tagen mehr als 700 der 860 Anwohner an der Cholera.

Bei der Ursachenforschung ging Snow mit detektivischem Gespür vor. Er markierte die Wohnorte der Kranken und Gestorbenen akribisch auf einer Stadtkarte und stellte fest, dass alle Betroffenen ihr Trinkwasser aus der „Broad Street pump“ entnommen hatten. Da Snow bei den Verantwortlichen der Stadt kein Gehör fand, entfernte er persönlich den Pumpenschwengel der Broad Street pump, was die Epidemie schnell zum Erliegen brachte. In der „Lion-Brau-

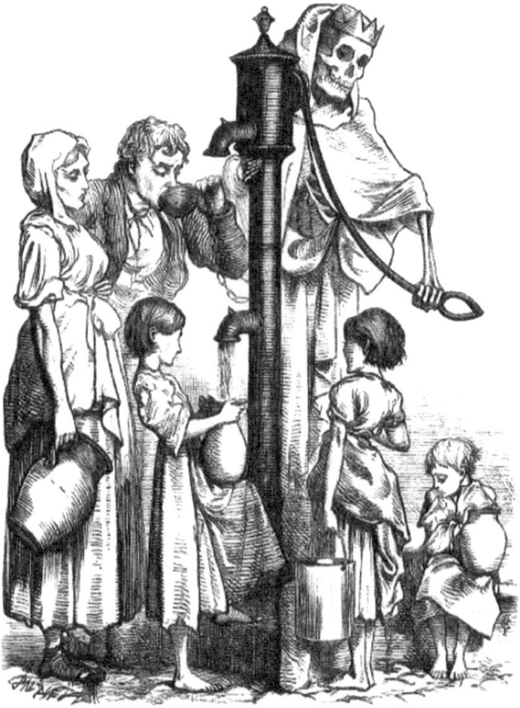

DEATH'S DISPENSARY.

OPEN TO THE POOR, GRATIS, BY PERMISSION OF THE PARISH.

Death´s Dispensary, Open to the Poor, Gratis by Permission of the Parish. [Des Todes Ausgabestelle: Offen für die Armen, gratis mit Genehmigung zum Umkommen]. *Karikatur von George Pinwell über die Broad Street Pump.* Fun Magazine, *1866*

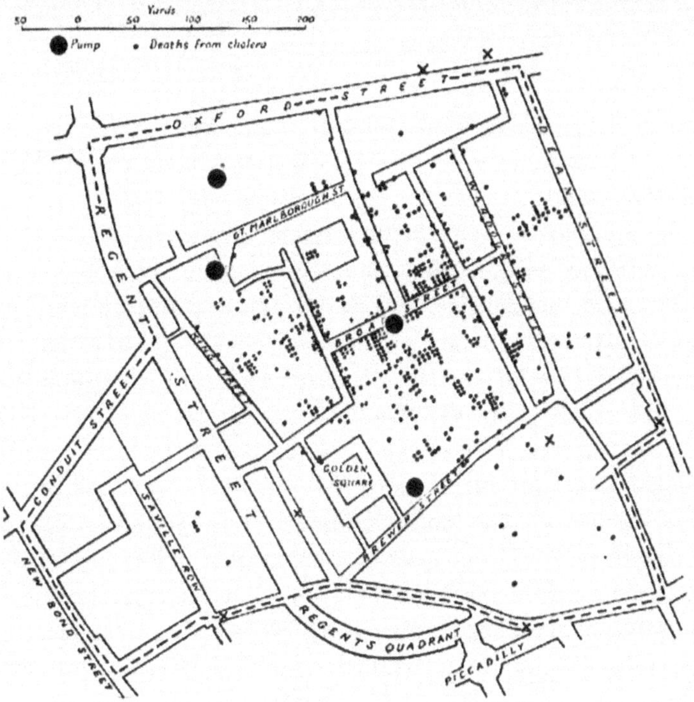

Snows Karte der Todesfälle rund um den Brunnen in der Broad Street (Mitte)

erei“ in Soho dagegen hatte es unter den 70 Mitarbeitern keinen einzigen Todesfall gegeben. Der Inhaber erklärte Snow, dass seine Männer niemals Wasser tränken, sondern nur das Bier des Hauses.

Die erste epidemiologische Studie der Geschichte

Nach der dritten Londoner Choleraepidemie machte sich Snow an die wissenschaftliche Aufarbeitung. Rückschauend betrachtete er zwei vergleichbare Gruppen von 10.000 Haushalten – Menschen jeden Alters, vom Gentleman bis zum Taschendieb, von der Lady bis zur Waschfrau. Die erste Gruppe bezog ihr Trinkwasser von der „Southwark and Vauxhall Company“ aus der Themse. Die zweite Gruppe erhielt ihr Trinkwasser von der „Lambeth Water Company“, die seit zwei Jahren Trinkwasser in einer ländlichen Region am oberen Flusslauf der Themse entnahm.

Während 1848/49 die Sterberate an Cholera in allen Stadtteilen noch gleich hoch gewesen war, zeigten sich jetzt Unterschiede: In den 10.000 Haushalten mit „Southwark and Vauxhall“-Wasser gab es 315 Choleratote, in den 10.000 Haushalten mit „Lambeth“-Wasser dagegen nur 37. Diese Ergebnisse waren eindeutig.

Snow publizierte seine Befunde noch im gleichen Jahr. Doch die Zeit war noch nicht reif für seine wegweisenden Erkenntnisse. Erst nach seinem Tod fanden seine Erkenntnisse wissenschaftliche Anerkennung und wurden durch weitere Untersuchungen bestätigt. John Snow starb 1858 im Alter von 45 Jahren nach zwei Schlaganfällen.

1856 erschien seine Veröffentlichung in Deutschland, wo man sie zunächst auch nicht ernst nahm. Der einflussreiche bayerische Hygieniker Max von Pettenkofer (1818–1901) war fest davon überzeugt, dass Seuchen wie die Cholera auf Boden- und Untergrundbeschaffenheit zurückzuführen seien. Deshalb träten in den Großstädten auf dem Kontinent über Jahrzehnte weiterhin Choleraausbrüche auf, ohne dass man der Seuche Herr werden könnte. Die Menschen tranken weiterhin das durch Fäkalien verunreinigte Fluss- und Brunnenwasser.

Endgültig setzte sich die Erkenntnis erst nach der großen Choleraepidemie im August 1892 in Hamburg durch, während der vor allem in den Armenquartieren an der Elbe ohne Trinkwasserversorgung und ohne Kanalisation 16.900 Menschen an der Cholera erkrankten und mehr als 8.600 starben.

Die neue Wasserentnahmestelle der Lambeth Water Company, 1852. *University of California, Los Angeles. Fielding School of Public Health*

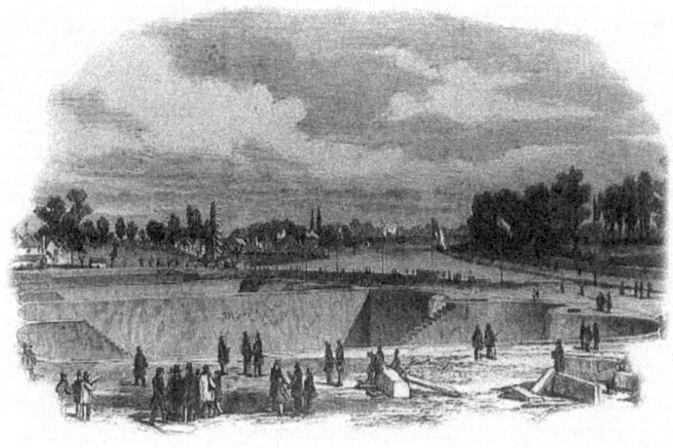

Quellen

Albert Faulconer/Thomas Edward Keys: *John Snow.* In: *Foundations of Anesthesiology.* 2 Bände, Springfield (Illinois) 1965, Band 1, S. 469–481.

Benjamin Ward Richardson (Hrsg.): *On chloroform and other anaesthetics: their action and administration, by John Snow, edited, with a memoir of the author, by Benjamin W. Richardson*, London 1858.

P. E. Brown: *John Snow – the autumn loiterer.* In: *Bulletin of the History of Medicine* 35 (1961), S. 519–528.

Milton Wainwright: *Microbiology before Pasteur.* In: *Microbiology Today*, Volume 28 (2001), S. 20f.

John Snow: *On the Mode of Communication of Cholera*, 2. Auflage London 1855, S. 95.

Sandra Hempel: *The Medical Detective. John Snow, Cholera and the Mystery of the Broad Street Pump*, London 2007.

Sandra Hempel: *The Strange Case of the Broad Street Pump. John Snow and the Mystery of Cholera*, Berkeley 2007.

https://www.nzz.ch/wissen/wissenschaft/die-geschichte-einer-wasserpumpe-in-london-1.18049701.

Eröffnung des neuen Wasserwerks der Lambeth Water Company 1852. *Engraving.* The Illustrated London News, *3. April 1852*

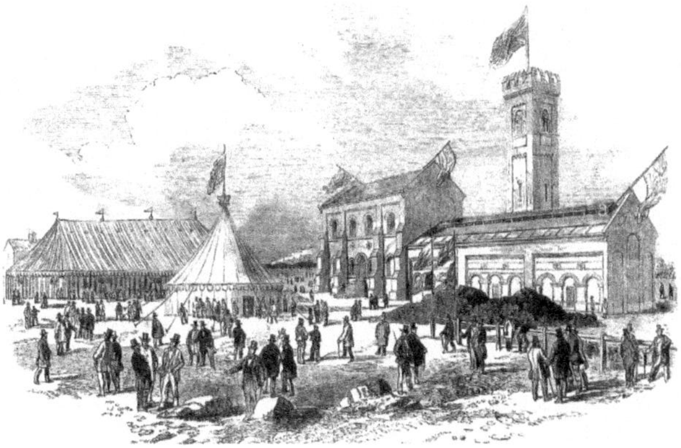

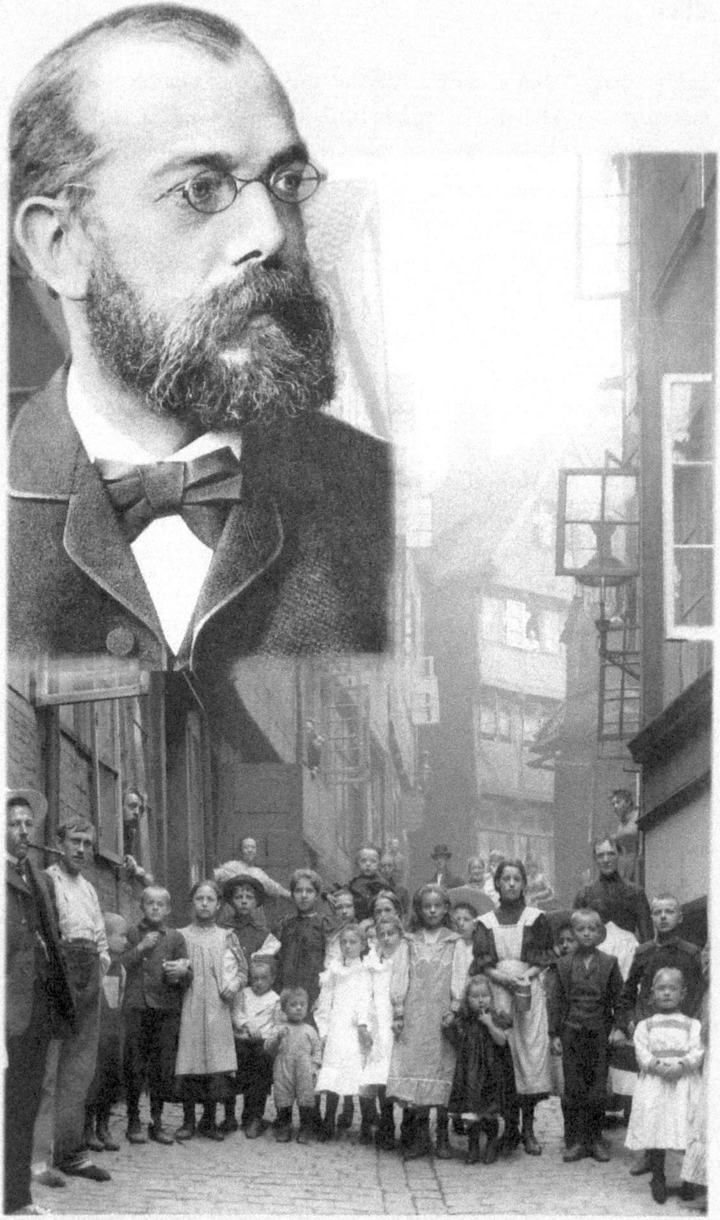

Robert Koch 1884 vor einem Bild des Gängeviertels in Hamburg, wo 1892 die Cholera ausbrach.
CC-BY-SA 2.0 und Foto von Paul Wuttke, 1902. Staatsarchiv Hamburg (F)

Robert Koch (1843–1910) – Ein Landarzt wird Bakteriologe

In dem Bergbaustädtchen Clausthal im Harz wurde am 11. Dezember 1843 Heinrich Hermann Robert Koch geboren. Er war das dritte von insgesamt 13 Kindern des Steigers Hermann Koch (1814–1877) und dessen Ehefrau Mathilde (1818–1871). Der Vater stieg später zum Geheimen Bergrat auf und hatte ab 1853 die Aufsicht über den gesamten Bergbau des Oberharzes inne. Schon als Vierjähriger hatte sich Robert selbst Lesen und Schreiben beigebracht, anschließend erhielt er Privatunterricht. Bereits als kleiner Junge träumte er davon, Naturforscher zu werden und die Welt zu bereisen, genauso wie sein Vorbild Alexander von Humboldt. Ab dem achten Lebensjahr besuchte der begabte Knabe das humanistische Gymnasium in Clausthal, wo er 1862 das Abitur ablegte. In Göttingen begann er mit dem Studium der Naturwissenschaften, wechselte aber im dritten Semester zur Medizin. Anfang 1866 schloss er sein Medizinstudium mit der Promotion ab. Einige Wochen besuchte er Berliner Kliniken und nahm an einem Pathologiekurs von Rudolf Virchow teil. Im März legte er das Staatsexamen in Hannover ab und arbeitete von Juni bis September am Allgemeinen Krankenhaus in Hamburg. Kurze Zeit hatte er eine Arztstelle an der Erziehungs- und Pflege-Anstalt für geistesschwache Kinder in Langenhagen bei Hannover inne.

Im gleichen Jahr verlobte er sich mit der Pfarrerstochter Emmy Adolfine Fraatz (1847–1913). 1867 heirateten die beiden. Ein Jahr später wurde die einzige Tochter Gertrud geboren. Zu seiner Trudy hatte Koch lebenslang ein enges Verhältnis. Ab 1868 arbeitete Koch als Landarzt erst in Niemegk bei Potsdam und dann in Rackwitz in der Provinz Posen.

Die Entdeckung des Milzbranderregers

Im Deutsch-Französischen Krieg 1870/71 behandelte Robert Koch als Militärarzt hauptsächlich Typhus- und Ruhrkranke. Er erlebte, wie Soldaten an Milzbrand starben, selbst wenn sie nur leichte Verwundungen davongetragen hatten. Milzbrand war nicht nur eine Tierseuche, sondern er zeigte sich auch als Haut-, Darm oder Lungenmilzbrand beim Menschen. Wegen des hochgiftigen Milzbrandtoxins führte die Erkrankung schnell zum Tode.

Unter dem Eindruck seiner Kriegserfahrungen machte sich Robert Koch, inzwischen Kreisarzt in Wollstein, daran, den Milzbrand zu erforschen. In der ländlichen Gegend um Posen war die Tierseuche weit verbreitet. Von den Bauern erfuhr er, dass der Viehbestand auf Weiden, auf denen zuvor Kadaver von an Milzbrand verendeten Tieren vergraben worden waren, noch nach mehreren Jahren erneut an Milzbrand erkranken konnte.

In einer Ecke seines Sprechzimmers richtete der Arzt sich ein Labor ein. Angeregt durch die Theorie seines früheren Hochschullehrers Jakob Henle (1809–1885), der in den 1840er-Jahren postuliert hatte, dass ein belebter Erreger für Infektionskrankheiten verantwortlich sei, entdeckte Koch, dass das getrocknete Blut von an Milzbrand erkrankten Schafen noch nach vier Jahren ansteckend war. Es gelang ihm, den *Bacillus anthracis* im Reagenzglas zu züchten. Außerdem konnte er den Nachweis führen, dass die Milzbranderreger in ihrer Dauerform als Sporen in der Erde jahrelang überleben konnten. 1876 veröffentlichte er *Die Ätiologie der Milzbrand-Krankheit, begründet auf die Entwicklungsgeschichte des Bacillus Anthracis.* Darauf fußend, wies Robert Koch anhand von Tierversuchen nach, dass Wundinfektionen immer von spezifischen Erregern ausgelöst werden.

Kaiserliches Gesundheitsamt, Berlin, Klopstockstraße 8. *Bundesarchiv Bild-183-2006-0329-500*

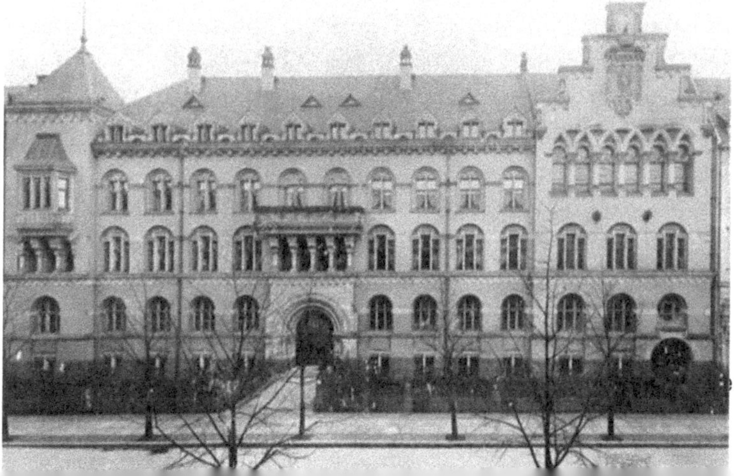

Im Juli 1880 erhielt der nun bekannt gewordene Robert Koch eine Stelle als Regierungsrat am Kaiserlichen Gesundheitsamt in Berlin, wo er endlich ein eigenes Forschungslabor zur Verfügung hatte. 1881 erschien seine grundlegende Arbeit über Desinfektion, in der er die desinfizierende Wirkung einiger chemischer Verbindungen nachwies.

Die Kontroverse zwischen Robert Koch und Louis Pasteur

Über die Entdeckung der Milzbrandsporen entbrannte ein Streit zwischen Robert Koch und dem Pariser Chemieprofessor Louis Pasteur (1822–1895), der diese Entdeckung ebenfalls für sich in Anspruch nahm.

Pasteur war 21 Jahre älter als Koch und bereits berühmt wegen der Entdeckung eines Tollwutimpfstoffes und seinem Verfahren zur Haltbarmachung flüssiger Lebensmittel, der Pasteurisation. Der Chemiker blickte bereits auf eine 25-jährige Wissenschaftlerkarriere in Dijon, Straßburg, Lille und an der Pariser Sorbonne zurück und war als äußerst innovativer Hochschullehrer bekannt, bei dem die Studenten der naturwissenschaftlichen Fächer in Laboratorien praxisorientiert ausgebildet wurden. Als Robert Koch mit 37 Jahren ans Kaiserliche Gesundheitsamt kam, war Louis Pasteur mit seinen 57 Jahren bereits Leiter des eigens für ihn geschaffenen Institut Pasteur in Paris. 1865 hatte er den „Pasteur-Effekt" beschrieben, wonach Hefen unter anaeroben Bedingungen, also unter Luftabschluss, mehr und schneller Glukose verbrauchen als unter aeroben Bedingungen, wobei er lebende Hefezellen und andere Mikroorganismen als Ursache von Gärung und Fäulnis identifizierte.

Der Tod seiner neunjährigen Tochter Jeanne an Typhus veranlasste den Forscher zu Experimenten mit Impfstoffen. 1881 begründete er die Theorie, dass abgeschwächte Krankheitserreger eine immunisierende Wirkung haben müssten. Auf dieser Basis entwickelte er Schutzimpfungen gegen Milzbrand, Geflügelcholera, Schweinerotlauf und 1885 die Impfung gegen Tollwut. Diese Viruserkrankung wird durch den Biss oder Speichel von infizierten Tieren auf den Menschen übertragen. Nach einer relativ langen Inkuba-

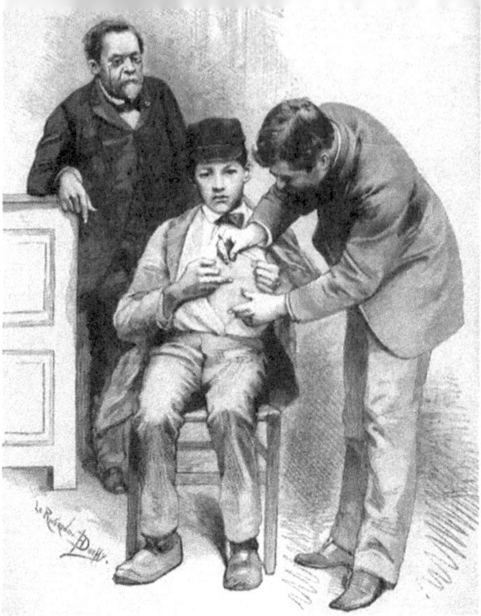

Louis Pasteur überwacht die Tollwut an Jean-Baptiste Jupille. *Zeichnung in* L'Illustration, *1885*

tionszeit von 60 bis 90 Tagen treten unspezifische Symptome wie Kopf- und Gliederschmerzen oder Fieber, schwere Krämpfe, Wasserscheu und starker Speichelfluss auf. Tollwut endet immer tödlich, wenn nicht in der Inkubationszeit eine Schutzimpfung gegeben wird. Sie ist eine der wenigen Erkrankungen, bei der eine Impfung nach der Infektion – also postexpositionell – möglich ist. Pasteurs erste Tollwutimpfung erhielt der 15-jährige Jean-Baptiste Jupille, der von einem tollwütigen Hund gebissen worden war. Da ein Arzt aus Pasteurs Team ihm den Impfstoff noch vor Ausbruch der Krankheit verabreichte, überlebte der Junge. Ab 1881 trafen sich Pasteur und Koch regelmäßig auf internationalen Fachkongressen. Und regelmäßig kam es dabei auch zu scharfen, fast beleidigenden Auseinandersetzungen zwischen den beiden Forschern. Pasteur war eine international anerkannte Koryphäe, der sich von einem unverschämt auftretenden Koch, einem unbedeutenden Landarzt, der von sich behauptete, den Milzbranderreger entdeckt zu haben, nichts sagen lassen wollte.

Beide Männer waren starke Persönlichkeiten, deren Rivalität neben der fachlichen Konkurrenz auch auf nationalen Ressentiments nach dem Deutsch-Französischen Krieg beruhte. Dennoch brachte der Wettstreit der beiden Forscher in den folgenden Jahren bahnbrechende Erkenntnisse für den Kampf gegen Milzbrand, Tuberkulose, Tollwut, Pest, Cholera und Diphtherie hervor.

Koch gelingt der Nachweis der Choleravibrionen

Im August 1883 ging Robert Koch als Leiter der deutschen Cholera-Expedition auf eine neunmonatige Forschungsreise nach Ägypten und Indien. Bei seiner Ankunft in Alexandria war die Choleraepidemie aber schon am Abklingen, weshalb das Expeditionsteam im November nach Indien weiterreiste.

In Kalkutta gelang Koch zwei Monate später der mikroskopische Nachweis des kommaförmigen Erregers *Vibrio cholerae*. Außerdem konnte er Ursachen für die Ausbreitung der Seuche bestätigen, die schon John Snow bei der Londoner Choleraepidemie 1854 herausgefunden hatte: Trinken von verunreinigtem Wasser, Verzehr von kontaminierten Lebensmitteln, Kontakt mit Fäkalien oder Erbrochenem von infizierten Menschen oder mit kontaminierten Oberflächen. Kochs Annahme, dass nicht allein das Vorhandensein von Choleraerregern im Körper, sondern deren Toxin die schwere Durchfallkrankheit verursachte, erwies sich als richtig und wurde Grundlage für zukünftige Forschungen. Seine Rückkehr nach Deutschland im Mai 1884 glich einem Triumphzug.

Kaiser Wilhelm I. empfing den Forscher und belohnte ihn mit 100.000 Mark. Die Maßnahmen, die Koch in Indien erarbeitete, sollten sich bei der Hamburger Choleraepidemie 1892 hervorragend bewähren.

Im folgenden Jahr berief die Friedrich-Wilhelms-Universität in Berlin Robert Koch zum Professor und Leiter ihres neu geschaffe-

Robert Koch auf der Deutschen Cholera-Expedition in Ägypten 1884. *RKI*

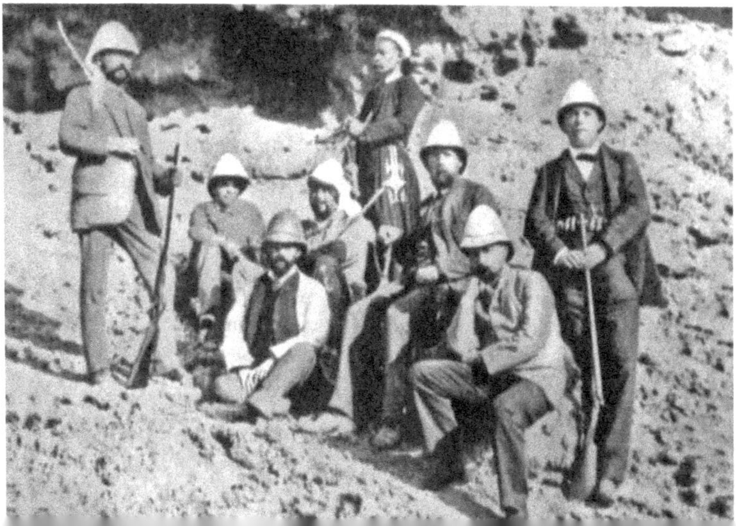

nen Hygieneinstituts. Doch Koch war kein begnadeter Hochschullehrer. Vorlesungen und Prüfungen waren ihm ein Graus. Wegen gesundheitlicher Probleme suchte er Erholung auf mehreren langen Reisen. 1890 gab er die ungeliebte Lehrtätigkeit an der Universität auf und wurde Leiter des Königlich Preußischen Instituts für Infektionskrankheiten, dem heutigen Robert Koch-Institut (RKI). Es wurde nach seinen Vorstellungen mit einer Forschungsabteilung und einem klinischen Bereich ausgestattet. Neun Jahre später bezog das ständig wachsende Institut ein neues Gebäude in Berlin-Wedding nahe dem im Bau befindlichen Rudolf-Virchow-Krankenhaus.

Der Streit mit Max von Pettenkofer

Im Gegensatz zu Robert Koch vertrat der Münchner „Hygienepapst" Max von Pettenkofer jahrzehntelang die Auffassung, dass für die Entstehung einer Seuche nicht Krankheitserreger verantwortlich seien, sondern allein die Umweltbedingungen einen Einfluss hätten.

Max Pettenkofer – eher ein Altersgenosse von Pasteur als von Koch – war Arzt, Apotheker und Chemiker. Er wurde 1818 in Lichtenheim bei Neuburg/Donau geboren. Nach der Schulausbildung studierte er gleichzeitig Pharmazie und Medizin, erhielt 1843 die Approbation als Apotheker und die Promotion in Medizin. Ab 1844 arbeitete er im Labor des berühmten Chemikers Justus von Liebig (1803–1873) in Gießen, wo er sich umfassende Kenntnisse in organischer Chemie erwarb. Nach ersten wissenschaftlichen Erfolgen erhielt er schon 1847 eine Professur für medizinische Chemie an der Universität München und wurde 1846 außerordentliches und 1856 ordentliches Mitglied der Bayerischen Akademie der Wissenschaften sowie 1859 der Leopoldina.

Während der großen Choleraepidemie in München 1854 erkrankte Pettenkofer selbst an der Cholera, seine Tochter Anna entging nur knapp dem Tod. Münchens Infrastruktur war zu jener Zeit noch sehr mangelhaft: Es gab kein fließendes Trinkwasser, Abfall und Abwasser wurden auf die Straße gekippt, Fäkalien an großen Plätzen gesammelt und von den Bauern der Umgebung auf die Fel-

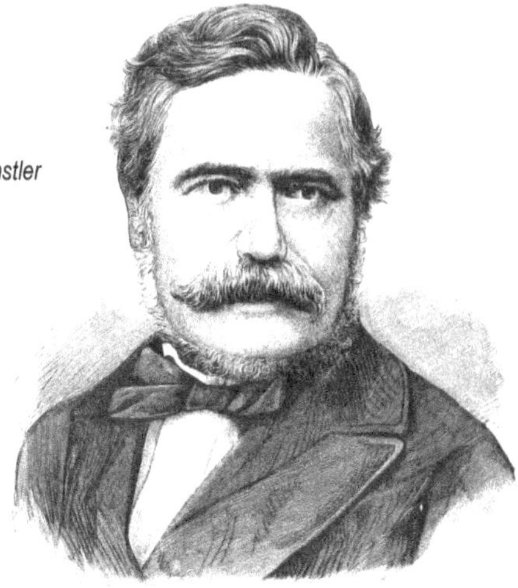

Max von Pettenkofer 1883. *Unbekannter Künstler*

der transportiert. Pettenkofer beschloss: „Diese Stadt muss sauberer werden." Auf seine Initiative hin wurde 1862, also sehr früh, mit dem Bau der Münchner Kanalisation begonnen. In Berlin wurde, wie berichtet, erst 1873 der Bau einer Kanalisation für die Hauptstadt beschlossen, die der Stadtplaner James Hobrecht (1825–1902) anschließend umsetzte. Als Wilhelm I. 1871 zum Kaiser gekrönt wurde, war Berlin immer noch die „einzige europäische Hauptstadt, wo wir tagtäglich an den Ufern stinkender Rinnsteine wandeln", schrieb der deutsche Kriegskorrespondent und Reiseschriftsteller Hans Wachenhusen.

Max Pettenkofer ist es zu verdanken, dass die Hygiene zu einem eigenen Wissenschaftsgebiet wurde. 1865 setzte er die Einrichtung des ersten deutschen Lehrstuhls für Hygiene in München durch. 1883 wurde unter seiner Leitung an der Universität München ein Institutsneubau eröffnet. Im gleichen Jahr erhob ihn König Ludwig II. von Bayern in den erblichen Adelsstand. Ab 1883 gab Pettenkofer die Zeitschrift *Archiv für Hygiene* heraus, in der er seine Arbeiten veröffentlichte.

Bei seinen umfangreichen Forschungen zu Typhus und Cholera vertrat er die Theorie, dass das Seuchengeschehen mit den Boden- und Grundwasserverhältnissen sowie der Durch- und Belüftung der Städte in Zusammenhang stünde. Selbst nach Kochs Nachweis der Cholera-Vibrionen im Jahr 1884 war Max von Pettenkofer nicht zu überzeugen, dass diese allein die Choleraepidemien verursachten. Deshalb ließ er sich nach der Hamburger Choleraepidemie von

Kochs Berliner Institut ein Röhrchen mit gezüchteten Cholerabakterien schicken.

Am 7. Oktober 1892 nahmen der schon 74-jährige Professor und sein Assistent Carl Emmerich in einem Selbstversuch vor den entsetzten Studenten im Hörsaal eine Lösung aus Cholerakulturen zu sich. Das hätte Pettenkofer das Leben kosten können, wenn er nicht als junger Mann schon mit Choleraerregern in Kontakt gekommen wäre. So kam er selbst mit einem leichten Durchfall davon, während sein Assistent beinahe gestorben wäre. Pettenkofer hat sich dennoch große Verdienste erworben. Auf ihn gehen die heute üblichen Ortsbesichtigungen und epidemiologischen Auswertungen bei Seuchen zurück. Bezüglich seuchenhygienischer Maßnahmen gegen die Cholera sprach sich Pettenkofer entschieden gegen sinnlose Einschränkungen des öffentlichen Lebens aus:

> *Der freie Verkehr ist ein so großes Gut, dass wir es nicht entbehren könnten, selbst um den Preis nicht, dass wir von Cholera und noch vielen anderen Krankheiten verschont blieben.*

Diese These hat bis heute nichts von ihrer Aktualität eingebüßt, wie die Erfahrungen mit Lockdown und Verkehrsbeschränkungen während der Coronapandemie gezeigt haben.

1892 – Die Choleraepidemie in Hamburg

Als im August 1892 die Cholera in Hamburg ausbrach, wollten die Hamburger Behörden dies lange nicht wahrheben. Zwar hatte die Hansestadt nach dem großen Brand von 1842 als erste deutsche Großstadt in Deutschland mit dem Aufbau einer modernen Wasserversorgung begonnen. Allerdings waren die dicht bewohnten, engen Quartiere der Armen, die sogenannten Gängeviertel, aus finanziellen Gründen davon ausgespart worden. Das sollte sich bitter rächen. Hier standen die Fachwerkhäuser dicht an dicht. Die Wohnungen waren nur durch enge Torwege, Gänge oder über verwinkelte Hinterhöfe zu erreichen. Die Gängeviertel wurden unverändert mit ungefiltertem Elbwasser versorgt. Manche Bewohner entnahmen ihr

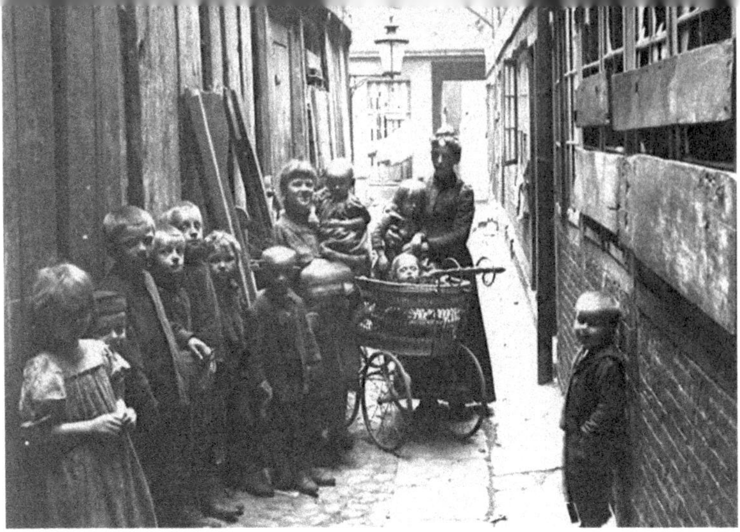

Kinder im Hamburger Gängeviertel, 1892. *Staatsarchiv Hamburg*

Wasser sogar direkt aus den schmutzigen Fleeten. Den Bau einer Filtrieranlage, der bereits seit 1872 geplant war, hatte man aus Kostengründen immer wieder verschoben. Die Trinkwasserentnahme erfolgte zwei Kilometer flussaufwärts bei Rothenburgsort, sodass bei Flut das verschmutzte Hafenwasser in die Rohre floss. Dagegen wurde in der zu Preußen gehörenden Nachbarstadt Altona das Trinkwasser bereits seit 1859 bei Blankenese über Sandfilter gereinigt. Der Nutzen sollte sich bald zeigen.

Im Sommer 1892 brachten russische Auswanderer, die in Hamburg einen Ozeandampfer in die Vereinigten Staaten nehmen wollten, die Cholera mit in die Stadt. Da der Sommer besonders heiß war und der Wasserpegel der Elbe sehr niedrig stand, flossen die Abwässer aus dem Hafen mit der Flut elbaufwärts bis zu den Trinkwasserentnahmestellen. Obwohl man schon von dem vermehrten Auftreten von Durchfallerkrankungen wusste, verließen immer noch Auswandererschiffe wider besseres Wissen den Hamburger Hafen. Durch sie gelangte die Cholera bis nach New York.

Am 14. August starb in Hamburg der erste Cholerakranke, acht Tage später waren es schon 455 Tote. Aus Rücksicht auf die Wirtschaft wurden die Todesfälle zunächst geheim gehalten. Als sich zeigte, dass der Hamburger Senat mit dem Krisenmanagement überfordert war, setzte die Reichsregierung Robert Koch, den Leiter des Preußischen Instituts für Infektionskrankheiten, als „Reichs-

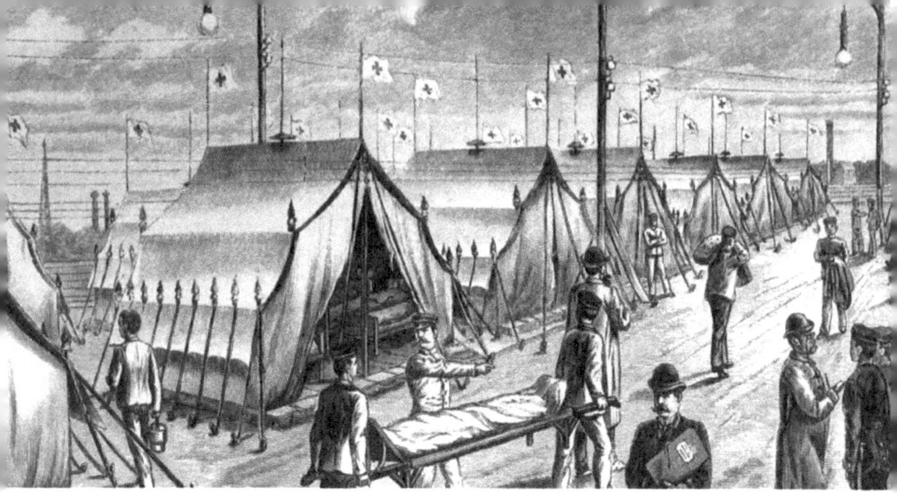

Feldlazarett für Cholerakranke beim Eppendorfer Krankenhaus. *Zeichnung:* Illustrirte Zeitung *1892*

Commissar für die Gesundheitspflege im Stromgebiet der Elbe" ein. Koch war nach seinen Erfahrungen in Indien dafür der geeignete Experte. Er berichtete nach wenigen Tagen an Kaiser Wilhelm II.:

> *Ich habe noch nie solche ungesunden Wohnungen, Pesthöhlen und Brutstätten für jeden Ansteckungskeim angetroffen wie in den sogenannten Gängevierteln (...) Ich vergesse, daß ich mich in Europa befinde.*

Als Erstmaßnahme ließ Koch umgehend den Hamburger Hafen unter Quarantäne stellen und ein Feldlazarett beim Eppendorfer Krankenhaus errichten. Als Nächstes veranlasste er die Abgabe von abgekochtem Wasser, das mithilfe von Fasswagen an die Bevölkerung verteilt wurde. Brauereien stellten Trinkwasser aus ihren Tiefbrunnen zur Verfügung. Dann erfolgte die Verteilung von Handzetteln mit Verhaltensregeln. Auf sein Geheiß hin wurden die Schulen geschlossen und Garküchen eröffnet, die auf öffentlichen Plätzen bakterienfreie Mahlzeiten anboten. In Turnhallen, Bahnhöfen und leerstehenden Tanzsälen wurden Desinfektionsstellen errichtet. Desinfektionskolonnen versprühten Karbol und Kalk in den Wohnungen der Erkrankten und Toten.

Das Zusammentreffen von Menschen in größeren Gruppen wurde verboten, Reisebeschränkungen und eine Meldepflicht für Krankheitsfälle ausgesprochen. Handel und Verkehr kamen zum

Erliegen. Die Kranken wurden in eigens eingerichteten Cholerabaracken untergebracht.

Auf dem Höhepunkt der Epidemie starben in Hamburg täglich bis zu 500 Menschen an Cholera, während es in Altona eine überschaubare Zahl von Fällen gab.

Als die Hamburger Tischler mit der Sargproduktion nicht mehr hinterherkamen, wurden die Seuchentoten in Massengräbern auf dem Ohlsdorfer Friedhof beigesetzt. Nach zehn Wochen war die Cholera besiegt. Am 16. November 1892 wurde Hamburg amtlich für seuchenfrei erklärt. Insgesamt waren in Hamburg 16.596 Menschen an der Cholera erkrankt, von denen 8.605, also mehr als 50 Prozent, gestorben waren.

In aller Eile begannen die Hamburger Wasserwerke nun mit dem Bau einer Trinkwasserfiltration auf der Elbinsel Kaltehofe. Der Hamburger Senat ließ die Gängeviertel teils abreißen, teils sanieren. 1893 wurde der Tropenmediziner und Hygieniker Bernhard Nocht (1857–1945), ein Schüler Robert Kochs, zum Hafenarzt berufen. Er stand ab 1900 dem direkt am Hafen gelegenen und später nach ihm benannten Institut für Tropenmedizin vor. Die von Robert Koch in Hamburg angeordneten Maßnahmen wurden zur Grundlage des

Menschen stehen Schlange an einer Trinkwasser-Abgabestelle in Hamburg während der Cholera-Epidemie 1892. *Zeichnung von Karl Müller,* Die Gartenlaube *1892*

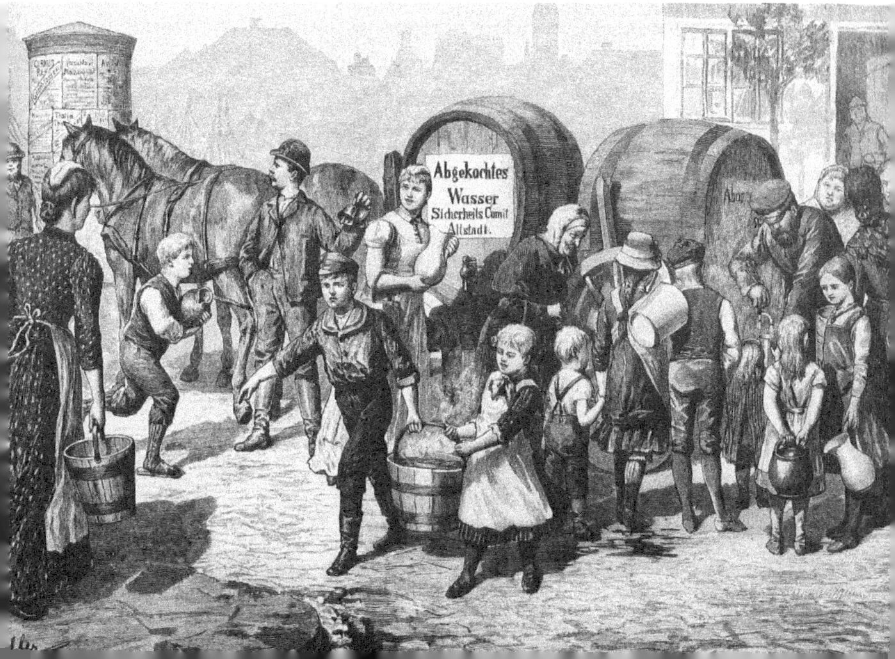

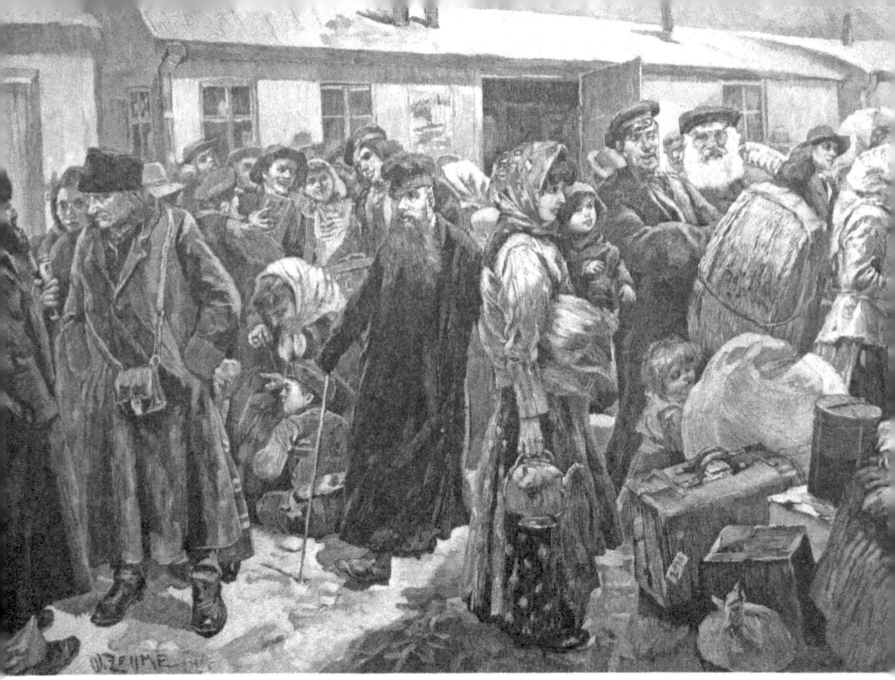

Auf dem Auswandererbahnhof Berlin Ruhleben. *Aus:* Die Gartenlaube, *1895*

Reichsseuchengesetzes zur Bekämpfung gemeingefährlicher Krankheiten, dem Vorläufer des heutigen Infektionsschutzgesetzes. Es wurde am 30. Juni 1900 von Kaiser Wilhelm II. erlassen.

Für die Auswanderer aus Osteuropa – zwischen 1871 und 1914 waren das 5,8 Millionen Menschen – wurde in Ruhleben bei Berlin ein Auswandererbahnhof als Durchgangs- und Kontrollstation für Emigranten errichtet. Er wurde von den Transportgesellschaften HAPAG und Norddeutscher Lloyd betrieben. Hier mussten sich die aus dem Osten kommenden Auswanderer registrieren, desinfizieren und ärztlich untersuchen lassen, bevor sie mit einem ärztlichen Attest zu den Häfen in Bremerhaven und Hamburg weiterreisen durften. Beide Städte wollten nach der Hamburger Choleraepidemie keine Auswanderer mehr ohne ärztliches Attest in ihre Häfen lassen.

Robert Koch hatte sich bei seinem Einsatz gegen die Cholera in Hamburg große Verdienste erworben. Seinen Erfolgen und Misserfolgen bei der Erforschung und Eindämmung der Tuberkulose ist ein späteres Kapitel gewidmet.

Quellen

Werner Friedrich Kümmel: „Koch, Robert". In: *Neue Deutsche Biographie*, Band 12, 1980, S. 251–255 [Online-Version].

https://www.ndr.de/geschichte/koepfe/Robert-Koch-Die-Revolution-der-Medizin,robertkoch101.html.

Werner Köhler: „Pasteur, Louis". In: Werner E. Gerabek/Bernhard D. Haage/Gundolf Keil/Wolfgang Wegner (Hrsg.): *Enzyklopädie Medizingeschichte*, Berlin/New York 2005, S. 1110–1112.

Maxime Schwartz/Annick Perrot: *Robert Koch und Louis Pasteur. Duell zweier Giganten*, Darmstadt 2015.

Bärbel-Jutta Hess: *Seuchengesetzgebung in den deutschen Staaten und im Kaiserreich vom ausgehenden 18. Jahrhundert bis zum Reichsseuchengesetz 1900*, Diss. Heidelberg 2009, S. 169f.

Bruno Preisendörfer: *Nur der Schutzmann hält dem Chaos stand*. In: *Der Tagesspiegel* vom 5. 10. 2021.

Gregor Raschke: *Die Choleratheorie Max von Pettenkofers im Kreuzfeuer der Kritik – Die Choleradiskussion und ihre Teilnehmer*, Diss. München 2007, S. 99ff.

https://www.pharmazeutische-zeitung.de/cholera-epidemie-1892-in-hamburg-und-die-folgen-117189/.

Richard J. Evans: *Tod in Hamburg. Stadt, Gesellschaft und Politik in den Cholera-Jahren 1830–1910*, Reinbek bei Hamburg 1990.

Frühstücksausgabe an Deck eines Auswandererschiffs um 1893. *Zeichnung von W. Zehme. BPM*

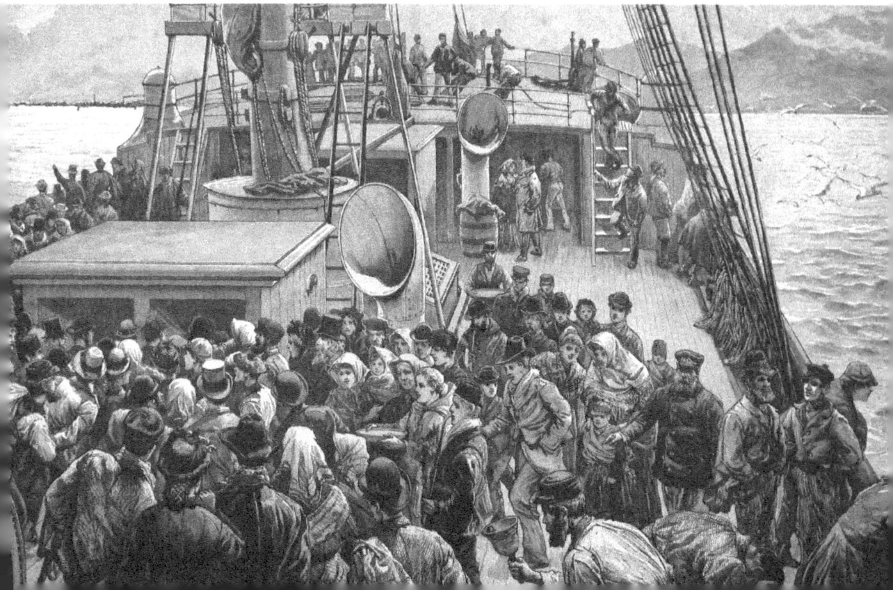

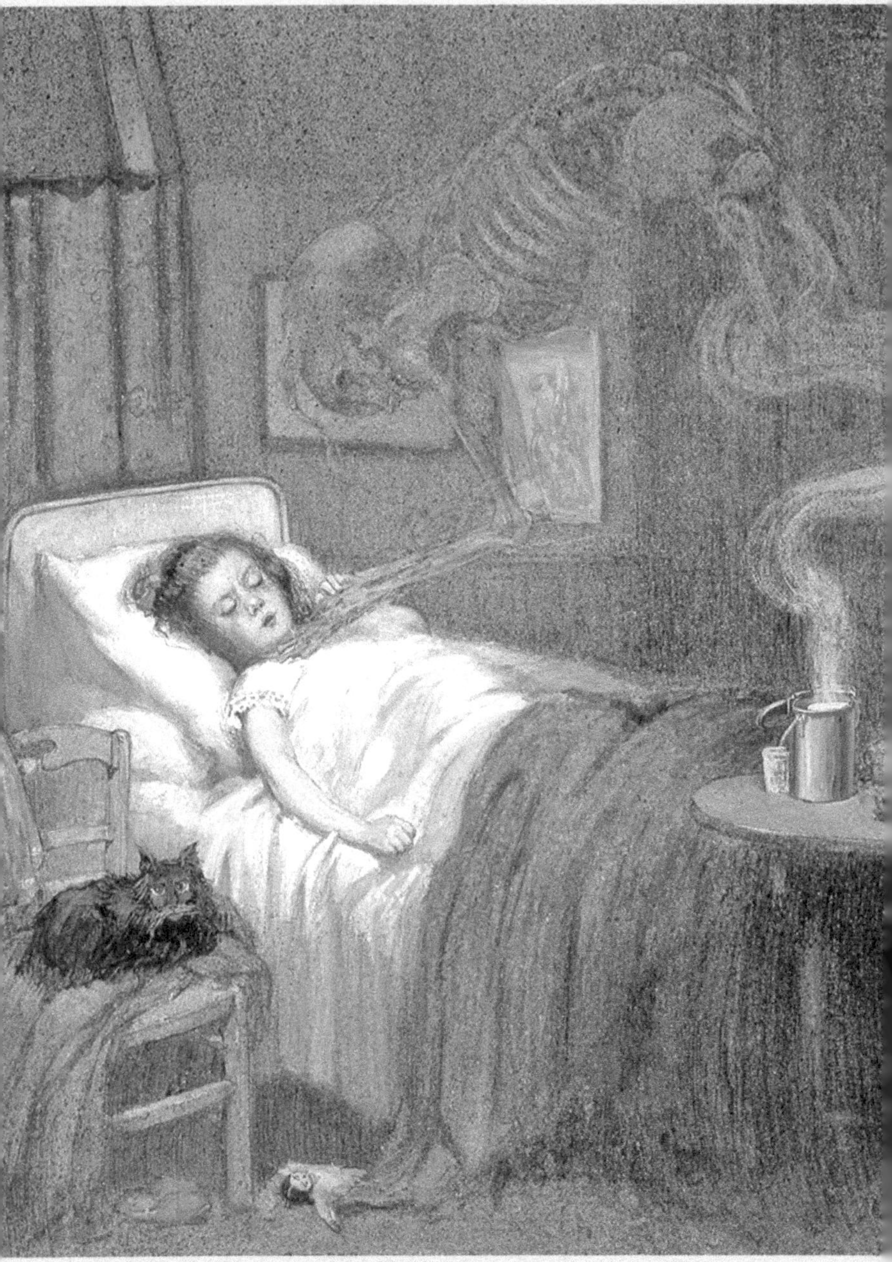

Diphtherie. *Aquarell von Richard Tennant Cooper (1885–1957). Wellcome Collection*

Diphtherie – Der Würgeengel der Kinder

In Preußen starben zwischen 1875 und 1887 im Jahresdurchschnitt etwa 45.000 Menschen an der ansteckenden und oft tödlichen Diphtherie, darunter durchschnittlich 25.000 Säuglinge und Kleinkinder im Alter bis zu drei Jahren. Bei Kindern im Alter von drei bis fünf Jahren war die Diphtherie sogar die häufigste Todesursache.

Ich erinnere mich, dass in der Familie meiner Urgroßeltern um die Jahrhundertwende drei der sechs Kinder durch Diphtherie den Tod fanden. Die Krankheit hieß früher „Echter Krupp“ oder „Bräune“ wegen der braunen Beläge im Rachen. Sie wird durch Tröpfcheninfektion beim Husten und Sprechen übertragen. 1884 hatte der Arzt und Bakteriologe Friedrich Loeffler (1852–1915) am Kaiserlichen Gesundheitsamt in Berlin den Diphtherieerreger nachgewiesen. Das *Corynebacterium diphtheriae* bildet ein Toxin, das für die lebensgefährlichen Verläufe verantwortlich war.

Man kannte verschiedene Erscheinungsformen, wie etwa die Mandel- und Rachendiphtherie, die Nasendiphtherie bei Säuglingen und Kleinkindern oder die Kehlkopfdiphtherie mit bellendem Husten, Heiserkeit und Stimmlosigkeit und pfeifenden Atemgeräuschen. Typisch für die Krankheit waren der süßlich-fade Atemgeruch und die Lymphknotenschwellungen am Hals, der Cäsarenhals – Symptome, welche die heutigen Ärzte nur noch aus dem Lehrbuch kennen. Die schwerste Form, die Kehlkopfdiphtherie, rief Erstickungszustände hervor, die in früheren Zeiten meist einen Luftröhrenschnitt erforderlich machten. Seltener war die Hautdiphtherie mit Geschwürbildung oder die Bindehautdiphtherie am Auge, die auch die Hornhaut befallen und eine Sehbehinderung hinterlassen konnte. Wenn sich die Erreger auf dem Blutweg ausbreiteten, konnte eine toxische Diphtherie mit schwersten Komplikationen entstehen. Durch das Toxin kam es zu Herzmuskelentzündungen bis hin zum plötzlichen Herztod oder schweren Nieren- und Nervenschädigungen. Heute ist die Diphterie mit Antibiotika erfolgreich behandelbar.

Das Diphtherie-Antitoxin

Durch die Entdeckung des Diphtherie-Heilserums durch Emil von Behring und Shibasaburo Kitasato im Jahr 1890 wurde der Grundstein für die erste passive Immunisierung gelegt. Dabei wurden Abwehrstoffe, die aus dem Serum von mit dem Bakterium infizierten Tieren gewonnen wurden, in den Körper von Diphtheriekranken gespritzt. Eine Linderung des Krankheitsverlaufs trat bei richtiger Dosierung sehr schnell ein, weil die Abwehrstoffe oder Antitoxine (heute als Immunglobuline oder Gammaglobuline bezeichnet) sofort zur Verfügung standen und nicht erst vom Körper selbst gebildet werden mussten.

Ab 1894 wurde das Heilserum von den Farbwerken Hoechst vorm. Meister, Lucius & Brüning AG in Höchst bei Frankfurt am Main und später von den 1904 gegründeten Behringwerken in Marburg in großem Umfang produziert und eingesetzt. Über Emil von Behring, den „Retter der Kinder“ und Paul Ehrlich, der zu der Entwicklung die erforderlichen Anreicherungs- und Mess- und Prüfverfahren beisteuerte, wird in den folgenden Kapiteln berichtet.

Sinkt die Impfrate, breitet sich die Diphtherie wieder aus

Behrings Heilserum rettete Millionen Kindern das Leben. Zwischen 1893 und 1911 war die Zahl der Diphtherietoten auf ein Drittel zurückgegangen. Der heute übliche Diphtherieimpfstoff wurde jedoch nicht von Behring entwickelt. Diesen verdanken wir 33 Jahre später dem französischen Veterinärmediziner und Immunologen Gaston Ramon (1886–1963). Er fand 1923 nicht nur einen Toxoidimpfstoff gegen Diphtherie, sondern ein Jahr darauf auch einen entsprechenden gegen Tetanus. Ab 1936 wurden beide in Deutschland bei Säuglingen und Kleinkindern eingesetzt, was zu einer weiteren deutlichen Abnahme der Diphtherieerkrankungen und Todesfälle führte. In der DDR wurde 1961 eine Pflichtimpfung von Säuglingen und Kindern gegen Diphtherie verordnet. In den nachfolgenden Jahren traten dort keine Erkrankungsfälle mehr auf. In der Bundesrepublik wurde die Impfung ab 1960 breit eingesetzt und 1974 von der Ständigen Impfkommission (STIKO) als Standard in den Impfkalender für Säuglinge und Kinder aufgenommen. Heute werden Säuglinge ab dem dritten Lebensmonat mit einer Erstimpfung und mehreren Auffrischungsimpfungen durch einen Kombinationsimpfstoff gegen Diphtherie, Tetanus, Polio und Keuchhusten geschützt. In Deutschland treten im Abstand von mehreren Jahren nur Einzelfälle auf. Dadurch ist die Diphtherie fast völlig aus unserem Bewusstsein verschwunden. Ausgerottet ist sie allerdings nicht. Besonders in Regionen ohne flächendeckende Impfungen wie in Afrika, Asien, Lateinamerika und Osteuropa ist die Diphtherie immer endemisch. Nach dem Zusammenbruch der Sowjetunion beispielsweise traten 1994 in den Nachfolgestaaten 48.000 Fälle von Diphtherie auf, etwa 1.500 der Erkrankten starben. Durch den Ausfall der staatlichen Gesundheitsfürsorge war die Durchimpfungsrate auf weniger als 75 Prozent zurückgegangen. Daher gilt unverändert: Wenn die Impfrate sinkt, breitet sich die Diphtherie wieder aus.

Quellen

Ulrike Enke: *Die Diphtherie und Behrings Diphtherieheilserum.* Emil-von-Behring-Bibliothek/Arbeitsstelle für Geschichte der Medizin:

https://www.uni-marburg.de/de/fb20/bereiche/methoden-gesundheit/evbb/der-nachlass-emil-von-behrings/leben-und-werk-emil-von-behrings/behrings-diphtherieheilserum.

https://www.aerzteblatt.de/archiv/173215/125-Jahre-Diphtherieheilserum-Das-Behring-sche-Gold.

Friedrich Hofmann: *Diphtherie.* In: Heinz Spiess/Ulrich Heininger/Wolfgang Jilg (Hrsg.): *Impfkompendium*, 8. Auflage Stuttgart 2015, S. 148.

RKI-Ratgeber Diphtherie: https://www.rki.de/DE/Content/Infekt/EpidBull/Merkblaetter/Ratgeber_Diphtherie.html#doc2374528bodyText14.

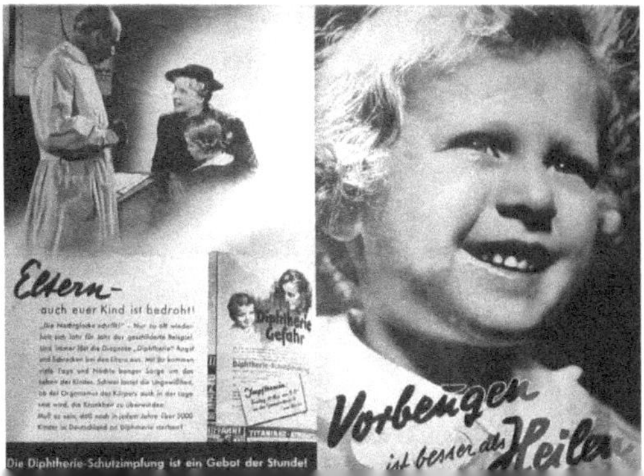

Eltern –
auch euer Kind ist bedroht!
Diphtherie Gefahr
Die Diphtherie-Schutzimpfung ist ein Gebot der Stunde!
Vorbeugen ist besser als Heilen

Werbung für die Diphtherie-Schutzimpfung Ende der 1940er-Jahre

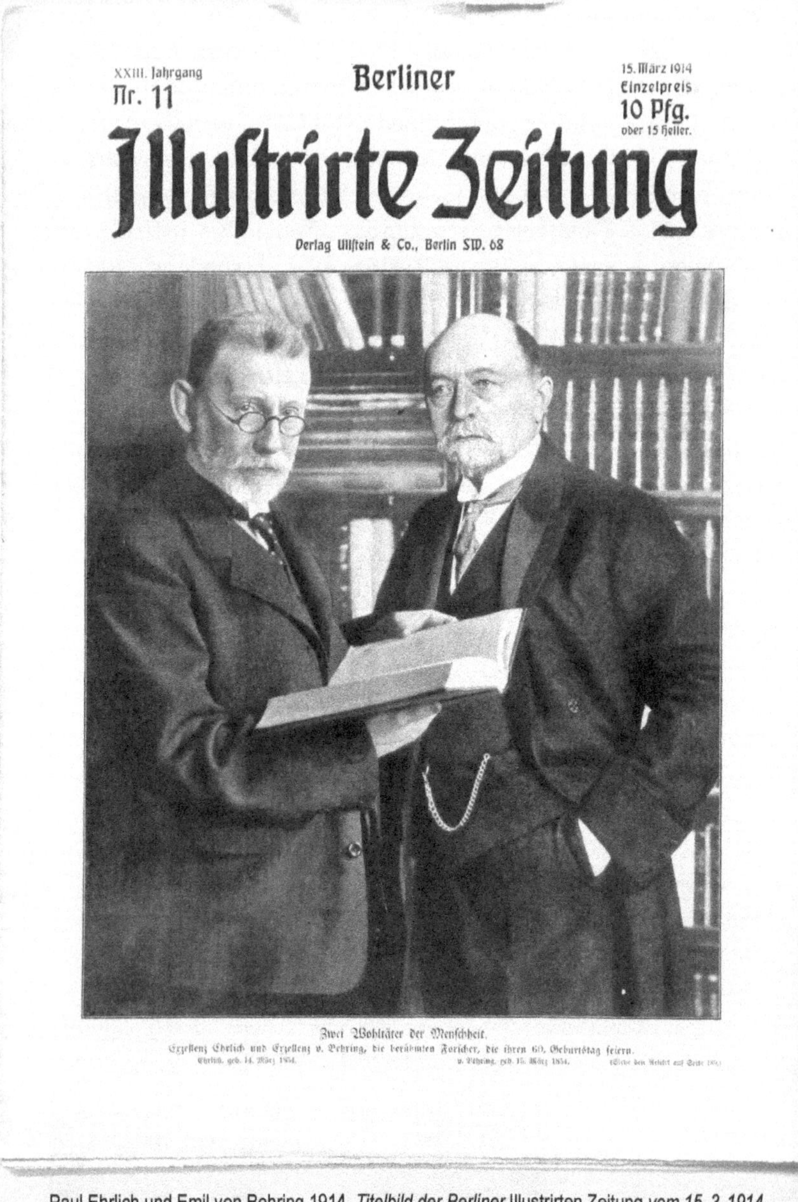

XXIII. Jahrgang
Nr. 11

Berliner
Illustrirte Zeitung

15. März 1914
Einzelpreis
10 Pfg.
oder 15 Heller.

Verlag Ullstein & Co., Berlin SW. 68

Zwei Wohltäter der Menschheit.
Exzellenz Ehrlich und Exzellenz v. Behring, die berühmten Forscher, die ihren 60. Geburtstag feiern.
Ehrlich, geb. 14. März 1854. v. Behring, geb. 15. März 1854. (Siehe den Artikel auf Seite [illegible])

Paul Ehrlich und Emil von Behring 1914. *Titelbild der Berliner* Illustrirten Zeitung *vom 15. 3. 1914.* Das Titelbild ist eine Fotomontage, die anlässlich der jeweiligen 60. Geburtstage der beiden großen Forscher angefertigt wurde. Paul Ehrlich ist am 14. 3. 1854 geboren und Emil von Behring am 15. 3. 1854.

Emil von Behring (1854–1917) – Geschäftstüchtiger „Retter der Kinder und Soldaten"

Ein Name ist mit dem Sieg über die Diphtherie untrennbar verknüpft – Emil von Behring. Nachdem er das Diphtherie-Antitoxin entdeckt hatte und es in seinem eigenen Werk produzierte, wurde er als „Wohltäter der Menschheit" gefeiert und mit Briefen dankbarer Eltern überschüttet. In Gedichten wurde er als Bezwinger der Diphtherie gelobt: Durch ihn habe die „Geißel der Kinder (...) den Stachel verloren". Die Verehrung ging so weit, dass die Berliner Illustrirte Zeitung zu Behrings 60. Geburtstag eine Homestory aus seinem Wohnhaus und seinem Institut in Marburg brachte.

In den 1880/90er-Jahren pflegten Deutschland und Japan einen regen wissenschaftlichen Austausch. Deutschland war das große Vorbild Japans, deshalb studierten hier viele japanische Studenten und forschten viele japanische Wissenschaftler. Besonders begehrt war ein Arbeitsplatz am Berliner Hygieneinstitut bei Robert Koch, wie ihn Shibasaburo Kitasato (1853–1931) von 1885 bis 1892 innehatte.

Behring und Kitasato entwickeln das Diphtherie-Heilserum

Am 4. Dezember 1890 hatten Emil von Behring und Shibasaburo Kitasato die grundlegende Arbeit *Über das Zustandekommen der Diphtherie-Immunität und die Tetanus-Immunität bei Thieren* herausgebracht. In dem nur zwei Seiten umfassenden Artikel berichteten sie, wie sie aus dem Blutserum von Pferden, die sie zuvor mit Diphtherieerregern immunisiert hatten, Antitoxine gewinnen konnten, die bei Kranken als Heilseren eingesetzt werden konnten.

Ende des Jahres 1891 wurde das nun aus dem dem Blutserum von Schafen gewonnene Diphtherie-Heilserum erstmals an zwei diphtheriekranken Kindern in der Chirurgischen Universitätsklinik eingesetzt – allerdings erfolglos, da die verwendete Dosierung des Antitoxins zu gering war. Erst durch die Zusammenarbeit mit Paul Ehrlich, der die erforderlichen Anreicherungs- und Standardisie-

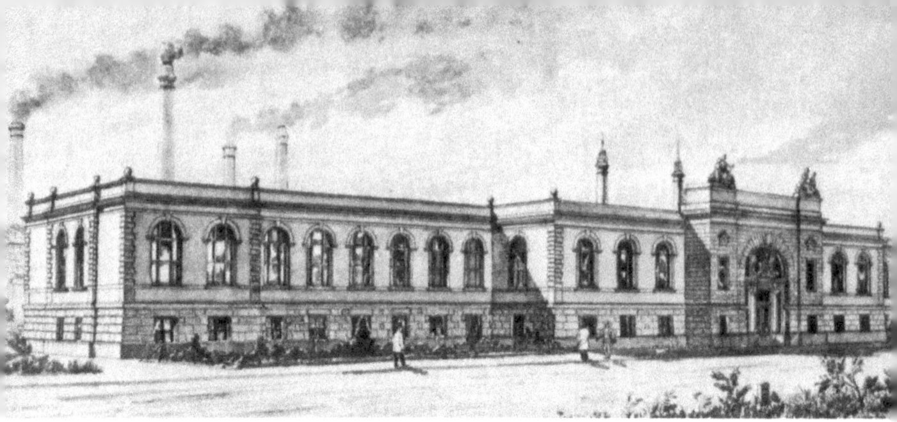

Die Farbwerke Hoechst, vorm. Meister Lucius von Brüning, erbaut 1893

rungsverfahren für das Diphtherieserum entwickelte, konnte Behring 1893 an der Charité durch die passive Immunisierung Diphtheriekranke heilen. Von der Publikation bis zur industriellen Herstellung des Diphtherie-Heilserums hatte es insgesamt nur vier Jahre gedauert. Innerhalb des ersten Jahres wurden von den Farbwerken Hoechst bereits über 75.000 Serumfläschchen ausgeliefert. Das Heilserum, das eine Heilungsrate von 75 Prozent bei der meist tödlich verlaufenden Diphtherie erzielte, wurde ein durchschlagender Erfolg, sodass man in Berlin vom „Behring'schen Gold" sprach. Behring erhielt 1901 den ersten je verliehenen Nobelpreis für Physiologie oder Medizin „für seine Arbeit betreffend die Serumtherapie und besonders deren Anwendung gegen Diphtherie".

Ein schwieriger und kompromissloser Charakter

Emil Behring stammte aus bescheidenen Verhältnissen. 1854 kam er im westpreußischen Hansdorf als Sohn des Lehrers Georg August Behring (1819–1886) und dessen zweiter Frau Augustine Zech (1828–1892) zur Welt. Er wuchs mit zwölf Geschwistern auf. Nur durch ein Stipendium des preußischen Staates war ihm der Schulbesuch und das Abitur am Königlichen Gymnasium in Hohenstein möglich. Von 1874 bis 1878 studierte er an der Militärärztlichen Akademie in Berlin, musste sich dafür aber zu einem neunjährigen Dienst als Militärarzt verpflichten.

In der Ausbildung lag der Schwerpunkt auf Hygiene, Wundversorgung und Infektionskrankheiten, was Behrings Interesse an der

Bakteriologie festigte. Im Alter von 24 Jahren promovierte er an der Berliner Friedrich-Wilhelms-Universität zum Doktor der Medizin und erhielt 1880 die Approbation. Als junger Militärarzt in Posen behandelte er auch Zivilisten, um sich etwas Geld zu verdienen. Von dem Honorar kaufte er Kaninchen und Meerschweinchen, an denen er erste Versuche unternahm. Ein Labor hatte er noch nicht, sodass er die Tiere in Käfigen unter seinem Bett hielt.

1887 wurde Behring zum Stabsarzt ernannt und an das pharmakologische Institut der Universität Bonn abkommandiert. Hier experimentierte er mit dem Desinfektionsmittel Jodoform zur Bekämpfung von Infektionskrankheiten und stellte die Theorie auf, dass diese Krankheiten nicht mit körperfremden Chemikalien zu bekämpfen seien, sondern mit körpereigenen Gegengiften, was zur Grundlage für seine Blutserumtherapie wurde. Zwei Jahre später wurde er als Assistent an das Hygienische Institut von Robert Koch in Berlin entsandt. Hier gelang ihm, wie schon berichtet, im Jahr 1890 die bahnbrechende Entdeckung der Serumtherapie.

Unter seinen Kollegen war Behring nicht beliebt. Er war ein eigenwilliger Mensch, trat sehr bestimmend auf, duldete keinen Widerspruch und konnte niemand gleichberechtigt neben sich ertragen. Wie er Paul Ehrlich bei der Tantiemenverteilung für das Heilserum übel mitspielte, wird an anderer Stelle noch ausführlich beschrieben.

Trotz fehlender Habilitation wurde Behring 1893 zum Titularprofessor und im folgenden Jahr zum außerordentlichen Professor für Hygiene und Leiter des Hygienischen Instituts in Halle/Saale ernannt. Als Hochschullehrer bewährte er sich nicht, dennoch er-

Gebrauchsanweisung für Behrings Diphtherie-Heilmittel der Farbwerke Hoechst.
Hessisches Staatsarchiv Marburg, Nachlass EvB/B 196-15

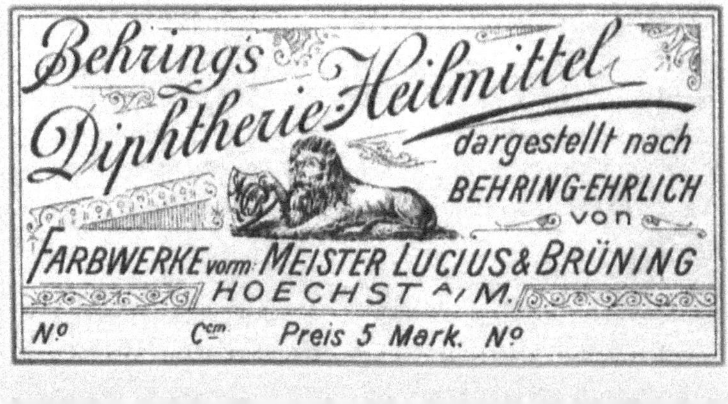

hielt Behring 1895 den Ruf an die Universität Marburg als Ordinarius für Hygiene und Direktor des Hygienischen Instituts. Die Marburger Medizinische Fakultät hatte zwar einen anderen Kandidaten im Visier, der das Fachgebiet Bakteriologie breiter abdeckte, doch Behring setzte sich aufgrund guter Beziehungen durch.

Im Alter von 42 Jahren heiratete er die 20-jährige Else Spinola (1876–1936), die Tochter des damaligen Verwaltungsdirektors der Charité. 1895 hatte Emil Behring eine Villa auf der Insel Capri bei Neapel erworben, die „Villa Behring“. Dorthin fuhr er 1896 mit seiner jungen Frau auf Hochzeitsreise. Die mit Berechnung geschlossene Ehe mit einer Tochter aus bester Gesellschaft verschaffte Behring gesellschaftliche Anerkennung. Seine junge Frau liebte ihn sehr und ertrug geduldig die Eigenheiten des schwierigen Ehemannes. Aus der Ehe gingen sechs Söhne hervor: Fritz, Bernhard, Hans, Kurt, Emil und Otto. Behring engagierte sich in der Marburger Kommunalpolitik und war bis an sein Lebensende ehrenamtlicher Stadtrat. Das brachte ihm zu seinem 60. Geburtstag die Ehrenbürgerwürde der Stadt ein.

Behrings Privatlaboratorium in Marburg

1896 richteten die Hoechster Farbwerke in Marburg für Emil Behring ein privates Serumforschungsinstitut ein, für das er eine jährliche Zuwendung von 40.000 Mark erhielt. Im Gegenzug verpflichtete sich der Wissenschaftler, seine zukünftigen Forschungsergebnisse den Farbwerken für Produktverbesserungen der Seren zur Verfügung zu stellen. Damit der Professor durch die Lehrtätigkeit nicht am Forschen gehindert wurde, setzte er durch, dass sein Freund und Kollege aus der Berliner Zeit, Erich Wernicke, und später Heinrich Bonhoff ein Extraordinariat für Bakteriologie und Hygiene in Marburg erhielten, um ihn im Lehrbetrieb zu entlasten.

Bald stellte sich heraus, dass Behring seine weitreichenden Forschungsvorhaben in dem kleinen von den Farbwerken Hoechst subventionierten Labor nicht ausreichend umsetzen konnte. So entstand unter Aufwendung erheblicher eigener Mittel Behrings wissenschaftliches Privatlaboratorium auf dem Schlossberg in

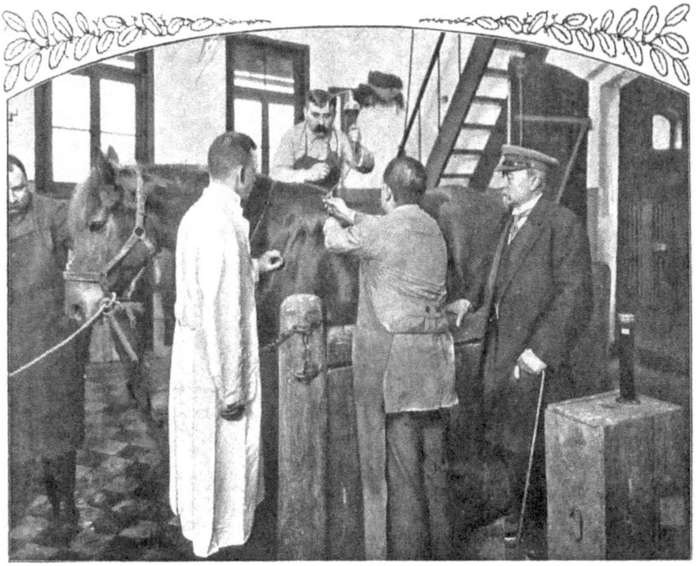

Der Forscher bei einer Pferdeimpfung in seinem Institut. *Aus:* Berliner Illustrirte Zeitung *vom 15. 3. 1914, Foto: Waldemar Titzenthaler*

Das Schlossberg-Laboratorium und die Darstellung der Gewinnung von Diphtherieheilserum am Pferd (Marburg). *Foto: Fritz Gehrke, 1906. Philipps-Universität Marburg*

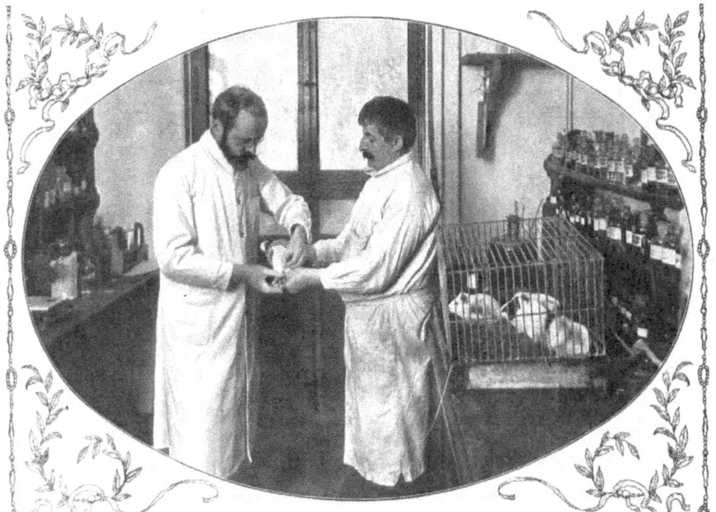

Marburg, für das die Farbwerke Hoechst die Inneneinrichtung beisteuerten.

Mit zunächst zwölf Mitarbeitern startete Behring in seinem Laboratorium am Schlossberg. Zwar machte das Labor im Laufe der Zeit äußere Wandlungen durch, bewahrte aber stets den Charakter eines reinen Forschungsinstituts. Der Ruf des Laboratoriums als moderne Forschungsstätte zog alsbald zahlreiche Fachbesucher nach Marburg. Nach dem Abschluss der grundlegenden Forschungen über Diphtherie und Tetanus widmete sich Behring nun mit seinem Stab sehr fähiger Mitarbeiter der Erforschung der Tuberkulose. Das Schlossberg-Laboratorium wurde dadurch die Geburtsstätte der Tuberkulose-Schutzimpfung für Rinder und auch einer Diphtherie-Schutzimpfung.

Da Behring die entwickelten Pharmazeutika in einer eigenen Produktionsstätte herstellen wollte, machte er sich von den Farbwerken Hoechst unabhängig, zahlte die erhaltenen Zuwendungen zurück und gründete eine Firma, die organisatorisch mit seinem Schlossberg-Laboratorium eng verbunden war. Da Behring von Geschäftsführung und Vertrieb nicht viel verstand, suchte er sich den Marburger Apotheker Carl Siebert als Teilhaber und Partner. Am 7. November 1904 wurde das neue Unternehmen als „Behringwerk oHG“ ins Handelsregister eingetragen.

Die Behringwerke

Das Geld für die Firmengründung des Behringwerks stammte zum großen Teil aus dem Nobelpreisgeld von 150.800 schwedischen Kronen (heute fast eine Million Euro), das Behring 1901 erhalten hatte. Die Gewinne aus der Vermarktung seines Diphtherie-Heilserums legte er in Immobilien an, sodass er bei seinem Tode der größte Grundbesitzer in Marburg war. 1913 kaufte er ein altes Ziegeleigelände im benachbarten Marbach, dem heutigen Standort des Nachfolgeunternehmens.

Im Jahr 1912 hatte Behring seine Diphtherieforschungen wieder aufgenommen, um nach der passiven Immunisierung auch eine aktive Schutzimpfung gegen die Krankheit zu entwickeln. 1913 gab er als seine letzte wissenschaftliche Leistung die Entwicklung eines Toxin-Antitoxin-Gemisches als vorbeugende Diphtherie-Schutzimpfung bekannt. Mit Beginn des Ersten Weltkrieges wurden weitere Forschungen zu diesem Diphtherieimpfstoff jedoch eingestellt.

Ein rasantes Wachstum bedingte 1914 die Umwandlung des Behringwerks in die „Behringwerke Bremen und Marburg GmbH". Sie wurden zu Lebzeiten des Gründers nur noch formal durch Emil von Behring repräsentiert. Er war zwar Vorsitzender des Aufsichtsrates, konnte diese Aufgabe aus gesundheitlichen Gründen aber nicht mehr ausfüllen. Während des Ersten Weltkriegs war das Unternehmen aufgrund der Serum- und Impfstoffproduktion gegen Tetanus oder Fleckfieber kriegswichtig. Zeitweise waren nun über 3.000 Mitarbeiter beschäftigt. Speziell die Produktion von Tetanusserum wurde stark gesteigert. Der Erreger des Wundstarrkrampfes, das sporenbildende Bakterium *Clostridium tetani*, das überall im Boden und Straßenstaub vorkommt, war für den Tod von Millionen Kriegsverwundeter verantwortlich, denn die Sporen keimten in den erdverschmutzten Wunden unter Luftabschluss und bildeten ein Toxin, das schlimmste Muskelkrämpfe bis hin zur Muskelstarre hervorrief und tödlich war. Nachdem in den ersten Monaten des Ersten Weltkrieges 1914 durch Tetanus dramatische Verluste beim deutschen Heer entstanden waren, entschlossen sich die Militärärzte schließlich, jedem Verwundeten das Tetanusserum vorbeugend zu verabreichen, mit der Folge, dass kein Soldat mehr an Wundstarrkrampf starb. Das machte Emil von Behring auch zum „Retter der Soldaten". Neben dem Tetanusserum wurden auch Dysenterie- und Gasbrandseren sowie Choleraimpfstoff für das Heer produziert.

1920 wurden die Behringwerke in eine Aktiengesellschaft überführt. Ab 1929 gehörten sie der I. G. Farben AG an. 1942 wurde in Lemberg/Ukraine eine eigene Forschungsabteilung errichtet. Im KZ Buchenwald ließen die Behringwerke Versuche mit Fleckfiebererregern an Häftlingen durchführen. Nach Ende des Zweiten Weltkrieges, als die I. G. Farben AG aufgelöst wurde, kamen die Behringwerke von 1952 bis 1994 zur ebenfalls nach dem Weltkrieg neu gegründeten Hoechst AG. In dieser Zeit produzierten sie Impfstoffe

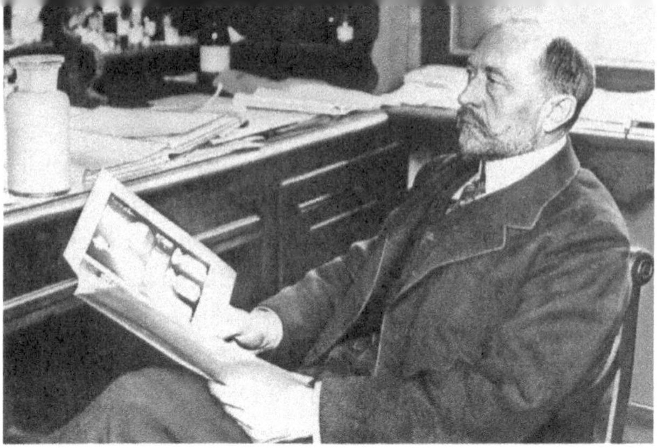

Emil von Behring im Arbeitszimmer in seinem Haus in Marburg

gegen Polio, Masern, Mumps und Röteln sowie gegen die Maul- und Klauenseuche. Der von den Behringwerken ausgehende Ausbruch des Virushämorrhagischen Fiebers durch das Marburgvirus im Jahr 1967 wird an anderer Stelle noch besprochen. Der Name Emil von Behring ist heute nur noch in dem „Pharmastandort Behringwerke Marburg“ erhalten. Dort arbeiten heute rund 6.000 Mitarbeiter bei mehreren Pharmafirmen.

Genug war nie genug!

Neben dem Nobelpreis, der höchsten Ehre für einen Wissenschaftler, erhielt Behring unzählige weitere Orden und Ehrungen. 1901 wurde er in den erblichen Adelstand erhoben und durfte ab 1903 als Wirklicher Geheimer Rat den Titel „Excellenz“ führen. Behring genoss die wissenschaftliche und gesellschaftliche Anerkennung. Durch seinen hektischen Lebensstil und seine rastlose Forschungstätigkeit litt er jahrzehntelang unter quälenden Schlafstörungen und Depressionen. Phasen von höchster Arbeitsfreude wechselten sich ab mit Phasen von Zurückgezogenheit. Schon seit seinen Berliner Zeiten konnte er sein immenses Arbeitspensum nur durch Einsatz von Opium, Morphium und Schlafmitteln bewältigen. Immer wieder verbrachte Behring Monate in Sanatorien. Heute würde man von einer Suchtpersönlichkeit sprechen. Nach einem schweren körperlich-seelischen Zusammenbruch verbrachte er ab 1907 drei Jahre im psychiatrischen Sanatorium Neuwittelsbach im Münchener Stadtteil Nymphenburg. Die Geschäftsführung der Behringwerke gelangte zu der Zeit in andere Hände. Behring blieb auch in seinen letzten Lebensjahren morphiumabhängig. Aufenthalte in der Nervenheilanstalt Neuwittelsbach wurden regelmäßig erforderlich. Er starb 1917 im Alter von 63 Jahren in seinem Haus in Marburg an einer Lungenentzündung und wurde im Mausoleum seiner Familie auf der Elsenhöhe bei Marburg beigesetzt.

Quellen

Rudolf Lennhoff: *Wohltäter der Menschheit. Zum 60. Geburtstag der Professoren v. Behring und Ehrlich.* In: *Berliner Illustrirte Zeitung* vom 15. 3. 1913.

https://www.aerztezeitung.de/Panorama/Ein-schwieriger-Retter-311132.html.

https://www.aerzteblatt.de/archiv/173215/125-Jahre-Diphtherieheilserum-Das-Behring-sche-Gold.

Ulrike Enke/Kornelia Grundmann: *Emil von Behring (1854–1917)*: https://www.uni-marburg.de/de/fb20/bereiche/methoden-gesundheit/evbb/der-nachlass-emil-von-behrings/leben-und-werk-emil-von-behrings/biografie.

https://www.bz-berlin.de/archiv-artikel/dieses-medizin-genie-war-in-wahrheit-ein-seelisches-wrack.

https://www.uni-marburg.de/de/fb20/bereiche/methoden-gesundheit/evbb/der-nachlass-emil-von-behrings/leben-und-werk-emil-von-behrings/geschichte-des-instituts-fuer-experimentelle-therapie-marburg.

Hessisches Staatsarchiv Marburg: *Seuchenbekämpfung, Wissenschaft und Unternehmensstrategien. Ausstellung zu den Behringwerken im Staatsarchiv Marburg.* 9. November 2021 bis 11. März 2022, Marburg. https://landesarchiv.hessen.de/ausstellung_behringwerke.

Diphtherie-Heilseren zur passiven Immunisierung

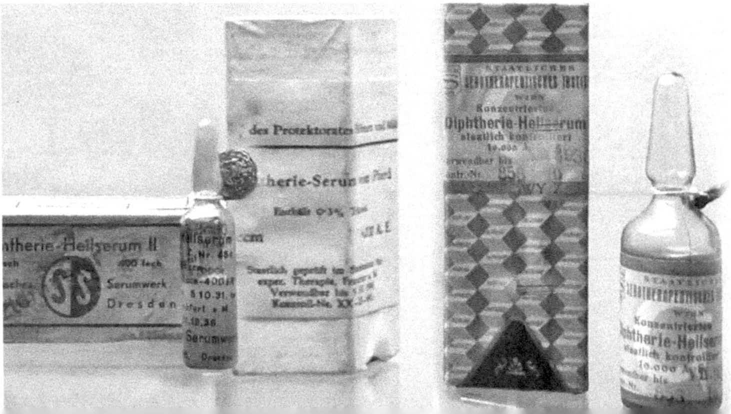

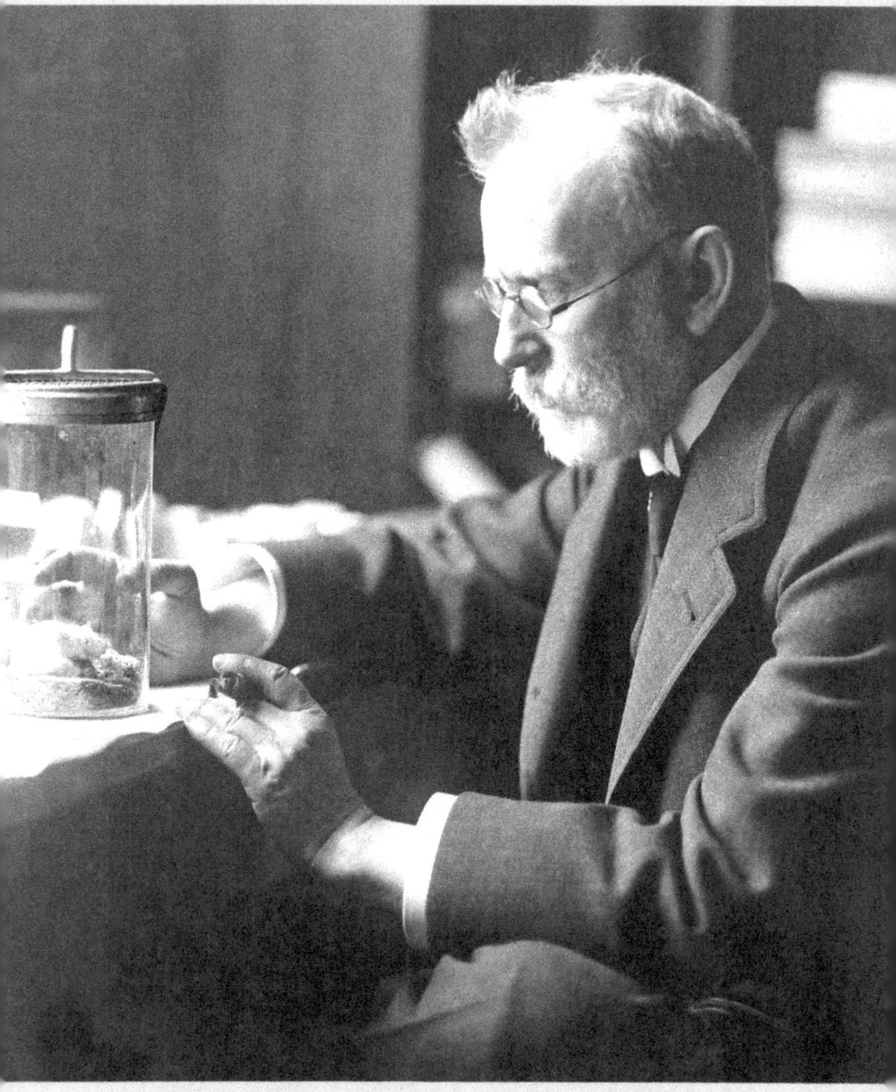

Paul Ehrlich, Zigarre rauchend, bei der Beobachtung eines Versuchstieres im Labor.
Paul Ehrlich-Institut (PEI)

Paul Ehrlich (1854–1915) – Der Begründer der Immunologie

Die Entdeckung und Produktion von Anilinfarben in der zweiten Hälfte des 19. Jahrhunderts brachte den Menschen nicht nur eine buntere Alltagswelt, sondern auch einen gewaltigen Fortschritt in der medizinischen Diagnostik, denn damit standen erstmals auch Färbemöglichkeiten für mikroskopische Präparate zur Verfügung.

Dem Breslauer Pathologen Carl Weigert (1845–1904) gelang es 1870 erstmals, Bakterien mit Anilinfarbstoffen unter dem Mikroskop sichtbar zu machen. Sein Cousin war der neun Jahre jüngere Paul Ehrlich, der als junger Medizinstudent von Weigert in die Farbchemie eingeführt wurde. Ehrlichs farbanalytische Studien mündeten später in der „Vitalfärbung" von Zellen und Krankheitserregern. Die Farbstoffe ließen Paul Ehrlich nicht mehr los. Er vermutete, dass Farbstoffe, welche die Zellen anfärben konnten, auch Krankheiten heilen könnten, und wollte dies auch beweisen.

„Ehrlich färbt am längsten"

Paul Ehrlich wurde 1854 im niederschlesischen Strehlen geboren. Er war der zweite Sohn des Likörfabrikanten und Lotterieeinnehmers Ismar Ehrlich und dessen Frau Rosa Weigert. Bereits sein Großvater hatte es als Destillateur zu einigem Wohlstand gebracht. Paul besuchte von 1864 bis 1872 das Gymnasium in Breslau, empfand aber den Schulunterricht als eine echte Plage. Nach dem Abitur studierte er Medizin an den Universitäten Breslau, Straßburg, Freiburg und Leipzig, wo er 1877 sein Staatsexamen ablegte. Von seinen Kommilitonen wurde er mit dem Spruch „Ehrlich färbt am längsten" aufgezogen, weil er abends am längsten im Labor an seinen Farbexperimenten saß. Ein Jahr später promovierte er mit einer Arbeit über die Theorie und Praxis der histologischen Färbung.

1878 bis 1887 arbeitete Ehrlich als Assistenzarzt und Oberarzt an der Berliner Charité. Die Schwerpunkte seiner wissenschaftlichen Forschungen lagen zu dieser Zeit auf den Gebieten der Histologie,

Hämatologie und Farbenchemie. Er benutzte saure, basische und neutrale Aniline zur mikroskopischen Unterscheidung der Blutzellen. Durch diese neue Färbetechnik für Blutkörperchen differenzierte er unterschiedliche Arten von Leukozyten und Erythrozyten und schuf damit die Grundlage für die Diagnostik von hämatologischen Krankheitsbildern wie Anämien und Leukämien. Mit der Vitalfärbung mit Anilinfarbstoffen wie Methylenblau gelang es ihn, Zellen und Zellorganellen, aber auch Bakterien unter dem Mikroskop sichtbar zu machen, ohne dass die angefärbten Zellen dadurch zerstört oder verändert wurden.

In dieser Zeit traf er den elf Jahre älteren Robert Koch wieder, der am Kaiserlichen Gesundheitsamt in Berlin arbeitete. Koch kannte er schon aus seiner Studentenzeit in Breslau, als dieser noch Kreisarzt in Wollstein war und dort den Milzbranderreger entdeckte. Für Robert Koch entwickelte er die Anfärbung der Tuberkelbazillen.

Mit 29 Jahren heiratete Paul Ehrlich 1883 die zehn Jahre jüngerer Hedwig Pinkus (1864–1948). Sie war die Tochter eines schlesischen Textilfabrikanten und sehr wohlhabend. Aufgrund des Vermögens seiner Frau war Paul Ehrlich zeitlebens finanziell unabhängig, blieb aber in seinem persönlichen Lebensstil bescheiden. Das Ehepaar hatte zwei Töchter. Ehrlich sah seine Frau als gleichberechtigte Partnerin an. Später, an seinem eigenen Institut, setzte er eine Lohnerhöhung für die weiblichen Angestellten durch, die er gegenüber den männlichen Kollegen als unterbezahlt empfand.

1887 habilitierte er sich mit einer Arbeit über *Das Sauerstoffbedürfnis des Organismus*. Eine farbenanalytische Studie. Nach Differenzen mit dem neuen Chef der Inneren Abteilung an der Charité gab er seine dortige Stelle auf, zumal er an einer Lungentuberkulose

Ein Blick auf Paul Ehrlichs Labortisch. Farbstoffe für die Vitalfärbung von bakteriologischen Präparaten. *Roemer- und Pelizaeus-Museum Hildesheim*

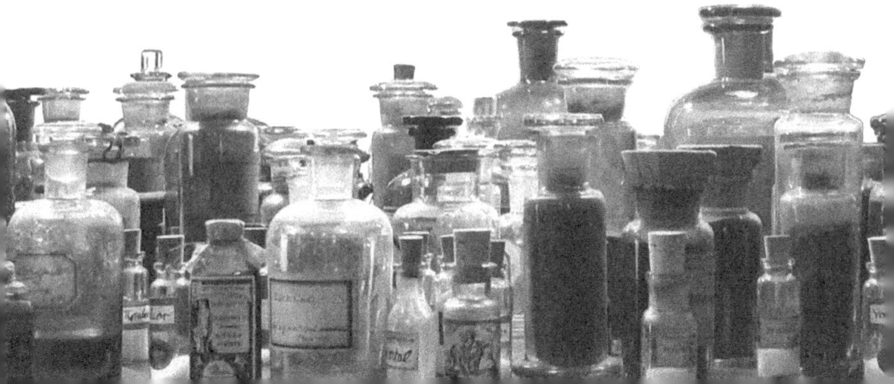

erkrankt war. Diese kurierte er 1888/89 bei einem längeren Aufenthalt in Ägypten und anderen Mittelmeerländern aus.

1890 übernahm Paul Ehrlich auf Anraten Kochs die Tuberkulosestation am Städtischen Krankenhaus Moabit, wo er auch Kochs angebliches Tuberkulose-Heilmittel Tuberkulin anwendete. Ehrlich ließ es sich auch selbst spritzen. Er unterlag der irrigen Annahme, dass es auch ihn von seiner Tuberkulose geheilt habe. Über den von Robert Koch provozierten Tuberkulin-Skandal wird an anderer Stelle noch ausführlich berichtet werden. Ehrlich versuchte, Koch zu stützen und betonte die Bedeutung des Tuberkulins als Diagnostikum.

Standardisierungsverfahren für Seren

Im gleichen Jahr wurde er zum außerplanmäßigen Professor an der Friedrich-Wilhelms-Universität ernannt. Außerdem ermöglichte ihm Robert Koch eine unbezahlte Tätigkeit als Wissenschaftler an seinem Berliner Institut für Infektionskrankheiten. Er konnte dadurch die Laboratorien, das Personal, die Chemikalien und Versuchstiere nutzen, wofür Ehrlich seinem Freund sehr dankbar war. Am Kochschen Institut arbeitete Ehrlich eng mit Emil von Behring zusammen. Behring galt als Begründer der passiven Schutzimpfung. Dennoch wäre die Entwicklung der Heilseren gegen Diphtherie und Tetanus ohne die fachliche Unterstützung seiner Kollegen, dem Japaner Shibasaburo Kitasato, Erich Wernicke (1859-1928) und Paul Ehrlich, gar nicht möglich gewesen. Denn durchgehend positive Resultate bei der Krankenbehandlung konnten erst erzielt werden, als das Problem der Dosierung des Antitoxins gelöst war.

Diese Aufgabe übernahm Paul Ehrlich. Er hatte sich ausführlich mit der Wertbestimmung von Heilmitteln beschäftigt, und seine Forschungen ermöglichten erst eine dem Gewicht und Alter der Kinder angemessene Dosierung des Serums nach einer von ihm festgelegten, international anerkannten Maßeinheit. Behring allerdings heimste die Meriten ein und verdiente das große Geld.

Nachdem die Farbwerke Hoechst im August 1894 „Behring's Diphtherie-Heilmittel dargestellt nach Behring-Ehrlich“ auf den

Markt gebracht hatten, machte Behring Ehrlich den angemessenen Anteil an der Vermarktung der Arznei streitig. Er speiste den umgänglichen, selbstlosen Forscher nach etlichen Vertragsänderungen mit acht Prozent an der Vermarktung ab. Auch intrigierte Behring gegen Ehrlich beim preußischen Kultusministerium, sodass dieser zeitweilig jegliche Zusammenarbeit mit Behring verweigerte. In Briefen beklagte sich Ehrlich, dass Behring ihn sowohl finanziell als auch hinsichtlich des Forscherruhmes um die Früchte seiner Arbeit am Diphtherieserum gebracht hätte.

Seitenketten – Die Grundlage zum Verständnis der Immunologie

Paul Ehrlich wurde 1896 zum Direktor des neu gegründeten Instituts für Serumforschung und Serumprüfung in Steglitz bei Berlin ernannt. Als das Institut 1899 nach Frankfurt an das Königliche Institut für Experimentelle Therapie verlegt wurde, wurde er auch dessen Direktor. Dort wendete er sich der Krebsforschung und der medikamentösen Therapie von Infektionskrankheiten zu. 1904 erhielt er zudem eine ordentliche Honorarprofessur an der Universität in Göttingen.

Bei der Erforschung der Wirkung des Diphtherie-Antitoxins hatte Paul Ehrlich erkannt, dass es verschiedene Antikörperarten gab –

Paul Ehrlich in seinem Arbeitszimmer im Frankfurter Georg-Speyer-Haus 1910. *PEI*

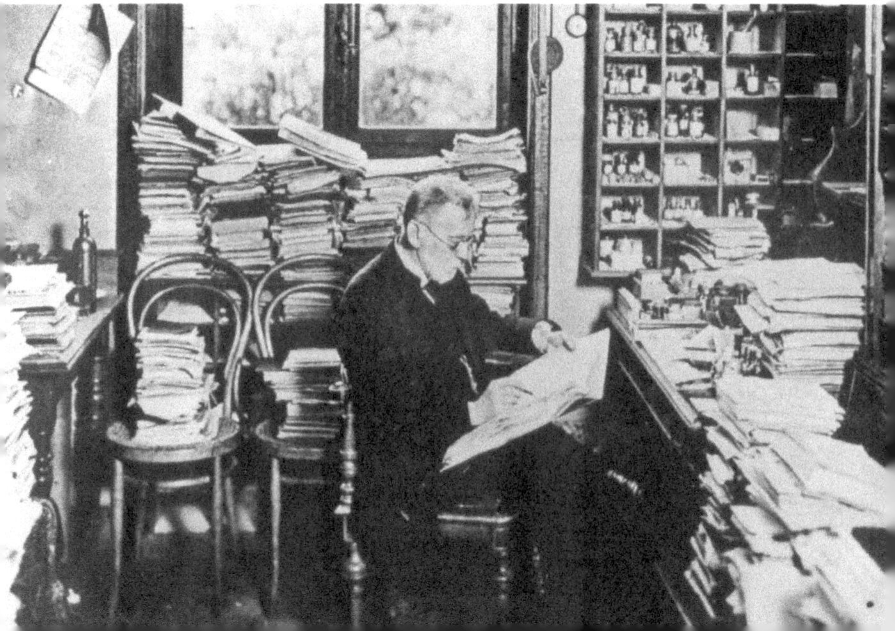

Antitoxine, Präzipitine, Agglutinine, Lysin –, heute als Immunglobuline zusammengefasst. Daraus entwickelte er die Theorie, dass die für die Immunabwehr zuständigen Zellen bestimmte Rezeptoren (Seitenketten) besäßen, an denen Gifte oder Erreger andocken würden „wie ein Schlüssel in einem Schloss". Bei einer Bedrohung könnte die Zelle zusätzliche Seitenketten anbauen, um dort Toxine zu binden. Diese würden abbrechen und als Antikörper durch den Körper zirkulieren – ein für die damalige Zeit revolutionärer Denkansatz. 1897 machte er seine Seitenkettentheorie in dem Aufsatz *Über die Wertbestimmung des Diphtherieserums* bekannt.

Ehrlichs Arbeiten über Rezeptoren und Antikörper wurden zur Grundlage der Immunologie. Für seine „unvergänglichen Verdienste um die medizinische und biologische Forschung, namentlich um die Wertbestimmung der Serumpräparate" erhielt Paul Ehrlich 1908 zusammen mit Élie Metchnikoff (1845–1916) den Nobelpreis für Physiologie oder Medizin.

In Frankfurt versuchte Paul Ehrlich, die gewonnenen Erkenntnisse über die Seitenketten in modifizierter Weise zur Bekämpfung von Krankheitserregern einzusetzen. Jetzt war es der Erreger, an dessen Rezeptoren Medikamente andocken sollten, die den Erreger abtöteten, aber möglichst nicht die körpereigenen Zellen schädigten. Zur Erläuterung griff Ehrlich zu dem Bild einer magischen Zauberkugel – ein Projektil, das aus einer Pistole abgefeuert wird, um den Erreger gezielt zu zerstören:

> *Wir wollen den Parasiten an erster Stelle möglichst isoliert treffen, das heißt wir müssen zielen lernen, chemisch zielen lernen. Die Methoden hierzu bieten eine möglichst vielseitige Variation der in Betracht kommenden Stoffe auf dem Weg der chemischen Synthese!*

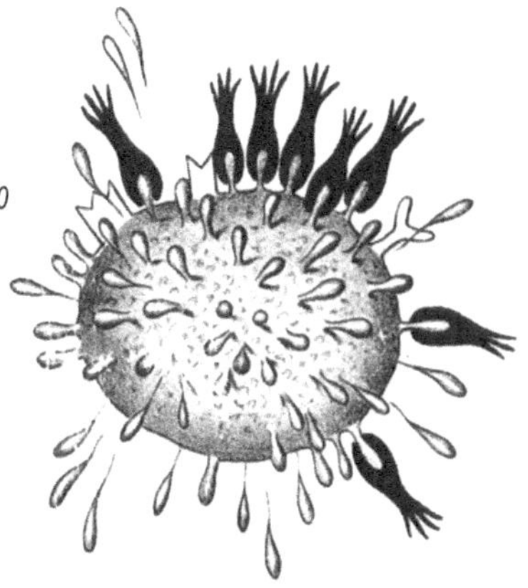

Ehrlichs Seitenkettentheorie. *Diagramm von 1900 des deutschen Immunologen Paul Ehrlich. Aus: Giuseppe Penso:* La Conquête Du Monde Invisible

Der weite Weg zu den Chemotherapeutika

Im Jahr 1904 spendete Franziska Speyer, die Witwe des Frankfurter Bankiers und Mäzens Georg Speyers, eine Million Goldmark zur Errichtung eines Forschungsinstituts für die Arbeit von Paul Ehrlich. So entstand direkt neben dem Institut für Experimentelle Therapie das „Georg-Speyer-Haus". 1906 wurde es feierlich eröffnet und seinem ersten Direktor, Professor Paul Ehrlich, übergeben.

Schon seit 1901 hatte Ehrlich mithilfe des japanischen Mikrobiologen Kiyoshi Shiga (1871–1957), der den Erreger der Ruhr entdeckt hatte, zur Behandlung der Schlafkrankheit bei infizierten Mäusen mit Arsenfarbstoffen experimentiert. Als 1906 die Entdecker des Syphilis-Erregers, Fritz Schaudinn und Erich Hoffmann, die Frankfurter Forschergruppe auf die enge Verwandtschaft zwischen den Erregern der Schlafkrankheit und dem Erreger der Syphilis *Treponema pallidum* hinwiesen, veranlasste das Paul Ehrlich, sich der Behandlung der Syphilis zuzuwenden.

Bei diesen Experimenten wurde er von dem japanischen Bakteriologen Sahachiro Hata (1873–1938) unterstützt. Diesem war es in Tokio gelungen, Kaninchen mit Syphilis zu infizieren, was eine Medikamententestung im Tierversuch ermöglichte. Der japanische Forscher wurde selbst dreimal für den Nobelpreis nominiert, blieb aber erfolglos. Ehrlich und Hata testeten nacheinander verschiedene organische Arsenverbindungen an Kaninchen. Mit Compound 606 gelang im September 1909 der entscheidende Durchbruch. Sahachiro Hata stellte fest, dass ein Kaninchen nach der Injektion einer einzigen Dosis des Medikaments ohne schwere Nebenwirkungen geheilt war. Zum ersten Mal erschien es möglich, die Syphilis wirkungsvoll zu behandeln. Für die klinische Prüfung reichte Paul Ehrlich das Präparat an frühere ärztliche Kollegen weiter. Um die tolerierbare therapeutische Dosis für den Menschen zu ermitteln, wurde es in der Heil- und Pflegeanstalt Uchtspringe in Sachsen-Anhalt an Patienten getestet, die wegen Syphilis gelähmt waren. Die Kranken bekamen eine Einzeldosis von 0,3 Gramm des Präparates injiziert, das anschließend unter dem Namen „Salvarsan" in den Handel kam. Die Nebenwirkungen stellten sich als gering heraus. Als sich diese Be-

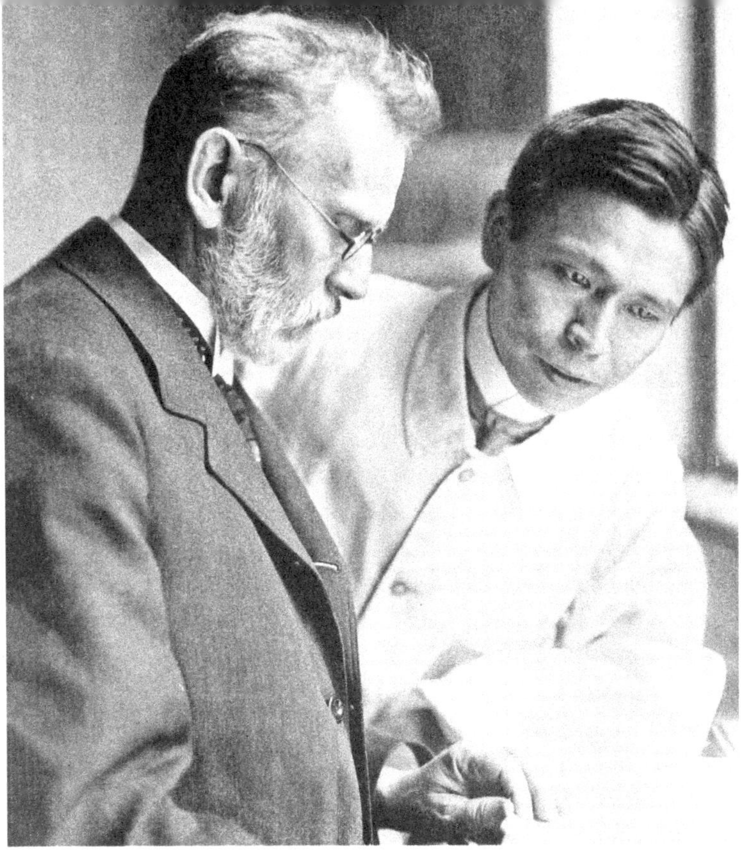

Paul Ehrlich und Sahachiro Hata bei der Erforschung des Salvarsans, 1906

funde an insgesamt 3.000 Probanden in anderen Krankenhäusern bestätigen ließen, war die „geeignete Dosis“ gefunden.

Der Salvarsan-Streit

Als Salvarsan auf den Markt kam, begann unter den Kranken der Kampf um eine Behandlungsdosis dieses Wundermittels. Die Farbwerke Hoechst in Frankfurt produzierten 1910 ein Kilogramm Salvarsan für acht Reichsmark. Im Verkauf wurde die gleiche Menge für 16.000 Reichsmark abgegeben.

Paul Ehrlich, der von der Fachpresse der „persönlicher Bereicherung“ beschuldigt wurde, begründete den Preis mit den „umfangreichen Vorarbeiten, den fortlaufenden Laborarbeiten und der schwierigen Fabrikation in den Farbwerken Hoechst“. Weil der Forscher das Mittel zunächst seinen engsten Kollegen überlassen hatte, warf man ihm in der Presse „Günstlingswirtschaft“ vor. Auch antisemitische Angriffe wurden laut.

Die Querelen gingen als „Salvarsan-Streit“ in die Geschichte ein. Paul Ehrlich, der sich ungerechtfertigt in die Defensive gedrängt sah, litt erheblich unter den diffamierenden Anschuldigungen. Erschwerend kam hinzu, dass sich schon bald schwerste Nebenwirkungen bei der Salvarsan-Behandlung zeigten. Es kam zu akuten Arsenvergiftungen, die je nach Dosierung und Konstitution der Patienten auch tödlich verlaufen konnten. Es begann mit Erbrechen, schweren Magen-Darm-Entzündungen und starken wässrigen Durchfällen. Innerhalb kurzer Zeit erlitten die Betroffenen einen Kreislaufschock. Der Tod trat manchmal innerhalb von wenigen Stunden bis Tagen infolge von Nieren- oder Herzkreislaufversagen ein. Schon 1913/14 setzte sich in der Ärzteschaft dafür der Begriff „Salvarsantod“ durch.

In den Folgejahren wurde das Präparat Salvarsan mehrfach modifiziert, um eine bessere Verträglichkeit zu erzielen. Es entstanden die Abkömmlinge Neosalvarsan, Solusalvarsan sowie Spirotrypan. Sie enthielten teilweise nur noch knapp 20 Prozent Arsen, waren besser verträglich, aber auch schwächer in ihrer Wirkung als der Vorläufer. In den 1920er-Jahren häuften sich die Aussagen von Ärzten, die Salvarsan als toxisch einstuften. Mitte des 20. Jahrhunderts wurde die Arsentherapie durch Antibiotika wie Penicillin abgelöst, das bis heute die Behandlungsgrundlage der Syphilis darstellt.

Als Begründer der Immunologie und Entdecker der ersten Chemotherapie wurden Paul Ehrlich zahlreiche Ehrungen zuteil. Bereits seit 1905 war er Ehrenmitglied der Royal Society of Edinburgh. 1910 ernannte man ihn zum auswärtigen Mitglied der Königlich Schwedischen Akademie der Wissenschaften und der Royal Society. Der preußische Staat verlieh ihm die höchste zivile Auszeichnung: 1911 wurde er zum Wirklichen Geheimen Rat mit dem Prädikat Exzellenz ernannt. Ein Jahr vor seinem Tod berief die neu gegründete Frankfurter Universität den Wissenschaftler zum Ordinarius. Paul Ehrlich starb am 20. August 1915 nach schwerer Krankheit im Alter von 61 Jahren in Bad Homburg.

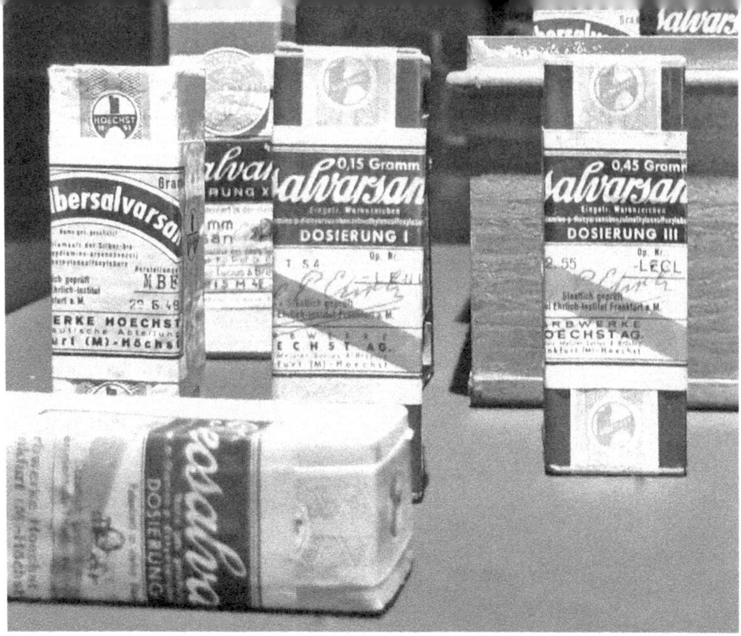

Das von Paul Ehrlich entwickelte Salvarsan und dessen Weiterentwicklungen

Quellen

Axel C. Hüntelmann: *Paul Ehrlich – Leben, Forschung, Ökonomien, Netzwerke*, Göttingen 2011.

Paul-Ehrlich-Institut: *Lebenslauf Paul Ehrlich (*1854 – †1915) Deutscher Arzt, Serologe und Immunologe*: www.pei.de.

Anne I. Hardy: *Paul Ehrlich und die Serumproduzenten: Zur Kontrolle des Diphtherieserums in Labor und Fabrik.* In: *Medizinhistorisches Journal* 41 (2006), S. 51–84.

Klaus Großgebauer: *Eine kurze Geschichte der Mikroben. Urahnen, Baumeister, Giftpfeile*, München 1997, S. 386.

Chemisch auf Erreger zielen: https://www.pharmazeutische-zeitung.de/ausgabe-51522010/chemisch-auf-erreger-zielen/.

Elisabeth Lehmann: *Hochgiftig, aber heilend: Salvarsan gilt als erstes Mittel gegen Syphilis – in Magdeburg und Stendal getestet*: https://www.mdr.de/geschichte/mitteldeutschland/orte/magdeburg/syphilis-salvarsan-krankheit-medizingeschichte-102.html.

Christoph Friedrich: *Paul Ehrlich. Von der Immunologie zum Salvarsan.* In: *Pharmazeutische Zeitung* 149 (2004), S. 808–812.

E. Bäumler: *Paul Ehrlich. Forscher für das Leben*, Bergisch Gladbach 1989.

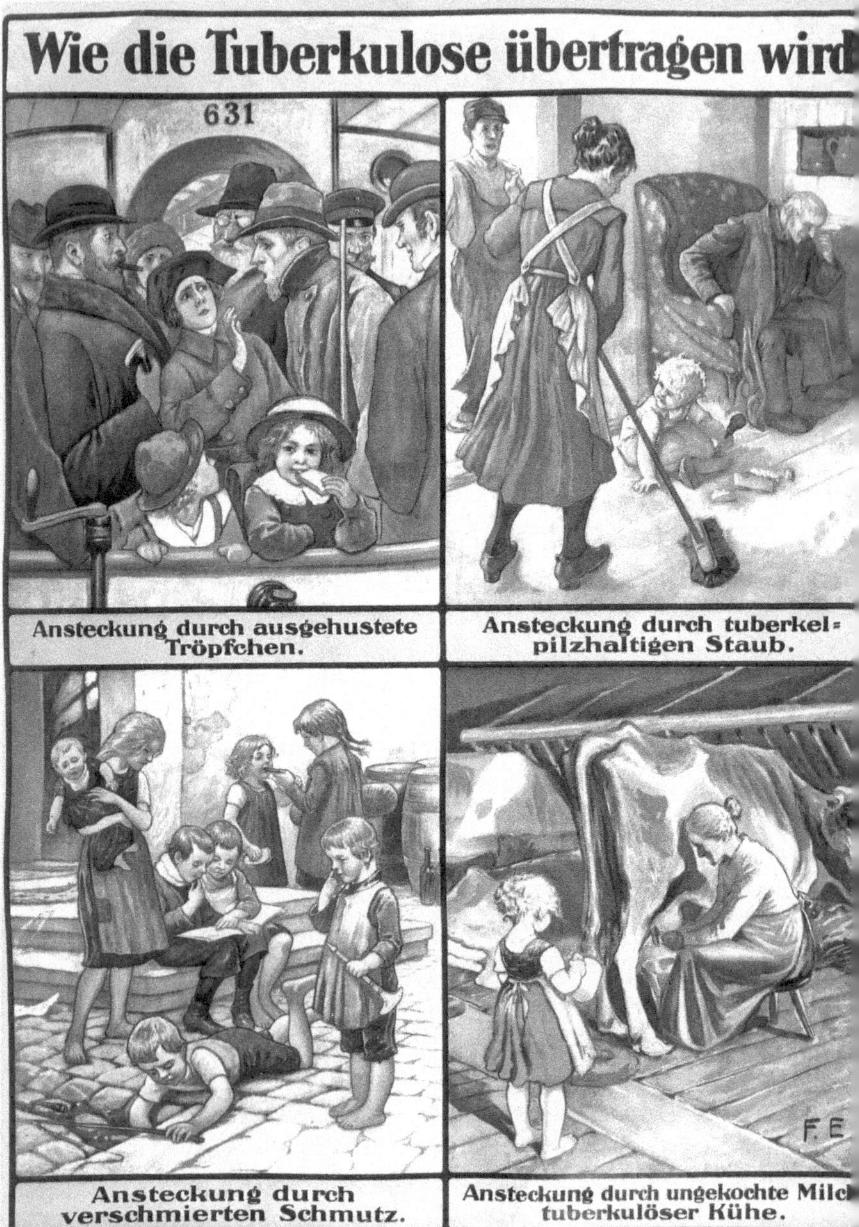

Wie die Tuberkulose übertragen wird. *Bildtafel aus der Unterrichtssammlung des Deutschen Hygiene-Museums Dresden aus den 1920er-Jahren. Foto: Deutsches Hygiene-Museum Dresden, Volker Kreid*

Tuberkulose – Die unbesiegte Volkskrankheit

Schwindsucht – das klingt nach einer Krankheit aus vergangenen Tagen, doch sie ist längst nicht überwunden. Jahrhundertelang war die Tuberkulose die tückischste aller damals bekannten Seuchen. Über Jahre wurde die Lunge der Kranken von Bakterien zerstört. Die früheren Ärzte sprachen von „Phthisis“ und „Auszehrung“ oder beschönigend von „Kehlkopf- oder Lungenspitzenkatarrh“. Im Volksmund wurde sie die Motten, die Weiße Pest oder der Weiße Tod genannt.

Tatsächlich ist die Geschichte der Tuberkulose so alt wie die Menschheit selbst. Nach neueren molekularbiologischen Untersuchungen fand man schon am Homo erectus tuberkulöse Knochenveränderungen. Bis zum frühen Mittelalter spielte die Tuberkulose jedoch aufgrund der geringen Besiedlung Europas nur eine Nebenrolle. Im Mittelalter kam eine „Heilmethode“ auf, von der sich neben Aussätzigen auch Schwindsüchtige Heilung erhofften: die „Königliche Berührung“, die auf den Frankenkönig Chlodwig im Jahr 496 zurückgehen soll. Diese Zeremonie gründete auf der Vorstellung, dass der von Gott gesalbte König oder die Königin durch eine kurze Berührung die Leiden eines Kranken bessern oder gar heilen könne. Karl II. von England, der nach dem Englischen Bürgerkrieg von 1660 bis 1685 regierte, soll nach zeitgenössischen Zählungen im Laufe seiner Herrschaft mehr als 92.000 Menschen den den „Royal Touch“ erteilt haben. Von Ludwig XVI. ist überliefert, dass er an einem einzigen Tag im Juni 1775 insgesamt 2400 Kranke berührt haben soll.

Im 17. Jahrhundert breitete sich die Tuberkulose in Europa immer weiter aus und erreichte aufgrund der Strukturveränderungen während der industriellen Revolution im 18. und 19. Jahrhundert ihren Höhepunkt. Da sich die Krankheit durch Tröpfcheninfektion beim Husten verbreitet, fand sie in den engen und feuchten Armenquartieren der rasant wachsenden Großstädte des 19. Jahrhunderts hervorragende Bedingungen.

1839 führte der Berliner Medizinprofessor Johann Lukas Schönlein (1793–1864) den Krankheitsbegriff Tuberkulose ein, nach den abgekapselten Entzündungsherden in der Lunge, den Tuberkeln. Überwiegend erkrankten junge Menschen im Alter zwischen 15 und 25 Jahren. Sie litten unter ständigem leichtem Fieber, quälendem Husten und Gewichtsabnahme. Im fortgeschrittenen Stadium kamen Kräfteverfall und Bluthusten hinzu. Viele der Schwindsüchtigen starben einen qualvollen Erstickungstod. Im 19. Jahrhundert war die Tuberkulose die häufigste Todesursache in Deutschland. Jeder zweite Todesfall in der Altersgruppe der 15- bis 40-Jährigen war auf die Tuberkulose zurückzuführen. Die Angehörigen nahmen es als gottgegeben hin.

In der Kunst haftete der Tuberkulose in den letzten 200 Jahren ein romantisch-morbides Flair an, das Dichter und Komponisten in ihren Werken eingefangen haben. In Guiseppe Verdis Oper *La Traviata* stirbt die Hauptfigur Violetta Valéry an Tuberkulose. In *La Bohème* von Giacomo Puccini scheidet Mimi an Schwindsucht dahin. Tatsächlich hat die Tuberkulose wenig Romantisches an sich. Die Maler Amedeo Modigliani und Henri Rousseau starben daran. Die Dichter Friedrich Schiller, Novalis, Anton Tschechow, Fjodor Dostojewski, Lord Byron, Christian Morgenstern und Franz Kafka erlagen ihr. Die Komponisten und Musiker Frédéric Chopin und Mikis Theodorakis waren daran erkrankt.

In seinem berühmten Roman *Der Zauberberg* schilderte Thomas Mann das Leben in einem Lungensanatorium vor dem Ersten Weltkrieg: Seine Hauptfigur besucht in einem Davoser Sanatorium seinen Vetter, der wegen Tuberkulose dort weilt. Hans Castorp will eigentlich nur drei Wochen bleiben, doch daraus werden sieben Jahre. Zu dem Roman wurde Thomas Mann inspiriert, als er sich im Frühling 1912 für längere Zeit in Davos aufhielt, wo seine Ehefrau Katia im Waldsanatorium ihre Tuberkulose auskurierte.

Nachdem der deutsche Arzt und Hygieniker Robert Koch 1882 das *Mycobacterium tuberculosis* als Erreger der Tuberkulose nachgewiesen hatte – was der Krankheit den Namen „Morbus Koch“ und dem Forscher den Nobelpreis für Medizin einbrachte – konnte man der Seuche mit Hygienemaßnahmen zu Leibe rücken. Das

Der Zauberberg *von Thomas Mann und Porträt des Nobelpreisträgers 1929. Nobel Foundation (F)*

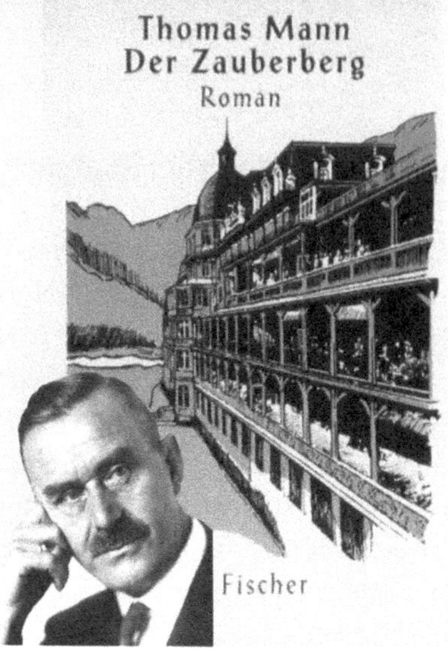

Preußische Seuchengesetz legte 1905 eine Meldepflicht für Tuberkulosefälle fest. Die Tuberkelbakterien, früher auch Tuberkelbazillen genannt, gelangen zunächst in die Lunge. In 90 bis 95 Prozent gelingt es der körpereigenen Immunabwehr, nach dem ersten Kontakt den Erreger durch Bildung eines Granuloms in der Lunge erfolgreich abzukapseln, ohne dass eine Erkrankung entsteht. In fünf bis zehn Prozent der Fälle, insbesondere bei Menschen mit geschwächter Immunabwehr, kommt es zur Ausbildung eines tuberkulösen Entzündungsherdes mit Lymphknotenvergrößerung (Primärkomplex), der eine Behandlung notwendig macht.

Wenn sich die Entzündungsherde in der Lunge nicht einkapseln und einen Zugang zu den Bronchien finden, spricht man von einer „offenen Tuberkulose". Dann können die Bakterien von den Kranken ausgehustet und durch Aerosole auf andere Menschen übertragen werden. Auf dem Blutweg können die Erreger im Körper des Kranken jedes andere Organ befallen. Als schwerstes Erscheinungsbild ist die Miliartuberkulose bekannt, bei der es zur Absiedlung von hirsekorn- bis linsengroßen Herden in der Lunge und anderen Organen kommt. Noch viele Jahre nach einer Erstinfektion kann bei Nachlassen der körpereigenen Abwehrkräfte eine behandlungsbedürftige Tuberkulose entstehen. Diese „Reaktivierung" spielt heute vor allem bei älteren Menschen in Europa und Nordamerika eine bedeutende Rolle.

Vom Stethoskop zum Röntgenbild

Die frühen Ärzte mussten sich bei ihrer Diagnostik auf das Sehen, Hören, Fühlen und Riechen verlassen. Sie pressten ihr Ohr auf den Rücken des Patienten, um die Atem- und Herzgeräusche wahrzunehmen. Vor mehr als 200 Jahren benutzte der junge französische Arzt René Laennec (1781–1826) erstmals ein zusammengerolltes Blatt Papier zum Abhören der Herztöne. Er baute sich danach ein Hörrohr, bestehend aus einem hohlen Holzrohr und einem Ohrstück aus Metall. 1818 stellte er es auf der Tagung der Akademie der Wissenschaften in Paris vor und nannte es „Stethoskop". Das neue Instrument setzte sich vor allem zur Auskultation der Lunge bei tuberkulosekranken Patienten durch. Der geübte Praktiker konnte anhand der Atemgeräusche erkennen, ob es sich um eine tuberkulöse Kaverne, eine Lungenentzündung, Asthma oder ein Emphysem handelte.

1895 entdeckte der Würzburger Physiker Conrad Wilhelm Röntgen (1845–1923) die X-Strahlung, die kurz danach nach ihrem Entdecker „Röntgenstrahlung" genannt wurde. 1901 erhielt er dafür den Nobelpreis für Physik. Die „Schirmbilduntersuchung" brachte die Tuberkulosediagnostik weiter voran. Nun war es möglich, die tuberkulösen Veränderungen in der Lunge sichtbar zu machen. Ab 1936 wurden von den Nationalsozialisten erstmals in großem Stil Röntgen-Reihenuntersuchungen durchgeführt.

Eine „Wohnungskrankheit"

Die früheren Ärzte entwickelten obskure Theorien über die Entstehung der Schwindsucht, wie etwa eine ungleiche Verteilung der Säfte im Körper, unheilvolle Ausdünstungen des Bodens, offenes Herdfeuer oder der Verfall der Sitten. In England und den nordi-

Rechte Seite: Arbeiterwohnungen in Berlin um 1900. Von oben nach unten:
Heimarbeit von Vater und Kindern, Kreuzbergstraße 10
Sieben Personen in einer Wohnküche in der Rüdersdorfer Straße 12 *(beides digital.zbl.de)*
Eine Frau fertigt mit ihren Kindern Pantoffeln in einer Kellerwohnung, Rheinsberger Straße 62. *BPM*

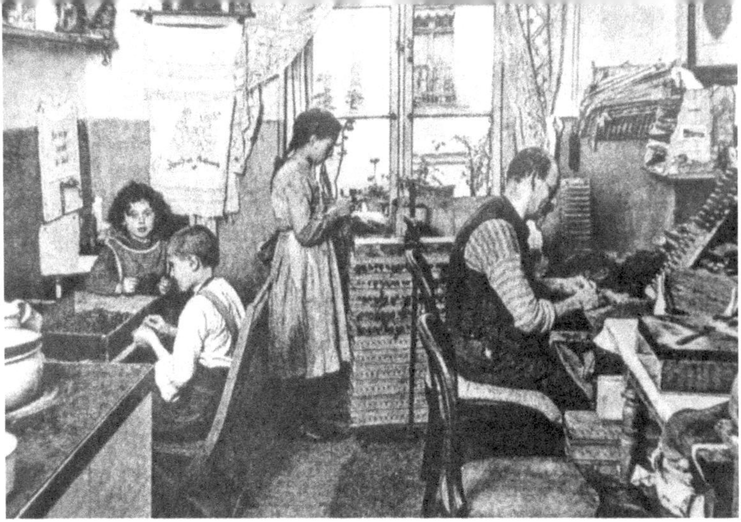

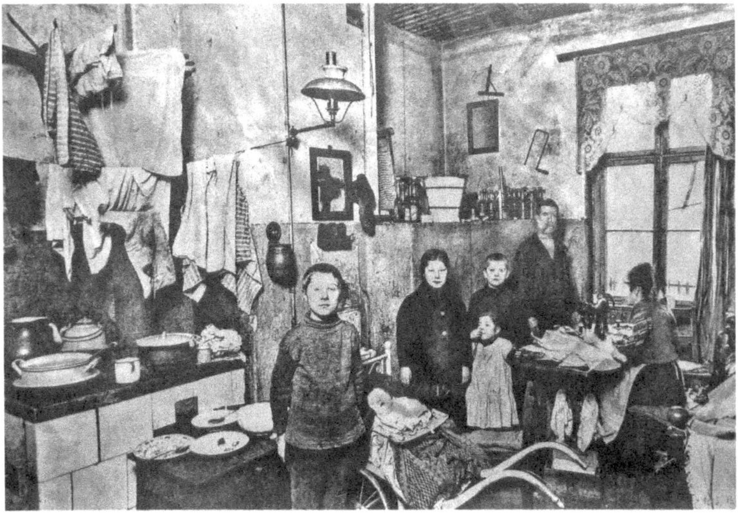

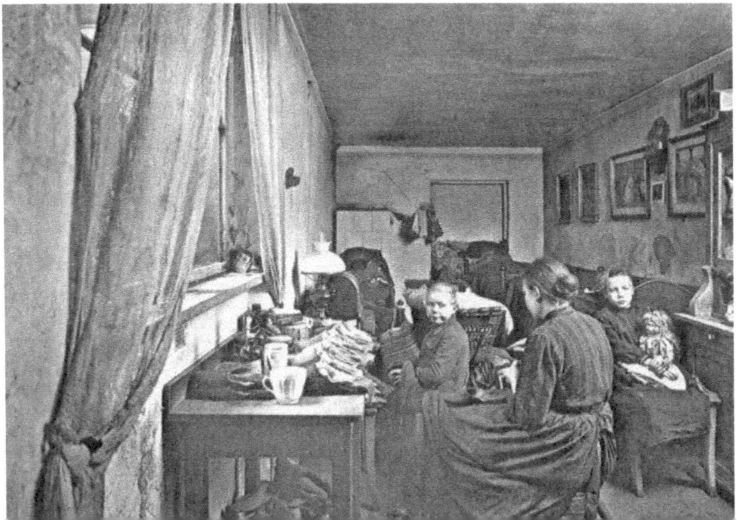

schen Ländern dagegen nahm man an, dass die Erkrankung vererbt würde. Diese Annahme war so abwegig nicht, da man immer wieder beobachtete, wie ganze Familien über mehrere Generationen von der Schwindsucht heimgesucht wurden, während andere weitgehend verschont blieben. Die Tuberkulose kam in allen gesellschaftlichen Schichten vor, doch hing der Verlauf der Krankheit entscheidend von der sozialen Lage und der Wohnsituation der Menschen ab.

Besonders Berlin gibt ein Beispiel für die damals bestehenden üblen Wohnverhältnisse, die die Schwindsucht zu einer Krankheit des Proletariats machten. Die schlimmsten Zustände herrschten in den Bezirken Gesundbrunnen, Moabit und Wedding. Hier hausten in winzigen Hinterhofwohnungen sieben bis acht Personen und schliefen in einem Zimmer. Während die Frauen auf Kohleherden Suppe kochten oder in großen Töpfen Wäsche wuschen, schliefen die Säuglinge in der Wiege, wuselten die übrigen kleinen Kinder um ihre Füße oder hockten stumpf in der Ecke. Bei funzligem Petroleumlicht verrichteten Männer und Frauen Heimarbeit: Sie nähten Kleider, rollten Zigarren oder fertigten Knallbonbons für Jahrmärkte, wobei ihnen die größeren Kinder zur Hand gehen mussten.

In der Stadt Charlottenburg gab es 1880 unter Arbeitern eine doppelt bis dreifach so hohe Sterberate an Tuberkulose wie unter Beamten und Offizieren. Im Jahre 1905 war unverändert das Risiko, an Tuberkulose zu sterben, in einer Berliner Einzimmerwohnung doppelt so hoch wie in einer Fünfzimmerwohnung.

Doch nicht nur das Zusammenleben auf engstem Raum in den Mietskasernen der Großstädte, den Bergarbeitersiedlungen im Ruhrgebiet und in Schlesien begünstigte die Tuberkulose. Auch in den Bauernhäusern herrschten Wohnsituationen, welche die Ausbreitung der Schwindsucht begünstigten. Hier war es das gemeinsame Schlafen von Gesunden und Kranken in Alkoven-Schrankbetten, auch als Bettenbutzen oder Durken bekannt. In diesen durch Türen verschlossenen Zimmernischen schliefen gemeinsam zwei bis vier Personen in halbsitzender Position. Das Schlafen im Sitzen ging auf die ärztliche Empfehlung an Herzkranke und Asthmatiker zurück, damit sie besser Luft bekämen. Daraus entwickelte sich der

Aberglaube, dass man bei einer liegenden Schlafhaltung nicht mehr aufwachen würde. Aus der Not heraus oder aus Gewohnheit teilten viele Lungenkranke mit ihren Familienangehörigen auch weiterhin das Bett, die Kammer oder den Schlafplatz im Alkoven, selbst wenn es ihnen in ihren letzten Lebenswochen sehr schlecht ging. In Hümmling/Emsland – 1900 Spitzenreiter bei Tuberkulosesterblichkeit in Preußen – hatten „von 146 Lungenkranken 81,6 % kein eigenes Bett zur Verfügung. Von den 146 Lungenkranken schliefen 31,5 % in einer Butze". In Schleswig-Holstein wurden die Bettbutzen erst um die Wende zum 20. Jahrhundert abgeschafft. In einigen Gegenden Niedersachsens hielten sie sich noch bis in die 1930er- und sogar bis in die 1950er-Jahre. Nach Robert Kochs Überzeugung war die Tuberkulose eine „Wohnungskrankheit" und die Schrankbetten neben den Arbeiterwohnungen überaus schlimme Brutstätten der Tuberkulose:

> *Es ist gewiß kein Zufall, daß die höchsten Sterblichkeitsziffern für Schwindsucht bei uns nicht in den ärmsten Gegenden der östlichen Provinzen, sondern in den relativ wohlhabenden und weitläufig bebauten Gegenden der Nordseeküste sich finden, wo seit altersher die üble Gewohnheit besteht, daß als Schlafraum schrankähnliche, in die Wand gebaute Behälter, sogenannte Butzen, dienen, welche nachts geschlossen werden.*

Bäuerliche Kammer mit Alkoven-Schrankbetten. *Landschaftsmuseum Angeln/Unewatt*

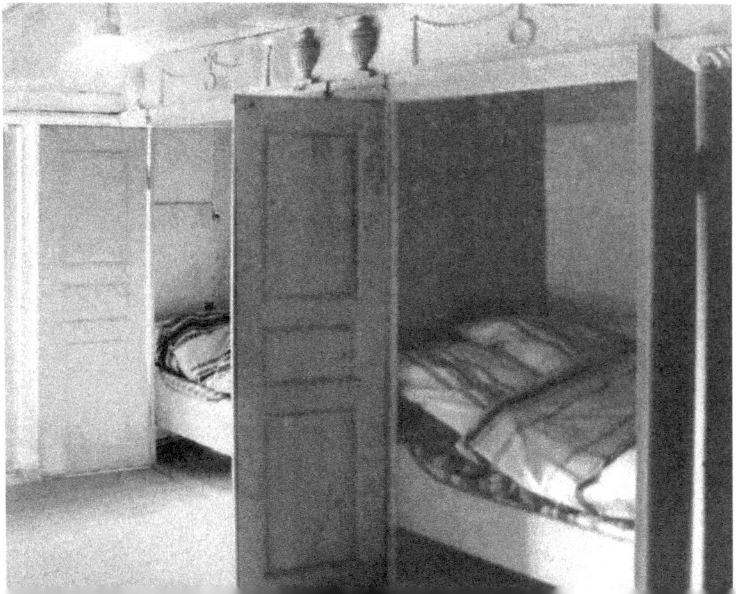

Die Freiluftliegekur

Im 19. Jahrhundert gab es keine Möglichkeiten zur Heilung der Tuberkulose. Um 1840 kam die Frischluftbehandlung im Höhenklima in Mode. Bei den Höhenkuren verweilten die Schwindsüchtigen in Kurpensionen, später in eigens dafür geschaffenen Sanatorien in Orten mit reiner Gebirgsluft und möglichst mildem Klima. Aus ganz Europa kamen Tuberkulosekranke aus dem Adel und dem Großbürgertum, die sich das leisten konnten, nach Davos, Arosa, Crans Montana oder Meran und blieben für mehrere Monate bis Jahre. Im Jahre 1859 eröffnete der Arzt Hermann Brehmer (1826–1889) in Görbersdorf im schlesischen Riesengebirge die erste private Heilanstalt für Tuberkulosekranke. Er setzte auf ein Behandlungsregime aus kalorienreicher Ernährung, ausgedehnten Spaziergängen in frischer Gebirgsluft, Aufenthalt im Freien und Schlafen bei offenem Fenster. Sein Schüler Peter Dettweiler (1837–1904) konzipierte auf der Basis von Brehmers Modell die Freiluftliegekur. 1876 übernahm er die neu gegründete Lungenheilanstalt in Falkenstein im Taunus und perfektionierte dort sein Therapiemodell aus Ernährung und Ruhe an der frischen Luft.

1895 wurde unter der Schirmherrschaft von Kaiserin Auguste Viktoria das „Deutsche Zentralkomitee zur Errichtung von Heilstätten für Lungenkranke“ gegründet. 1899 wurde es in „Deutsches Zentralkomitee zur Bekämpfung der Tuberkulose“ umbenannt, es besteht heute noch. Seine vorrangigen Aufgaben waren organisatorische und finanzielle Hilfen beim Bau von Sanatorien für Tuberku-

Dr. Brehmers Heilanstalt in Gröbersdorf im Riesengebirge, 1888. *Historische Postkarte*

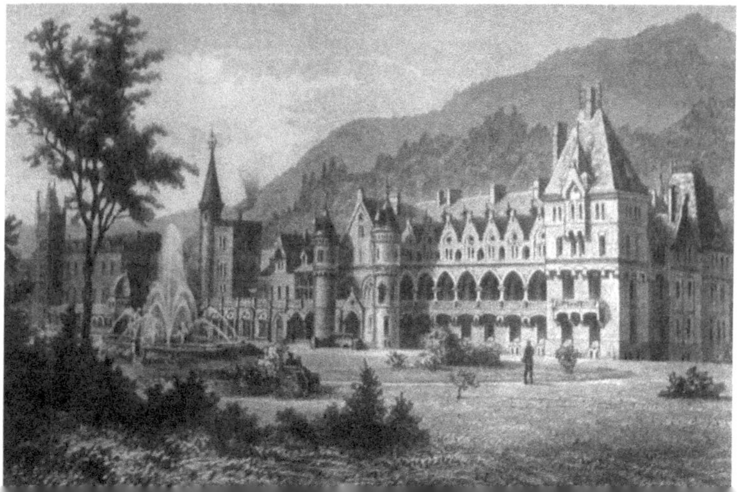

losekranke, Schaffung von ambulanten Tuberkulosefürsorgestellen und die gesundheitliche Volksaufklärung über die Krankheit anhand von Merkblättern, Lichtbildvorträgen, Plakaten und Bildtafeln. Als langjähriger Generalsekretär des Deutschen Zentralkomitees zur Bekämpfung der Tuberkulose fungierte der Arzt Gotthold Pannwitz (1861–1926). Er machte die Bekämpfung der Volkskrankheit Tuberkulose zu seiner Lebensaufgabe. Als Militärarzt hatte er in Straßburg und Kehl gedient. 1895 wurde er zum Kaiserlichen Gesundheitsamt kommandiert und widmete seine Zeit künftig der Errichtung von Lungenheilstätten für das Zentralkomitee und den Volksheilstättenverein des Roten Kreuzes. Besondere Verdienste erwarb sich Pannwitz bei der Organisation des Internationalen Tuberkulosekongresses 1899 und der Internationalen Tuberkulosekonferenz 1902 in Berlin, auf der die Internationale Vereinigung gegen Tuberkulose gegründet wurde. Im gleichen Jahr nahm er als Oberstabsarzt seinen Abschied aus dem Sanitätskorps und wurde zum Professor ernannt. Er starb 1926 in Lychen.

Das Heilstättenwesen

Entsprechend dem Invalidenversicherungsgesetz übernahmen ab 1889 die Landesversicherungsanstalten zur Vorbeugung der Invalidität von Arbeitern die Kosten für die Heilstättenbehandlung. Um Berlin herum entstanden in den folgenden Jahren etliche stationäre Einrichtungen für Lungenkranke, die ersten 1892 und 1894 in Malchow und Blankenfelde. 1896 eröffnete der Heilstättenverein des Roten Kreuzes die Heilstätte Grabowsee bei Oranienburg. Sie war vom Bauherrn und Betreiber ursprünglich als Versuchseinrichtung nur für lungenkranke Männer vorgesehen. Kleine Spaziergänge, leichte Gartenarbeiten, wechselwarme Duschen, Abreibungen mit verdünntem Alkohol oder Salzwasser, Wassertreten oder Dampfbad sollten der Stimulierung des Immunsystems dienen. Durch die Heilerfolge in Grabowsee setzte sich nun die Flachlandheilkur für die Tuberkulosekranken endgültig durch. Ab 1903 gründete Gotthold Pannwitz eine eigene Lungenheilstätte in Hohenlychen am Zenssee. Er erwarb 1902 zehn Morgen Land von der Stadt Lychen und ließ

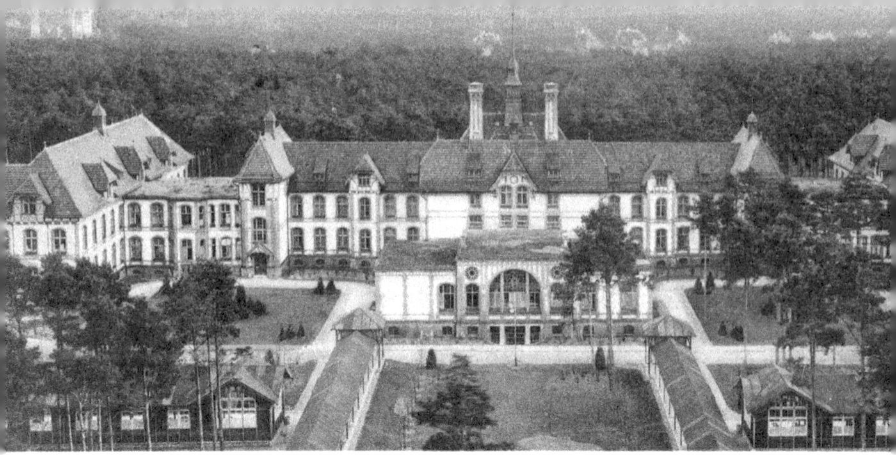

Die Beelitzer Heilstätten. Männerklinik mit Pavillon. *Postkarte um 1908. BPM*

dort eine Kinder- und Frauenheilstätte bauen, die zum größten Teil aus Spenden finanziert und vom Heilstättenverein des Roten Kreuzes unterhalten wurde. Innerhalb weniger Jahre stieg die Zahl der Betten auf 500 im Sommer und 300 im Winter an. Entsprechend seinen Vorstellungen sollte in der Heilstätte nicht nur die Heilung von der Tuberkulose erfolgen, sondern auch die Vorbereitung auf ein Leben nach der Krankheit.

Die größten Lungenheilstätten im Umland der Hauptstadt waren jedoch die Beelitzer Heilstätten. Die Landesversicherungsanstalt Berlin hatte sie von 1898 bis 1902 in einem Waldgelände 50 Kilometer südwestlich vom Berliner Stadtzentrum errichten lassen. Mit einer Größe von 200 Fußballfeldern waren sie nach ihrer endgültigen Fertigstellung das größte Krankenhausgelände Europas. In den unterschiedlichen Pavillons standen 480 Betten für Männer, 420 für Frauen und 15 für Kinder zur Verfügung. Von Beginn an gab es eine eigene Bahnanbindung: „Beelitz Heilstätten" war die Endstation der damals noch dampfbetriebenen Berliner Vorortbahn.

1908 gab es im Deutschen Reich bereits 99 Heilstätten mit 10.539 Betten. Bis 1927 wurden im waldreichen Berliner Umland 13 weitere Einrichtungen eröffnet. Diesen stand jedoch ein Heer von schätzungsweise 400.000 Patienten mit offener Lungentuberkulose gegenüber, die unerkannt inmitten der Bevölkerung lebten. Die durchschnittliche Überlebenszeit bei offener Lungentuberkulose betrug gerade einmal vier Jahre. Auch die medizinischen Erfolge der Heilstättenbehandlung waren eher bescheiden. Von den Patienten, die 1908 aus einer Heilstätte entlassen wurden, galten 81 Prozent als geheilt. Kaum ein Jahr später waren von den Behandelten aber nur noch zwei Drittel erwerbsfähig und fünf Jahre nach Behandlungsende nur noch die Hälfte. Um 1900 wurden die ersten Tbc-Fürsorgestellen eingerichtet, um die Früherkennung der Tuberkulose zu gewährleisten. Die Fürsorgerinnen besuchten die Kranken, beschafften stärkende Lebensmittel, Betten, Spuckflaschen und andere notwendige Utensilien. Sie vermittelten Heilkuren und geeignete Wohnungen. Bis 1945 blieb die Behandlung in Lungenheilstätten für ansteckende Patienten die Therapie der Wahl.

Neue Behandlungsmöglichkeiten und die BCG-Impfung

Ab 1900 kam durch die Fortschritte in der Chirurgie neben der Freiluftliegekur eine neue operative Behandlungsmethode zum Einsatz: der Pneumothorax, bei dem man den betroffenen Lungenflügel künstlich zum Kollabieren brachte, um so in der stillstehenden Lunge die Ausheilung der entzündlichen Prozesse zu ermöglichen. Doch auch dieser Behandlung blieb der therapeutische Erfolg versagt, sodass man diese Technik nach dem Zweiten Weltkrieg wieder aufgab. Stattdessen setzten sich immer feinere chirurgische Verfahren durch, bei denen einzelne tuberkulöse Lungenabschnitte entfernt wurden. Durch die neuen Behandlungsstrategien sank die Tuberkulose-Sterblichkeit von 1850 bis 1950 in Europa von 500 auf 50 pro 100.000 Einwohner im Jahr.

1921 entwickelten der Mikrobiologe Albert Calmette (1863–1933) und der Veterinärmediziner Camille Guérin (1872–1961) am Pariser Institut Pasteur einen Impfstoff aus abgeschwächten Tuberkulose-Erregern. Bei der Einführung der BCG-Schutzimpfung in Schleswig-Holstein kam es 1930 zum „Lübecker Impfunglück“, bei dem von 256 geimpften Säuglingen 77 wegen eines verunreinigten Impfstoffs starben. Daraufhin wurde die Impfung in Deutschland vorerst ausgesetzt und erst nach dem Zweiten Weltkrieg wieder aufgenommen. Inzwischen wird sie wegen des geringen Infektionsrisikos in der Allgemeinbevölkerung vom Robert Koch-Institut nicht mehr empfohlen. Für die Überwachung der Tuberkulosekranken besteht

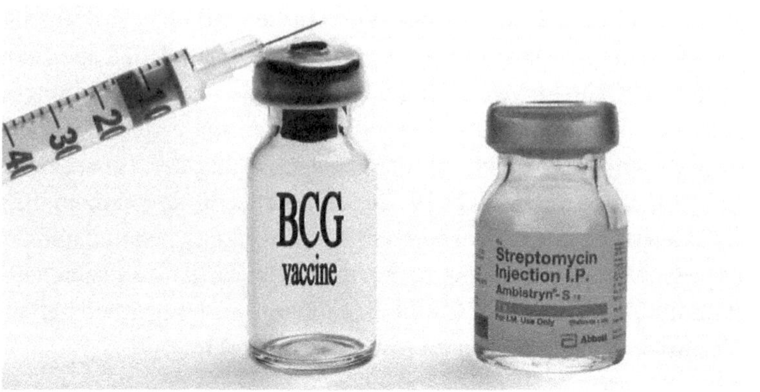

BCG-Vakzine und Streptomycin-Injektionslösung *(F)*

im öffentlichen Gesundheitsdienst ein Netz von Tuberkulosefürsorgestellen.

Mit der Entdeckung des Antibiotikums Streptomycin im Jahre 1943 meinte man, den großen Durchbruch in der Tuberkulosetherapie erzielt zu haben. Doch schon bald zeigten sich immer häufiger Resistenzen der Mycobakterien gegen das Mittel. Erst die Kombination von mehreren Antibiotika, die sogenannte Drei- oder Vierfachtherapie, vermied die Resistenzbildung und wurde ab den 1960er-Jahren der Goldstandard in der Tuberkulosebehandlung. Damals geisterte durch die medizinische Fachliteratur der Gedanke, dass die Tuberkulose nun endgültig ausgerottet werden könnte. Doch als in den 1980er-Jahren erste völlig antibiotikaresistente Stämme der Tuberkelbakterien auftauchten, wurde diese Hoffnung wieder zunichte gemacht.

Zwar hat sich durch die Tuberkulostatika die Tuberkulosetherapie wesentlich verbessert, dennoch ist die Tuberkulose immer noch die Infektionskrankheit, die weltweit zu den meisten Todesfällen führt. Durchschnittlich über zehn Millionen Neuinfektionen und 1,5 Millionen Tote zählte die Weltgesundheitsorganisation in den letzten Jahren. Deutschlandweit gab es im Jahr 2019 nur noch rund 4.800 Neuerkrankte und 129 Tote. Für uns mag die Seuche ihren Schrecken verloren haben, von einem Sieg über die Tuberkulose kann jedoch keineswegs die Rede sein.

Quellen

August Predöhl: *Die Geschichte der Tuberkulose*. Leipzig 1888; neu: Wiesbaden 1966.

Fr. Winkler: *Tuberkulose und Wohnung in Charlottenburg*. In: *Zeitschrift für Tuberkulose*, Band 22, Heft 4 (1914), S. 313–342.

Joachim Hein: *Handbuch der Tuberkulose: Allgemeine Grundlagen*, Stuttgart 1958.

Paul Jakob. *Die Tuberkulose und die hygienischen Mißstände auf dem Lande*, Berlin 1911, S. 40.

Robert Koch u. a.: *Gesammelte Werke von Robert Koch*, Berlin 1912, S. 647.

Detlef Krenz: *In diesem Hinterhof sind die Kühe los*: https://www.qiez.de/mit-sommers-kuh-auf-du-die-friedrichshainer-hinterhofstaelle/.

Hubertus Averbeck: *Von der Kaltwasserkur bis zur physikalischen Therapie. Betrachtungen zu Personen und zur Zeit der wichtigsten Entwicklungen im 19. Jahrhundert*, Bremen 2012, S. 479–481.

https://www.dzk-tuberkulose.de/das-dzk/geschichte/.

Andreas Jüttemann: *Die Anfänge der Lungenkur im Flachland*. In: *Brandenburgisches Ärzteblatt* 6 (2020), S. 28ff.

Hellmuth Ulrici: *Tuberkulosekrankenhäuser*. In: *Handbücherei für das gesamte* Krankenhauswesen, Band **2**, Berlin 1930, S. 135f.

Flurin Condrau: *Lungenheilanstalt und Patientenschicksal. Sozialgeschichte der Tuberkulose in Deutschland und England im späten 19. und frühen 20. Jahrhundert*, Göttingen 2000, S. 148.

Tuberkulose: https://www.aerzteblatt.de/nachrichten/70895/Tuberkulose-Zahl-der-Faelle-geht-leicht-zurueck. 14. 10. 2016.

Tuberkulostatika aus den 1970er-Jahren

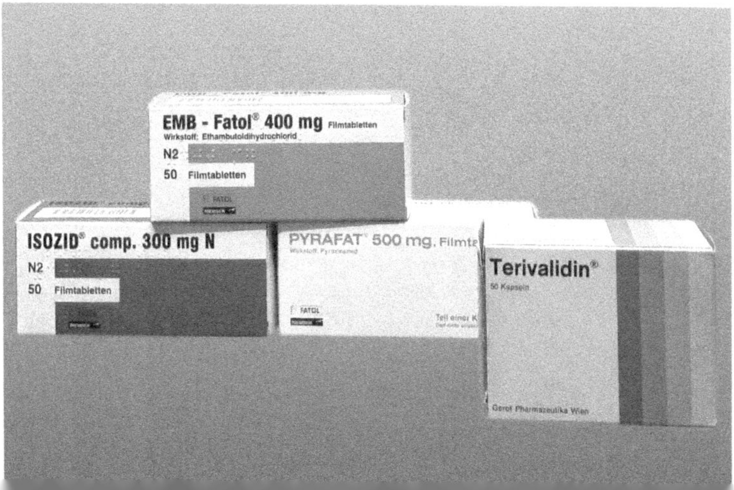

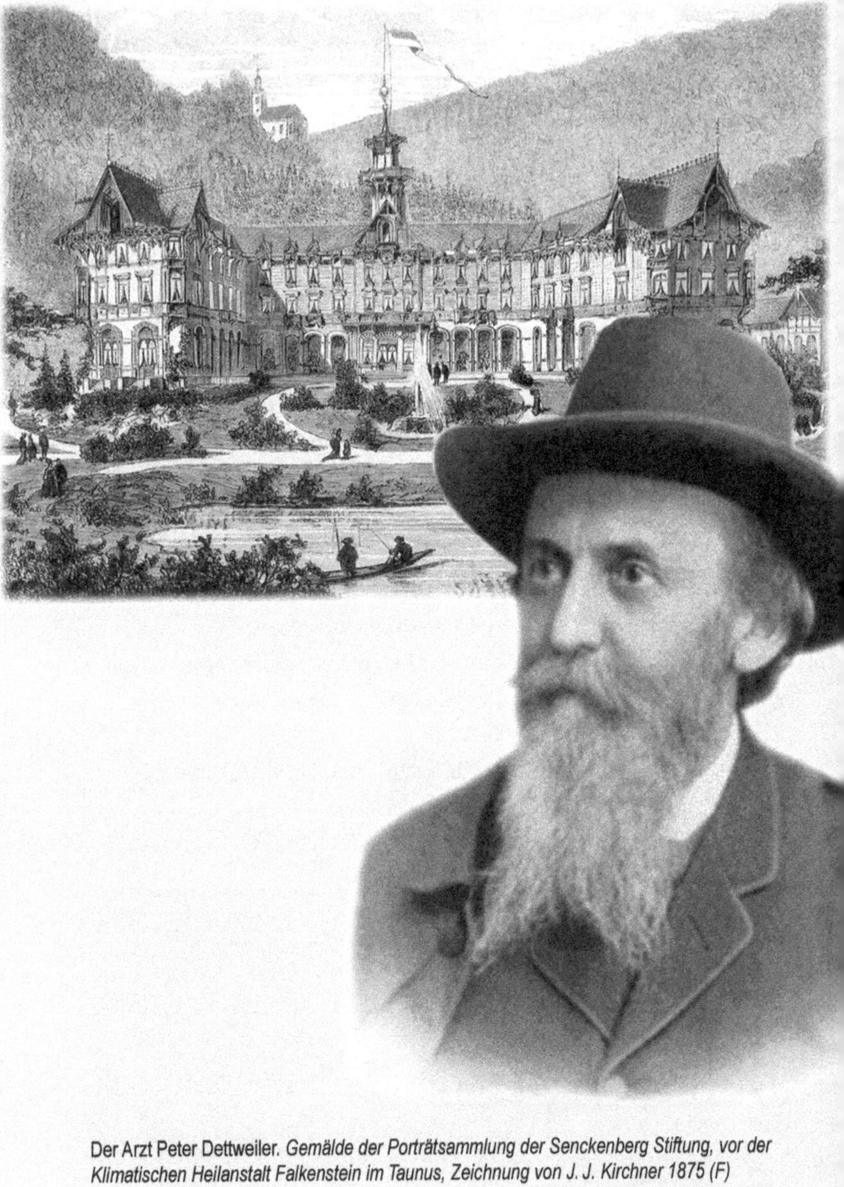

Der Arzt Peter Dettweiler. *Gemälde der Porträtsammlung der Senckenberg Stiftung, vor der Klimatischen Heilanstalt Falkenstein im Taunus, Zeichnung von J. J. Kirchner 1875 (F)*

Peter Dettweiler (1837–1903) und die Freiluftliegekur

Einem Bauernsohn aus Wintersheim in Rheinhessen gebührt das Verdienst, die erste entscheidende Behandlung der Lungentuberkulose – die Freiluftliegekur – eingeführt zu haben. Als Leiter der Heilstätte Falkenstein im Taunus sollte er eine international anerkannte Kapazität in der Bekämpfung der Lungentuberkulose werden.

Nach dem Besuch des Gymnasiums in Darmstadt absolvierte Peter Dettweiler sein Medizinstudium an den Universitäten Gießen, Würzburg und Berlin. Im Jahr 1863 schloss er es mit einer Promotion über die Schlafkrankheit ab. Danach arbeitete er einige Monate als Assistenzarzt bei dem Pathologen Rudolf Virchow in Berlin. Als Militärarzt nahm er als 27-Jähriger 1864 am Deutsch-Dänischen Krieg und 1866 am Deutsch-Österreichischen Krieg teil. Zwischendurch führte er eine eigene Praxis in Pfeddersheim bei Worms. 1868 erkrankte er so schwer an einer Tuberkulose, die er sich in seiner Studentenzeit zugezogen hatte, dass er die Praxis aufgeben musste.

Patient und Arzt im „schlesischen Davos"

Nach einem Blutsturz kam er für mehrere Monate als Patient in die 1854 eröffnete Brehmer'sche Heilanstalt für Lungenkranke in Gröbersdorf im schlesischen Riesengebirge. Der dort tätige Lungenarzt Hermann Brehmer hat als Erster erkannt, dass die Lungentuberkulose im ersten Stadium immer heilbar war, womit das vorherrschende Dogma der Unheilbarkeit der Tuberkulose infrage gestellt war. Die Therapie in seiner Klinik bestand aus Bewegung in frischer Gebirgsluft und reichlicher Nahrungsaufnahme. Brehmer ließ seine Patienten den ganzen Tag im Freien verbringen, wandern und Bergtouren machen. Nachts schliefen sie zu jeder Jahreszeit bei offenem Fenster.

Nach seiner Genesung arbeitete Peter Dettweiler ab 1868 als zweiter Arzt in Gröbersdorf. Seine Tätigkeit wurde nur unterbrochen durch seine Teilnahme als Militärarzt am Deutsch-Französi-

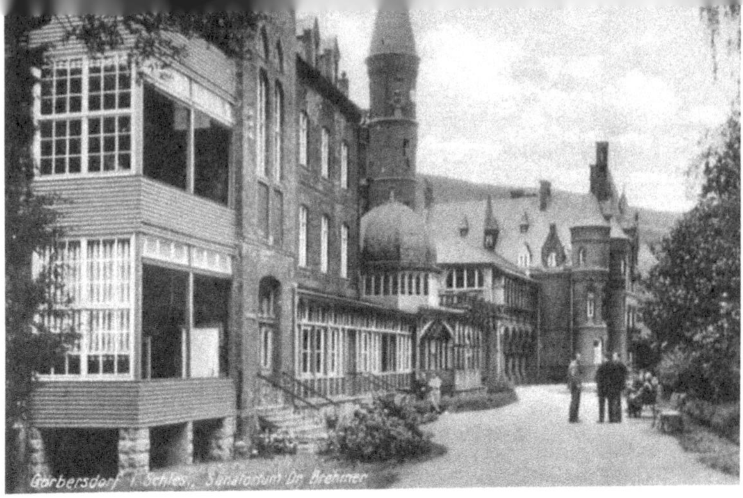

Die Brehmersche Heilanstalt im schlesischen Gröbersdorf. *Historische Ansichtskarte*

schen Krieg 1870/71. Im Laufe der Zeit gelangte Dettweiler zu der Auffassung, dass nicht Bewegung, sondern Ruhe in frischer Luft den Heilungsprozess der Tuberkulose weit besser fördern würde. Diese Meinung stieß bei seinem Kollegen Brehmer jedoch auf Ablehnung. Also entschloss sich Dettweiler nach acht Jahren in Gröbersdorf, die Leitung der Lungenheilstätte St. Blasien im Südschwarzwald zu übernehmen. Gerade zu diesem Zeitpunkt erreichte ihn überraschend das Angebot zur Leitung der ein Jahr zuvor eröffneten Lungenheilanstalt in Falkenstein im Taunus, wo der leitende Arzt an Tuberkulose verstorben war.

Leiter der Heilanstalt in Falkenstein

Kurz entschlossen übernahm Peter Dettweiler 1876 die Chefarztstelle. Das elegante Sanatorium mit seinen 115 Betten lag auf 400 Metern Höhe am Südhang des Taunus und bestand aus einem Hauptgebäude, zwei Seitenflügeln und zwei Nebenhäusern. Im Erdgeschoss des Haupttraktes befanden sich prächtige Gesellschaftsräume, die Bibliothek, die Verwaltung sowie ein Post- und Telegrafenamt. Im ersten Stock waren das Arzt- und das Wartezimmer sowie die Laboratorien für mikroskopische und chemische Untersuchungen untergebracht. In den übrigen drei Stockwerken lagen die Patientenzimmer. In Falkenstein realisierte Dettweiler sein eigenes Behandlungskonzept, zwar nach den Prinzipien Brehmers, doch ergänzt durch die Frischluftbehandlung in Ruhe. Die Patienten erhielten am Tag sechs hochkalorische Mahlzeiten, um dem rasanten Gewichtsverlust entgegenzuwirken. Die auszehrende Krankheit raubte ihnen so schnell das Gewicht, dass sie kaum dagegen anessen konnten. Die Anzahl der Mahlzeiten, die Essensmengen und Essenszeiten waren genau festgelegt. Der Speiseplan in Falkenstein sah folgendes vor: erstes Frühstück um 7.30 Uhr mit Kaffee, Tee, Schokolade oder Kakao, Milch, Brot, Backwerk, Butter und Honig. Zweites Frühstück um 10 Uhr, bestehend aus Milch oder Kraftsuppe und Butterbrot. Um 13 Uhr wurde das Mittagessen mit fünf bis sechs Gängen inklusive Kaffee eingenommen. Um 16 Uhr gab es wieder Milch. Das Abendessen um 19 Uhr bestand aus Suppe, warmen und kalten Platten mit Salat sowie Kompott. Abschließend wurde um 21 Uhr noch einmal Milch gereicht.

Auf die exakte Befolgung seines Therapieplanes legte Dettweiler größten Wert, weil nach seiner Überzeugung der Heilungsprozess durch einen disziplinierten Lebenswandel begünstigt würde. Der Klinikaufenthalt in Falkenstein ähnelte einem Aufenthalt in einer Militärkaserne, wenn auch im Ambiente eines Luxushotels. Die wohlsituierten Patienten akzeptierten Dettweilers strenges Regime ohne Murren. Anfangs gehörte zur Therapie noch der Genuss von Alkohol, der nach Dettweilers Meinung die Heilung begünstigen könnte, sodass den Patienten alkoholische Getränke wie Kognak, Wein und Champagner „verordnet" wurden. Später gab der Arzt die „Behandlung mit Alkohol" wieder auf.

Die „Davoser Liege" und der „Blaue Heinrich"

Das Kernstück der Behandlung in Falkenstein aber war die Freiluftliegekur. Hierbei ruhten die Patienten täglich sechs bis zehn Stunden auf Liegestühlen im Freien oder auf überdachten Terrassen. Mehrmals täglich wurde die Körpertemperatur kontrolliert.

Dettweiler hatte für die Liegekur eigens einen bequemen Liegestuhl konstruiert. Zum Liegestuhl gehörte je nach Jahreszeit eine Wolldecke oder ein Fellsack mit einer Wärmflasche, sodass die Freiluftbehandlung selbst an den kältesten Wintertagen möglich war.

Nach kurzer Zeit wurde Dettweilers Liegestuhl in allen Schweizer Sanatorien eingesetzt, was ihm den Namen „Davoser Liegestuhl“ einbrachte. Thomas Mann widmete dem Liegestuhl im *Zauberberg* eine detaillierte Beschreibung:

> *Sein Protagonist Hans Castorp „erinnerte sich nicht, dass ihm je ein so angenehmer Liegestuhl vorgekommen sei. Das Gestell, ein wenig altmodisch in der Form (…) bestand aus rotbraun poliertem Holz und einer Matratze mit weichem, kattunartigem Überzug, eigentlich aus drei hohen Polstern zusammengesetzt, reichte vom Fußende bis über die Rückenlehne hinauf. Außerdem war vermittels einer Schnur eine weder feste noch zu nachgiebige Nackenrolle mit gesticktem Leinenüberzug daran befestigt, die von besonders wohltuender Wirkung war.*

Der Auswurf wurde aus hygienischen Gründen in Spuckfläschchen gesammelt. Dettweiler hatte auch dieses blaue gläserne Taschenfläschchen für Hustende, auch Blauer Heinrich genannt, selbst entwickelt. Er betrachtete es als „heilige Pflicht (…) jedem Hustenden (…) den Gebrauch dieses einfachen, billigen Gerätes“ zur

Die Davoser Liege. Luftliegekur in Davos im Winter. *Ansichtskarte von 1910*

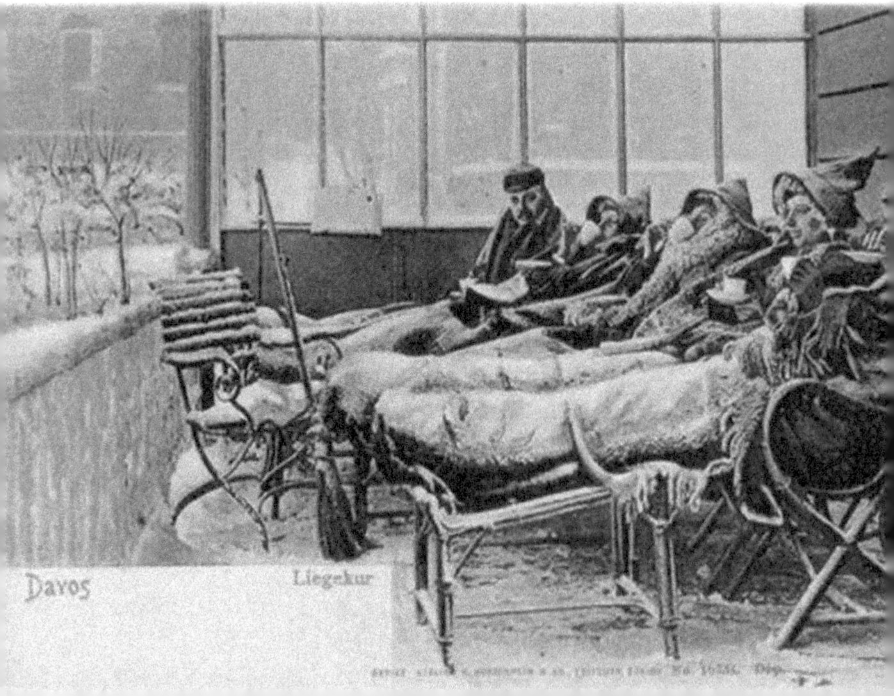

Auflage zu machen. Es wurde damals für 1,50 Mark angeboten. Woher der Beiname „Blauer Heinrich“ stammt, ist ungeklärt.

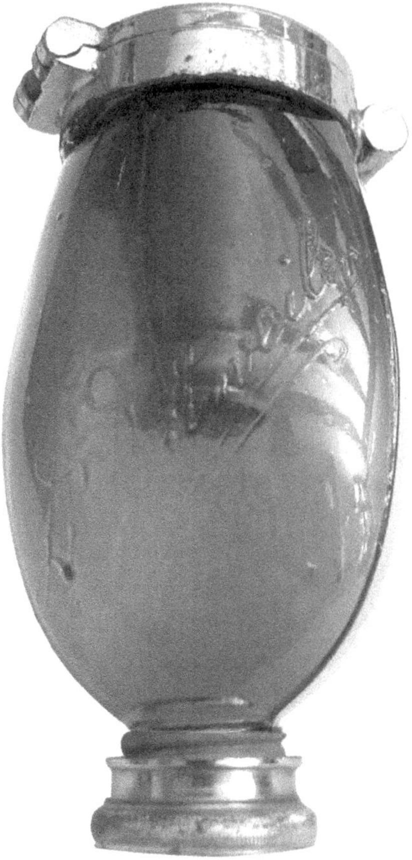

Der Blaue Heinrich. Geheimrath Dr. Dettweiler's Taschenflasche für Hustende Nr. 1, 1889. *BPM*

Innerhalb kürzester Zeit erlangte die Falkensteiner Lungenheilanstalt internationales Ansehen. Mit einer Vielzahl von Veröffentlichungen zur Tuberkulose machte Dettweiler sich einen Namen. Lungenärzte aus der Schweiz und Frankreich kamen, um in Falkenstein die Wirksamkeit der Dettweiler'schen Tuberkulosetherapie zu studieren.

Die wenigen Privatsanatorien blieben der gehobenen Gesellschaftsschicht vorbehalten, denn nur sie konnte sich die kostspielige Behandlung über mehrere Monate hinweg leisten. Der größte Teil der Tuberkulosekranken kam jedoch aus sozial schwachen Verhältnissen. Das bewog den sozial eingestellten Dettweiler dazu, zusammen mit dem Frankfurter Verein für Rekonvaleszenten-Anstalten im Jahr 1892 eine „Volksheilstätte für unbemittelte Lungenkranke“ mit 26 Betten in der Nähe von Falkenstein zu gründen.

Diese Einrichtung rief das Missfallen der Grundstücksnachbarin, der wohlhabenden Baronin Hannah Mathilde von Rothschild, hervor. Ihr Anwesen, das heutige Hotel „Villa Rothschild-Kempinski“, lag in unmittelbarer Nähe der Volksheilstätte. Daher spendete die Dame kurzerhand 200.000 Mark zum Bau einer weitaus größeren Klinik im nahe gelegenen Ruppertshain. Die neue Volksheilstätte

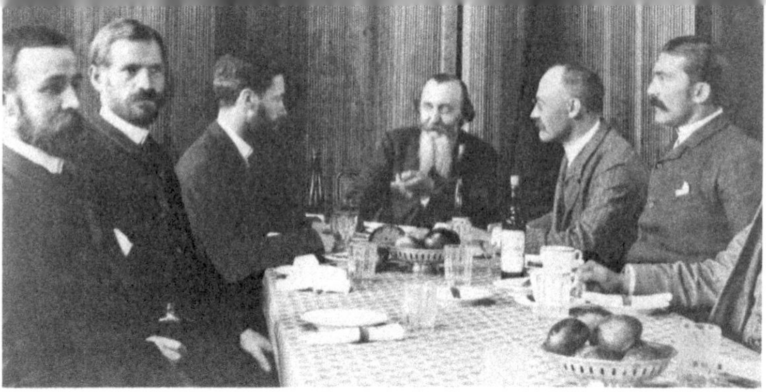

Peter Dettweiler im Kreis seiner Falkensteiner Ärzteschaft, 1890

wurde 1895 eröffnet und erhielt schon bald im Volksmund den Namen „Hustenburg".

Im gleichen Jahr zog sich der inzwischen zum Geheimen Sanitätsrat ernannte Peter Dettweiler aus gesundheitlichen Gründen aus der Klinikleitung Falkenstein zurück. Er starb im Jahr 1904 im Alter von 67 Jahren in Kronberg/Taunus an Herzversagen.

Mit dem Weggang des berühmten Arztes verlor die Heilanstalt Falkenstein, inzwischen eine der renommiertesten Lungenheilstätten Europas, an Bedeutung und wurde 1907 wegen wirtschaftlicher Schwierigkeiten geschlossen und abgerissen. Dettweilers Richtlinien zur Tuberkulosetherapie aber hatten noch mehr als 50 Jahre Bestand. Bis zur Einführung der antibiotischen Tuberkulosetherapie nach dem Zweiten Weltkrieg blieb die Heilstättenbehandlung die wichtigste Maßnahme bei der Behandlung der Krankheit.

Quellen

Julius Pagel: *Biographisches Lexikon hervorragender Ärzte des neunzehnten Jahrhunderts*, Berlin/Wien 1901, Sp. 390f.

Open-Air Treatment of Phthisis. In: *The British Medical Journal*, 16. November 1889.

Monika Öchsner-Pischel: *Peter Dettweiler und die Lungenheilanstalt in Falkenstein*. In: *Pneumologie*, 59. Jahrgang, Heft 5 (2005), S. 349–353.

Thomas Mann: *Der Zauberberg*, 18. Auflage Frankfurt/Main 1991.

Hubertus Averbeck: *Von der Kaltwasserkur bis zur physikalischen Therapie. Betrachtungen zu Personen und zur Zeit der wichtigsten Entwicklungen im 19. Jahrhundert*. Bremen 2012, S. 479–481.

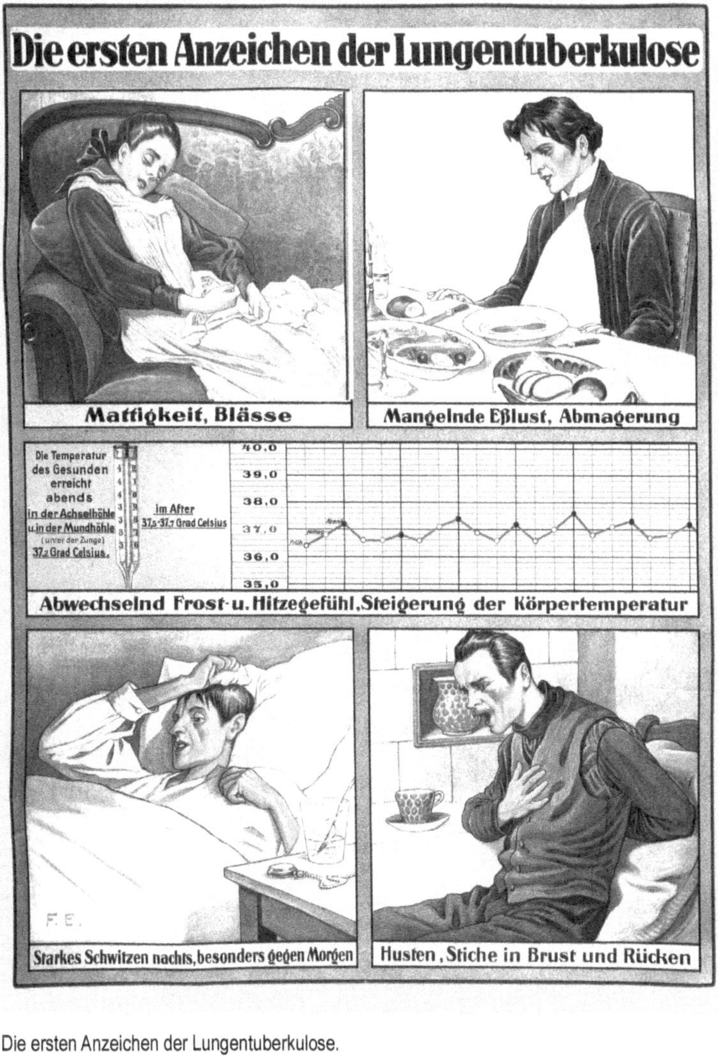

Die ersten Anzeichen der Lungentuberkulose.
Bildtafel aus der Unterrichtssammlung des Deutschen Hygiene-Museums Dresden aus den 1920er-Jahren. Foto: Deutsches Hygiene-Museum Dresden, Volker Kreidler

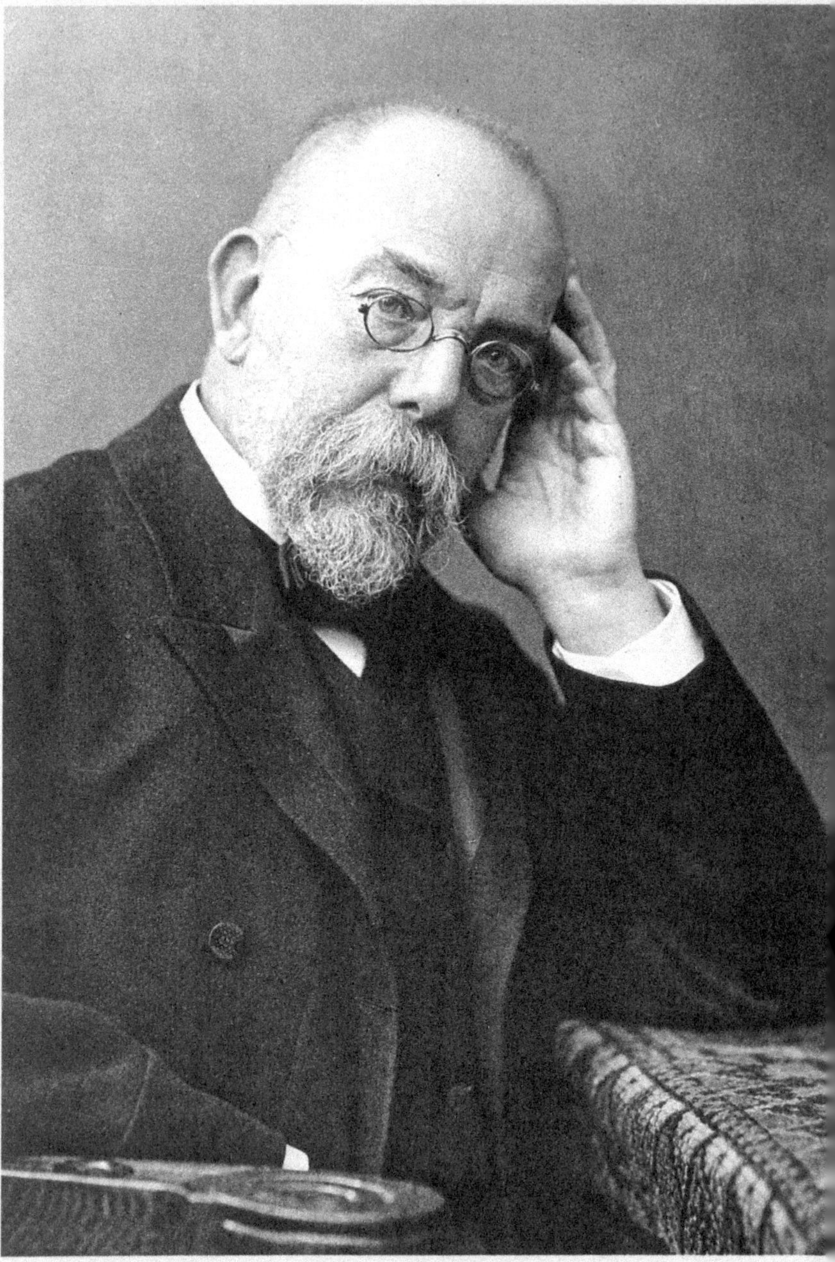

Robert Koch. *Fotogravur nach einer Fotografie von Wilhelm Fechner, um 1900. RKI*

Robert Koch (1843–1910) und das Geschäft mit dem Tod

Der Berliner Bakteriologe Robert Koch widmete sich der Bekämpfung von Infektionskrankheiten wie Milzbrand, Cholera und Tuberkulose mit seiner ganzen Leidenschaft. Er wurde zum deutschen Wegbereiter der Mikrobiologie. Dennoch wird sein Name nicht nur im Zusammenhang mit medizinischem Fortschritt und höchsten wissenschaftlichen Erfolgen genannt, sondern auch im Kontext von folgenschweren Skandalen und moralischem Fehlverhalten.

Die Entdeckung der Tuberkelbazillen

Nachdem Robert Koch im Juli 1880 an das Kaiserliche Gesundheitsamt gewechselt war, widmete er sich dort systematisch der Erforschung von Krankheitserregern. Bislang war es üblich gewesen, Bakterien in Fleischbrühe oder auf Kartoffelscheiben zu züchten, was nur mäßig erfolgreich war. Koch entwickelte die Kulturplatten-Technik: Er züchtete Bakterien auf festen transparenten Nährböden aus Fleischboullion und Gelatine in rechteckigen gläsernen „Plattenschalen". Diese Methode wurde zu einem Grundbaustein der bakteriologischen Diagnostik.

Mithilfe neu entwickelter Färbemethoden für Bakterienpräparate gelang dem Forscher 1882 der Nachweis des Tuberkuloseerregers *Mycobacterium tuberculosis.* Der dänische Mediziner Hans Christian Gram hatte die Färbung zur Diagnostik von Bakterien unter dem Lichtmikroskop entwickelt. Als Infektionsweg der Tuberkulose identifizierte Koch die Atemluft der Kranken und den Auswurf, in dem er auch Tuberkelbazillen nachweisen konnte. Damit war klar, dass eine Ansteckungsgefahr nur von Patienten mit offener Lungentuberkulose ausging.

Am Abend des 24. März 1882 stellte Robert Koch vor der Berliner Physiologischen Gesellschaft im damaligen Physiologischen Institut der Universität in einem Vortrag mit dem wenig sensationell wirkenden Titel *Aetiologie der Tuberkulose* seine Entdeckung vor. Man hatte 15 bis 20 Teilnehmer erwartet, doch mehr als 120 waren gekommen. Zahlreiche Zuhörer drängten sich stehend hinter den Stuhlreihen des Hörsaals. Nach einem eher trockenen Vortrag – Robert Koch war kein begnadeter Redner – blieb es zunächst still im Saal. Kein Beifall brandete auf. Zu tief war bei den Zuhörern das Empfinden, einer historischen Stunde beigewohnt zu haben.

Bei Kochs Vortrag war auch Paul Ehrlich zugegen, der über die histologischen Färbetechniken mit Anilinfarbstoffen geforscht hatte. Er sprach später davon, dass dieser Abend „das größte wissenschaftliche Erlebnis seines Lebens" gewesen sei. Kochs Assistenten hatten eine Reihe von Mikroskopen im Hörsaal aufgestellt, sodass die Teilnehmer einen Blick auf den Tuberkelbazillus werfen konnten.

Die Zeitungen machten aus Robert Koch in den nächsten Wochen einen Nationalhelden, der Kaiser ernannte ihn zum Geheimen Regierungsrat. Koch wurde schlagartig weltberühmt. Die WHO erklärte später den 24. März zum Welttuberkulosetag.

Bereits einen Tag später machte sich Paul Ehrlich daran, Kochs Färbemethode durch Einsatz von Methylenblau zu vervollkommnen, was Koch vorbehaltlos akzeptierte. Diese von Ehrlich entwickelte „Vitalfärbung" ermöglichte es nun sogar den niedergelassenen Ärzten, selbst die Tuberkelbazillen mikroskopisch zu diagnostizieren.

Der Tuberkulin-Skandal

Acht Jahre später, auf dem X. Internationalen Medizinischen Kongress in Berlin 1890, berichtete Robert Koch über seine noch nicht abgeschlossenen Versuche mit einem Heilmittel gegen Tuberkulose, dem Tuberkulin, von dessen Wirksamkeit er gänzlich überzeugt war. Tuberkulin war ein Extrakt aus abgeschwächten Tuberkelbakterien in Wasser und Glyzerin. Koch hatte es in Tierversuchen lange getestet.

In Windeseile ging die sensationelle Nachricht um die Welt. In den Fachjournalen häuften sich die Berichte über Heilerfolge mit Tuberkulin. Die Presse lobte Koch als „Retter der Menschheit". Aus ganz Europa reisten Tuberkulosekranke nach Berlin in der Hoffnung, etwas von dem neuen Heilmittel zu erhalten. Berliner Wohnungen wurden zu Behelfslazaretten umfunktioniert. Wer mit Tuberkulin behandelt wurde, erkrankte zunächst schwer, die meisten Patienten erholten sich aber wieder.

Bald stellte sich jedoch heraus, dass die hohen Erwartungen in das Wundermittel Tuberkulin nicht erfüllt wurden. Kochs schärfster Kritiker, der Charité-Pathologe Rudolf Virchow, der die Zellen entdeckt hatte, sprach sogar vom Koch'schen „Bazillenzirkus". Nachdem etliche Patienten nach Kochs Tuberkulin-Therapie gestorben waren, war in der Ärzteschaft die Aufregung groß. Schlussendlich wies Rudolf Virchow durch Obduktionen nach, dass Tuberkulin die Mycobacterien nicht abtötete, sondern latent vorhandene Erreger sogar aktivierte, was zu einer Verschlimmerung der Krankheit führen konnte.

Letztendlich erwies sich Kochs Tuberkulin als ein wirkungsloses und sogar gefährliches Präparat. Der Skandal setzte dem Forscher schwer zu, sodass er sich einige Monate beurlauben ließ und zu Forschungen nach Ägypten reiste.

Zur Tuberkulose-Diagnostik allerdings war das Tuberkulin in geringer Dosis durchaus brauchbar und wurde jahrzehntelang angewendet. Der „Tuberkulin-Test", bei dem eine winzige Menge Tuberkulin unter die Haut injiziert wurde, zeigte an, ob ein Mensch

Kochs Assistenten erproben das Tuberkulin an Meerschweinchen. *RKI*

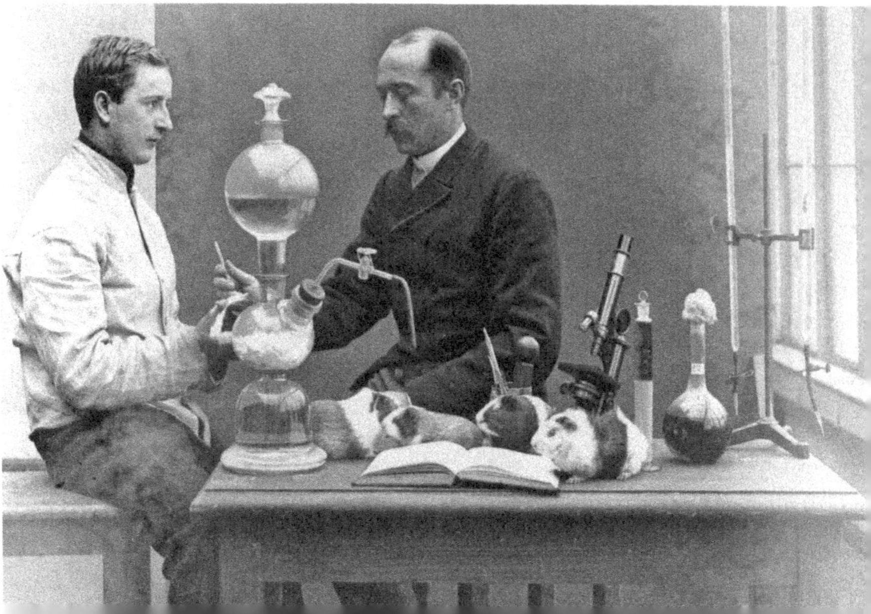

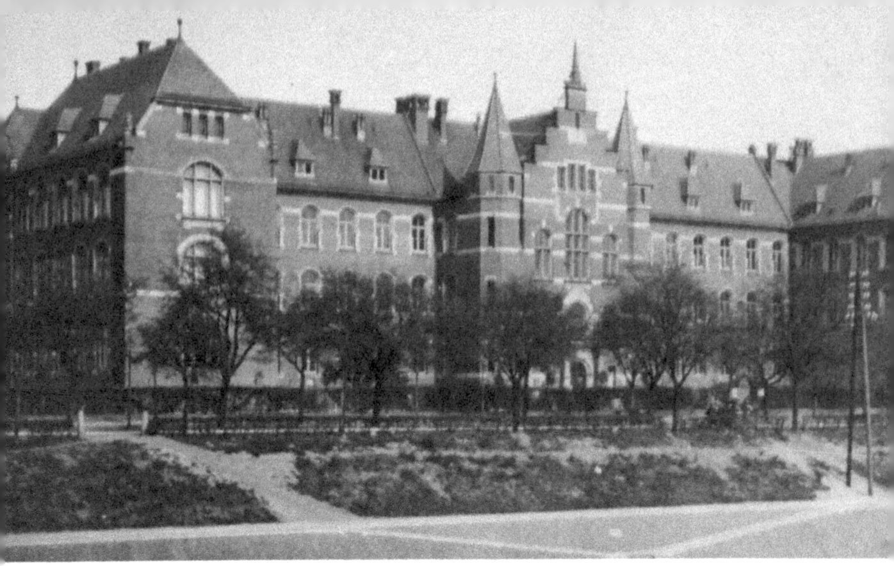

Institut für Infektionskrankheiten in Berlin-Wedding, 1900

mit Tuberkelbazillen in Berührung gekommen war und entsprechende Antikörper gebildet hatte. Koch allerdings blieb von der Wirksamkeit seines Tuberkulins als Medikament weiterhin überzeugt und stellte sieben Jahre später ein modifiziertes Präparat vor, das sich als ebenso unwirksam erwies wie das erste.

Private Turbulenzen

Zu Beginn der Tuberkulin-Euphorie war auch Robert Kochs Privatleben in große Turbulenzen geraten. Im Atelier des Malers Gustaf Graef, der Koch porträtieren sollte, lernte Koch die 17-jährige Kunststudentin und Schauspielerin Hedwig Freiberg kennen. Diese bewunderte den berühmten Forscher grenzenlos und interessierte sich sehr für dessen Arbeiten. 1890 begann der damals 47-Jährige eine Liebesaffäre mit ihr. Hedwig war fasziniert von Kochs Forschungen. Auf ihren Wunsch führte Koch bei ihr und sich selbst einen Behandlungsversuch mit Tuberkulin durch. Obwohl beide vorher gesund waren, erkrankte Hedwig schwer, erholte sich aber bald wieder.

Die Liebe zu der jungen Frau führte 1893 zur Scheidung von seiner Frau Emmy. Koch übereignete ihr sein Elternhaus in Clausthal, wo sie bis zu ihrem Tod 1913 wohnte. Ehescheidungen waren zwar

1878 möglich, aber gesellschaftlich nicht akzeptiert. Auch Robert Koch und seine 20-jährige Ehefrau Hedwig bekamen das zu spüren und wurden zeitweilig gesellschaftlich gemieden. Hedwig begleitete gern ihren Mann – anders als Kochs erste Frau – mit großer Begeisterung auf seinen zahlreichen Expeditionsreisen.

Forschungsreisen

Trotz des bereits beschriebenen erfolgreichen Managements der Hamburger Choleraepidemie hatte Robert Kochs Ruf sehr gelitten, sodass er sich nur noch ungern in Deutschland aufhielt. Im November 1896 nahm er den Auftrag der englischen Regierung an, in Südafrika die Rinderpest zu erforschen und zu bekämpfen. Mit Hedwig reiste er nach Kimberley. Dort konnte er nachweisen, dass das Blut kranker Rinder extrem infektiös war. Ein Erregernachweis gelang ihm jedoch nicht, da es sich um eine Viruserkrankung handelte. Trotzdem konnte er – nach Pasteur'schem Vorbild – ein wirksames Antiserum aus dem Serum überlebender Tiere und der Galle verendeter Tiere herstellen. Von Südafrika aus begab er sich fünf Monate

Robert Koch mit seiner zweiten Frau Hedwig, 1908. *RKI*

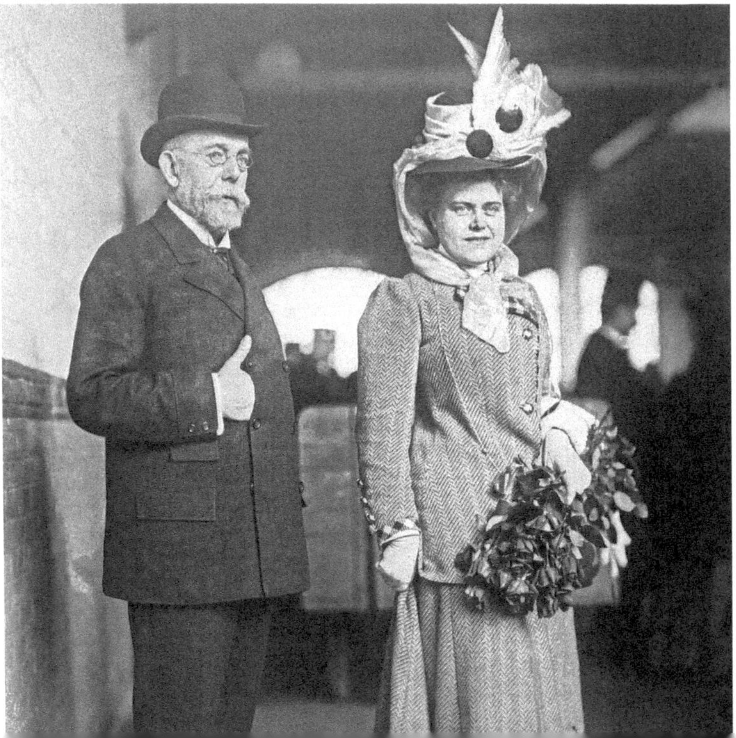

später auf Weisung der deutschen Regierung nach Indien, wo die Pest ausgebrochen war. Die Reise gestaltete sich schwierig, da die Schiffsverbindungen nach Bombay wegen der Krankheit unterbrochen waren. Zwar war der Pesterreger schon entdeckt, doch der Übertragungsweg noch unbekannt. Robert Koch beobachtete, dass dem Pestausbruch ein großes Rattensterben vorausgegangen war, erkannte aber noch nicht den Übertragungsweg Ratte → Rattenfloh → Mensch.

Von Indien reiste das Ehepaar Koch im Juli 1897 nach Deutsch-Ostafrika. In Daressalam widmete sich Robert Koch weiter der Erforschung der Pest, der Malaria und einer anderen afrikanischen Rinderseuche. Als 1898 in Neuguinea deutsche Siedler in großer Zahl an Malaria erkrankten und starben, kam von der Kolonialabteilung des Auswärtigen Amtes die Weisung, Koch möge dort die Malaria bekämpfen. Zunächst einmal machte er sich bei seinem italienischen Kollegen Bartolomeo Gosio (1863–1944) sachkundig, der in Italien bereits viel Erfahrung in der Malariabekämpfung gesammelt hatte.

Zum Jahreswechsel 1900 erreichte Kochs Expedition schließlich das Kaiser-Wilhelms-Land in Deutsch-Neuguinea. Bei Reihenuntersuchungen an den Ureinwohnern Neuguineas stellte Koch fest, dass deren Malariaerkrankungen nur leicht oder asymptomatisch

Robert Koch und Richard Pfeiffer im Labor bei der Untersuchung der Pest in Bombay. *Foto: Captain C. Moss, 1897. Wellcome Collection*

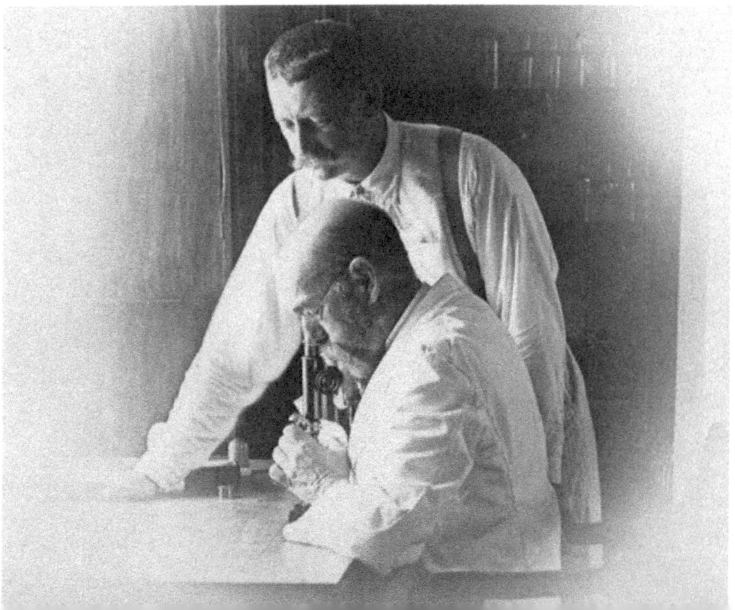

verliefen, obwohl die Parasiten in ihrem Blut nachweisbar waren, während die deutschen Siedler schwer erkrankten. Blieben sie jedoch länger im Land, entwickelten offensichtlich auch sie eine Resistenz gegen die Malaria-Plasmodien. Koch konnte in Neuguinea zum ersten Mal das Phänomen der erworbenen Malaria-Immunität belegen. Die von ihm vorgeschlagene Therapie mit Chinin war der Kolonialverwaltung allerdings zu teuer.

Die Typhus-Kampagne in Trier

1903 bat das preußische Kriegsministerium Robert Koch um Unterstützung wegen einiger Typhusepidemien im Südwesten Deutschlands. Der durch Salmonellen hervorgerufene Typhus und Paratyphus waren vom Militär gefürchtet. Nach einer Inkubationszeit von drei bis 60 Tagen, im Mittel einer bis zwei Wochen, treten zu Kopf-, Glieder- und Bauchschmerzen sowie Verstopfung auf. Nach zwei bis drei Tagen stellt sich hohes Fieber bis zu 41° C ein, das bis zu drei Wochen anhalten kann. Ab der zweiten Krankheitswoche kommt eine starke Benommenheit hinzu. Die dritte Krankheitswoche bringt eine weitere Verschlechterung mit Leber -und Milzschwellung, Husten und den typischen erbsbreiartigen Durchfällen. Unbehandelt liegt die Sterblichkeit bei 15 Prozent. Üblicherweise infizieren sich Menschen durch mit Fäkalien verunreinigtes Wasser oder kontaminierte Lebensmittel. Auch eine direkte Übertragung von Mensch zu Mensch über schmutzige Hände ist möglich.

Typhus gehörte wie die Cholera, die Pocken und die Pest zu den typischen Kriegsseuchen, die auch im 19. Jahrhundert zu weit mehr Todesfällen in den beteiligten Heeren führten als die eigentlichen Kampfhandlungen. Allein im Deutsch-Französischen Krieg 1870/71 waren in der deutschen Armee über 73.000 Typhuserkrankungen und etwa 9.000 Todesfälle aufgetreten. Selbst im Frieden machte Typhus dem Militär zu schaffen. 1898 starben 40 Soldaten des 8. Rheinischen Infanterie-Regiments Nr. 70 in Saarbrücken an Typhus, weil ein Koch der Mannschaft einen Kartoffelsalat zubereitet hatte, nachdem er eine Kloake gesäubert und seine Hände nicht gründlich genug gereinigt hatte.

Bei der Epidemie in Trier und Umgebung 1903 wurden Kranke und Krankheitsverdächtige zu Tausenden isoliert. Im Rahmen einer großangelegten Typhus-Kampagne ließ Koch die Fehlzeiten der Schüler und die Krankentage der Arbeiter durch die Ortskrankenkassen auswerten. Die erfassten Personen mussten mehrere Stuhlproben abgeben, die bakteriologisch untersucht wurden. Auf diese Weise identifizierte er Kranke, symptomfreie Infizierte sowie gesunde „Dauerausscheider". Insgesamt wurden elf Labore eingerichtet, die Vorläufer der späteren Medizinaluntersuchungsämter. Bei der Novellierung des Reichsseuchengesetztes 1906 gingen die von Koch neu geprägten Begriffe „Krankheitsverdächtiger", „Ausscheider" und „Ansteckungsverdächtiger" in das Gesetz ein.

Das Desaster mit der Schlafkrankheit

Im Jahr 1904 schied der 61-jährige Koch auf eigenen Wunsch als Leiter des Königlichen Instituts für Infektionskrankheiten aus, um der Erforschung von Tropenkrankheiten weiter nachzugehen. Im folgenden Jahr reiste das Ehepaar Koch wieder nach Ostafrika, wo die afrikanische Schlafkrankheit herrschte.

Der Erreger der Schlafkrankheit, *Trypanosoma brucei*, wird durch den Stich der Tsetsefliege übertragen. Das hatte der australische Arzt und Mikrobiologe David Bruce (1855–1931) ein Jahr zuvor entdeckt. Beide Forscher mussten sich schließlich den wissenschaftlichen Ruhm dieser Entdeckung teilen. Drei Wochen nach dem Stich zeigen sich Fieber, Kopfschmerzen, Juckreiz und Gelenkschmerzen. Wochen bis Monate später beginnt das zweite Stadium mit Verwirrtheitszuständen, Taubheit und Schlafstörungen. Wenn die Krankheit nicht schnell erkannt und behandelt wird, führt sie normalerweise zum Tod. Noch heute ist die Schlafkrankheit eine vernachlässigte Tropenkrankheit, die vorrangig in der Demokratischen

Rechte Seite:
Oben: Robert Koch auf den Sese-Inseln im Victoriasee 1905. *RKI*
Mitte: An der Schlafkrankheit leidende Menschen in einem Lager in Deutsch-Ostafrika, um 1906 *Bundesarchiv Bild-105-DOA6401*
Unten: Schlafkranke in einem Lager in Bugalla am Victoriasee 1907. *RKI*

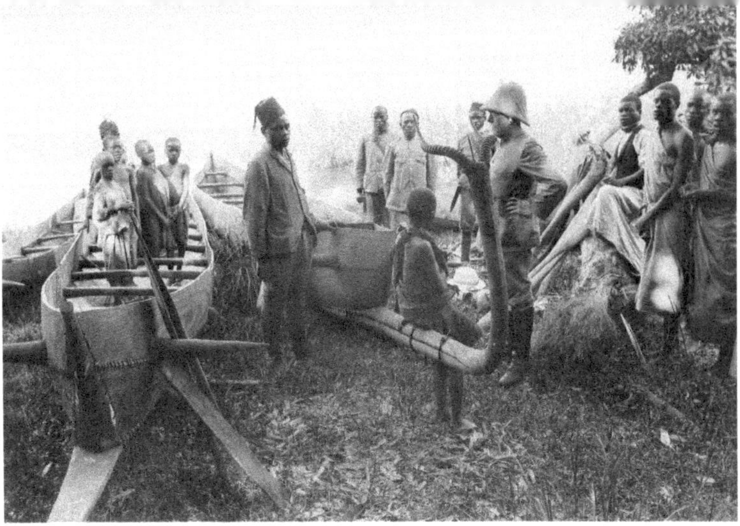

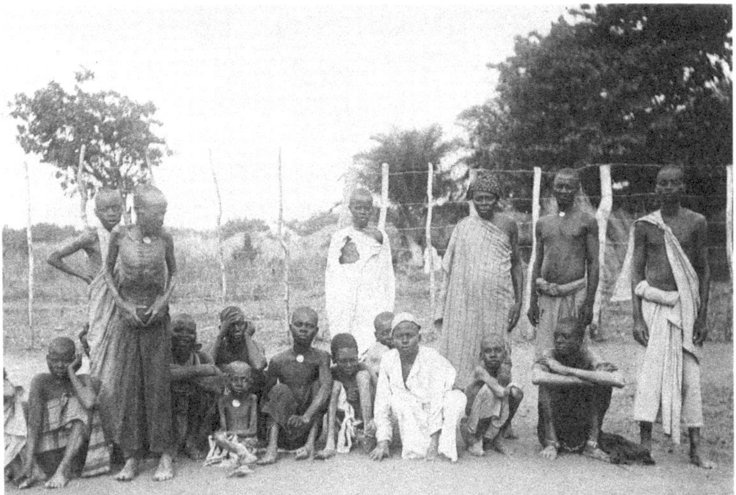

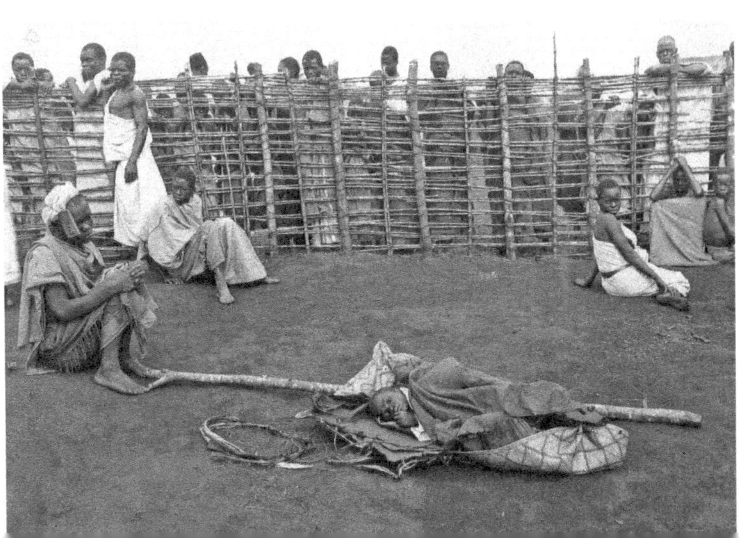

Republik Kongo vorkommt. Jährlich sterben immer noch 3.500 Menschen daran.

Von 1896 bis 1906 kam es in Uganda und im Kongobecken zu einem schweren Ausbruch. Tatsächlich gab es in Deutsch-Ostafrika bei Kochs Ankunft nur wenige Fälle, während im britischen Kolonialgebiet auf den Sese-Inseln im Viktoriasee bereits 20.000 Menschen, etwa zwei Drittel der Bevölkerung, an der Schlafkrankheit gestorben waren.

Deshalb zog Robert Koch im Auftrag der deutschen Reichsregierung und der britischen Regierung für zwei Jahre auf die Sese-Inseln. Er empfahl, Reihenuntersuchungen in verseuchten Regionen durchzuführen und die Erkrankten in „Concentration Camps" unterzubringen. Dort konnte er mit Unterstützung seiner Assistenten bis zu 1.000 Patienten pro Tag untersuchen und behandeln.

Zur Behandlung setzte er das Arsenpräparat Atoxyl ein. Dieses Medikament verabreichte er den Kranken ohne deren Einwilligung. Schrittweise erhöhte er die Dosis auf bis zu ein Gramm pro Tag, was zu schweren Nebenwirkungen wie Schmerzen, Erblindung und sogar zum Tod führte – ohne dass Heilerfolge nachweisbar gewesen wären, die dieses hohe Risiko auch nur annähernd gerechtfertigt hätten. Dennoch blieb Robert Koch unverständlicherweise von dem Arsen-Mittel überzeugt. Seine Versuche mit Atoxyl an afrikanischen Patienten waren das dunkelste Kapitel seiner Laufbahn. Im Deutschen Reich waren Menschenversuche ohne ausdrückliche Einwilligung der Patienten, wie bereits berichtet, längst verboten.

Als Koch 1905 die Nachricht von seiner Nobelpreisnominierung erhielt, unterbrach er seinen Aufenthalt am Viktoriasee und eilte nach Schweden. In Stockholm nahm er stolz den Preis „für seine Untersuchungen und Entdeckungen auf dem Gebiet der Tuberkulose" entgegen.

Auf seinen Reisen war Koch mehrfach an Tropenkrankheiten erkrankt. Er war gesundheitlich angegriffen und vorzeitig gealtert. Nach einer mehrmonatigen Reise in die USA und nach Japan 1908 setzte er in Berlin seine Tuberkuloseforschungen fort. Im April 1910 machten ihm Schmerzen in der linken Brustseite und Atemnot zu schaffen. Deshalb begab er sich zu einer Kur in das renommierte

Sanatorium Dr. Dengler in Baden-Baden. Am 27. Mai 1910 fand man ihn dort tot vor der offenen Balkontür seines Zimmers. Auf eigenen Wunsch wurde er eingeäschert. Die Urne steht heute in einem für Koch errichteten Mausoleum im Westflügel des Robert Koch-Instituts in Berlin.

Quellen

Gundolf Keil: *Robert Koch (1843–1910). Ein Essai.* In: *Medizinhistorische Mitteilungen. Zeitschrift für Wissenschaftsgeschichte und Fachprosaforschung*, Band 36/37 (2017/2018), S. 73–109.

Robert Koch – Ein Leben im Reich der Mikroben: https://www.ndr.de/geschichte/koepfe/Robert-Koch-Die-Revolution-der-Medizin,robertkoch101.html.

Tuberkulose: So verändert(e) die „ästhetische Krankheit" die Weltgeschichte: https://www.coliquio.de/wissen/Patientenfall-Kasuistik-100/historischer-fall-tuberkulose-100.

Paul Staarzmann: *Landarzt, Weltarzt, rücksichtsloser Forscher.* In: *Der Tagesspiegel* vom 26. 5. 2020.

Werner Friedrich Kümmel: „Koch, Robert". In: *Neue Deutsche Biographie*, Band 12, 1980, S. 251–255 [Online-Version].

Manfred Vasold: *Robert Koch, der Entdecker von Krankheitserregern.* In: *Spektrum der Wissenschaft* 2 (2002), S. 64.

Robert Koch: *Die Bekämpfung des Typhus* (1903): https://www.researchgate.net/publication/325213005_Die_Bekampfung_des_Typhus_1903.

Robert Koch: *Seuchenbekämpfung im Kriege*, Vortrag, gehalten am 15. Oktober 1901, in: *Vorträge über Ärztliche Kriegswissenschaft. Klinisches Jahrbuch*, Band IX, Jena 1902, S. 290ff.

Robert Koch: Der Mitbegründer der Mikrobiologie: https://www.rki.de/DE/Content/Institut/Geschichte/Robert_Koch.html.

Das Koch'sche Tuberkulin

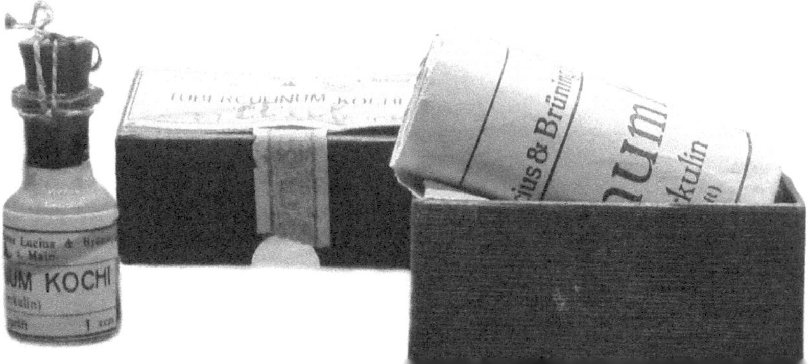

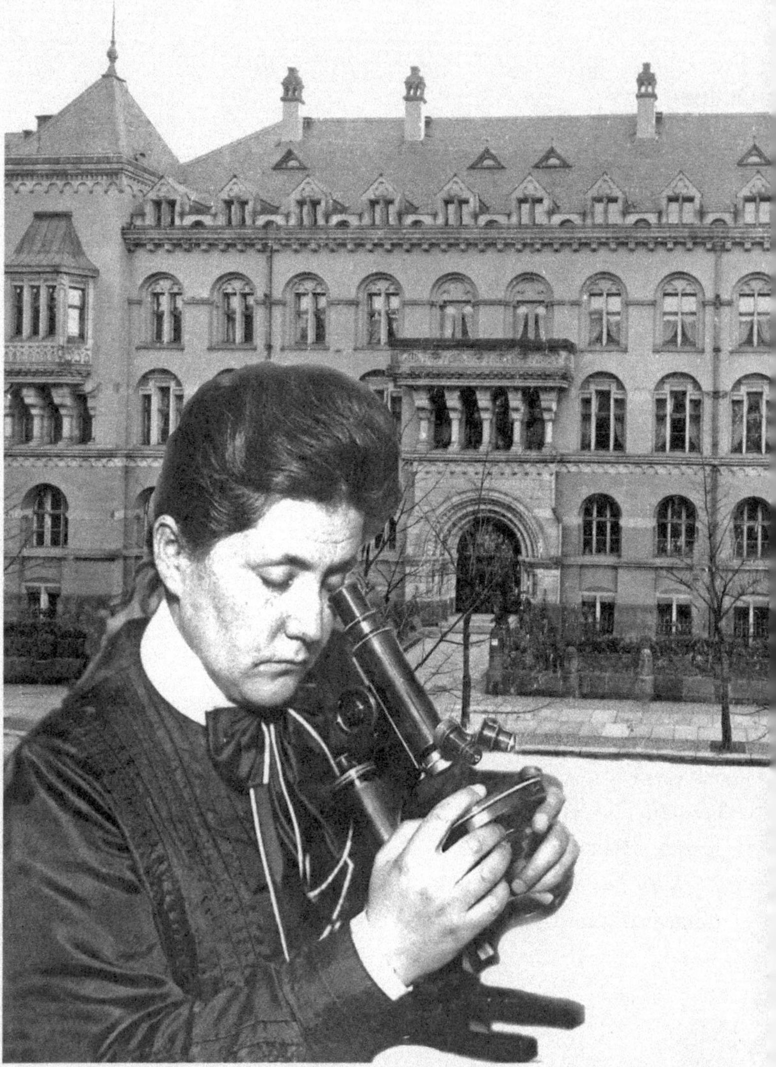

Lydia Rabinowitsch-Kempner am Mikroskop 1912. Im Hintergrund das Kaiserliche Gesundheitsamt Berlin. *Bildarchiv des Instituts für Geschichte der Medizin und Ethik in der Medizin Charité – Universitätsmedizin Berlin – Fotograf unbekannt. Bundesarchiv Bild-183-2006-0329-500 (F)*

Lydia Rabinowitsch-Kempner (1871–1935) deckt den Berliner Milchskandal auf

In der zweiten Hälfte des 19. Jahrhunderts gab es immer mehr gebildete junge Frauen, die nicht bereit waren, sich allein mit der ihnen gesellschaftlich zugewiesenen Rolle als Hausfrau und Mutter zufriedenzugeben. Sie wollten studieren und sich in anspruchsvollen Berufen behaupten. Diese Haltung stieß bei den meisten Männern – Vätern, Lehrern, Hochschulprofessoren, Ministerialbeamten und vor allem bei den potenziellen Ehemännern – auf Ablehnung. In der Presse wurden die engagierten jungen Frauen mit Hohn und Spott überschüttet und als „Blaustrümpfe“ verunglimpft. Dem Zeitgeist entsprechend äußerte sich der Physiker Max Planck (1858–1947) 1897 sehr distanziert über das Universitätsstudium von Frauen:

> *Amazonen sind auch auf geistigem Gebiet naturwidrig. Bei einzelnen praktischen Aufgaben, wie z. B. in der Frauenheilkunde, mögen die Verhältnisse anders liegen, im Allgemeinen aber kann man nicht stark genug betonen, daß die Natur selbst der Frau ihren Beruf als Mutter und Hausfrau vorgeschrieben hat, und daß Naturgesetze unter keinen Umständen ohne schwere Schädigungen, welche sich im vorliegenden Falle besonders an dem nachwachsenden Geschlechte zeigen würden, ignoriert werden können.*

Das hielt ihn allerdings nicht davon ab, begabte Frauen wie die Physikerinnen Elsa Neumann (1872–1902) und Lise Meitner (1878–1968) als Schülerinnen anzunehmen und zu Forscherinnen auszubilden. Eine anschließende Anstellung an der Universität jedoch verweigerte er ihnen.

Der Kampf der Frauen, die in Deutschland ein Studium aufnehmen wollten, war lang und mühsam. Noch 100 Jahre nach dem Tod der ersten deutschen Ärztin Dorothea Erxleben praktizierten nur etwa 20 Ärztinnen in Deutschland. Sie hatten in Zürich studiert – an der einzigen Universität in Europa, an der sich damals weibliche

Studierende immatrikulieren durften. Von den männlichen Kollegen wurden sie nicht als gleichqualifiziert angesehen. Sie blieben Außenseiterinnen und waren zugleich Vorreiterinnen der beruflichen Gleichstellung. Eine dieser Frauen war die Mikrobiologin Lydia Rabinowitsch-Kempner, eine erfolgreiche Tuberkulose-Forscherin und Berlins erste Frau mit einem Professorentitel.

Über Zürich nach Berlin

Lydia Rabinowitsch wurde 1871 in der Grenzstadt Kowno im damals zum Russischen Reich gehörenden Litauen geboren. Sie stammte aus einer hochgebildeten jüdischen Unternehmerfamilie. Ihr Vater Leo Rabinowitsch war ein wohlhabender Brauereibesitzer, der früh starb. Durch die finanzielle Unterstützung der Großmutter wurde jedem der neun Kinder ein gymnasialer Schulabschluss und ein Studium ermöglicht. Da im Russischen Reich Frauen ebenso wenig studieren durften wie in Preußen, begann Lydia in Zürich ein Studium mit dem Schwerpunkt Botanik und Zoologie. Das war im selben Jahr, als auch Rosa Luxemburg dort ihr Studium aufnahm. In Bern wurde Lydia 1894 mit der Arbeit Beiträge zur Entwicklungsgeschichte der Fruchtkörper einiger Gastromyzeten (Bauchpilze, Boviste) promoviert. Die 23-Jährige erhielt als erste und einzige Frau eine Anstellung als wissenschaftliche Assistentin am Institut für Infektionskrankheiten in Berlin, allerdings ohne Bezahlung. Dort gehörte Lydia Rabinowitsch zum Kreis von 59 ausgewählten Wissenschaftlern um Robert Koch, den „Koch-Schülern", die der Tuberkuloseforscher an seinem Institut um sich geschart hatte.

Tuberkulose aus der Kuhmilch

1895 erhielt die junge Bakteriologin von ihrem Chef Robert Koch den Auftrag, die auf den Märkten verkaufte Rohmilch und Butter auf Tuberkelbazillen zu untersuchen, was bisher noch niemand getan hatte. Nach mehreren Ansätzen gelang Lydia Rabinowitsch der Nachweis, dass auch bei latenter Tuberkulose der Kühe die Kuhmilch mit bovinen Tuberkelbazillen verseucht sein kann und für den Men-

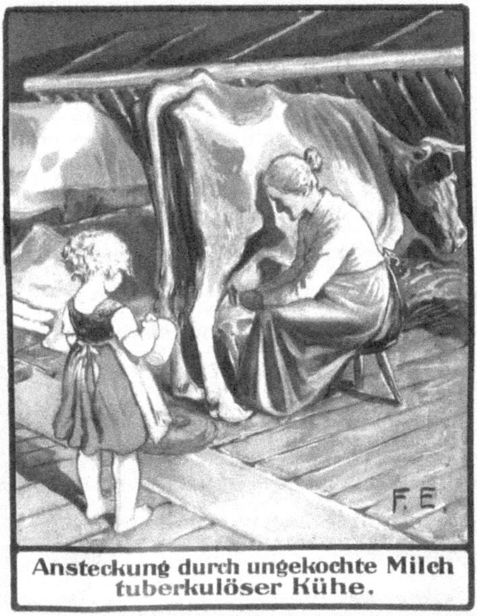

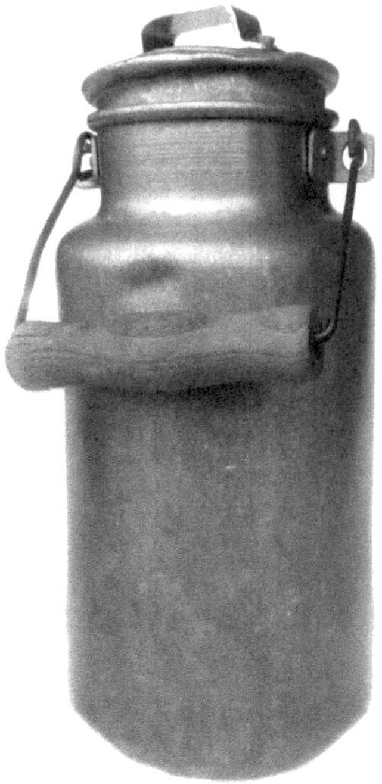

Links: Tukerkuloseübertragung durch Milch. *Bildtafel aus der Unterrichtssammlung des Deutschen Hygiene-Museums Dresden aus den 1920er-Jahren. Foto: Deutsches Hygiene-Museum Dresden*
Rechts: Alte Milchkanne zum Kauf von Frischmilch

schen dann infektiös ist. Über zwei Jahre setzte sie ihre Forschungen fort. In 28 Prozent der untersuchten Proben von Rohmilch und Butter konnte sie den Erreger der Rindertuberkulose nachweisen. Rabinowitsch publizierte ihre Ergebnisse 1897 in der Deutschen Tierärztlichen Wochenschrift unter dem Titel Zur Frage des Vorkommens von Tuberkelbacillen in der Marktbutter. Dieser Ansteckungsweg war möglich, weil die Tuberkelbazillen in der Milch nicht durch die Magensäure abgetötet wurden. Vor allem Kinder erkrankten.

Um den großen Bedarf an Milch in einer Großstadt wie Berlin zu decken, betrieb man seit Mitte des 19. Jahrhunderts Kuhställe in den Hinterhöfen. Zwar gelangte die meiste Milch aus dem Umland per Bahn in die Hauptstadt. Jedoch war die „Bahnmilch" in den Milchläden oft nicht mehr frisch und konnte auch nicht in ausreichender Menge geliefert werden.

Also wurde Milchvieh in mehrstöckigen Hinterhofställen untergebracht. Um 1900 gab es in der Stadt über 5.000 Kühe in 395 Ställen. Bis zu 24 Tiere pro Etage drängten sich in den düsteren Verschlägen. Sie litten an Bewegungsmangel und nicht selten auch an Rindertuberkulose. Das von Koch entwickelte Tuberkulin wurde auch bei Rindern als hocheffizientes Diagnostikum eingesetzt. Damit identifizierte man nicht nur kranke Rinder, sondern auch Tiere, die zwar tuberkulin-positv, aber nicht erkrankt waren. Mussten diese nun alle geschlachtet werden?

Die wirtschaftlichen Folgen waren weitreichend. Eine heftige öffentliche Diskussion über die Schlachtung der betroffenen Rinder entbrannte. Vor allem Kinderärzte forderten strenge Maßnahmen, die Milchbetriebe hielten dagegen. Robert Koch hielt sich in dieser Debatte eher zurück. Emil von Behring setzte sich 1903 wie die Pädiater für eine hygienisch einwandfreie Kindermilch ein. Er war der Meinung, die meisten Tuberkulosekranken hätten ihre Tuber-

Ein Lieferwagen der Meierei Bolle, 1893

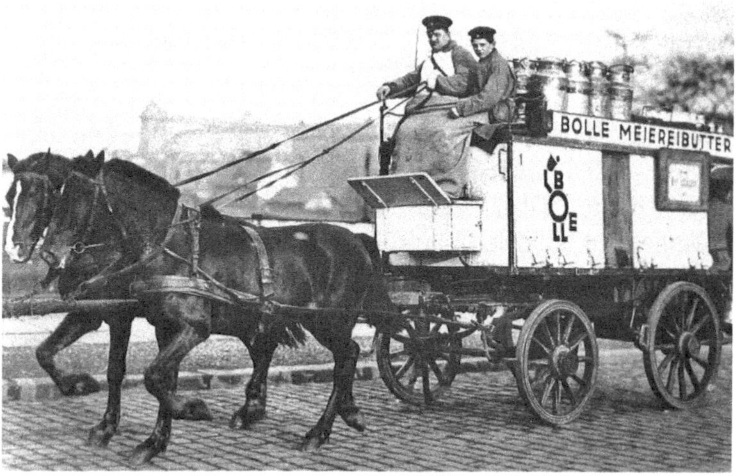

Bolle-Milchwagen auf dem Betriebshof in Moabit. *BPM*

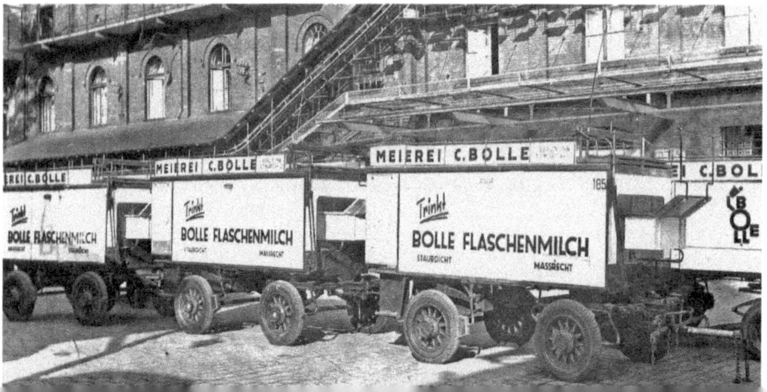

kelbazillen bereits im Kindesalter mit der Milch aufgenommen. Die Folge sei eine latente Infektion, bei der die Erreger über den Verdauungsapparat und dann über den Blutweg in die Lungen gelangten, was sich als zutreffend erwies.

Der Berliner Milchskandal

In dieser aufgeheizten Debatte ordnete 1904 der Berliner Magistrat an, die Milch des größten Milchbetriebes Berlins, der Molkerei C. Bolle, auf Tuberkulose zu untersuchen. Beauftragt wurde das Institut für Pathologie an der Charité, in dem Lydia Rabinowitsch-Kempner, wie sie seit ihrer Heirat 1898 hieß, inzwischen arbeitete.

Die Meierei von Carl Bolle war der größte und leistungsfähigste Milchbetrieb der Stadt. Bolle war ein angesehener Unternehmer, der Wert auf die Qualität seiner Erzeugnisse legte und sich mit sozialem Engagement um seine 2.500 Beschäftigten kümmerte. 1887 hatte er in Moabit mit drei Verkaufswagen angefangen. Wo sie auf der Straße anhielten, schwang ein Milchmädchen die Glocke. „Bimmelbolle“ nannten die Berliner daher die Meierei. 1904 waren schon über 150 Bolle-Wagen unterwegs. Ungeachtet seines Erfolges und seines Renommees muss Carl Bolle ob der behördlichen Untersuchungsanordnung in Panik geraten sein, jedenfalls gab die Firma abgekochte Milchproben ab, sodass die Untersuchungsergebnisse ohne Beanstandungen ausfielen.

Lydia Rabinowitsch-Kempner deckte jedoch den Betrug auf. Sie fand in anderen Milch- und Butterproben von Bolle die Tuberkelbakterien und stellte Strafanzeige. Das löste den Berliner Milchskandal aus. Die Firma Bolle leugnete hartnäckig. Ein lang dauernder Prozess begann, der von der Presse mit großem Medienrummel begleitet wurde. Am Ende bekam Rabinowitsch-Kempner Recht und wurde zu einer Berliner Berühmtheit.

Als unmittelbare Folge dieses Prozesses wurde die Pasteurisierung der Milch angeordnet. Das Verfahren hatte der französische Chemiker Louis Pasteur in den 1860er-Jahren entwickelt. Dabei werden Mikroorganismen in flüssigen oder pasteusen Lebensmitteln durch kurzzeitiges Erhitzen auf 72° C bis 75° C abgetötet.

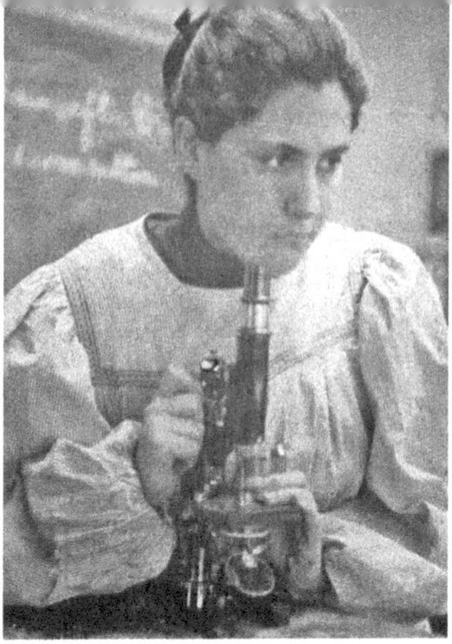

Lydia Rabinowitsch 1896. *Bildarchiv des Instituts für Geschichte der Medizin und Ethik in der Medizin Charité, Fotograf unbekannt*

Als Dozentin in Philadelphia

Kehren wir zurück in das Jahr 1896. Lydia Rabinowitsch hatte in diesem Wintersemester eine Dozentur für Bakteriologie am Women's Medical College of Pennsylvania in Philadelphia übernommen. Das 1850 gegründete Medizin-Kolleg für Frauen war die älteste seiner Art in den USA. Von den amerikanischen College-Studentinnen war Lydia beeindruckt. Sie sei niemals einer Studentin begegnet, die durch Kleidung oder Benehmen als unweiblich auffallen konnte. Sie seien, so schrieb sie, ein Bild der Frische und Gesundheit.

1898 gründete Lydia Rabinowitsch an der Universität Philadelphia das Bakteriologische Institut und wurde dessen Direktorin, verbunden mit einer Berufung als „ordentliche Professorin", ein Titel, der in Deutschland jedoch nicht anerkannt wurde.

In den Semesterferien war sie in Berlin, um ihre Forschungsarbeit am Hygieneinstitut bei Robert Koch fortzusetzen. Während dieser Zeit lernte Lydia ihren späteren Mann, den Arzt und Sanitätsrat Walter Kempner (1869–1920) kennen. Er hatte ebenfalls Biologie studiert und 1894 in München über die Säuglingstuberkulose promoviert. Am Hygieneinstitut von Robert Koch gelang es ihm 1897, ein Antiserum gegen Botulismus herzustellen, welches erstmals die Therapie gegen diese damals häufig vorkommende bakterielle Lebensmittelvergiftung ermöglichte.

Forscherin, Mutter und Kämpferin für Frauenbildung

Lydia Rabinowitsch und Walter Kempner heirateten 1898 während eines internationalen medizinischen Kongresses in Madrid, was viel Aufsehen erregte. Nun standen sie vor der Frage, wo sie leben und forschen wollten. Berlin erschien ihnen am geeignetsten. Also verzichtete Lydia Rabinowitsch-Kempner auf ihre Professur in den USA und zog zu ihrem Mann nach Berlin. Das Ehepaar bewohnte eine Villa in Berlin-Lichterfelde. 1899 kam ihr erster Sohn Robert in Freiburg im Breisgau zur Welt, da sich die angehenden Eltern gerade auf der Rückreise von einem Forschungsaufenthalt am Skutarisee in Montenegro befanden, wo sie Studien zur Malaria durchgeführt hatten. Taufpate von Lydias erstem Sohn war Robert Koch, mit dem das Ehepaar Kempner freundschaftlich verbunden war. 1901 kam die Tochter Nadja und 1903 der Sohn Walter zur Welt. Die Kinder wuchsen wohlbehütet in einem jüdischen Elternhaus auf, wo man englisch und deutsch sprach.

Lydia Rabinowitsch-Kempner engagierte sich für Frauenrechte und gründete zusammen mit der Physikerin Elsa Neumann, der zweiten Frau nach Dorothea Erxleben, die in Preußen promoviert wurde, 1900 den Verein zur Gewährung zinsfreier Darlehen für studierende Frauen. In ihrem Lichterfelder Haus verkehrten einige Frauenrechtlerinnen. Im Gegensatz zu ihnen wünschte sich Lydia Rabinowitsch-Kempner ein „komplettes Frauenleben". Als emanzipierte Frau beabsichtigte sie, neben ihren Aufgaben als Ehefrau und Mutter dauerhaft ihren Beruf auszuüben, was sie auch tat. 1902 reiste sie allein nach Odessa, um dort einen Pestausbruch zu untersuchen. Im Jahr darauf studierte sie in Albanien die Malaria.

Nach der Geburt ihres dritten Kindes trat sie 1903 in das Institut für Pathologie an der Charité ein, das Johannes Orth (1847–1923) in der Nachfolge von Rudolf Virchow leitete. Von hier aus verfocht sie auch ihre Position gegen Bolle im Berliner Milchskandal. Jahre später wurde sie für ihr Engagement im Milchskandal von dem 1924 gegründeten Bund Deutscher Ärztinnen, obwohl selbst nicht Medizinerin, zum Ehrenmitglied ernannt. Sie war auch Mitglied im Deutschen Bund für Mutterschutz und Sexualreform, der Heime für unverheiratete Mütter und Eheberatungsstellen unterhielt und sich für den Aufklärungsunterricht in der Schule einsetzte. Der Bund wandte sich mit einer Petition an den Reichstag, um eine Mutterschaftsversicherung für Schwangere und Wöchnerinnen zu schaffen. In einem Antrag an das Kultusministerium forderte er 1906, das Thema Sexualität nicht allein den Eltern zu überlassen, sondern dieses „Zentralgebiet des Menschseins“ in die Lehrpläne der Naturwissenschaften aufzunehmen.

Erste Professorin in Berlin

Allein über die Rindertuberkulose veröffentlichte Rabinowitsch-Kempner, teils gemeinsam mit ihrem Mann, etwa 50 Aufsätze. Dieser schätzte ihre außergewöhnliche wissenschaftliche Begabung und unterstützte sie bei ihren Arbeiten, wo er konnte, auch wenn er selbst dabei etwas im Hintergrund blieb.

1912 wurde der verdienten Wissenschaftlerin von Kaiser Wilhelm II. der Professorentitel verliehen. Zu diesem Zeitpunkt durften Frauen in Preußen erst seit vier Jahren studieren. Wie ihre beiden Vorgängerinnen, die Archäologin Johanna Mestorf (1828–1909), seit 1899 Titularprofessorin an der Universität Kiel, und die Zoologin Maria Gräfin von Linden (1869–1936), seit 1910 Titularprofessorin an der Bonner Universität, erhielt auch Lydia Rabinowitsch-Kempner nicht das Recht, sich zu habilitieren. Sie bekam auch keine Anstellung an der Universität. Die Verleihung des Titels brachte ihr lediglich antisemitische Anfeindungen ein. Erst der Gleichstellungsgrundsatz der Weimarer Verfassung ermöglichte Frauen in Deutschland ab 1919 die Habilitation.

Ab 1914 war Lydia Rabinowitsch-Kempner Herausgeberin der *Zeitschrift für Tuberkulose.* Während des Ersten Weltkriegs wurde sie als Beraterin bei der Seuchenvorbeugung eingesetzt. Die Tuberkuloseforschung hatte Lydia Rabinowitsch-Kempner die größten Erfolge geschenkt, die Krankheit nahm ihr aber auch ihre Liebsten. 1920 starb ihr Ehemann im Alter von 51 Jahren an Kehlkopftuberkulose. 1932 erlag ihre Tochter Nadja mit nur 31 Jahren der tückischen Lungenkrankheit.

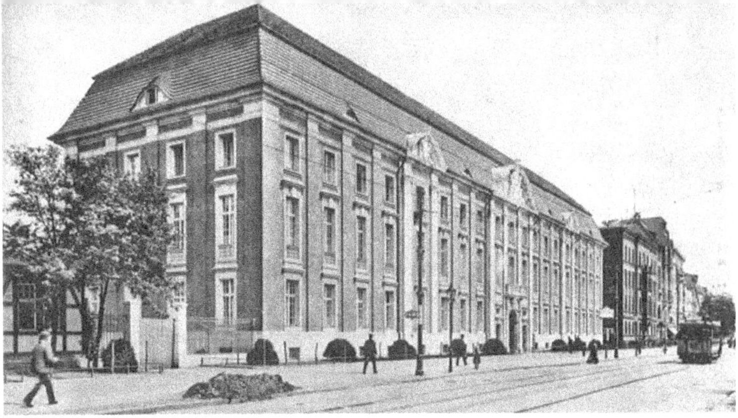

Das städtische Krankenhaus Moabit 1906. *Historische Ansichtskarte*

Am städtischen Krankenhaus Moabit

Nach Gründung der Weimarer Republik versuchte Lydia Rabinowitsch-Kempner, ihre Ernennung zum „lehrenden Honorarprofessor" an der Friedrich-Wilhelms-Universität durchzusetzen, was ihr aber nicht gelang. Verärgert verließ sie die Charité und übernahm im Jahr 1920 im Alter von 49 Jahren die Leitung des Bakteriologischen Instituts am Städtischen Krankenhaus Moabit. Das war die erste feste Anstellung ihres Lebens mit einem ordentlichen Gehalt.

Das Moabiter Krankenhaus war 1872 auf Betreiben von Rudolf Virchow als Berliner Seuchenstation für Pockenepidemien errichtet worden. Nach der Fleckfieberepidemie von 1879 wurde das Barackenspital zum städtischen Krankenhaus und die Baracken bis 1896 durch solide Backsteinbauten ersetzt.

Obwohl hier meist Arme behandelt wurden, entwickelte sich das Moabiter Krankenhaus zum wichtigsten Berliner Krankenhaus nach der Charité. Die Qualität der medizinischen Leistungen war so hervorragend, dass es 1920 als einziges städtisches Krankenhaus Berlins zum Universitätsklinikum erhoben wurde. In den 1920er-Jahren war es ein Zentrum jüdischer Ärzte. Hier hatten auch Ärztinnen eine Chance auf eine Anstellung. Als Rabinowitsch-Kempner das Amt der Krankenhausdirektorin am Moabiter Krankenhaus übertragen wurde, rief das dennoch einen Sturm der Entrüstung bei den männlichen ärztlichen Kollegen hervor.

Ab 1924 war das Krankenhaus dem Gesundheitsamt Tiergarten unterstellt. Es wurde ein Vorreiter der öffentlichen Gesundheitspflege. Der Amtsarzt ließ hier eine Schwangeren- und Sexualberatung, eine Fürsorgestelle für Alkoholiker und „Giftsüchtige", eine Fürsorgestelle für Tuberkulosekranke und Krüppel sowie eine Schulzahnklinik einrichten.

Als die Nationalsozialisten an die Macht kamen, wurde das Moabiter Krankenhaus als „rot und jüdisch" eingestuft, denn zehn Prozent des Pflegepersonals waren gewerkschaftlich organisiert und fast 70 Prozent der Ärzte waren Juden. Etliche wurden mit sofortiger Wirkung beurlaubt, man untersagte ihnen das Betreten des Krankenhausgeländes. Die Entlassungen erfolgten schubweise. Der gute Ruf des Krankenhauses war schnell dahin, weil die neuen der NSDAP nahestehenden Ärzte nicht die nötige Qualifikation mitbrachten. Lydia Rabinowitsch-Kempner war eine der Letzten, die gehen musste. Sie wurde wegen ihrer jüdischen Herkunft zwangspensioniert. Ihr Übertritt zum Protestantismus 25 Jahre zuvor half ihr nicht. Einige Monate durfte sie noch die *Zeitschrift für Tuberkulose* herausgeben und als Referentin auf einem internationalen Kongress auftreten. Dann nahm man ihr auch die Schriftleitung des Journals weg.

Ihr ältester Sohn Robert Kempner wurde als Jurist und preußischer Beamter 1933 ebenfalls aus dem Dienst entlassen. Er emigrierte zusammen mit seinem Bruder Walter, der Arzt geworden war, in die USA. Nach dem Zweiten Weltkrieg war Robert Kempner wieder in Deutschland. Er vertrat als stellvertretender Chefankläger die Vereinigten Staaten bei den Nürnberger Prozessen.

Verzweifelt über die politische Entwicklung in Deutschland, aber zu krank für eine Ausreise, blieb Lydia Rabinowitsch-Kempner in ihrem Haus in Lichterfelde. Sie starb wenige Wochen vor ihrem 64. Geburtstag im August 1935 an Brustkrebs. Sie ruht im Familiengrab in Lichterfelde neben ihrem Mann und ihrer Tochter, wo auch 1993 ihr Sohn Robert Kempner bestattet wurde. Anlässlich des 150. Geburtstags von Lydia Rabinowitsch-Kempner titelte der Ber-

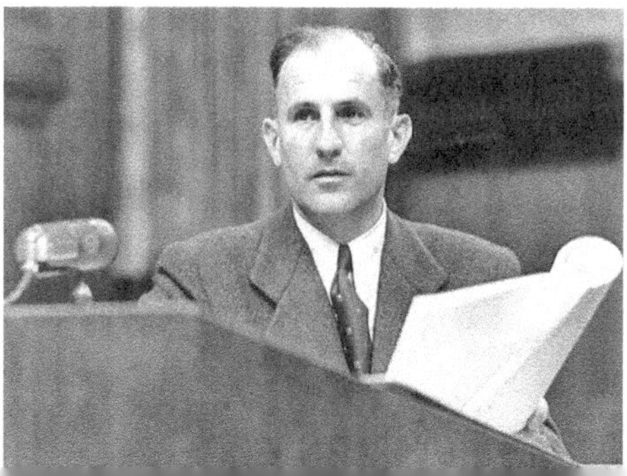

US-Ankläger Robert Kempner während des Wilhelmstraßen-Prozesses 1948. *National Archives and Records Administration*

liner *Tagesspiegel* ihr zu Ehren: „Ein weiblicher Professor, ein warmherziger Mensch, eine große Gelehrte!" Die Charité fördert seit 2007 in einem Programm, das ihren Namen trägt, promovierte und habilitierte Wissenschaftlerinnen in ihrer wissenschaftlichen Laufbahn.

Quellen

Arthur Kirchhoff (Hrsg.): *Die akademische Frau, Gutachten hervorragender Universitätsprofessoren, Frauenlehrer und Schriftsteller über die Befähigung der Frau zum wissenschaftlichen Studium und Berufe*, Berlin 1897, S. 256f.

Johanna Bleker/Sabine Schleiermacher: *Ärztinnen aus dem Kaiserreich*, Berlin 2000.

Thomas Hommel: *Für Lydia Rabinowitsch-Kempner waren Tuberkelbazillen Fluch und Segen*. In: *ÄrzteZeitung*, 31. 08. 2021.

Lydia Rabinowitsch-Kempner: *Zur Frage des Vorkommens von Tuberkelbacillen in der Marktbutter*. In: *Deutsche Tierärztliche Wochenschrift* 1897, S. 328.

Barbara Orland: *Handeln in Zeiten der Ungewissheit. Tuberkulose, Milch und Tierseuchenbekämpfung im 19. und 20. Jahrhundert*. In: Internationaler Arbeitskreis für Kulturforschung des Essens: *Mitteilungen*, Heft 8 (2001), S. 13–24.

Annette Vogt: *Der „Milch-Skandal" machte sie berühmt*. In: *Berlinische Monatsschrift* (Luisenstädtischer Bildungsverein), Heft 7 (1997), S. 32–36.

Katharina Graffmann-Weschke: *„So wollen denn auch wir in diesem Sinne handeln". Die Bakteriologin Lydia Rabinowitsch-Kempner (1871–1935)*, Berlin 2021.

Sabine Hering: „Rabinowitsch-Kempner, Lydia". In: *Neue Deutsche Biographie*, Band 21, Berlin 2003, S. 72f.

Boris Sommer/Gerhard Sattler (Hrsg.): *Botulinumtoxin in der ästhetischen Medizin*, 3. Auflage Stuttgart 2006, S. 1f.

Adelheid Müller-Lissner: *Lydia Rabinowitsch-Kempner, erste Professorin Berlins. Mikroskop, Milchkrieg und Mutterschaft*. In: *Der Tagesspiegel* vom 22. 8. 2021.

Bernd Hildbrandt (Hrsg.): *Unser Krankenhaus Moabit ist 125 Jahre alt. Historisches Kaleidoskop von der Gründung bis heute*, Berlin 1997.

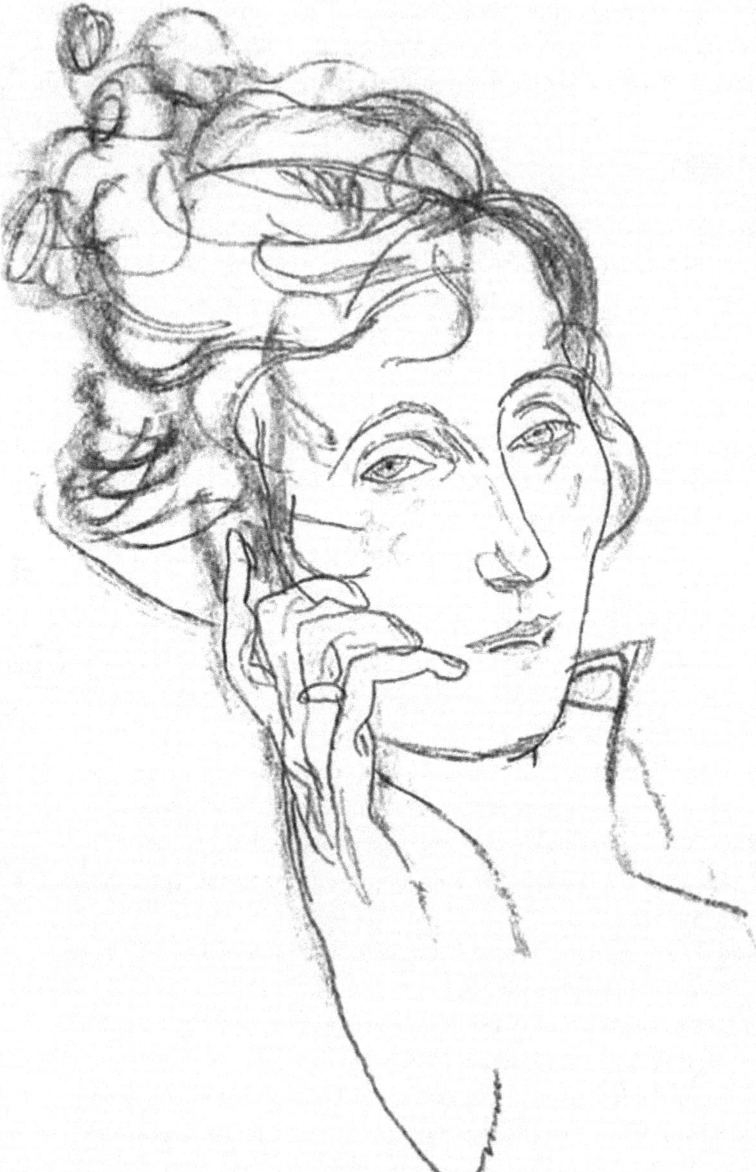

Das Gesicht der Influenza 1918: Edith Schiele sterbend. *Zeichnung des Wiener Künstlers Egon Schiele (1880–1918)*

Die Influenza und der Erste Weltkrieg

Als im Oktober 1918 die Spanische Grippe die österreichische Hauptstadt erreichte, erkrankte unter vielen anderen auch die Frau des Malers Egon Schiele. Sie war im sechsten Monat schwanger. Das Ehepaar lebte in ärmlichen Verhältnissen, die durch den Krieg noch verschlimmert worden waren. Als das Fieber bei der Schwangeren immer höher stieg und die Luftnot immer schlimmer wurde, bangte der Maler um das Leben von Mutter und Kind. Am Abend des 27. Oktober zeichnete Schiele ein Porträt der Schwerkranken. Es zeigt eine erschöpfte Frau, die kaum noch die Kraft hat, die Augen offen zu halten, abgeharmt, den Blick voller Verzweiflung. Am nächsten Morgen war Edith tot. Drei Tage später trug man sie zu Grabe. Egon Schiele schaffte es nach der Beerdigung noch bis in die Wohnung seiner Schwiegereltern, wo er sich dann selbst mit Schüttelfrost zu Bett legte. Am nächsten Tag starb auch er mit nur 28 Jahren an der Spanischen Grippe. Die Kreidezeichnung seiner sterbenden Frau war Schieles letztes Werk. Er zählt heute zu den bedeutendsten bildenden Künstlern der Wiener Moderne.

Die Episode um das Ehepaar Schiele veranschaulicht, wie grausam 1918 die Spanische Grippe wütete. Glücklicherweise blieben uns in den folgenden 100 Jahren solch dramatische Erfahrungen erspart. Aber dennoch: Jeden, den eine klassische Grippe erwischte, kann sich erinnern, wie sich das anfühlte. Auffällig ist der urplötzliche Beginn. Ohne Vorwarnung zeigen sich innerhalb von wenigen Stunden bis zu zwei Tagen nach Ansteckung die typischen Krankheitserscheinungen: hohes Fieber bis 40° C, Schüttelfrost, Schweißausbrüche, schweres Krankheitsgefühl, Kopf- und Gliederschmerzen, Licht- und Geräuschempfindlichkeit, trockener Husten, Heiserkeit und Halsschmerzen.

Nach ein bis zwei Wochen klingt die Erkrankung ab. Oft kündigt ein erneuter Fieberanstieg eine bakterielle Superinfektion als Komplikation an: Nasennebenhöhlenentzündung, Mittelohrentzündung, eitrige Bronchitis bis hin zur Lungenentzündung, die bei schwerem Verlauf auch zum Tode führen kann. Der quälende Reizhusten, der einen nachts im Bett aufrechtsitzen lässt, kann über Wochen bestehen bleiben. Von der Grippe erholt man sich nur schwer. Die Leistungsschwäche und Appetitlosigkeit bleiben oft bis zu mehreren Wochen bestehen.

In den vergangenen 500 Jahren hat die Welt rund 70 Influenzapandemien erlebt. Viele Millionen Menschen verloren dadurch ihr Leben. Die erste zuverlässig dokumentierte Influenzapandemie war die „Russische Grippe" der Jahre 1889 bis 1892, bei der man heute nicht mehr sicher ist, ob sie wirklich eine Influenza war. Doch dazu später mehr.

Die Grippepandemie von 1918/19, die sogenannte Spanische Grippe, dagegen war die größte virusbedingte Vernichtungswelle, die die Welt bis dahin erlebt hatte. Lange Zeit fiel dieses Ereignis einer Art kollektiver Verdrängung anheim, so als wäre es nur ein unbedeutender Nebenkriegsschauplatz des Ersten Weltkrieges gewesen. Dennoch forderte die „Mutter aller Pandemien", wie sie von der Medizinhistorikern gern genannt wird, drei- bis fünfmal mehr Opfer als der Erste Weltkrieg selbst. In drei Wellen lief die Grippe über den Globus: im Frühjahr 1918, im Herbst 1918 und in vielen Teilen der Welt noch einmal 1919. Erst durch die Coronapandemie wurde sie wieder stärker in das Bewusstsein der Öffentlichkeit geholt.

Woher kam die Influenza von 1918?

Wo diese Grippe zuerst ausbrach, war lange unklar. Erste Fälle wurden im Februar 1918 aus Spanien berichtet. In San Sebastián an der spanischen Nordküste erkrankten viele junge Leute, doch nach drei Tagen Kopf- und Gliederschmerzen sowie Fieber war die Sache schon ausgestanden. Spanien war damals ein liberales Land, in dem die Presse über das Krankheitsgeschehen berichten konnte, ohne durch Zensur unterdrückt zu werden. Das brachte der Influenza von 1918 ihren Namen ein. Zwei Monate später war ein Drittel der Bewohner von Madrid erkrankt, Behörden schlossen, der Straßenbahnverkehr wurde eingestellt. Wodurch die Grippe in Spanien ausgelöst wurde, ist bis heute ungeklärt.

Welche Entstehungshypothesen gab es noch? 1916 hatte China damit angefangen, der britischen Regierung zur Entlastung ihrer Truppen im Ersten Weltkrieg ein Heer von Arbeitskräften zu liefern, das „chinesische Arbeiterkorps" mit insgesamt 185.000 Mann. Sie kamen über den Pazifik, durchquerten Kanada mit der Eisenbahn und wurden von Halifax und New York nach Nordfrankreich verschifft. Im nördlichen China kam es im Dezember 1917 zu einem Ausbruch einer grippeartigen Erkrankung, an der bis April 1918 etwa 16.000 Menschen starben. Auch das chinesische Arbeiterkorps hätte also die Grippe nach Europa mitgebringen können.

Die wahrscheinlichste Entstehungstheorie ist jedoch eine dritte: Die Grippe nahm ihren Anfang 1918 in Haskell County in Kansas/USA, wo zahlreiche schwere Grippeerkrankungen mit rasantem Verlauf und teils mit tödlichem Ausgang auftraten. Aus Haskell County kamen Ende Februar 1918 drei Rekruten in das US-Ausbildungscamp Funston in Kansas, das 20.000 Soldaten beherbergte. Dort zeigte am 4. März der Küchenunteroffizier Albert Gitchell Grippesymptome. Er gilt als der „Patient Null". Innerhalb von drei

Grippe-Lazarett im US-Rekrutenlager Camp Funston (Kansas), 1918. *Armed Forces Institute of Pathology/National Museum of Health and Medicine (CC BY 2.5)*

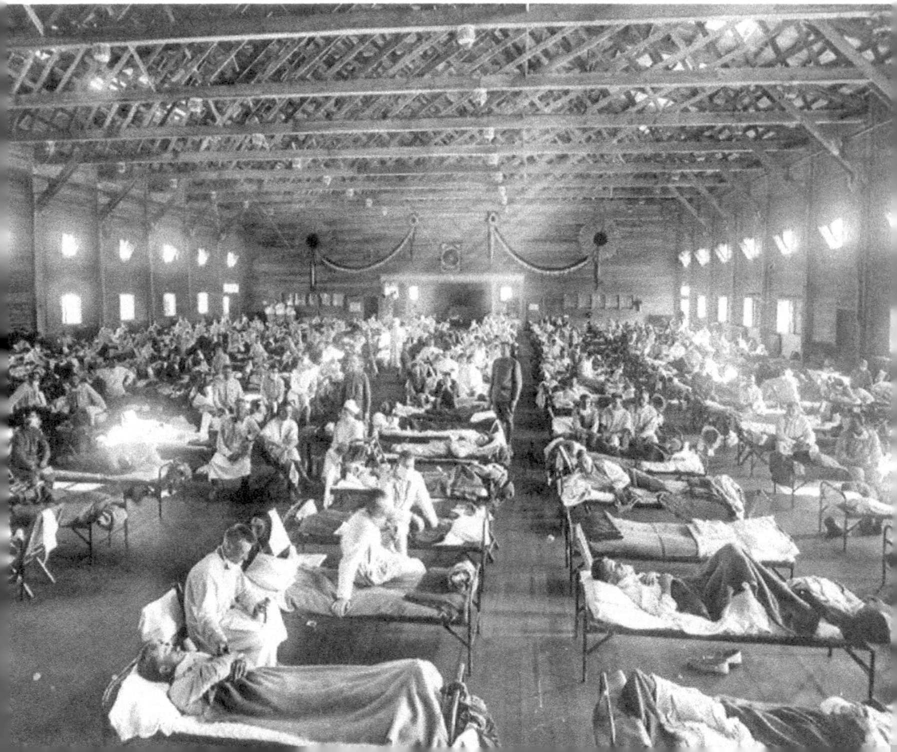

Tagen waren im Camp 197 Soldaten krank, nach drei Wochen 1.100 Mann, 38 starben. Gitchell selbst überlebte die Grippe. Er starb 1968 in Alter von 78 Jahren in Dakota. Von dem Militärcamp Funston breitete sich die Grippe in Windeseile auf ein Dutzend weitere Armeecamps aus. In den Ford-Motor-Werken in Detroit erkrankten über 1.000 Arbeiter, im kalifornischen Gefängnis St. Quentin 500 der 1.900 Gefangenen.

Amerikanische Soldaten bei ihrer Ankunft in Frankreich

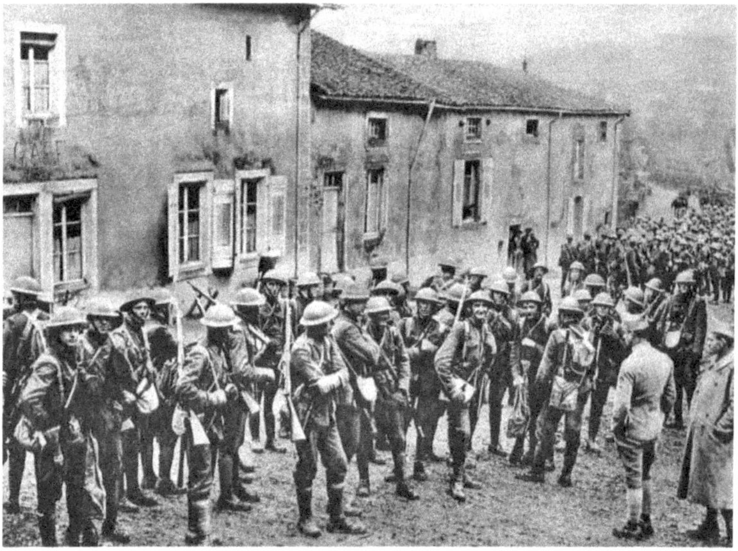

Amerikanische Soldaten marschieren durch Paris, 1917. *Deutsche Briefmarken-Zeitung*

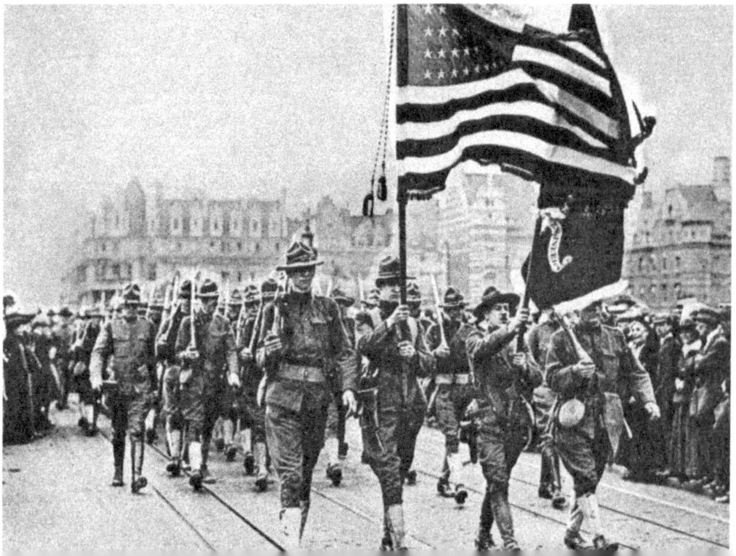

Eine Seuche geht um die Welt

Von März bis August 1918 wurden über eine Million amerikanische Soldaten nach Europa verlegt. Durch das enge Zusammenleben unzähliger Männer in Kasernen, Schützengräben und Lazaretten breitete sich die Krankheit sehr schnell aus.

Drei Viertel der französischen Soldaten und die Hälfte der Briten erkrankten. Im Mai erreichte die Grippe England. Die britische Flotte konnte drei Wochen lang nicht auslaufen, weil über 10.000 Matrosen krank waren. Bei den Deutschen schwächte „das Flandrische Fieber", wie es hier genannt wurde, die Armeen sehr. 900.000 deutsche Soldaten in Frankreich und Belgien erkrankten.

General Erich Ludendorff beklagte, dass er mit diesen kranken und demoralisierten Truppen seine Schlachtpläne nicht mehr umsetzen könne. Somit begünstigte die Grippe die Niederlage der deutschen Armee. Mit Verwundetentransporten erreichte sie im Juni 1918 schließlich auch Deutschland.

Gleichzeitig fand die Grippe in diesem Sommer ihren Weg nach China, Japan, Indien, nach Südostasien, in die Karibik und nach Südamerika. Sie verlief nun weitaus bösartiger als am Anfang. Schon Ende August kam die Seuche mit Schiffen über das Meer zurück und landete in den Hafenstädten Brest, Dakar im Senegal, Freetown in Westafrika und Boston. US-Marinesoldaten brachten das inzwischen hochpathogene Virus in das bei Boston gelegene Militärcamp Devens, wo etwa 45.000 Soldaten untergebracht waren. Nach 14 Tagen waren etwa 12.500 erkrankt und 900 gestorben.

Die eingeleiteten Quarantänemaßnahmen kamen zu spät. Lazarette und Krankenhäuser drohten überzulaufen. Es fehlte an Bettzeug und Pflegekräften. Die Toten stapelten sich in den Leichenhallen. Aus Mangel an Särgen wurden die Toten in Massengräbern bestattet. Die Sterberate in den USA sprang nach oben: 2.800 Tote im Monat August, 12.000 im September. Da alle amerikanischen Militärcamps unter Quarantäne standen, mussten die Einberufungsbefehle von über 142.000 Rekruten vorerst annulliert werden.

Dennoch wurde im Frühherbst 1918 in Philadelphia eine Militärparade vor großem Publikum abgehalten. Innerhalb einer Woche

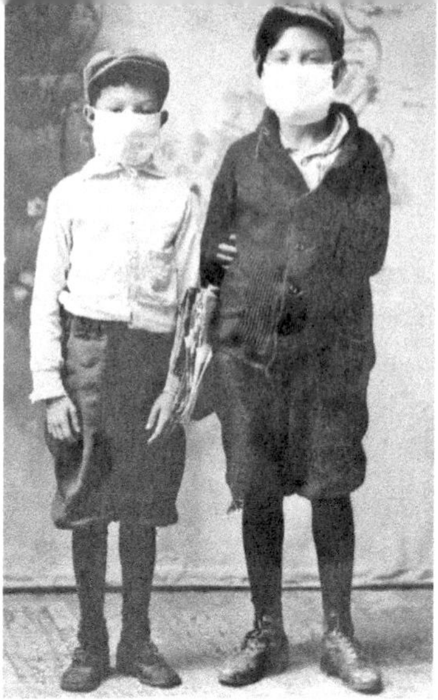

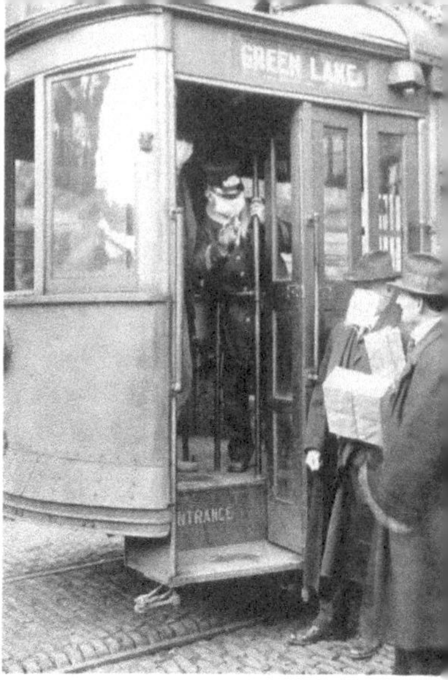

Links: Schulkinder mit Masken, 1918. *State Library and Archives of Florida*
Rechts: Tramschaffner weist Fahrgast ohne Maske ab, Seattle 1918. *Urheber: unbekannt*

starben dann in der Stadt 5.000 Menschen an der Grippe. Die Stadt St. Louis dagegen ergriff harte Maßnahmen: Schulen, Kinos, Bibliotheken und Kirchen wurden geschlossen. Sie hatte dadurch, verglichen mit Philadelphia, nur ein Achtel der Todesfälle zu verzeichnen. Fotografien aus den USA und England aus dem Jahr 1918 zeigen Turnhallen, vollgestellt mit Krankenbetten, sowie maskentragende Polizisten, Schulkinder, Krankenschwestern und Straßenbahnschaffner. Längst wusste man, dass die Letalität von Grippekranken an Bord eines Schiffes mehr als doppelt so hoch war wie an Land. Dennoch kamen die Entscheidungsträger der dringenden Empfehlung der Militärärzte nicht nach, die Truppentransporte per Schiff nach Europa einzuschränken oder wenigstens die Schiffe vor dem Auslaufen unter Quarantäne zu stellen. Zu laut war der Ruf nach Verstärkung der US-Truppen für Europa.

„Morgens krank, abends tot!“

In den vom Krieg betroffenen europäischen Ländern nahm die breite Öffentlichkeit die Grippe eher gleichgültig hin. Die Menschen hatten schon schwer genug zu tragen an den vielen Kriegstoten, der Nahrungsmittelknappheit und den politischen Wirren. Deutsche

Ärzte stellten fest, dass auffällig viele junge Menschen zwischen 20 und 40 Jahren starben. Die Haut der Influenzakranken war durch die Unterversorgung mit Sauerstoff zyanotisch blau verfärbt, weshalb die Menschen sich an die Pest erinnert fühlten. Die Kranken erlagen überraschend schnell einem akuten Lungenversagen durch Wasseransammlungen in der Lunge. Daher rührte der Spruch: „Morgens krank, abends tot!"

Heute weiß man, dass die Altersgruppe der 20- bis 40-Jährigen über ein besonders aktives Immunsystem verfügt, welches bei unbekannten aggressiven Erregern mit einer überschießenden immunologischen Reaktion reagiert, ein Phänomen, das auch bei COVID-19 beschrieben wurde.

Auf der Suche nach einem „Grippe-Bakterium" – man kannte ja nichts anderes – musste fälschlicherweise das 1892 von Richard Friedrich Pfeiffer entdeckte Bakterium *Haemophilus influenzae* als Verursacher herhalten.

Im Herbst 1918 kam es auch in Deutschland durch die Erkrankungsfälle zu erheblichen Einschränkungen, die das Post- und Fernmeldewesen sowie den öffentlichen Nahverkehr betrafen. An den Schulen gab es „Grippeferien". Bergwerke, Fabriken und die Landwirtschaft wurden heruntergefahren. Doch Versammlungen, Gaststättenbetrieb und Gottesdienste wurden im gesamten Deutschen Reich nicht verboten.

Nach der harmlosen ersten Welle im Frühsommer 1918 war die Herbstwelle 1918 mit einer außergewöhnlich hohen Sterblichkeit verbunden. Am Höhepunkt der Herbstwelle 1918 gingen die Gesundheitsbehörden in Preußen und der Schweiz davon aus, dass zwei von drei Bürgern erkrankt waren. Weltweit vermutete man, dass etwa 500 Millionen Menschen, also etwa 28 Prozent der Weltbevölkerung, die Krankheit durchgemacht hatten.

Das bittere Fazit

Die genaue Zahl der Grippetoten aus der Pandemie 1918/19 lässt sich nur schwer ermitteln. Sie wird überlagert von den Toten nach der Russischen Revolution und von den 17 Millionen Toten des Ersten Weltkrieges. Dennoch gibt es ernstzunehmende Schätzungen, wonach die Sterberate an Influenza ab Herbst/Winter 1918 bis 1920 bei 50 Millionen Menschen gelegen haben soll – einige Autoren sprechen sogar von 100 Millionen Toten, weil viele Opfer in Afrika und Asien ungezählt blieben. Allein in Indien kamen fast 20 Millionen Menschen zu Tode, wie eine Volkszählung von 1921 belegt, und in China mehr als neun Millionen. Damit hat die Spanische Grippe weitaus mehr Opfer gefordert als die Russische Revolution und der Erste Weltkrieg zusammen.

Geht man von 50 Millionen Toten durch die Spanische Grippe aus, so verringerte sie die Weltbevölkerung (damals 1,8 Milliarden Menschen) um 2,8 Prozent. In den USA starben rund 675.000 und im Deutschen Reich 426.000 Menschen. Danach ergab sich für die USA eine Sterberate von 0,5 Prozent und für in den industrialisierten europäischen Ländern von 0,6 Prozent, in Deutschland lag sie laut aktuellen RKI-Berechnungen bei 0,69 Prozent.

Am schwersten betroffen waren Länder mit einem hohen Anteil an Ureinwohnern. In einigen kleinen pazifischen Inselstaaten wie West-Samoa kam jeder fünfte Einwohner wegen der Grippe zu Tode. Nur sehr entlegene Inseln wie St. Helena im Atlantik entgingen der Pandemie.

Der Verursacher

Die Grippe wird von zwei unterschiedlichen Influenzaviren ausgelöst. Das Influenza-A-Virus kommt bei Tieren und Menschen vor. Auf seiner Hülle befinden sich die Proteine Hämagglutinin (H) und Neuraminidase (N). Das H-Antigen (H1 bis H16) findet man vorwiegend bei Hühnern und Puten, aber auch bei Wildvögeln, das N-Antigen (N1 bis N9) kommt bei Schweinen, Pferden, Wild- und Hauskatzen und teilweise auch beim Menschen vor. Durch Mutationen können immer neue Kombinationen der Subtypen H und N entstehen. Das Influenza-B-Virus, das nur beim Menschen vorkommt, weist keine Subtypen auf. Der Bösewicht, welcher damals die Spanische Grippe auslöste, war das Influenza-A-Virus Subtyp H1N1. 1997 fand der amerikanische Pathologe Johan Hultin (1924–

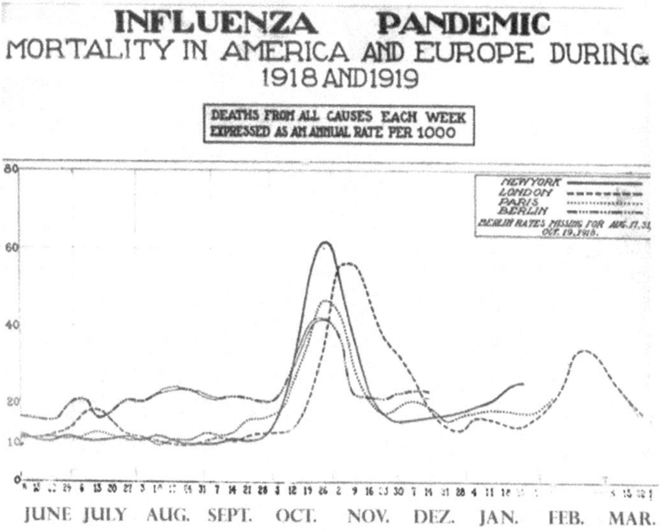

Wöchentliche Sterblichkeit an Grippe in New York, London, Paris und Berlin, 1918/19.
National Museum of Health and Medicine/USA

2022) in einem Massengrab in Alaska Grippetote, die seit 1918 dort im Permafrostboden ruhten. Aus ihren Lungen entnahm er Gewebeproben, die er dem Militärvirologen Jeffrey Taubenberger (* 1961) zur Verfügung stellte. Dieser hatte 1996 und 1997 Teile des Grippevirus in Gewebeproben von Soldaten aus dem Ersten Weltkrieg nachgewiesen, die von der US-Armee aufbewahrt worden waren.

Jeffrey Taubenberger rekonstruierte aus dem Virusmaterial aus Alaska das komplette Genom des Erregers der Spanischen Grippe. Er vertrat die Ansicht, dass kurz vor 1918 ein komplettes Influenzavirus von Vögeln auf Menschen übergegangen sei. Andere Forscher vermuten eine Rekombination von Gensegmenten eines Vogelgrippe- und eines Schweine-Influenzavirus. Heute weiß man, dass Influenza-A-Viren vom Subtyp H1N1 seit 1918 beim Menschen bis heute weiter zirkulieren.

Die Grippeimpfung

Nachdem die Engländer Wilson Smith (1897–1965), Christopher Andrewes (1896–1988) und Patrick Laidlaw (1881–1940) 1933 das Influenza-A-Virus und Thomas Francis junior (1900–1969) 1936 das Influenza-B-Virus isoliert hatten, entdeckte 1936 der Australier

Frank Macfarlane Burnet, dass das Influenza-Virus in Hühnerembryonen gezüchtet werden konnte. Das eröffnete in den späten 1930er- und 1940er-Jahren die Möglichkeit zur Entwicklung von inaktivierten Impfstoffen. An den Impfstoffforschungen war auch Jonas Salk beteiligt, der den Poliototimpfstoff entwickelte, worüber noch berichtet werden soll.

Im Zweiten Weltkrieg ließ das Verteidigungsministerium der Vereinigten Staaten für seine Soldaten einen Grippeimpfstoff entwickeln, der ganz neuartig aus drei unterschiedlichen Virusstämmen zusammengesetzt und durch Formaldehyd inaktiviert war. Bei der Grippewelle 1943 wurde er erfolgreich eingesetzt, sodass bis 1945 alle amerikanischen US-Soldaten geimpft waren. Im gleichen Jahr erwarben mehrere Pharmakonzerne in den USA die Lizenz zur Herstellung von Grippeimpfstoff für die Zivilbevölkerung.

In den folgenden zwei Jahren mutierte jedoch das Virus und wurde gegen den Impfstoff immun. Daher versagte 1947 der Impfstoff völlig. Die Sterblichkeit blieb glücklicherweise dennoch relativ niedrig. Heute wissen wir: Alle Viren tendieren zu Mutationen, welche die Virulenz und die antigenen Eigenschaften verändern. Virusvarianten können überraschend stärkere oder schwächere Krankheitsverläufe auslösen. Bei Influenzaviren ist aber die Mutationsneigung besonders hoch. Die Erkenntnisse aus der Grippesaison des Jahres 1947 führten zu der Konsequenz, dass die Impfstoffe den sich verändernden Influenza-Stämmen und Subtypen vor jeder Grippesaison neu angepasst werden müssen. Diese Aufgabe übernahm ab 1948 die damals neugegründete Weltgesundheitsorganisation, die auch ein geeignetes Überwachungssystem für Influenza aufbaute.

Vierfach-Grippeimpfstoff aus der Grippesaison 2019/2020

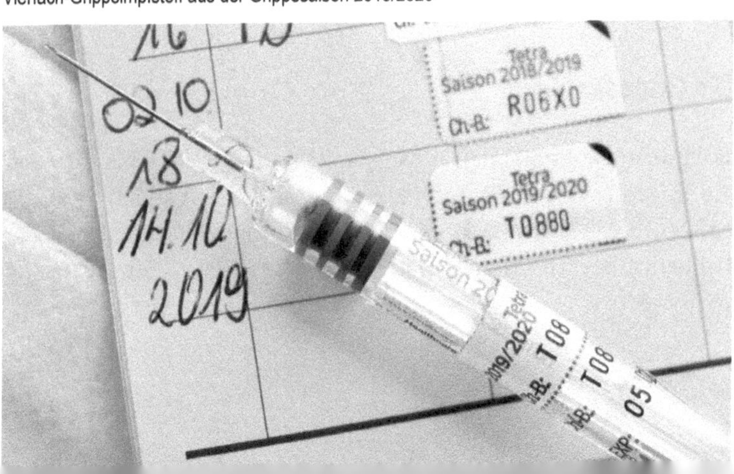

Heute besteht der Impfstoff aus den letzten drei bis vier Mutanten des Grippevirus, um eine ausreichend hohe Wirksicherheit zu erreichen.

Bis Anfang der 1970er-Jahre blieb in Deutschland das Interesse an einer Grippeschutzimpfung nach amerikanischem Vorbild gering. Die Grippe wurde als normale Begleiterscheinung des Winters angesehen. Erst ab 1982 gaben die deutschen Gesundheitsbehörden eine Impfempfehlung für Risikogruppen wie Senioren, chronisch Kranke, Schwangere, medizinisches Personal und Berufstätige mit viel Publikumsverkehr heraus. Aktuell nimmt etwa jeder zehnte Bundesbürger im Herbst eine Grippeschutzimpfung in Anspruch.

Weitere Grippewellen im 20. Jahrhundert

Nach der Spanischen Grippe von 1918/19 blieb die Menschheit jahrzehntelang von weiteren schweren Grippeepidemien verschont, was sicher mit der Durchseuchung großer Teile der Weltbevölkerung zusammenhing. Meist riefen die Influenzaviren in den nachfolgenden 30 Jahren nur eine leicht bis mäßig ausgeprägte saisonale Grippewelle hervor.

1957/58 hielt die Asiatische Grippe die Welt in Atem. Sie wurde zur zweitschlimmsten des 20. Jahrhunderts. Ihren Anfang nahm sie in der Volksrepublik China. Weltweit forderte sie geschätzt ein bis zwei Millionen Menschenleben, in der Bundesrepublik Deutschland starben rund 30.000 Menschen. Erreger war Influenzavirus A/Singapore/1/57 (H2N2), der aus einer Kombination aus einem menschenpathogenen und einem Geflügelinfluenzavirus entstanden war.

An Asiatischer Grippe erkrankte Wehrpflichtige in einer Turnhalle in Luleå/Schweden, 1957. *Scanpix*

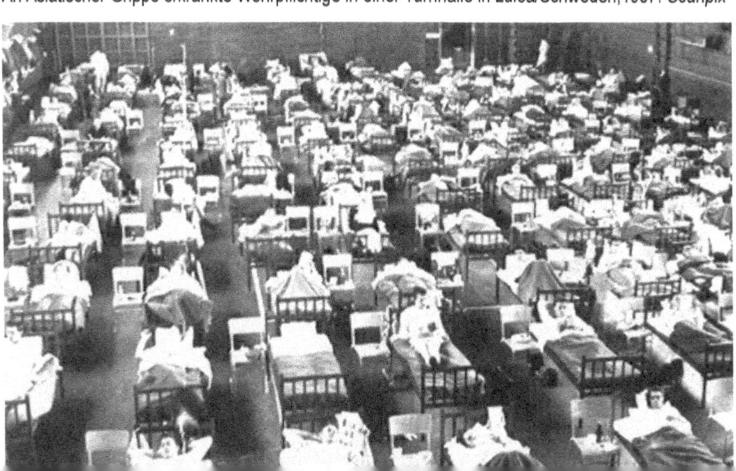

Zehn Jahre später ging die Hongkong-Grippe um die Welt. Dieses Mal schlug das Influenzavirus A/Hong Kong/1/1968 (H3N2) zu. Zwischen 1968 und 1970 starben weltweit schätzungsweise zwischen einer und vier Millionen Menschen. In der Bundesrepublik Deutschland traten Anfang 1969 die ersten Fälle auf. Im darauffolgenden Winter 1969/70 spitzte sich die Lage dramatisch zu. Bis zu 40.000 Menschen starben an oder mit der Hongkong-Grippe. In der DDR starben 12.500 Menschen, auch wenn dort das *Neue Deutschland* behauptete: „Grippe grassiert in Europa. Keine Epidemie in der DDR".

In West-Berlin versuchte der Zentrale Bettennachweis der Feuerwehr vergeblich, die Patienten auf die hoffnungslos überbelegten Krankenhäuser zu verteilen. Die Krankenhausflure waren vollgestellt mit Patientenbetten. Die Toten konnten wegen den eisigen Temperaturen im Winter 1969/70 wochenlang nicht bestattet werden, sodass man die Särge in ungenutzten U-Bahn-Schächten zwischenlagern musste.

60 Jahre nach dem Ende des Ersten Weltkrieges trat der Erreger der Spanischen Grippe wieder in Erscheinung. Er verursachte 1977/1978 die Russische Grippe, von der Forscher glauben, dass sie durch einen Laborunfall ausgelöst wurde. Obwohl der Subtyp A/H1N1 schon im Mai 1977 in Nordchina isoliert worden war, wie man später erfuhr, war die Sowjetunion das erste Land, das den Ausbruch der WHO meldete, was der Epidemie ihren Namen einbrachte. Betroffen waren vor allem Kinder, Jugendliche und junge Erwachsene unter 25 Jahren. Bei den Älteren bestand eine Immunität, denn der Subtyp war ja seit 1918 in der Bevölkerung latent vorhanden. Weltweit forderte diese Grippeepidemie nach unterschiedlichen Schätzungen 500.000 bis 700.000 Todesopfer.

Wohl etwas voreilig rief die WHO 2009 eine Schweinegrippepandemie aus, die von einem bis dahin nur bei Schweinen bekannten Grippevirus aus der Gruppe der A/H1N1-Subtypen hervorgerufen wurde. Bald nach dem ersten Auftreten in Mexiko, deshalb auch Mexikanische Grippe genannt, gab es auch erste Fälle in den USA. Nach Deutschland wurde das Virus Ende April 2009 eingeschleppt. Die WHO veranlasste vorsorglich eine umfangreiche Impfstoffproduktion und Massenimpfungen, doch die Pandemie blieb aus. In

Deutschland gab es 254 Todesfälle. Von den 34 Millionen beschafften Impfdosen wurden nur 5,7 Millionen verwendet, der Rest verworfen. Der finanzielle Schaden für die Bundesländer belief sich auf fast 240 Millionen Euro. Die letzte starke Grippewelle im Winter 2017/18 wurde von den Erregersubtypen H3N2 und H1N1 ausgelöst. Sie hat in Deutschland geschätzt etwa 25.100 Menschenleben gefordert. Das war laut Robert Koch-Institut die höchste Zahl an Influenza-Todesfällen in den vergangenen 30 Jahren. Auch von weiteren Grippewellen wird die Menschheit in Zukunft wohl nicht verschont bleiben.

Quellen

Gina Kolata: *Influenza. die Jagd nach dem Virus*, Frankfurt/Main 2001, S. 18f.

Alfred W. Crosby: *America's Forgotten Pandemic. The Influenza of 1918*, 2. Auflage Cambridge/Mass. 2003.

Manfred Vasold: *Die Spanische Grippe. Die Seuche und der Erste Weltkrieg*, Darmstadt 2009.

Anna Kemper: *Spanische Grippe. Ein Virus bedroht die Welt.* In: *Der Tagesspiegel* vom 27. 4. 2008.

Daniel Bax: *Pandemie – Welt im Fieber.* In: *Der Freitag* vom 26. **3.** 2020: https://www.freitag.de/autoren/daniel-bax/welt-im-fieber.

W. Wayt Gibbs/Christine Soares/Achim G. Schneider: *Influenza: Sind wir gegen eine Pandemie gewappnet?* In: *Spektrum der Wissenschaft* 1 (2006), S. 72ff.

Niall P. A. S. Johnson/Jürgen Müller: *Updating the Accounts: Global Mortality of the 1918–1920 „Spanish" Influenza Pandemic.* In: *Bulletin of the History of Medicine* 76 (2002), S. 105–115.

Udo Buchholz/Silke Buda/Annicka Reuß/Walter Haas/Helmut Uphoff: *Todesfälle durch Influenzapandemien in Deutschland 1918 bis 2009. Schätzwerte auf Basis der Literatur und ergänzende eigene Berechnungen.* In: Bundesgesundheitsblatt 59 (2016), S. 523–536.

Wilfried Witte: *Tollkirschen und Quarantäne. Die Geschichte der Spanischen Grippe*, Berlin 2009, S. 87.

https://www.aerzteblatt.de/nachrichten/106524/Nur-jeder-zehnte-Deutsche-laesst-sich-gegen-Grippe-impfen.

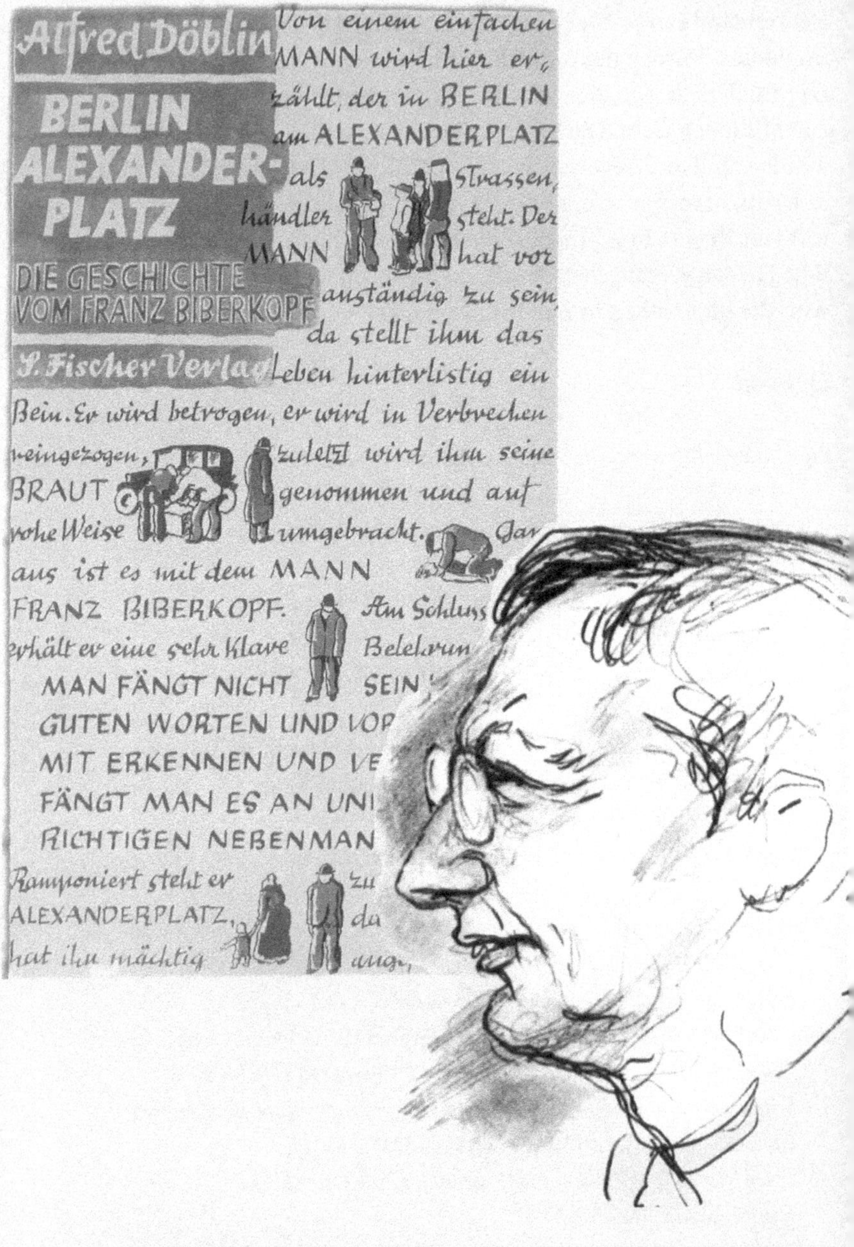

Die Erstausgabe des Buches *Berlin Alexanderplatz* von 1929 und Alfred Döblin in einer Zeichnung von Emil Orlik *(F)*

Alfred Döblin (1878–1957) – Zwischen Medizin und Schriftstellerei

Erstaunlicherweise wird das Thema der Influenzapandemie von 1918/19 in der damaligen Literatur kaum behandelt. Wahrscheinlich waren die geschichtlichen Ereignisse des Schicksalsjahres 1918 so einschneidend, dass sich die Literaten in Romanen und Biografien nicht auch noch mit einer vernichtenden Seuche auseinandersetzen mochten.

Ein Zeitzeuge der Pandemie von 1918 war der Arzt und Schriftsteller Alfred Döblin. Als Autor von *Berlin Alexanderplatz* ist er den meisten bekannt. Als Arzt kennt man ihn kaum. Dabei sah sich Döblin immer eher als Arzt denn als Schriftsteller, obwohl er nach seiner Emigration im Exil nicht mehr als Arzt arbeiten durfte, sondern von den Veröffentlichungen seiner Bücher im Ausland leben musste:

> *Ich versichere: Ich werde, wenn die Umstände mich drängen, lieber und von Herzen die Schriftstellerei aufgeben als den inhaltsvollen, anständigen, wenn auch sehr ärmlichen Beruf eines Arztes.*

Durch seine Tätigkeit als Stabsarzt in einem Seuchenlazarett im elsässischen Hagenau 1918 und die Aufnahme seiner kassenärztlichen Tätigkeit in Berlin nach Kriegsende erlebte Alfred Döblin die Auswirkungen der Spanischen Grippe unmittelbar mit.

Der Schock der frühen Jahre

Bruno Alfred Döblin wurde am 10. August 1878 als viertes Kind einer assimilierten jüdischen Familie in Stettin geboren. Sein Vater Max Döblin (1844–1920) war Schneidermeister. Er heiratete auf Wunsch seiner Eltern die vermögende Sophie Freudenheim (1844–1920). Mit ihrer Mitgift gründete er ein Konfektionsgeschäft, das der Familie ein sehr gutes Auskommen sicherte. Als Alfred zehn Jahre alt war, machte sich der Vater mit seiner Geliebten, einer jungen Schneiderin, nach New York auf und ließ die Familie in tiefster Armut zurück. Sophie Döblin übersiedelte mit ihren fünf Kindern nach Berlin zu ihrem Bruder, der eine Möbelfabrik betrieb und die Familie unterhielt. Das plötzliche Verschwinden des Vaters und das familiäre Elend warfen Alfred so stark aus der Bahn, dass er drei Schuljahre verlor. Ab 1891 besuchte er schließlich das Köllnische Gymnasium in Neukölln. Erst mit 22 Jahren machte er dort sein Abitur. Schon in der Schulzeit trat er als Verfasser von Erzählungen und Essays in Erscheinung. Seine Mutter sah jedoch in dem talentierten, aber trotzigen und wenig erfolgreichen Schüler keinen Schriftsteller. Also studierte Döblin ab 1900 Medizin und Philosophie in Berlin. An der Charité hörte er die letzten Vorlesungen von Rudolf Virchow.

Am Ende des Studiums wechselte er für zwei Semester nach Freiburg im Breisgau, wo er die Approbation erhielt. An der sogenannten Universitäts-Irrenklinik promovierte er über *Gedächtnisstörungen bei der Korsakoffschen Psychose* zum Doktor der Medizin. Nach Ansicht Döblins stellte das alkoholinduzierte Korsakow-Syndrom eine interessante Verbindung zwischen Schriftstellerei und Psychiatrie her, denn sowohl das Dichten des Schriftstellers als auch das Konfabulieren des Korsakow-Patienten hielt er für ähnlich:

> *Das wirklich Erlebte wird dislociert; Erträumtes, Erlesenes, Gedachtes, Halluciniertes wird vermengt, commutiert.*

Franz Biberkopf und die Irrenanstalt Buch

Nach ärztlicher Tätigkeit in einer Heil- und Pflegeanstalt bei Regensburg arbeitete Döblin von 1906 bis 1908 als Assistenzarzt in der Städtischen Irrenanstalt Buch. Buch war zu Beginn des vergangenen Jahrhunderts der größte und modernste Krankenhaus- und Pflegeheimstandort in Europa. Neben der Irrenanstalt gab es eine Lungenheilstätte, ein orthopädisches Krankenhaus und ein Altenheim. Der Berliner Architekt und Baustadtrat Ludwig Hoffmann, der später für den Bau des Rudolf-Virchow-Krankenhauses und den Erweiterungsbau des Moabiter Krankenhauses verantwortlich zeichnete,

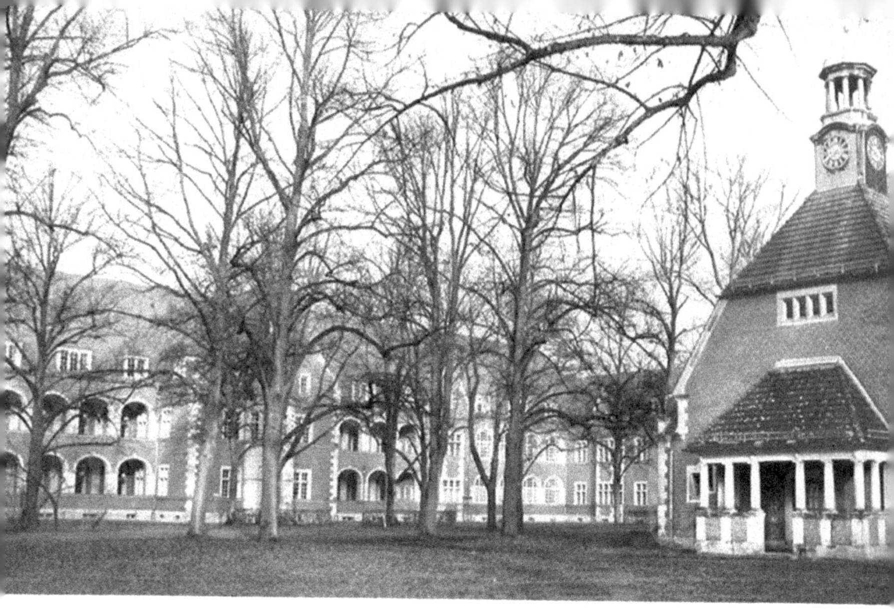

Die ehemals Städtische Irrenanstalt Buch, heute Helios Klinikum Berlin-Buch

begann 1898 mit dem Bau der Bucher Heilanstalten für die Armen und Kranken in der Hauptstadt, „für die Verlierer der industriellen Revolution".

Die III. Städtische Irrenanstalt Berlins hatte nichts von den düsteren Hinterhöfen und Mietskasernen, aus denen ihre Insassen kamen. „Überall heitere Farben, Formen, überall Licht und Weite", wie die *Vossische Zeitung* bei der Eröffnung 1906 schrieb.

Das psychiatrische Krankenhaus in Buch galt als liberal und vorbildlich im Umgang mit den psychisch kranken Menschen. Die damaligen Psychiater hatten beim Bau den größten Wert darauf gelegt, dass der Riesenbaukomplex mit seinen 1.500 Betten „belebt" aussehen sollten. Die Architekten schufen daher rote Backsteinfassaden mit weißen Fugen und weißgestrichenen Fenstern und Erkern, was an dänische Herrenhäuser erinnerte. Es gab ein Pförtnerhaus, ein Verwaltungsgebäude, Werkstätten, ein Badehaus, eine Großküche sowie ein Leichenhaus. Für die besonders aggressiven Patienten existierte ein abseits gelegenes Verwahrhaus. Rechts und links von der Mittelachse lagen in Pavillons die Krankenstationen, getrennt nach Geschlechtern. In den Krankensälen lebten meist 12 bis 15 Personen.

In früheren Jahrhunderten behandelte man die psychisch Kranken mehr oder weniger beliebig durch Schockbehandlung im

Schneebad oder im eiskalten Wasser, durch Züchtigung mit Ruten, Peitschen oder Nesseln, durch Rotation auf einem Drehstuhl bis zur Bewusstlosigkeit oder Erzeugung körperlicher Erschöpfung oder schlimmstenfalls gar mit Brandmalen mit glühendem Eisen. Der deutsche Arzt Johann Christian Reil (1759–1813) erkannte als Erster, dass Wahnsinn keine Besessenheit, sondern eine Krankheit ist. Nach der Französischen Revolution begann die Zeit der Anstaltspsychiatrie mit weniger drastischen Behandlungsmethoden. Bei Erregungszuständen wurde nun die Zwangsjacke zur Fixierung eingesetzt. Es gab handwerkliche und landwirtschaftliche Arbeitstherapie, die auch in Buch angewandt wurde.

Als Irrenarzt in der Anstalt Buch begegnete Döblin einem Patienten, den er als Vorbild für den Franz Biberkopf in seinem 1929 erschienenen Roman *Berlin Alexanderplatz* nahm: Der ehemalige Totschläger und Kleinkriminelle schaffte es in der Metropole Berlin trotz aller Bemühungen nicht, ein anständiges Leben zu führen. Bei einem Einbruch wurde er aus einem fahrenden Fluchtauto gestoßen, woraufhin sein Arm amputiert werden musste. Seine Freundin Mieze ließ er für sich anschaffen gehen. Nach ihrer Ermordung durch seinen Kontrahenten Reinhold wurde Biberkopf zunächst als Tatverdächtiger verhaftet, dann aber freigelassen. Nach einem Nervenzusammenbruch landete er als Patient in der Irrenanstalt Buch, wo er seine Verfehlungen erkannte und bereute.

Wie damals üblich, wohnten die Ärzte und das Pflegepersonal auf dem Krankenhausgelände in Buch. Dort lernte der 27-jährige Döblin die zehn Jahre jüngere Krankenschwester Frieda Kunke (1891–1918) kennen und begann eine Liebesbeziehung mit ihr. Nach vier Jahren trennte er sich von ihr, weil seine Mutter mit seiner Wahl nicht einverstanden war. Im Oktober 1911 brachte Frieda den gemeinsamen Sohn Bodo zur Welt. Er wuchs bei ihren Eltern auf.

Zu dieser Zeit arbeitete Alfred Döblin bereits als Assistenzarzt am Städtischen Krankenhaus Am Urban. Hier verliebte er sich in die Medizinstudentin Erna Reiss (1888–1957), die er ein Jahr später heiratete. Erna Reiss stammte aus einer vermögenden jüdischen Familie. Zwischen 1912 und 1917 wurden die Söhne Peter, Wolfgang und Klaus geboren, 1926 kam der jüngste Sohn Stephan zur Welt.

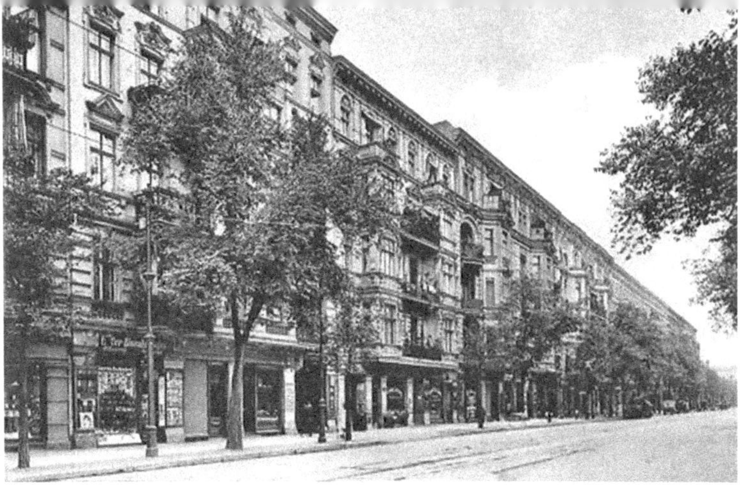

Die Blücherstraße in Kreuzberg. *Historische Ansichtskarte*

Alfred Döblin war gezwungen, die Klinik zu verlassen, denn er hätte als Assistenzarzt im Krankenhaus wohnen müssen. Er eröffnete in der Kreuzberger Blücherstraße 18 eine Kassenarztpraxis als praktischer Arzt und Geburtshelfer. In seiner Kreuzberger Praxis gewann er Einblicke in alle Gesellschaftsschichten. In den Vorderhäusern lebten die gutgestellten Bürger mit Personal. In den Hinterhäusern hausten die kinderreichen Familien der ungelernten Arbeiter, Studenten und Prostituierte. Hier war das soziale Elend groß: Körperverletzungen, Selbstmord, Geschlechtskrankheiten und verpfuschte Abtreibungen, Lungentuberkulose und Durchfallerkrankungen wegen verdorbener Lebensmittel waren in seiner Praxis an der Tagesordnung.

Als Lazarettarzt im Krieg

Bei Kriegsbeginn meldete sich Döblin 1914 als Freiwilliger, um einer Einberufung zuvorzukommen. Von Januar 1915 bis August 1917 war er als Stabsarzt in einem Lazarett in Saargemünd, einem kleinen lothringischen Städtchen unweit von Saarbrücken, stationiert. Seine freie Zeit nutzte er zu ausgedehnten Wanderungen in der lieblichen Gegend, um sich von den Schrecken des Krieges und seinen unangenehmen militärischen Vorgesetzten abzulenken. Er begann eine Liebesbeziehung mit der hier stationierten Ärztin Martha Ruben, einer überzeugten Kommunistin, die 1933 in die UdSSR emigrierte, dort die stalinistischen Säuberungen miterlebte und 1940 Selbstmord beging.

Bald nach der Geburt des zweiten Sohnes Wolfgang reiste Erna Döblin im März 1915 mit dem Säugling und dem zweieinhalbjährigen Peter ihrem Ehemann hinterher und sorgte dafür, dass Döblin seine Affäre beendete. Erna, inzwischen selbst Ärztin, wurde neben ihrem Mann im Lazarett eingesetzt. Auch in Saargemünd war das Kriegsgeschehen auf den Schlachtfeldern um Verdun zu vernehmen: Durch die Detonationen vibrierten in dem über 100 Kilometer entfernten Städtchen die Fensterscheiben. Im November 1916 erlebte die Stadt gravierende Zerstörungen durch französische Fliegerangriffe.

Nach der Geburt des dritten Sohnes Klaus im August 1917 wurde Döblin in das elsässische Hagenau versetzt. Von Juni bis November 1918 führte er in einem Seuchenlazarett die Gesundheitskontrollen bei Kriegsgefangenen durch. Dabei bekam er die Auswirkungen der ersten und zweiten Welle der Spanischen Grippe unmittelbar mit. „Die Seuche raste durch die Stadt. (…) Die Krankenwagen der städtischen Sanitätskompanie sausten hin und her zwischen der Stadt und dem Lazarett", schrieb er.

Die Grippe 1918 in Berlin

In der zweiten Junihälfte 1918 erreichte die Spanische Grippe Berlin. Frontsoldaten hatten sie beim Erholungsurlaub in die Hauptstadt mitgebracht. Zu schweren Krankheitsverläufen kam es vorerst nicht. Die Berliner Bevölkerung war desillusioniert und hatte den Glauben

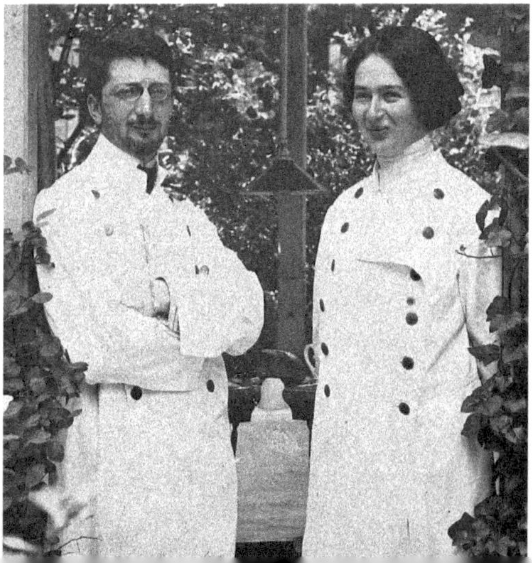

Alfred und Erna Döblin als Ärzte in Saargemünd. *Marburger Literaturarchiv*

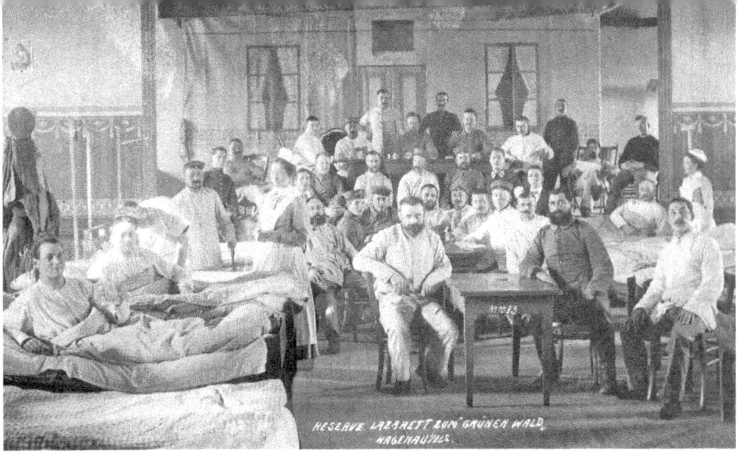

Reservelazarett „Zum grünen Wald“ im elsässischen Hagenau 1917. *Privatbesitz Patric Bies*

an den Sieg Deutschlands in diesem Krieg weitgehend verloren. Von einer Grippeepidemie wollte sie nichts wissen. In den Zeitungen wurde die rasante Ausbreitung der Krankheit auf das relativ kühle und nasse Frühsommerwetter zurückgeführt. Manche sahen einen Zusammenhang mit der desaströsen Lebensmittelknappheit in der Hauptstadt. Am 15. Juni 1918 waren die Brotrationen für die Einwohner erneut gekürzt worden.

Am 5. Juli meldete der *Vorwärts*, dass in Groß-Berlin 80.000 Kinder erkrankt seien. Des Weiteren erfuhr die Parteizeitung von den Ortskrankenkassen, dass 20.000 oder mehr Krankmeldungen aufgrund der Influenza vorlägen. Einen Tag später waren es bereits 30.000. Doch nach drei Tagen waren die meisten Infizierten wieder auf den Beinen. Inzwischen sprachen auch die Redakteure anderer Zeitungen von einer Epidemie.

Die zweite Grippewelle kam mit den rückkehrenden Kriegsinvaliden nach Deutschland. Sie brachten den mutierten aggressiveren Erreger mit. Innerhalb weniger Monate erkrankten Hunderttausende Menschen an der Grippe. Bis Ende Januar 1919 sollte es allein in Berlin mehr als 50.000 Grippetote geben.

In der Presse versuchte man, das Thema herunterzuspielen und keine Panik zu provozieren. Die Zensur ließe keine Schwächung der Kriegsmoral zu. Auch das öffentliche Gesundheitswesen reagierte nicht angemessen, denn die Influenza war nicht als Infektionskrankheit im Reichsseuchengesetz gelistet. Die Kassenärzte kannten diese Krankheit noch nicht und hatten keine Ahnung, wie sie sie behandeln sollten. Sie setzten Aspirin in gefährlich hohen Dosen, aber auch Arsen, Morphium, Heroin oder Quecksilber ein. Kranke überfluteten die unvorbereiteten und durch Verwundete ohnehin überlasteten Krankenhäuser. Der *Vorwärts* berichtete, dass der Anteil der Grippekranken unter den stationären Patienten auf 70 Prozent geschätzt wurde. Ab 12. Oktober waren sämtliche Groß-Berliner Krankenhäuser so überfüllt, dass nur noch Schwerstkranke aufgenommen werden konnten.

Die Patienten litten sehr: Schon nach kurzer Zeit bekamen sie keine Luft mehr, ihre Lungen liefen mit Flüssigkeit voll. Gesichter, Hände, Füße und Oberkörper verfärbten sich blau als Folge des Sauerstoffmangels. Die meisten starben nach wenigen Tagen an einer bakteriellen Lungenentzündung. Der Arzt Walter Levinthal (1886–1963), späterer stellvertretender Direktor der Forschungsabteilung am Robert Koch-Institut, schilderte, dass die Kranken durch die Blut- und Wasseransammlungen in der Lunge „gleichsam innerlich ertrinken" würden.

Die zaudernde Reichsregierung veranlasste ein Expertentreffen und gab anschließend Empfehlungen zur Bekämpfung der Pandemie heraus: Man solle Massenansammlungen meiden und andere nicht anhusten. Die örtlichen Behörden sollten allein entscheiden, welche Einschränkungen sie verhängen wollten.

Die Berliner Politiker reagierten erst einmal gar nicht. Erst am 24. Oktober beschäftigte sich schließlich die Stadtverordnetenversammlung mit der Spanischen Grippe. Eine Einigung auf Maßnahmen und ein entschlossenes Handeln kam nicht zustande. Die Presse reagierte zunehmend kritischer: „Es ist Zeit, dass durchgegriffen wird. Und zwar erstens unverzüglich, zweitens für Groß-Berlin einheitlich", forderte die *Tägliche Rundschau* im Oktober. Zu dem Zeitpunkt waren nach internen Schätzungen schon zwei von drei Berliner Bürgern erkrankt.

Der Präsident des Kaiserlichen Gesundheitsamts beschwerte sich beim Staatssekretär des Innenministeriums über die Presseberichterstattung und bat, das Ministerium möge die Journalisten zurückpfeifen. Er übersandte eine verharmlosende Presseerklärung zur Veröffentlichung.

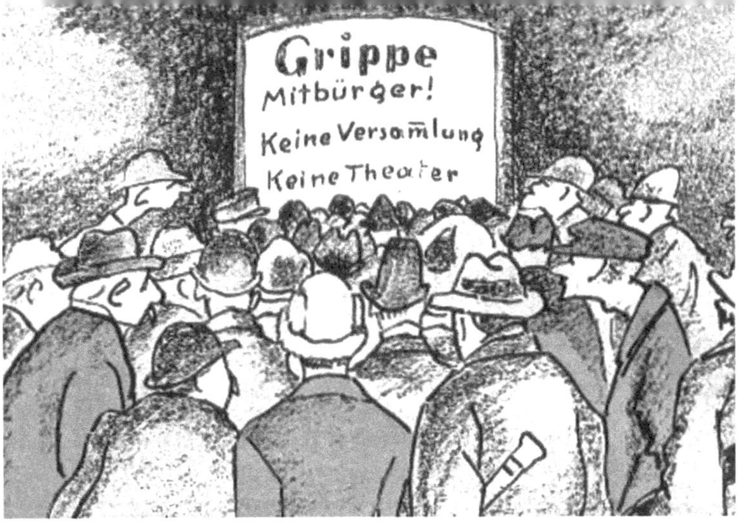

„Die Grippe und die Menschen". *Illustration zum Gedicht im* Nebelspalter *von Fritz Boscovits, 1918*

Ein Übel kommt selten allein: Revolution und Pandemie

In den ersten Tagen des Novembers tobte auf den Straßen Berlins die Revolution. Tausende kamen bei Kundgebungen zusammen. Ein generelles Verbot von Gottesdiensten und Versammlungen gab es nicht. Restaurants und Gaststätten blieben offen, aber Vergnügungslokale wurden geschlossen. „Grippeferien" wurden verhängt, aber nicht überall, denn die Schulen waren für viele Kinder der einzige Ort, an dem sie regelmäßig zu essen bekamen.

Als 45.000 Beschäftigte der Preußisch-Hessischen Eisenbahnen aufgrund der Grippe ausfielen, wurde die Personenbeförderung erheblich eingeschränkt. Nur der Berliner S-Bahn- und Vorortverkehr lief regulär weiter. Wegen der Spanischen Grippe fehlte in manchen Betrieben und Behörden ein Drittel der Belegschaft, sodass viele Fabriken ihre Produktion herunterfahren mussten. Schutzmasken standen in Berlin nicht zur Verfügung, anders als in den Großstädten der USA, wo man unter dem Slogan „Better be ridiculous than dead" das Maskentragen durchgesetzt hatte.

Die Grippe machte auch vor dem damaligen Reichskanzler Max von Baden nicht halt. Fünf Wochen war er im Amt, zwei Wochen davon lag er grippekrank im Bett. Unter Qualen diktierte er seine Briefe an US-Präsident Wilson, welcher soeben die Abdankung Kaiser Wilhelms II. sowie das Niederlegen der Waffen verlangt hatte. Als

Ende Oktober die Matrosen der Marine in Wilhelmshaven den Befehl verweigerten, erlitt Max von Baden einen Nervenzusammenbruch und war 36 Stunden bewusstlos, was streng geheim gehalten wurde. Als er wieder aufwachte, begann der Matrosenaufstand in Kiel.

Am 9. November 1918 wurde der Kaiser zur Abdankung gezwungen, und Philipp Scheidemann rief die Republik aus. Zwei Tage später war der Krieg vorbei. Im November 1918 kehrte auch Alfred Döblin nach Berlin zurück und nahm sogleich seine kassenärztliche Tätigkeit wieder auf. In seiner Praxis häuften sich die Grippekranken. In kürzester Zeit sah er unter seinen Patienten 35 Todesfälle an pulmonalen Komplikationen. In einem Fachjournal veröffentlichte er einen wissenschaftlichen Beitrag *Nasenblutungen bei Influenza*. Ein Freund und Kollege von Alfred Döblin behandelte heimlich die Politikerin Rosa Luxemburg, als sie mit einer Grippe daniederlag. Wenige Wochen später wurde sie zusammen mit Karl Liebknecht von Angehörigen der Garde-Kavallerie-Schützen-Division ermordet und ihre Leichen im Berliner Landwehrkanal versenkt.

„Eine Weltseuche, gegen die die Pest in Florenz oder ähnliche Chronikgeschichten ein Kinderspiel sind", vermerkte der Schriftsteller Stefan Zweig über die Spanische Grippe in seinem Tagebuch. Auch der 35-jährige Franz Kafka lag mit der Grippe danieder. Er überlebte, doch sechs Jahre später raffte ihn die Tuberkulose dahin. Ab Dezember 1918 begann die Grippeepidemie in Deutschland langsam abzuflauen. Die dritte und letzte Welle der Spanischen Grippe von Januar bis März 1919 erschien den Berlinern nach all

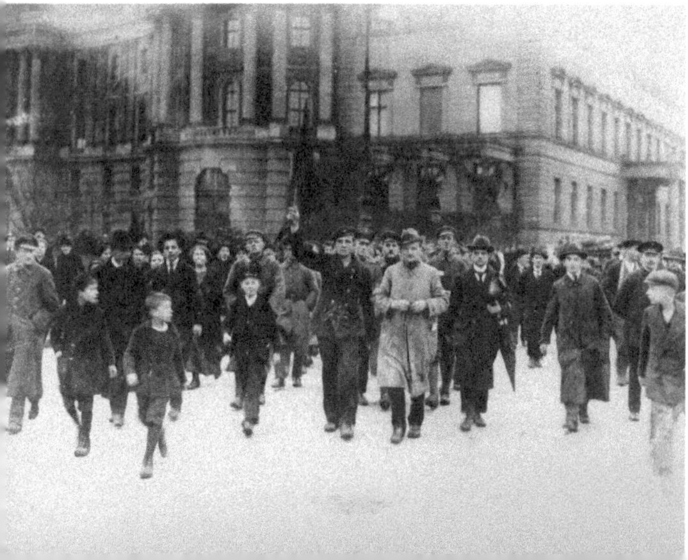

Der 9. November 1918 in Berlin: Matrosen und Zivilisten demonstrieren auf dem Kaiser-Franz-Josef-Platz (Bebelplatz) und Unter den Linden. *Bundesarchiv, Bild 183-18594-0045*

den Umbrüchen nur noch als unbedeutendes Ereignis, über das es kaum schriftliche Berichte gibt.

Döblin erlitt zu der Zeit einen bitteren Verlust. Seine jüngere Schwester Meta wurde während der Märzunruhen 1919 in Lichtenberg beim Milchholen von einem Granatsplitter getroffen und starb auf der Straße. Fast 20 Jahre später verarbeitete Döblin seine Erinnerungen an den Ersten Weltkrieg in dem vierbändigen Roman *November 1918. Eine deutsche Revolution.* 1943 war er fertig, erschien aber komplett erst 1978. Auf fast 2000 Seiten lässt er darin seinen Protagonisten, den Offizier Friedrich Becker, „durch das Tor des Grauens und der Verzweiflung" gehen, zerfressen von den Schuldgefühlen am sinnlosen Tod Hunderter Menschen. Auf die damalige Grippepandemie ging der Schriftsteller dabei jedoch nicht mehr ein.

In der Weimarer Republik

Alfred Döblin hatte inzwischen seine Kassenpraxis in die Frankfurter Allee 340 (heute Karl-Marx-Allee 129/130) in eine dunkle Parterrewohnung verlegt, wo er auch mit seiner Familie wohnte. Hier behandelte er nerven- und gemütskranke Kassenpatienten. Selten verirrte sich jemand aus den besseren Kreisen zu ihm. 1921 lernte er auf einem Faschingsball die junge Fotografin Charlotte Niclas (1900–1977) kennen. Yolla, wie sie sich nannte, wurde Döblins langjährige Geliebte und Muse.

Erna Döblin tyrannisierte ihn mit ihrer Eifersucht. Immer wieder überlegte er, sie und die Kinder zu verlassen, schaffte es aber von Mal zu Mal nicht, denn er wollte nicht in die Fußstapfen seines Vaters treten. Von Erna gehasst, von den Kindern geliebt, war Yolla oft Gast im Hause Döblin. Sie machte dort viele Porträtfotos von dem Schriftsteller und seinen Kindern, bis Erna ihr endgültig Hausverbot erteilte. Döblin flehte Yolla an, ihn zu zwingen, sich zwischen ihr und seiner Frau zu entscheiden, was die junge Frau aber überforderte.

Neben seiner ärztlichen Tätigkeit und seinem aufregenden Privatleben war Döblin in jenen Jahren ein viel beschäftigter Autor und Mitglied in diversen Dichter- und Künstlervereinigungen. „Hacke ich nicht täglich meine fünfzehn, zwanzig Schreibseiten herunter, ist mir nicht wohl." Er schrieb allerdings in einer so unleserlichen Handschrift, dass seine Frau die Texte abends säuberlich mit der Schreibmaschine abtippte.

Seine Veröffentlichungen machten ihn zu einem der führenden Intellektuellen in der Weimarer Republik. Nachdem er 1917 zeitweilig mit der Russischen Revolution sympathisiert hatte, wandte er sich vom Marxismus ab und verstand sich inzwischen als Sozialist. 1929 erschien sein Meisterwerk *Berlin Alexanderplatz* und wurde schnell zu einem Bestseller.

Nachdem Döblin 1931 seine Kassenzulassung zurückgegeben hatte, führte er bis 1933 eine Privatpraxis als Nervenarzt in Berlin am Kaiserdamm 28. Schon bald geriet Döblin als expressionistischer Schriftsteller, Jude und Sozialist ins Blickfeld der Nationalsozialisten. Am 28. Februar 1933, einen Tag nach dem Reichstagsbrand, ging er ins Exil in die Schweiz. Drei Tage später folgte ihm seine Frau mit den Söhnen. In Deutschland wurden Döblins Werke auf den Index der verbotenen Bücher gesetzt. Bei der Bücherverbrennung am 10. Mai 1933 landeten sie im Feuer.

Alfred Döblin im Exil

Mit der Emigration endete für Döblin seine Tätigkeit als Arzt, und es begann eine nicht enden wollende Periode der Misserfolge. In der Schweiz gestattete man ihm keine ärztliche Tätigkeit, deshalb siedelte die Familie im September 1933 nach Paris um.

Döblins mangelhaften Französischkenntnisse verhinderten, dass er einer qualifizierten Tätigkeit nachgehen konnte, was die Familie in eine erhebliche finanzielle Notlage stürzte. In Paris traf er einmal seine frühere Geliebte Yolla wieder. Charlotte Niclas war als Jüdin 1933 ebenfalls nach Paris emigriert, wo sie als Fotografin Erfolg hatte und heiratete. 1936 nahm Döblin mit seiner Familie die französische Staatsbürgerschaft an. Mit einer Anstellung im französischen Informationszentrum, wo er Flugblätter gegen Nazideutschland verfasste, konnte er die Familie gerade so über Wasser halten.

Kurz vor dem Einmarsch der Deutschen im Sommer 1940 gelang ihm mit Erna und dem jüngsten Sohn die Flucht über Lissabon

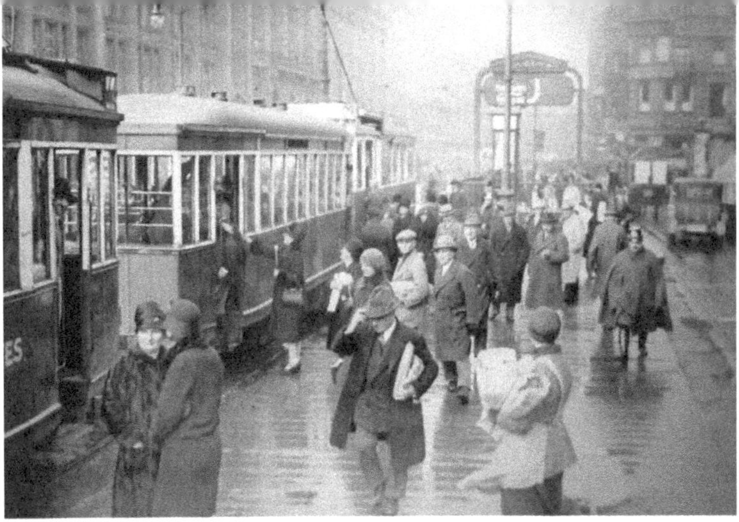

Alexanderplatz 1929. *Historische Ansichtskarte*

in die USA. Außer einem Einjahresvertrag als Drehbuchautor bei Metro-Goldwyn-Mayer in Hollywood fand er dort jedoch keine weitere Anstellung, sodass das Ehepaar Döblin bescheiden vom „Writers Fund" lebte, einer Vereinigung für bedürftige Schriftsteller in den USA. 1941 konvertierte Alfred Döblin mit Ehefrau und dem jüngsten Sohn zum Katholizismus.

Als einer der ersten Exilautoren kehrte Alfred Döblin im Oktober 1945 nach Paris zurück, nicht ohne Yolla vorher in New York noch ein letztes Mal wiederzusehen.

In Paris erhielten die Döblins die traurige Nachricht, dass sich ihr zweiter Sohn als französischer Soldat vor der Gefangennahme durch deutsche Truppen in Lothringen 1940 das Leben genommen hatte. 1945 kehrte der fast 70-jährige Döblin mit der französischen Besatzungsmacht nach Deutschland zurück. Als Zensor überprüfte er das literarische Schrifttum auf politische Unbedenklichkeit.

Nachdem ihm ein ehemaliger Kollege aus dem Krankenhaus Buch über die dortigen erbgenetischen Untersuchungen und die Verlegungen der Patienten in Tötungskliniken berichtet hatte, bearbeitete Döblin als erster Autor in der Nachkriegszeit das Thema Euthanasie im NS-Staat am Beispiel der Berliner Heilanstalt Buch. *Die Fahrt ins Blaue* erschien 1946. Döblin zeigte darin, wie unterentwickelt das Bewusstsein der Mitschuld an diesen Verbrechen in der Ärzteschaft war.

Anerkennung blieb ihm versagt

Döblin konnte im Nachkriegsdeutschland nicht mehr Fuß fassen. Verbittert über die restaurativen Tendenzen in Politik und Gesellschaft der neuen Bundesrepublik, verlegte er Ende April 1953 seinen Wohnsitz wieder nach Paris.

Allerdings zwang ihn seine fortschreitende Parkinson-Erkrankung immer wieder zu Behandlungen in Freiburg, sodass er bis zu seinem Tod im Juni 1957 mehr Zeit in Deutschland als in Frankreich verbrachte. Bei einem seiner Krankenhausaufenthalte diktierte Döblin heimlich einem Freund seine Liebesgeschichte mit Yolla Niclas. Zu einer Veröffentlichung kam es nicht. In den 1970er-Jahren aber verfasste Yolla ihre Memoiren unter dem Titel *Begegnung mit Alfred Döblin.*

Am Ende seines Lebens wurde Döblin schließlich in das Psychiatrische Landeskrankenhaus Emmendingen verlegt. Damit schloss sich für den Nervenarzt der Kreis:

> *Als Anstaltsarzt habe ich meine Laufbahn begonnen, so kann ich sie hier auch abschließen", diktierte er in einem Brief.*

Alfred Döblin starb dort am 26. Juni 1957 im Alter von 78 Jahren. Drei Monate später nahm sich seine Frau in Paris das Leben. Als Schriftsteller hatte Alfred Döblin zu seinen Lebzeiten nicht die verdiente Anerkennung gefunden. Günter Grass schrieb 1967:

> *Der progressiven Linken war er zu katholisch, den Katholiken zu anarchistisch, den Moralisten versagte er handfeste Thesen, fürs Nachtprogramm zu unelegant, war er dem Schulfunk zu vulgär.*

Sein expressionistischer Roman Berlin Alexanderplatz gilt unverändert als erster und bedeutendster deutschsprachiger Großstadtroman der Moderne. Durch die späteren Verfilmungen des Romanstoffs wurde Alfred Döblin schließlich weltbekannt.

Quellen

Gabriel Richter: *Alfred Döblin (1878–1957):* „Man kennt sich allmählich gründlich und möchte umziehen". In: *Archiv Deutsches Ärzteblatt* PP6 (2007): https://www.aerzteblatt.de/archiv/56374/Alfred-Doeblin-(1878-1957)-Man-kennt-sich-allmaehlich-gruendlich-und-moechte-umziehen.

Horst-Peter Wolff/Arno Kalinich: *Zur Geschichte der Krankenhausstadt Berlin-Buch*, Frankfurt/Main 2006.

Alfred Döblin: *Berlin Alexanderplatz. Die Geschichte vom Franz Biberkopf*, Berlin 1929 (Erstausgabe).

Ralph Schock: *Martha Ruben. Zur Biographie einer Geliebten Alfred Döblins in Saargemünd.* In: Sabina Becker/Sabine Schneider (Hrsg.): *Internationales Alfred-Döblin-Kolloquium Zürich 2015: Exil als Schicksalsreise. Alfred Döblin und das literarische Exil 1933–1950*, Bern 2017, S. 47–50.

Ralph Schock (Hrsg.): *Alfred Döblin. „Meine Adresse ist: Saargemünd". Spurensuche in einer Grenzregion*, Merzig 2010, S. 226–233.

Sebastian Schneider: *Das große Sterben*: https://www.rbb24.de/panorama/thema/2020/coronavirus/beitraege_neu/2020/05/spanische-grippe-gross-berlin-preussen-deutsches-reich-pandemie-rueckblick.html.

Stefan Müller: *Die Spanische Grippe. Wahrnehmung und Deutung einer Jahrhundertpandemie im Spiegel der sozialdemokratischen Presse*, Bonn 2020.

Walter Levinthal/Max H. Kuczynski/Erich K. Wolff: *Die Grippepandemie von 1918*, Berlin/Heidelberg 1921, S. 56ff.

Groß-Berlin. Die Grippe. In: *Vorwärts* vom 27. 10. 1918.

Alfred Döblin: *Nasenblutungen bei Influenza*. In: *Medizinische Klinik* 15 (1919), S. 116

Alfred Döblin: *November 1918. Eine deutsche Revolution*, Neuauflage Frankfurt/Main 2013.

Florian Illies: *Liebe in Zeiten des Hasses. Chronik eines Gefühls 1929–1939*, Frankfurt/Main 2021, S. 72ff.

Walter Killy (Hrsg.): *Literatur-Lexikon*, Band 3, Gütersloh/München1989, S. 79.

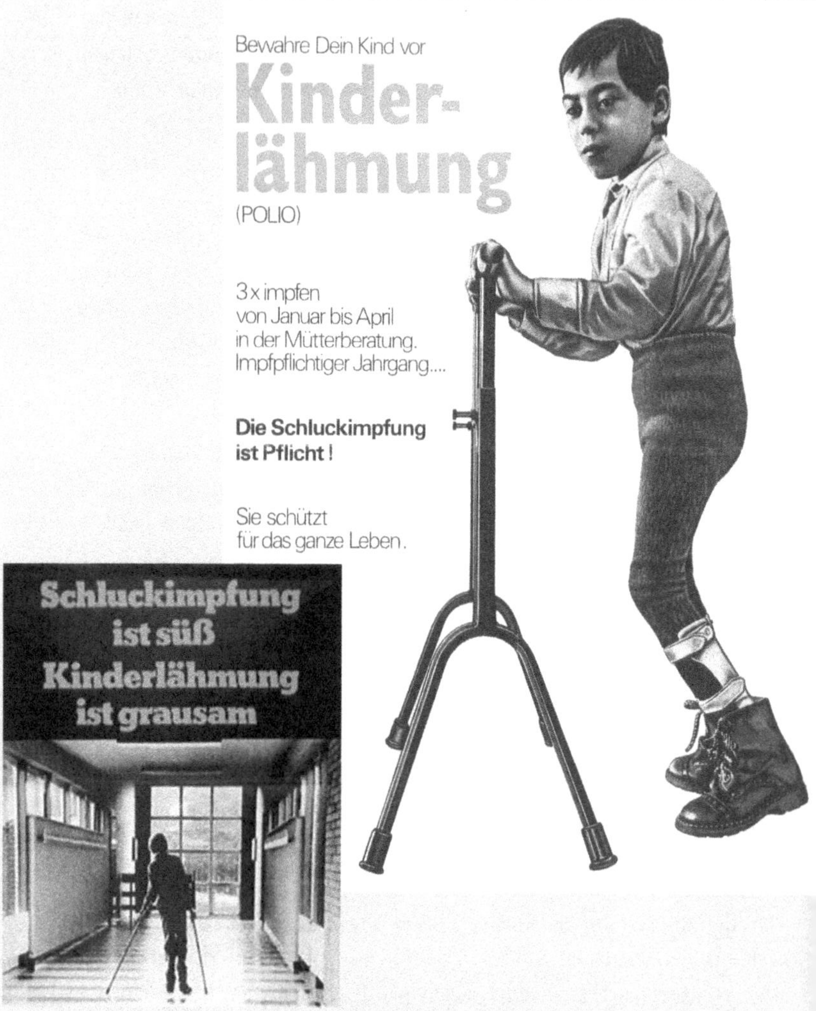
Bewahre Dein Kind vor
Kinder-
lähmung
(POLIO)
3 x impfen
von Januar bis April
in der Mütterberatung.
Impfpflichtiger Jahrgang....
Die Schluckimpfung
ist Pflicht !
Sie schützt
für das ganze Leben.
Schluckimpfung
ist süß
Kinderlähmung
ist grausam

Werbeplakate für die Schluckimpfung in Ost- und Westdeutschland *(F)*
Groß: DDR-Plakat zur Schutzimpfung gegen Kinderlähmung aus den frühen 1980er-Jahren. *Deutsches Hygiene-Museum, Fotograf Gunter Binsack*
Klein: BRD-Werbeplakat für die Schluckimpfung aus den 1970er-Jahren. *Aus:* Zeitgeschichte online – Fachportal für die Zeitgeschichte

Polio – Die vergessene Krankheit

„Schluckimpfung ist süß, Kinderlähmung ist grausam." Wer kennt nicht die erfolgreiche Plakat- und Fernsehwerbung, mit der ab 1962 zur Polio-Schluckimpfung eingeladen wurde. Die Geschichte der Polio ist Drama und Erfolgsstory zugleich. Obwohl das Poliovirus ein uralter Erreger ist, kam es in Europa erst Ende des 18. Jahrhunderts zu gefährlichen Epidemien. Zu Beginn des 20. Jahrhunderts beschrieb der schwedische Arzt Ivar Wickman (1872–1914) die Kinderlähmung als Infektionskrankheit. Den Österreichern Karl Landsteiner (1868–1943) und Erwin Popper (1879–1955) gelang es 1908, die Übertragbarkeit von Poliomaterial vom Menschen auf Affen nachzuweisen, sie gelten daher als die Entdecker des Poliovirus. Poliοepidemien traten damals alle fünf bis sechs Jahre auf, vorwiegend im Sommer. Besonders Kinder hatten ein hohes Risiko, an der paralytischen Poliomyelitis zu erkranken, daher stammt der Begriff der Kinderlähmung.

Heute erinnert sich kaum noch jemand an diese heimtückische Infektionskrankheit. Üblicherweise verliefen 90 bis zu 95 Prozent der Polioinfektionen symptomlos und schafften einen Immunschutz (stille Feiung). Bei weiteren vier bis acht Prozent der Krankheitsfälle zeigten sich leichte Krankheitsbilder. Nach einer Inkubationszeit von sechs bis neun Tagen traten Symptome wie bei einem grippalen Infekt auf: Durchfall, Fieber, Übelkeit, Halsschmerzen, Muskel- und Kopfschmerzen. Nur bei einem Prozent der Erkrankten griffen die Polioviren das Zentralnervensystem an, was entweder zu einer Meningitis und/oder zu Lähmungen führte. Hier war der Verlauf dramatisch: Ein Kind, das abends noch munter gespielt hatte, wachte am Morgen mit schlaffen Lähmungen der Arme auf. Schnell waren auch die Beine und die Augenmuskulatur betroffen. Bei Befall des Zwerchfells konnten die betroffenen Kinder und Erwachsenen sogar ersticken, wenn sie nicht beatmet wurden. Die Lähmungen bildeten sich in den meisten Fällen nach Wochen oder Monaten zurück, sie konnten aber auch lebenslang bestehen bleiben.

Als eine tückische Folgeerscheinung der Kinderlähmung wird das Postpolio-Syndrom angesehen. Dieses tritt erst nach Jahren oder Jahrzehnten auf, wenn die Erkrankung längst vergessen ist. Es führt zu chronischer Müdigkeit, Muskelzuckungen und -schmerzen, erneuten Lähmungen und teils dauerhaften Bewegungseinschränkungen. In Deutschland leben noch Zehntausende ehemaliger Poliokranker, die davon betroffen sind.

Die Eiserne Lunge

Mit dem Einsatz der Eisernen Lunge begann eine neue Ära in der Behandlung von Patienten mit Atemlähmungen. Diese Apparatur zur maschinellen Beatmung wurde um 1920 von dem amerikanischen Ingenieur Philip Drinker (1894–1972) an der Harvard School of Public Health in Boston erfunden und kam 1928 erstmals zum Einsatz. 1936 gab es weltweit bereits über 200 Geräte. Irreführenderweise nannte man sie „Eiserne Lunge". Sie bestand aus einem Metallzylinder, in dem der Patient bis zum Hals luftdicht eingeschlossen war. Nur der Kopf schaute heraus. In der Kammer wurde ein Unterdruck hergestellt, der den Brustkorb anhob und die Außenluft in die Lunge zog. Beim anschließenden Überdruck wurde die Luft wieder aus dem Thorax herausgedrückt. Besser wäre der Begriff „Eiserner Brustkorb", denn der starre Behälter wirkte wie

Prototyp der „Iron Lung" in geöffnetem Zustand mit Versuchsperson, 1929. *Aus: Philip Drinker/ Louis A. Shaw:* An Apparatus for the Prolonges Administration of Artificial Respiration. 1. A Design for Adults and Children. *In:* J Clin Invest 7 *(1929)*

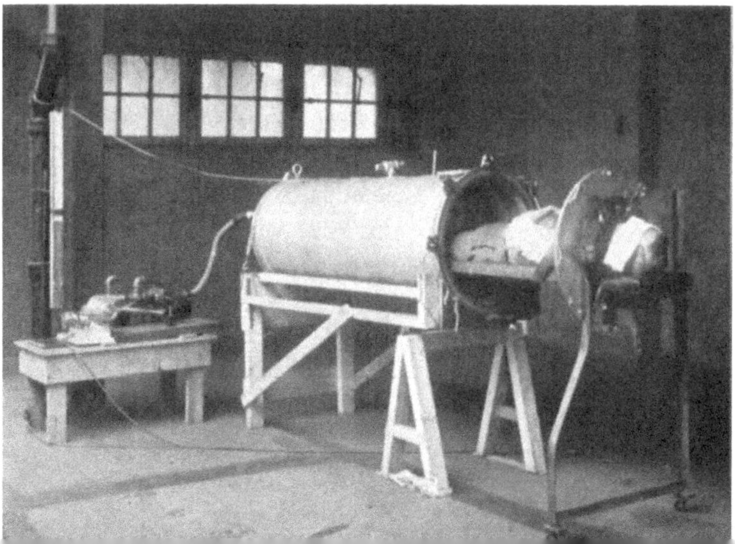

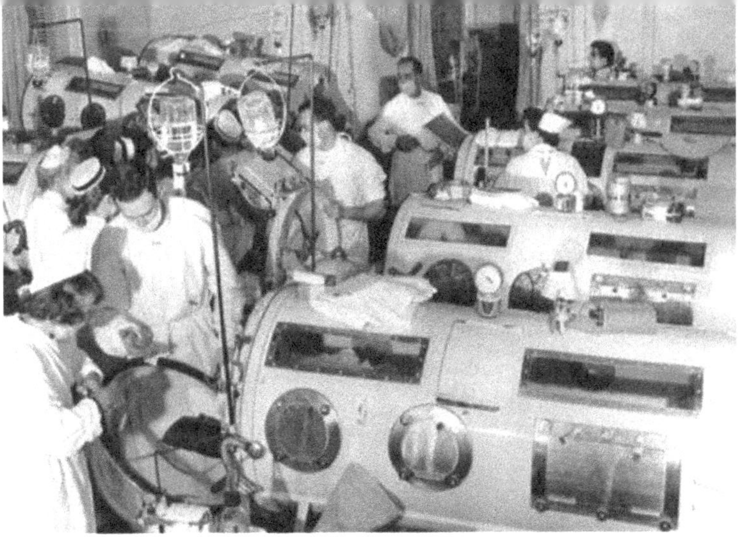

Einsatz von Eisernen Lungen während einer Polio-Epidemie im Haynes Memorial Hospital in Boston, 1955

ein künstlicher Thorax, in dem ein beweglicher Zwischenboden fortwährend einen Druckwechsel erzeugte, quasi wie ein künstliches Zwerchfell, das eine künstliche Belüftung der Lunge ermöglichte.

In Deutschland nutzte in den 1930er-Jahren der Chirurg Ferdinand Sauerbruch (1875–1951) die Technik der Unterdruckbeatmung für seine ersten Thoraxoperationen. Als 1947 in den deutschen Besatzungszonen die Polio grassierte, baute der Hamburger Arzt Axel Dönhardt die erste Eiserne Lunge in Deutschland. Bald danach begann die Firma Dräger in Lübeck mit der Serienproduktion.

In den Spitzenzeiten der Epidemie, wenn Hunderte Menschen künstlich beatmet werden mussten, stellte man Eiserne Lungen in Turnhallen auf und machte diese zu Beatmungszentren. Die meisten der Patienten benötigten die passive Atemhilfe nur einige Tage oder Wochen, bis sie wieder aus eigener Kraft atmen konnten. Andere waren jahrelang darauf angewiesen. Es wird von Patienten berichtet, die bis zu 60 Jahre in der Eisernen Lunge lagen.

Die US-Amerikanerin Dianne Odell beispielsweise erkrankte als dreijähriges Kind an einer Poliomyelitis und verbrachte 58 Jahre in der Eisernen Lunge. Sie starb im Alter von 61 Jahren im Mai 2008 unter tragischen Umständen: Wegen eines Stromausfalls fiel ihre lebenserhaltende Maschine aus, und das für solche Notfälle vorgesehene Notstromaggregat sprang nicht an. Die Eiserne Lunge war ein Meilenstein auf dem Weg zur apparativen Langzeitbeatmung und zur Etablierung einer neuen medizinischen Disziplin, der Beatmungs- und Intensivmedizin, wie die später folgende Biografie des Hamburger Arztes Axel Dönhardt zeigt.

Der Wettstreit um den besseren Polioimpfstoff

Noch im 19. Jahrhundert trat die Poliomyelitis nur sporadisch auf. Doch zu Beginn des 20. Jahrhunderts entwickelte sich eine Epidemie von bedrohlichem Ausmaß. Zunächst waren vor allem die US-Amerikaner betroffen. 1916, kurz bevor die USA in den Ersten Weltkrieg eintraten, brach die sogenannte „Oststaaten-Epidemie" mit 27.000 Erkrankten und 6.000 Todesfällen aus.

Die Polio versetzte die Amerikaner in Angst und Schrecken, denn das Virus grassierte nicht nur in den Armenvierteln der Schwarzen, sondern genauso in den Vorstadthäusern der weißen Mittelschicht. Jedes Kind konnte betroffen sein. Selbst der US-Präsident Franklin D. Roosevelt (1882–1945), der von 1933 bis 1945 amtierte, erkrankte 1920 mit 39 Jahren an Polio. Weil er danach nur wenige Schritte gehen konnte, saß er fortan im Rollstuhl.

In den 1950er-Jahren nahm die Polio in den USA erneut ernste Ausmaße an. Allein 1950 erkrankten mehr als 33.000 Menschen an Kinderlähmung. Unter den amerikanischen Wissenschaftlern ent-

Die Rivalen in der Polio-Impfstoffentwicklung, Dr. Albert Sabin (li.) und Dr. Jonas Salk (re.), auf einem medizinischen Kongress. *University of Cincinnati Libraries*

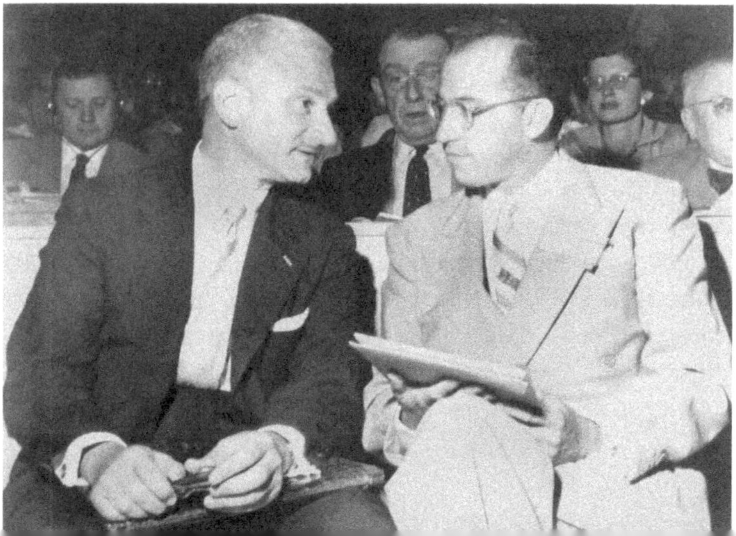

stand ein Forschungswettstreit um einen Polioimpfstoff: Der Arzt und Immunologe Jonas Salk von der Universität von Pittsburgh entwickelte einen Totimpfstoff (IPV), der dreimal injiziert werden musste. Sein Konkurrent Albert Sabin, Arzt und Virologe an der Universität von Cincinnati, dagegen fand einen Lebendimpfstoff (OPV) aus abgeschwächten Viren, der als Schluckimpfung verabreicht werden konnte.

Da der Totimpfstoff von Salk bereits 1955 zugelassen wurde, machte dieser vorerst in den USA das Rennen. Die Kinderlähmung konnte dadurch stark eingedämmt werden, sodass Jonas Salk wie ein Nationalheld gefeiert wurde. Sabin, der als Kind in Russland aufgewachsen war und russisch sprach, erhielt durch Zusammenarbeit mit dem sowjetischen Virologen Michail Tschumakow für seinen Polio-Lebendimpfstoff eine Zulassung in der damaligen Sowjetunion. Ab 1959 wurde die Schluckimpfung mit großem Erfolg eingesetzt. In den USA kam Sabins Impfstoff 1960 heraus und ersetzte in den folgenden zehn Jahren den Salk-Impfstoff auch dort. Damit rettete Sabin Millionen Menschen das Leben.

„Schluckimpfung ist süß, Kinderlähmung ist grausam“

In den 1950er-Jahren gab es in der Bundesrepublik Deutschland noch jedes Jahr 5.000 bis 50.000 neue Poliofälle, in der DDR waren es um die 9.000. Die Dunkelziffer lag um ein Vielfaches höher. Dank des sowjetischen Impfstoffs wurden in der DDR ab 1960 auf der Basis einer gesetzlichen Impfpflicht flächendeckend die Schluckimpfungen gegen Polio durchgeführt. Schnell gingen die Poliofälle in der DDR zurück, 1961 gab es noch vier Fälle im Land, 1962 keinen einzigen mehr.

1960/61 kam es in Nordrhein-Westfalen wieder zu einer Epidemie. Mehr als 4.000 Menschen erkrankten, etwa 300 starben. Die DDR-Regierung bot der Bundesrepublik an, drei Millionen Impfdosen nach NRW zu schicken, wohl in der Hoffnung, dies für propagandistische Zwecke auszunutzen. Bundeskanzler Konrad Adenauer schlug das Angebot aus dem Osten mit der Begründung aus, der Impfstoff sei zu unsicher. Einige Bundesländer versuchten eigenständig, den Polioimpfstoff aus der DDR zu besorgen. Ende 1961 entschied man sich bundesweit für die Beschaffung des Sabin-Impfstoffs aus den USA.

So begann im Februar 1962 die Ära der Polioschluckimpfung in der BRD. Ein jeder, der als Kind oder junger Erwachsener an dieser Massenimpfung teilgenommen hat, wird sich noch an die Impfkampagne erinnern können. Bei der Schluckimpfung wurde Polioimpfstoff üblicherweise auf ein Stück Würfelzucker getropft, das gelutscht wurde. Bundesweit wurde die Schluckimpfung mit dem Slogan „Schluckimpfung ist süß, Kinderlähmung ist grausam" beworben. In Niedersachsen war man 1962 begeistert über die Resonanz. Der *Weserbote* aus Holzminden schrieb:

> *Solche langen Menschenschlangen, wie man sie in diesen Tagen vor den Impflokalen sah, hatte es seit den Zeiten vor der Währungsreform niemals mehr gegeben. Ein Zeichen dafür, daß die Angst vor dem Erzfeind Kinderlähmung riesengroß ist.*

Als junge Amtsärztin in Berlin-Spandau in den 1980er-Jahren habe ich Auffrischungsimpfaktionen betreut, bei denen sich bis zu 1.000 Menschen an verkaufsoffenen Adventssamstagen im Gesundheitsamt in der Fußgängerzone ihre Schluckimpfung abholten.

Die Schluckimpfung führt nach regelrechter Anwendung bei fast 100 Prozent der Geimpften zu einer Immunisierung, da durch den Impfschluck eine Infektion im Magen-Darm-Trakt ohne Krankheitssymptome stattfindet und sich die schützenden Antikörper im Blut sowie in der Darmschleimhaut bilden.

Der Lebendimpfstoff nach Sabin wurde in den meisten Ländern Europas lange Zeit erfolgreich eingesetzt. Er bot eine sterile Immunität, das heißt der Geimpfte konnte den Erreger nicht mehr an Dritte weitergeben. Er war der geeignetere Impfstoff für Massenimpfun-

Rechte Seite, oben: Andrang bei der Schluckimpfung im Nürnberger Gesundheitsamt im Februar 1962. *Foto: Eva Slevogt*
Mitte: Schluckimpfung für Studierende der Humboldt-Universität 1960 mit dem Sabin-Tschumakow-Impfstoff aus der Sowjetunion. *BArch Bild 183-72526-001 / Sturm, Horst / CC-BY-SA 3.0*
Unten: Schluckimpfung im Gesundheitsamt Bonn, 1967. *BArch, B-145-Bild-F025952-0025 / Gathmann, Jens / CC-BY-SA 3.0A*

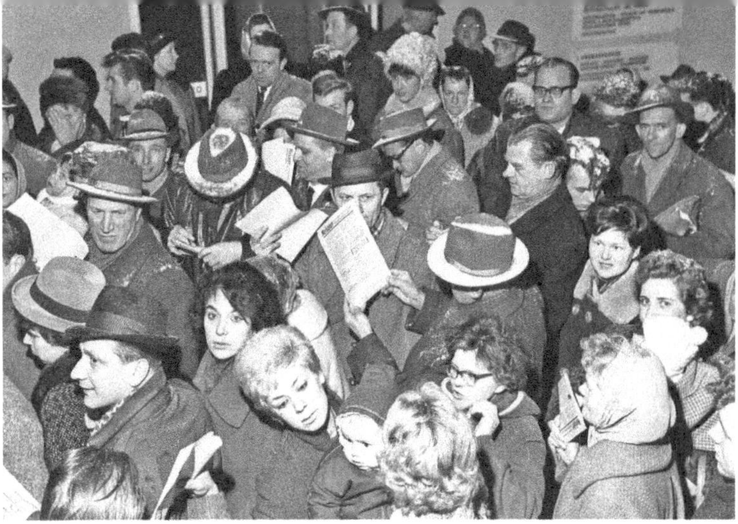

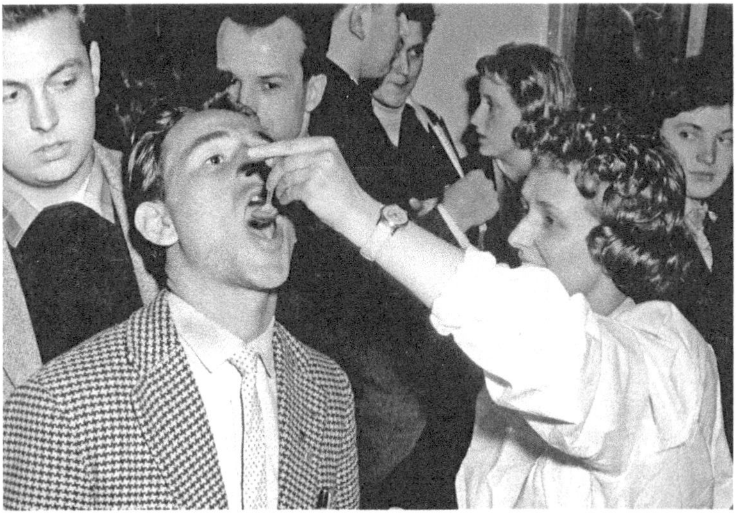

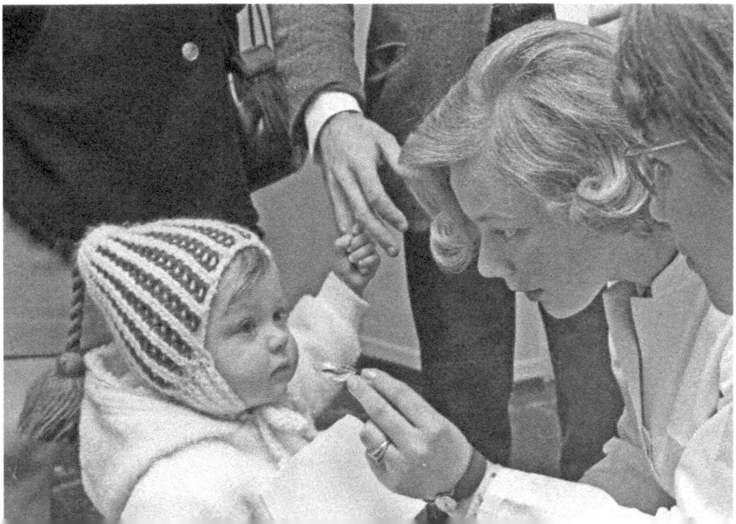

gen, die eine Herdenimmunität in der Bevölkerung bewirkten. Allerdings ist er mit dem sehr geringen Risiko einer Impf-Poliomyelitis behaftet.

Jährlich traten ein bis zwei solcher Vakzin-assoziierten Polioerkrankungen mit schlaffer Lähmung der Arme auf. Das führte in Deutschland zu Impfschadensprozessen, sodass die Schluckimpfung 1988 zugunsten der Salk-Impfung aufgegeben wurde. In den Ländern des Globalen Südens wird der orale Polioimpfstoff jedoch wegen seiner Wirksamkeit, der einfachen Anwendung und der niedrigen Kosten weiter angewendet. Seit dem Jahr 1979 finanziert die Dachorganisation der Rotary Clubs mit Partnerorganisationen wie der Bill & Melinda Gates Foundation durch unzählige Spenden eine weltweite Impfkampagne, um Polio endgültig auszurotten. Bis heute wurden 15 Milliarden Schluckimpfungen an mehr als 2,5 Milliarden Kinder verabreicht. In Europa erfolgt die Grundimmunisierung von Kindern heute mit dem Totimpfstoff nach Salk, da er kaum Nebenwirkungen aufweist und ebenfalls einen jahrzehntelangen Schutz bietet. Allerdings können die so geimpften Personen weiterhin Polioviren aufnehmen – etwa aus kontaminiertem Trinkwasser. Sie bleiben zwar selbst symptomfrei, scheiden aber den Erreger über den Darm aus, was unter ungünstigen hygienischen Bedingungen zu einem Polioausbruch führen kann.

Wann wird die Polio ausgerottet sein?

Die weltweiten Impfkampagnen gegen Polio waren so erfolgreich, dass die WHO 1988 nur noch 350.000 Fälle von Kinderlähmung zählte. Sie strebte an, die Polio bis zum Jahr 2000 auszurotten. Obwohl dieses Ziel nicht erreicht wurde, zeichneten sich doch beachtliche Erfolge ab: Inzwischen gelten fünf von sechs WHO-Regionen als offiziell poliofrei: Amerika 1994; Westpazifik 2000; Europa 2002; Südostasien 2014; Afrika 2020. Nicht poliofrei ist der Nahe Osten.

2013 traten in Israel Einzelfälle von Polio auf, ausgelöst von Geimpften. Während der Fußball-WM 2014 in Brasilien wurde der Polioerreger plötzlich im Abwasser der Stadt São Paulo nachgewiesen. Nach Laboruntersuchungen war er aus Äquatorialguinea eingeschleppt worden. Aufgrund der hohen Durchimpfung der Bevölkerung kam es nicht zu einem Ausbruch der Krankheit.

Wenige Tage, nachdem die WHO 2020 das Poliovirus in Afrika für ausgerottet erklärt hatte, wurde von 13 neuen, durch Impfungen ausgelösten Poliofällen im Sudan berichtet. Weitere Fälle traten in Äthiopien, in der Zentralafrikanischen Republik und im Tschad auf.

Im Juli 2022 meldeten die Gesundheitsbehörden in Rockland County, New York, den ersten Fall von paralytischer Poliomyelitis bei einem jungen ungeimpften Erwachsenen, der erste Poliofall in den USA seit 2013. Von einer kompletten Ausrottung der Polio kann also nicht die Rede sein.

Quellen

RKI-Ratgeber Poliomyelitis: https://www.rki.de/DE/Content/Infekt/EpidBull/Merkblaetter/Ratgeber_Poliomyelitis.html.

Ernst Bahns: *Mit dem Pulmotor fing es an. Hundert Jahre maschinelle Beatmung*, Dräger Medical AG, Lübeck 2009, S. 8ff.

Gisela Schütte: *Ein Hamburger Mediziner entwickelte Eiserne Lunge.* In: *Die Welt* vom 7. 6. 2000, abgerufen am 14. 9. 2019.

Jenny Jarvier: *Generator fails woman in iron lung.* In: *Los Angeles Times* vom 29. 5. 2008.

Alexandra Wolke: *Covid-19 – eine neue Situation in Hamburg?* In: *Hamburger Ärzteblatt* 05 (2020), S. 38 f.

Zur Geschichte der Polio-Impfstoffentwicklung. In: *Schleswig-Holsteinisches Ärzteblatt* 10 (2014).

Der Kalte Impfstoff-Krieg: damals Polio, heute Sputnik V: https://www.mdr.de/geschichte/ddr-impfstoff-kinderlaehmung-bundesrepublik-kalter-krieg-corona100.html.

32.000 tranken den „Cocktail“. In: *Der Weserbote* vom 11. 10. 1962.

https://www.rotary.org/de/why-zero-matters-polio-eradication.

https://www.endpolio.org/de/rotary-und-der-kampf-gegen-die-kinderlaehmung.

https://www.aerzteblatt.de/nachrichten/116053/Polio-Uno-meldet-neue-Faelle-durch-Impfungen-im-Sudan.

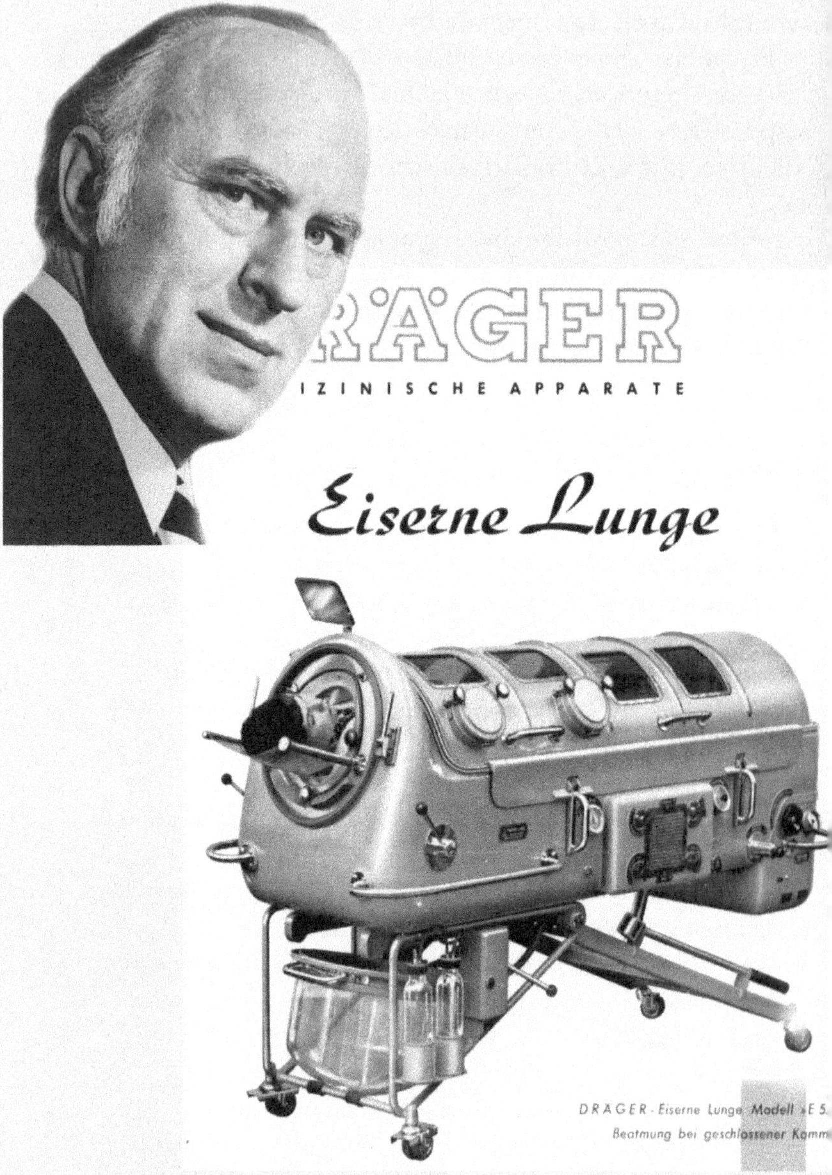

Axel Dönhardt und die Eiserne Lunge.
Foto von Axel Dönhardt aus dem Persönlichen Nachlass und das Original der Bedienungsanleitung für die Eiserne Lunge Modell „E 52" der Firma Dräger, 1952. Dräger-Archiv (F)

Axel Dönhardt (1920–2004) – Ein Pionier der Beatmungsmedizin

In den 1930er-Jahren bereitete sich die Kinderlähmung allmählich auch in Deutschland aus. Ärzte und Studenten saßen am Krankenbett und führten den atemgelähmten Patienten notdürftig Luft über eine Maske und einen Atembeutel zu. Zu dieser Zeit war an eine m aschinelle Beatmung von Patienten noch gar nicht zu denken. Das nationalsozialistische Regime setzte andere Prioritäten, als für Poliokranke Beatmungsgeräte bauen zu lassen. Zwar gab es 1941 orientierende Gespräche im Reichsluftfahrtministerium über den Bau einer deutschen Eisernen Lunge. Doch zu einer Fabrikation kam es nicht.

Es gab nur den „Pulmotor", ein 1908 von Johann Heinrich Dräger (1847–1917), dem Gründer der Dräger-Werke, erfundenes Notfallbeatmungsgerät. Dieser wurde bei Kampfgasvergiftungen im Ersten Weltkrieg, bei Kohlenmonoxidvergiftungen von Bergleuten und zur Wiederbelebung bei Stromunfällen oder von Ertrunkenen eingesetzt.

Im heißen Frühsommer 1947 überrollte eine Poliowelle die völlig unvorbereiteten Ärzte und Kliniken in Deutschland, die auch so schon sehr unter den desolaten Zuständen der Nachkriegszeit litten. Deutschlandweit erkrankten 9.122 Menschen. Vor allem die Großstädte Berlin und Hamburg waren betroffen. Am Ende zählte man in Hamburg 446 Fälle von Poliomyelitis.

Im September 1947 entschied die Hamburger Gesundheitsbehörde, im Allgemeinen Krankenhaus Altona eine zentrale Anlaufstelle für jugendliche und erwachsene Poliopatienten zu schaffen. Während der Epidemie war der 27-jährige Arzt Axel Dönhardt auf dieser provisorischen Infektionsstation eingesetzt.

Vom Amateurfunker zum Assistenzarzt

Am 18. April 1920 wurde in Hamburg Wilhelm Axel Henry Dönhardt geboren. Sein Vater Wilhelm Dönhardt war Klempnermeister und in zweiter Ehe mit Elisabeth Schröder verheiratet. Bei seiner

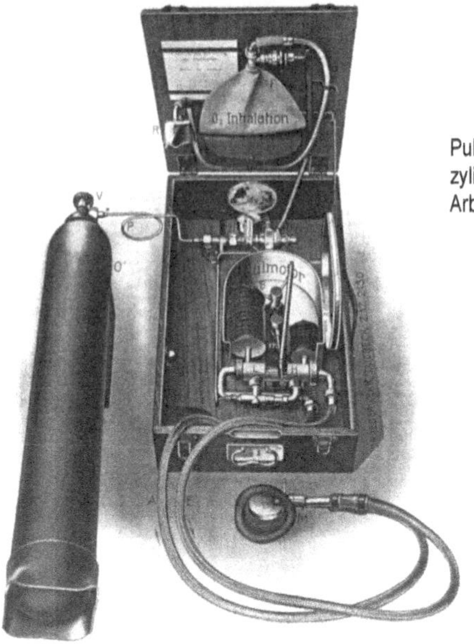

Pulmotor mit externem großem Sauerstoffzylinder. *Aus: W. Haase:* 5 Jahre Pulmotor-Arbeit. *Draeger-Hefte 57/58 (1917)*

Geburt war der Vater schon 52 Jahre alt. Er starb, als Axel zehn Jahre alt war. Am Heinrich-Hertz-Gymnasium in Hamburg machte Dönhardt im Frühjahr 1939 Abitur. Auf ihn warteten der Reichsarbeitsdienst und der Autobahnbau an der Strecke Hamburg-Hannover. Um dem Drill dort zu entgehen, meldete sich Axel Dönhardt freiwillig als landwirtschaftlicher Helfer auf Gut Büchten an der Aller.

Bei Kriegsbeginn wurde er zum Wehrdienst bei der Luftwaffen-Baukompanie 12/See eingezogen. Schon als Jugendlicher hatte er sich als Funkamateur betätigt, deshalb strebte er einen Einsatz als Funker an.

Doch seine Offizierslaufbahn verlief anders als geplant. Als im strengen Winter 1939/1940 in seiner Kompanie in Pinneberg die Grippe ausbrach, wurde er ins Krankenrevier versetzt. Da er sich dort bewährte, wurde er für eine Arztausbildung vorgeschlagen. Im September 1940 nahm er in Hamburg sein Medizinstudium auf. Nach dem Physikum 1942 kam der Einberufungsbescheid an die Ostfront. Dort sammelte Dönhardt klinische Erfahrungen bei der Behandlung von Fleckfieberkranken und der Versorgung von Kriegswunden.

Ab 1943 war er wieder Student und unterstützte als „Assistent" Frau Professorin Klotilde Gollwitzer-Meier (1894–1954) am Institut für experimentelle Pathologie und Balneologie des Universitätsklinikums Hamburg-Eppendorf. Dort führte er Tierversuche zum Einfluss von Amputationen auf den Kreislauf durch. Ende des Jahres 1943 heiratete Axel Dönhardt seine Kommilitonin Erika Gräber. Gollwitzer-Meier setzte sich dafür ein, dass Dönhardt auch noch 1944 wegen „kriegswichtiger Forschung" am Institut in Hamburg bleiben konnte. Hier verfasste Dönhardt seine Dissertation. Er untersuchte die EKG-Veränderungen, die bei Patienten mit toxischer Diphtherie auftraten. Nach neun Semestern legte Axel Dönhardt im April 1944 sein Staatsexamen ab.

Im Mai 1945 kam er in englische Kriegsgefangenschaft in ein Lager für „Displaced Persons" in Wentorf, wo er sich an der ärztlichen Versorgung beteiligte. Nach seiner Entlassung lag er drei Monate wegen eines Scharlachs mit Komplikationen im Altonaer Krankenhaus und kam erst Weihnachten 1945 nach Hause.

Welche Fachrichtung sollte Dönhardt nun einschlagen? Zwar kannte er sich mit Kriegsverletzungen aus, hatte aber nur wenig Ahnung in der Inneren Medizin. Bei seinem Doktorvater Kroetz im Altonaer Krankenhaus arbeitete bereits Erika Dönhardt als Assistenzärztin. Am 2. Januar 1946 begann dort auch ihr Mann als internistischer Hospitant ohne Bezahlung, ein damals üblicher Berufseinstieg für Jungärzte.

Die erste Eiserne Lunge im Allgemeinen Krankenhaus Altona

Am 1. Mai 1946 wurde Professor Reinhard Aschenbrenner (1906–2008) Chefarzt der Inneren Abteilung und Ärztlicher Direktor des Altonaer Krankenhauses. Als Erika Dönhardt schwanger wurde, genehmigte Aschenbrenner, dass Dönhardt die bezahlte Stelle seiner Frau auf der Typhusstation übernahm.

Aschenbrenner schätzte Dönhardt als einen „klar denkenden, technisch hervorragend begabten und wissenschaftlich interessierten Mitarbeiter" und beauftragte den jungen Arzt mit der Leitung des klinischen Labors, wo dieser nächtelang neue Testverfahren austüftelte, obwohl ihm kaum Laborgeräte und Chemikalien zur Verfügung standen.

Im Sommer 1947 sah sich Dönhardt auf der Infektionsstation plötzlich mit den schweren Atemlähmungen der Poliopatienten konfrontiert. Die „vor Anstrengung in Schweiß gebadeten, zyanotischen Patienten, die ängstlich Sprechen vermeiden und denen die qualvolle Unruhe am Gesicht abzulesen war", bereiteten ihm schlaflose Nächte. Bald war ihre Zahl auf 31 angestiegen. Für sie stand nur ein einziger von der Feuerwehr ausgeliehener Pulmotor zur Verfügung. Wegen der notwendigen Gesichtsmaske war er jedoch zur Langzeitbeatmung von wachen Patienten ungeeignet.

Eine Eiserne Lunge musste her. Zwar gab es in den Lazaretten der amerikanischen und britischen Besatzungsmächte Beatmungsgeräte für Unterdruckbeatmung. Vergeblich bemühten sich die Hamburger Ärzte jedoch um die Beschaffung eines Respirators. Also erteilte Aschenbrenner Dönhardt den Auftrag, schnellstmöglich einen Nachbau der Eisernen Lunge anzufertigen.

Dönhardts Schwiegervater Erich Gräber, Technischer Direktor der Deutschen Werft Finkenwerder, brachte Dönhardt in Kontakt mit dem Oberingenieur Eugen Möller. Ihm und den Arbeitern der Werft schilderte Dönhardt den Verlauf der Krankheit und die Notwendigkeit der schnellen Herstellung der künstlichen Lunge, um Menschenleben zu retten. Ein Arbeiter, selbst ausgebombt, erklärte daraufhin auf Plattdeutsch für alle: „Na klor, dor möt wie helpen!"

Die britische Militärregierung gestattete dem jungen Arzt und einem Ingenieur die Inaugenscheinnahme eines Respirators vom

Erste „Deutsche-Werft-Lunge" in der Konstruktionshalle der Deutschen Werft Finkenwerder. *Staats- und Universitätsbibliothek:* U-Boot wird „Eiserne Lunge". Die neue Zeitung, *17. 10. 1947.*

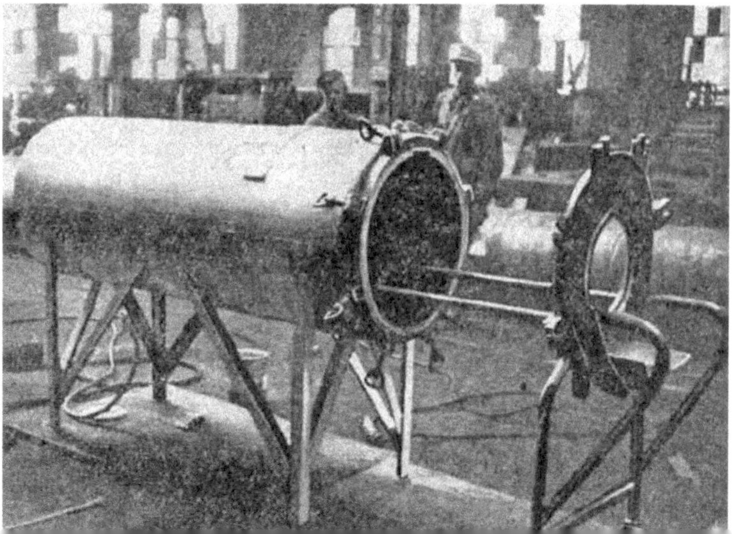

Typ „Both/Nuffield“ im Garnison-Lazarett im beschlagnahmten Krankenhaus Barmbek. Als Vorlage für den Nachbau diente außerdem ein Foto der US-amerikanischen „Iron Lung“ von Drinker aus dem Jahre 1929.

Unter schwierigsten Bedingungen wurde nun die erste deutsche Eiserne Lunge aus Kriegsschrott zusammengebaut: Ein Torpedobehälter bildete den luftdichten Tank. Weitere Teile des Gerätes waren der Blasebalg einer Feldschmiede, ein Wendegetriebe aus einem havarierten Fischkutter und ein Elektromotor aus den Restbeständen einer Motorenfabrik. Das Schwierigste war die Herstellung einer Halsabdichtung, die letztendlich aus Kondom-Gummi angefertigt wurde. In nur drei Tag- und Nachtschichten stellte die Belegschaft der Deutschen Werft den Apparat fertig.

Ein 22-jähriger Student war der Erste, der am 12. Oktober 1947 erfolgreich in der Deutsche-Werft-Lunge beatmet wurde. Innerhalb kürzester Zeit konnten drei weitere Deutsche-Werft-Lungen aus Kriegsschrott gebaut werden.

Auf engstem Raum – zunächst im Keller des Altonaer Krankenhauses, später in einem Pavillon – betreute Dönhardt seine Poliopatienten zum Teil jahrelang. Da die Behandlungsaussichten zu Beginn der Therapie absolut nicht abzusehen waren, appellierte Dönhardt an das „Vertrauen auf den zwar nicht häufigen, aber durchaus möglichen guten Ausgang“.

Von den 31 Patienten mit Atemlähmung aus dem Jahr 1947 wurden zwölf in der Eisernen Lunge behandelt. Vier überlebten die Erkrankung und konnten nach Hause entlassen werden. Die Krankenschwester Gerda Feiffer berichtete, wie sie als Lernschwester die beatmeten Patienten betreute:

Drei Eiserne Lungen waren im Kellergeschoss des Verwaltungsgebäudes aufgestellt. (…) Es war eine provisorische Station und ziemlich düster. (…) Im Hauptraum standen 2 Lungen. Eine davon war wohl das älteste Modell. Wollte man sie öffnen, mußte man über dem Kopf des Patienten mit einem riesigen Schraubenschlüssel große Schrauben aufdrehen. (…) Den Patienten in der E. Lunge, die im Einzelraum stand, hatte ich zu betreuen. Diese Lunge hatte

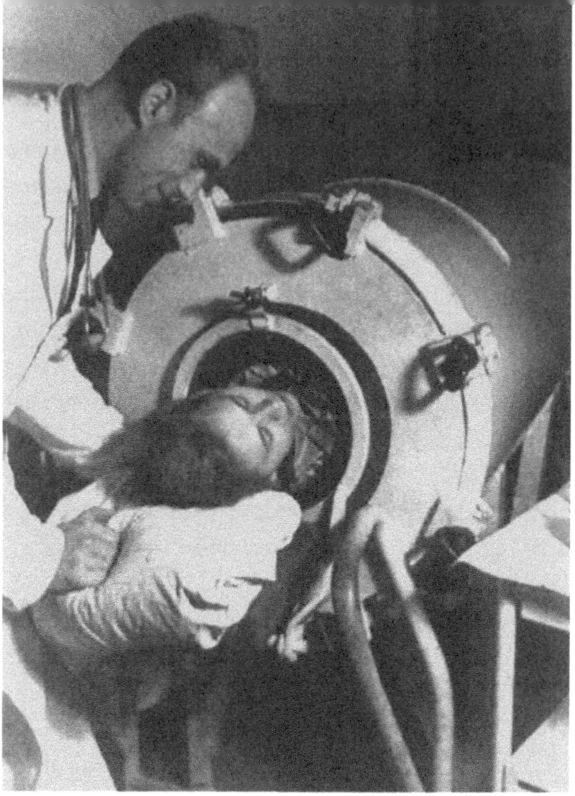

Axel Dönhardt mit einer in der ersten Deutsche-Werft-Lunge beatmeten Patientin. *Aus: Reinhard Aschenbrenner/Joachim Hein/Arnold Kleinschmidt (Hrsg.):* 100. Tagung der Nordwestdeutschen Gesellschaft für Innere Medizin, *S. 31*

> *keine Fenster. Doch wenigstens kleinere Verschlüsse zum Öffnen, die aber manchmal hakten. Was hatte ich oft für Ängste ausgestanden, daß ich das Gerät nicht wieder zu kriegte. (...) In dem anderen Raum erlebte ich damals einen Todesfall. Es war schwierig, den Patienten aus dem Raum zu bringen, ohne daß es der andere Patient merkte.*

Die Verlegung eines beatmeten Patienten war ein risikoreiches Unternehmen. Innerhalb des Krankenhauses wurde der Patient im Laufschritt auf einer Trage zu einer neuen Eiserne Lunge gebracht, ein transportables Beatmungsgerät stand nicht zur Verfügung. Für Patiententransporte aus anderen Krankenhäusern ließ Dönhardt sogar eine Eiserne Lunge in einem Lastwagen installieren. Sie wurde mit einem Notstromaggregat betrieben.

Das monate- bis jahrelange Leben in der Eisernen Lunge war für die Patienten qualvoll. Die Immobilisation ohne ausreichende Bewegungs- und Lagerungsmöglichkeiten führte bei den Kranken zu Rückenschmerzen, Muskelschwund, Kreislauf- und Magenproblemen sowie depressiver Verstimmung. Die Entwöhnung von der Eisernen Lunge musste sehr langsam erfolgen, um ein Herzversagen durch Überlastung zu vermeiden. Physiotherapie war im Anschluss an die akute Erkrankung zum Teil über Jahre erforderlich. Trotz häufiger geäußerter Suizidgedanken beobachtete das Personal bei den beatmeten Patienten aber keinen Selbstmordversuch.

Als 1949 der Bau der Eisernen Lungen auf der Deutschen Werft beendet wurde, übernahm die Firma Dräger in Lübeck die Produktion. Das erste serienreife Modell entstand im Jahr 1950. Die Geräte waren teuer in der Herstellung, hatten ein hohes Gewicht und benötigten viel Platz. Sie waren aufklappbar und ermöglichten so eine bessere pflegerische Versorgung der Patienten. Um für die Zeit des Aufklappens die Beatmung sicherzustellen, erfolgte in dieser Zeit eine Überdruckbeatmung, bei welcher der Kopf des Patienten mit einer abgedichteten Glaskuppel umgeben wurde.

Als Zentralstelle für Poliokranke verfügte Altona über eine Kapazität von 64 Betten, welche im Bedarfsfall auf 300 erhöht werden konnten. Im Jahre 1952 standen dort acht Eiserne Lungen, ein Jahr

Der „Poliomat" von Dräger von 1952. *Aus: H. Fürniß:* Künstliche Beatmung – Probleme und Geräte. Drägerwerk, *Lübeck 1957*

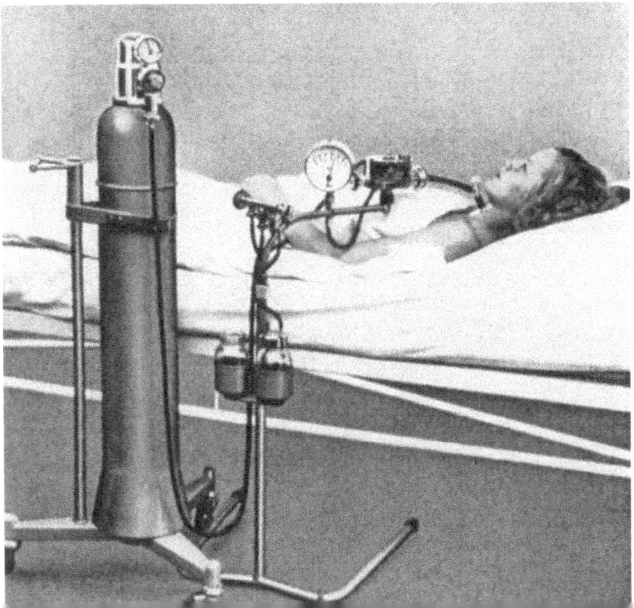

später waren es zehn. In den folgenden Jahren blieb die Sterblichkeit der beatmeten Patienten hoch. Von 105 Patienten mit Atemlähmung, die bis 1952 in der Eisernen Lunge behandelt wurden, verstarben 64 Personen. Doch durch die immer weiter verbesserten Geräte, die wachsende Erfahrung von Pflegepersonal und Ärzten und eine immer qualifiziertere Behandlung starb im Jahre 1955 von den zehn atemgelähmten Patienten kein einziger mehr.

Axel Dönhardt hatte in der Betreuung von Beatmungspatienten seine Bestimmung gefunden. Er arbeitete bei der Entwicklung weiterer Beatmungsgeräte eng mit der Firma Dräger zusammen. Eins der Geräte war der „Poliomat", der den Patienten ein Leben außerhalb der Eisernen Lunge ermöglichte, da sie über einen Luftröhrenschnitt beatmet wurden.

Im Jahre 1956 bat das Auswärtige Amt in Bonn darum, einen wegen einer Polioerkrankung in Mexiko bereits seit zehn Monaten in einer Eisernen Lunge beatmeten Mechaniker in eine Duisburger Spezialklinik zu transportieren. Mit dem „Poliomat", dem Nachfolger der Eisernen Lunge, brachte Dönhardt diesen Poliopatienten in Passagierflugzeugen nach Deutschland zurück. Wenige Monate später holte Dönhardt den 24-jährigen Kaufmann Sven Taegert aus Peru zurück, der dort schon dreieinhalb Monate in einer Eisernen Lunge beatmet wurde. Durch die jahrelange Behandlung entwickel-

Künstliche Beatmung mit der Pulmotor-Umschaltdose „System Seeler" am Oxator 1958.
Dräger-Archiv

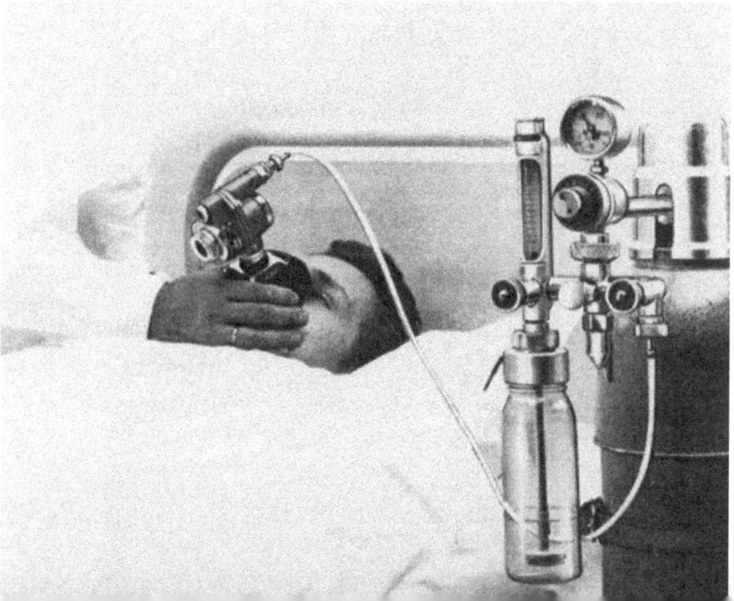

ten sich „enge menschliche Beziehungen" zwischen Patienten und Schwestern. In zwei Fällen führte das zur Heirat und zur Pflege der Kranken in der eigenen Wohnung.

Die erste Beatmungsstation und der Giftnotruf

Im Jahre 1954 hatte Axel Dönhardt an der Universität Hamburg seine Habilitationsschrift Künstliche Dauerbeatmung. Ein Beitrag zur Klinik und Therapie der Atem- und Kreislaufstörungen bei der Poliomyelitis eingereicht, die ein Jahr später im Springer Verlag als Buch erschien. Nach seiner Ernennung zum außerplanmäßigen Professor übernahm er am 1. Dezember 1961 die neu geschaffene III. Medizinische Abteilung des Allgemeinen Krankenhauses Barmbek. Wegen des Platzmangels in Altona wurden alle Patienten, die weiterhin auf eine Beatmung im Eisernen Lungen oder an Poliomaten angewiesen waren, nach Barmbek verlegt. Es wurden aber immer weniger. An ihre Stelle traten Beatmungspatienten, die in suizidaler Absicht Schlaftabletten eingenommen hatten. Damals waren viele Schlafmittel rezeptfrei zu erhalten. So entwickelte sich die Dönhardts Beatmungsstation zu einer Entgiftungszentrale, die auch Patienten aus anderen Krankenhäusern aufnahm. Nach einem Umbau entstand 1962 eine Aufnahmestation mit 20 monitorüberwachten Betten und acht Beatmungsplätzen.

Wegen der zahlreichen Anfragen zu Vergiftungen rief Axel Dönhardt 1963 einen „Giftnotruf" ins Leben, der wegen der starken Inanspruchnahme zu einem 24-Stunden-Bereitschaftsdienst aufgestockt wurde. Die Anrufe betrafen Vergiftungen mit Reinigungsmitteln, giftigen Pflanzen, Medikamenten oder das „Essen von Zigaretten" durch Kinder. 1970 veröffentlichte Axel Dönhardt mit Walter Braun die erste Ausgabe des Nachschlagewerkes *Vergiftungsregister*, das in den folgenden Jahren ständig aktualisiert wurde.

Aufgrund der rasanten Entwicklung in der Intensivmedizin setzte sich Axel Dönhardt für eine Neugestaltung der Überwachungs- und Intensivstation seiner Abteilung ein. Von 1979 bis 1981 wurde eine zentrale Intensiveinheit für die Innere Medizin mit 20 Plätzen gebaut. Sie war damals eine der modernsten in Europa.

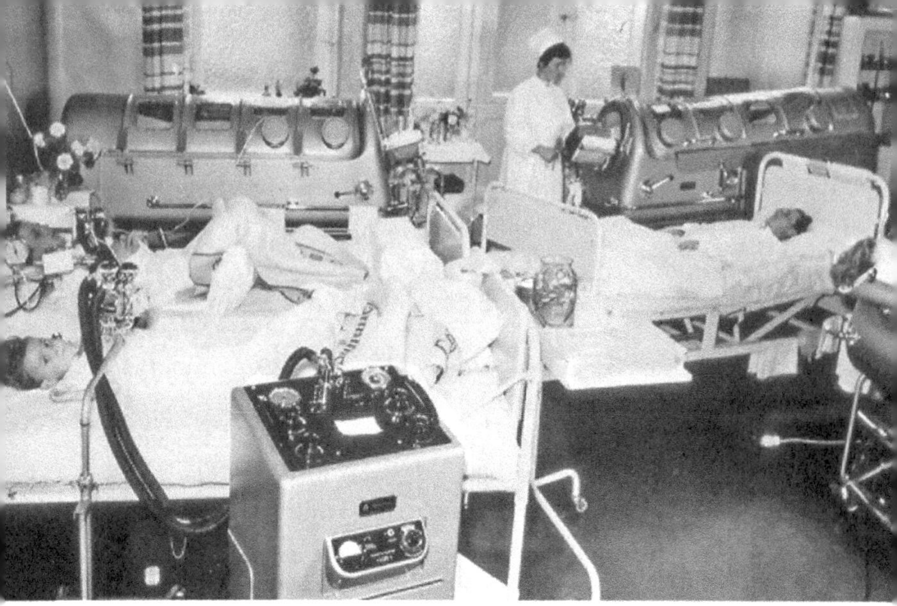

Beatmungsstation im Allgemeinen Krankenhaus Altona in den 1960er-Jahren. *Archiv Asklepios Klinik Altona*

Dönhardt war der Gründer der Gesellschaft für Internistische Intensivmedizin. Damals bestand bei den Internisten die Befürchtung, dass ihnen die Anästhesisten die Verantwortung für die Intensivpatienten aus der Hand nehmen könnten. Nach jahrelangen Auseinandersetzungen einigte man sich schließlich auf eine interdisziplinäre Vereinigung für Intensivmedizin. Das beruhte auf der Erkenntnis, dass die moderne Intensivtherapie so komplexe Anforderungen an die ärztliche Behandlung stellt, dass sie nicht nur von einer einzigen Disziplin abgedeckt werden kann, sondern die enge Zusammenarbeit mehrerer Fachgebiete am Krankenbett erfordert.

Dönhardt war ein Patriarch, ein Chefarzt der alten Schule – im guten wie im schlechten Sinne. Studenten, Hospitanten und Ärzte bewunderten ihn. Sie schätzten seine Kollegialität und seinen Humor. Ein bequemer Vorgesetzter war er nicht: Immer kritisch eingestellt, forderte er seinen ärztlichen Mitarbeitern und dem Pflegepersonal viel ab. Zeitzeugen bescheinigten ihm wenig Empathie. In seinem weißen Chefarztkittel mit den goldenen Knöpfen trat er während der Visiten recht herrisch gegenüber Patienten und Mitarbeitern auf. Höfliche Grüße soll er selten erwidert haben. Dennoch war die Arztausbildung bei Dönhardt sehr begehrt und lehrreich.

Nach einem erfüllten Arztleben starb Axel Dönhardt 2004 im Alter von 84 Jahren in Hamburg. Sein Name ist heute relativ unbekannt. Als ein Pionier der Beatmungsmedizin und ein Intensivmediziner der ersten Stunde verdient er es, in das öffentliche Gedächtnis gerückt zu werden.

Quellen

Hans Christian Niggebrügge: *Die Geschichte der Beatmung – Analyse und Neubewertung am Beispiel der Geschichte des „Pulmotor" Notfallbeatmungs- und Wiederbelebungsgeräts der Lübecker Drägerwerke*, Diss. Lübeck 2011, S. 94ff.

Ernst Bahns: *Mit dem Pulmotor fing es an. Hundert Jahre maschinelle Beatmung*, Dräger Medical AG, Lübeck 2009.

Katharina Alexandra Wolke: *Der Hamburger Internist Axel Dönhardt (1920–2004) und die Frühphase der Beatmungs- und Intensivmedizin*, Diss. Hamburg 2021: https://ediss.sub.uni-hamburg.de/handle/ediss/9429.

Alexandra Wolke: *Covid-19 – eine neue Situation in Hamburg?* In: *Hamburger Ärzteblatt* 05 (2020), S. 38f.

P. Lawin/H. W. Opderbecke/H.-P. Schuster (Hrsg.): *Die Intensivmedizin in Deutschland. Geschichte und Entwicklung*, Berlin/Heidelberg 2013, S. 27.

Zum Vergleich: Intensivbehandlungsplatz 2018

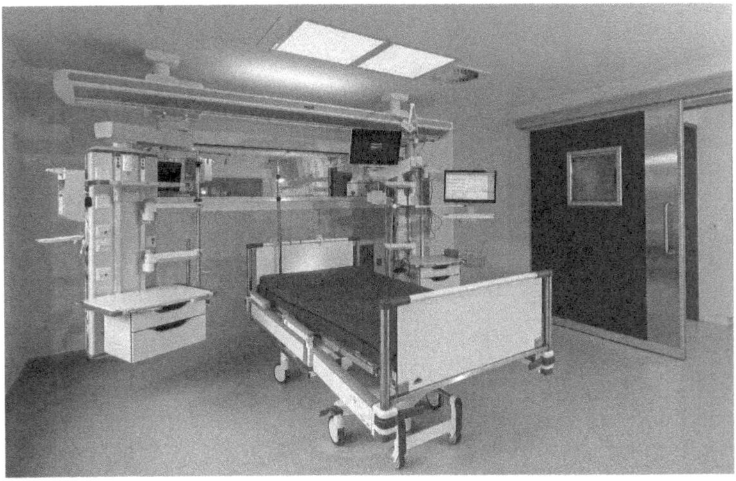

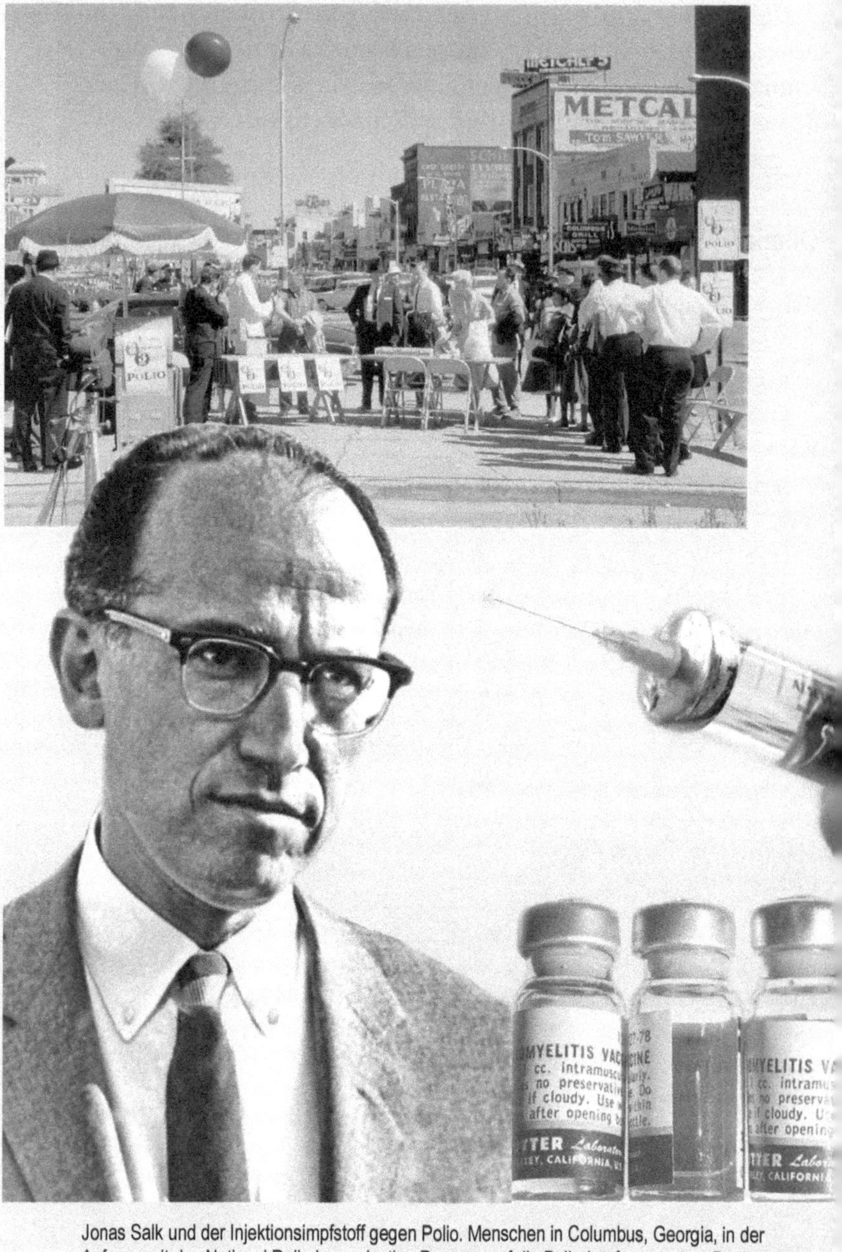

Jonas Salk und der Injektionsimpfstoff gegen Polio. Menschen in Columbus, Georgia, in der Anfangszeit des National Polio Immunization Program auf die Polio-Impfung warten. Dr. Jonas Edward Salk at Copenhagen Airport 1959. *SAS Scandinavian Airlines (F)*

Jonas Salk (1914–1995) entwickelt den Polio-Totimpfstoff

Bemerkenswert in der Geschichte der Kinderlähmung war der Wettstreit, den die beiden amerikanischen Virologen Jonas Salk und Albert Bruce Sabin in den 1950er-Jahren bei der Entdeckung des Polioimpfstoffs ausfochten. Beide waren Söhne russisch-jüdischer Eltern: Der eine lebte schon in der zweiten Generation in den Vereinigten Staaten, der andere wanderte als Jugendlicher mit seinen Eltern in die USA ein.

Jonas Salk wurde in New York City, im Stadtteil Harlem geboren. Sein Vater war Damenschneider. Trotz bescheidener Verhältnisse ermöglichten Daniel und Dora Salk ihren drei Söhnen eine gute Schulbildung. Jonas Salk besuchte eine Privatschule für begabte Schüler, auf der die Kinder ein Vierjahrespensum in drei Jahren bewältigen mussten: eine Startrampe für die talentierten Söhne von Einwanderern, denen das Geld für Eliteschulen fehlte. Jonas galt schon als Schüler als Perfektionist, der alles las, was er in die Finger bekam.

Seinen Wunsch, Rechtsanwalt zu werden, gab Jonas auf Drängen seiner Mutter auf und belegte Vorbereitungskurse für Medizin. Da er in Chemie als einer der besten Studenten mit dem Bachelor of Science abschloss, erhielt er anschließend ein Stipendium für das Medizinstudium an der Universität von New York. Hier entdeckte er seine Neigung zum wissenschaftlichen Arbeiten, studierte zusätzlich Biochemie und wandte sich der Bakteriologie zu. Er hegte die heroische Vorstellung, mit seinen Forschungen nicht nur dem Einzelnen, sondern der ganzen Menschheit helfen zu wollen. Freiwillig arbeitete er zwei Monate im Influenza-Labor des Virologen Thomas Francis junior, dem Entdecker des Influenza-B-Virus. Dieser ebnete dem jungen Forscher den Weg in die Virologie. Salk promovierte 1939 bei Francis zum Doktor der Medizin.

Schon während des Studiums versuchte Jonas Salk, Donna Lindsay für sich zu gewinnen. Ihr Vater, Elmer Lindsay, war ein wohlhabender Zahnarzt in Manhattan. Er betrachtete jedoch den

Einwanderersohn als „nicht standesgemäß" für seine Tochter. Einer Heirat stimmte er nur unter zwei Bedingungen zu: Erstens sollten Donna und Jonas warten, bis der Bräutigam als Arzt auf den Hochzeitseinladungen aufgeführt werden konnte und zweitens sollte Jonas sich einen zweiten Vornamen – Edward – zulegen, damit sein Name „amerikanischer" klänge. 1939 wurde geheiratet. Donna und Jonas Salk bekamen drei Söhne: Peter, Darrell und Jonathan. Die Ehe wurde 1968 geschieden.

Salk beginnt mit einem Grippeimpfstoff für das Militär

Am Mount Sinai Hospital in New York bildete sich der junge Mediziner in der Inneren Medizin und Chirurgie weiter. Gleichzeitig nutzte er jede Möglichkeit, im Labor von Thomas Francis zu arbeiten. Nachdem Francis an die Universität von Michigan nach Ann Arbor gewechselt war, holte er Salk nach. Als 1942 Salks Einberufung als Militärarzt bevorstand, setzte Francis alles daran, dass Salk als „wichtiger Forscher auf einem Gebiet, das für die nationale Verteidigung von höchster Bedeutung" sei, freigestellt wurde. Im Auftrag der Armee arbeiteten die beiden Wissenschaftler in Ann Arbor an einem Grippeimpfstoff für das Militär. Der Influenzaimpfstoff von Salk und Francis enthielt einen durch Formalin abgetöteten Stamm des Influenzavirus, der tatsächlich eine Antikörperbildung in Gang setzte. Ab 1943 wurde er auf vielen Armeestützpunkten an-

Polioimpfung von US-amerikanischen Schulkindern. *Archives Center, University of Pittsburgh*

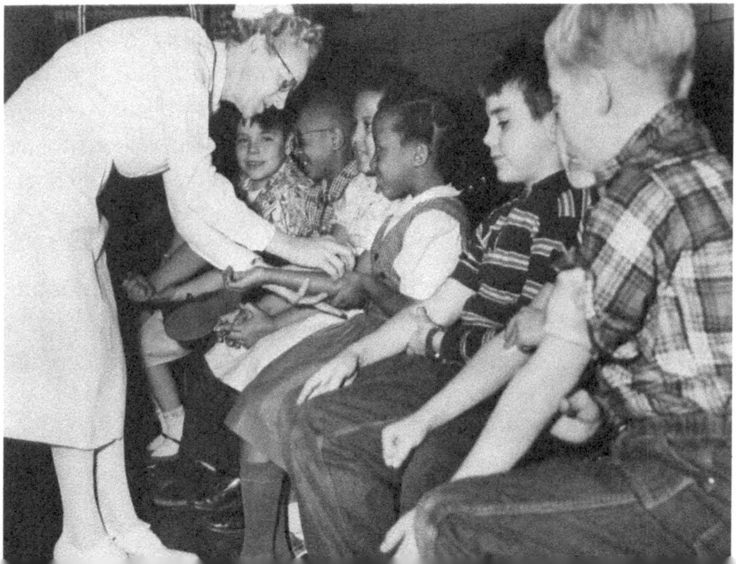

gewandt. Die beiden Forscher wurden damit zu Pionieren der Impfstoffherstellung aus abgetöteten Viren.

Im Jahr 1947 erhielt Salk an der medizinischen Fakultät der Universität von Pittsburgh die Leitung eines eigenen virologischen Labors. Obwohl er bisher auf dem Gebiet der Polioviren nicht gearbeitet hatte, glaubte er dennoch, dass aus abgetöteten Viren analog wie bei der Grippe auch ein Polioimpfstoff hergestellt werden könnte.

Die größte US-amerikanische Polioimpfstoffstudie

1948 kam Jonas Salk in Kontakt mit Harry Weaver, dem Forschungsdirektor der National Foundation for Infantile Paralysis, und bot ihm die Entwicklung eines Polioimpfstoffes an. Zu der Zeit gab es gerade wieder eine Polioepidemie in den USA, die in der Bevölkerung eine große Unruhe hervorrief. Also erhielt Salk von der National Foundation eine großzügige finanzielle Unterstützung. Umfangreiche Spendensammlungen für die Polioforschung, wie der „March of Dimes", beschleunigte die Entwicklung. Nach erfolgreichen Tests an Versuchstieren erprobte Salk am 2. Juli 1952 den von ihm entwickelten Totimpfstoff an sich, seinen drei Söhnen und an 43 Kindern in einem Hospital für Behinderte. Danach begann die bis dahin größte US-amerikanische Impfstudie, bei der 1,8 Millionen Schulkinder teils mit dem Salk-Impfstoff, teils mit Placebo geimpft wurden. Dabei unterstützten 20.000 Ärzte und Beamte des öffentlichen Gesundheitswesens, 64.000 Schulpersonen und 220.000 Freiwillige das aufwendige Programm.

1955 wurde der Impfstoff unter enormem Medienspektakel für wirksam und sicher erklärt. Im ganzen Land läuteten Kirchen- und Rathausglocken, die den neuen Impfstoff von Salk begrüßten. Doch dann kam der Rückschlag. Nach nur 14 Tagen erkrankten fünf Kinder in Kalifornien nach Gabe des Salk-Impfstoffs an Polio. Es traten weitere Fälle auf, wobei elf von 204 betroffenen Menschen starben. Der öffentliche Gesundheitsdienst der Vereinigten Staaten ordnete einen Stopp der Impfungen an, denn in einigen Chargen des hergestellten Impfstoffs waren Verunreinigungen mit Lebendviren gefunden worden.

Nachdem das Problem gelöst war, zeigte sich eine positive Bilanz: Die Erkrankungsrate bei den geimpften Kindern lag deutlich niedriger als bei der Placebogruppe. Nach der Zulassung des Impfstoffs startete eine Impfkampagne für sieben Millionen Kinder. Die Ergebnisse wurden im gleichen Jahr veröffentlicht.

Innerhalb der nächsten zehn Jahre ging die Verbreitung der Polio in den USA um 80 Prozent zurück. Dieser Erfolg ist allerdings mindestens gleichermaßen Albert Sabin und dem von ihm entwickelten Lebendimpfstoff zu verdanken, über den nachfolgend noch berichtet werden soll.

Ein Volksheld

Gern hätte Salk ein Leben als Wissenschaftler ohne große mediale Aufmerksamkeit geführt, doch das war ihm wegen seiner großen Bekanntheit nicht vergönnt. In der Öffentlichkeit wurde er als Volksheld gefeiert, erhielt eine Vielzahl von Auszeichnungen im In- und Ausland und Dankesbriefe von Tausenden von Menschen. Er war nun eine Persönlichkeit des öffentlichen Lebens, was ihn von seinen Kollegen immer weiter entfremdete. Geld wollte Salk an seinem Polioimpfstoff nicht verdienen. Auf die Frage eines Journalisten, wem denn das Patent auf den Impfstoff gehöre, antwortete Salk: „Naja, ich würde sagen, den Menschen. Es gibt kein Patent. Könnte man die Sonne patentieren lassen?"

Jonas E. Salk und Marie Françoise Gilot, 1970. *Collage aus Zeitungsausschnitten (F)*

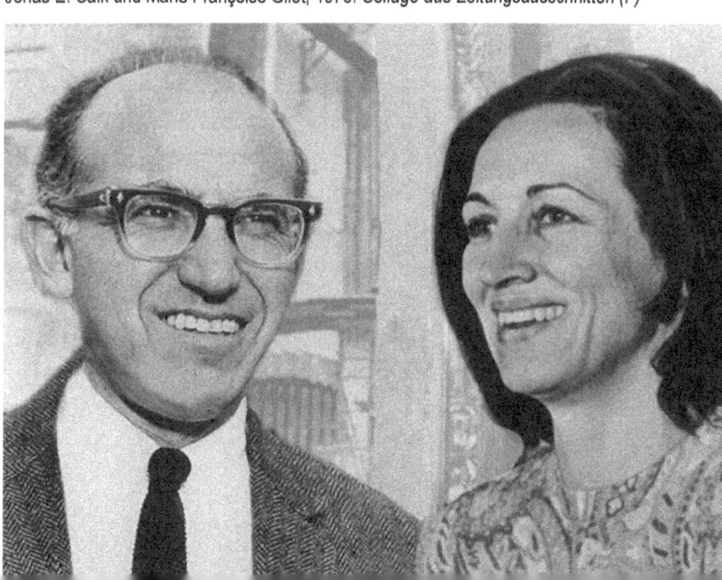

In La Jolla, einem Vorort von San Diego in Kalifornien, eröffnete er 1967 sein eigenes Forschungsinstitut. Heute ist das Salk Institute for Biological Studies ein international renommiertes biomedizinisches Forschungszentrum. Ein Jahr nach seiner Scheidung lernte Jonas Salk in La Jolla Marie Françoise Gilot kennen. Die französische Malerin wurde seine späte große Liebe. Bekannt war sie durch ihre zehn Jahre währende Beziehung zu Pablo Picasso. Als sie sich 1953 von ihm trennte, erlitt ihre Karriere als Künstlerin einen starken Einbruch. Picasso hielt Galerien davon ab, ihre Werke auszustellen und versuchte, wenn auch erfolglos, die Veröffentlichung ihrer Memoiren *Life with Picasso* zu verhindern.

1970 heirateten Jonas Salk und Marie Françoise Gilot in Paris. Die Künstlerin pendelte halbjährlich zwischen New York City, La Jolla und Paris. In den 1980er- und 1990er-Jahren machte sie sich einen Namen durch Kostümentwürfe, Bühnenbilder und Masken für Produktionen im Guggenheim Museum in New York.

In La Jolla arbeitete Salk in den 1980er-Jahren an der Herstellung eines HIV-Impfstoffs. Doch an die Erfolge mit dem Polio-Totimpfstoff konnte er nicht anknüpfen. Die Forschungen wurden 1999 wegen fehlender Wirksamkeit eingestellt. Jonas Salk starb am 23. Juni 1995 im Alter von 80 Jahren an Herzversagen in La Jolla.

Quellen

David M. Oshinsky: *Polio: An American Story*, Oxford/New York 2005, S. 25.

Jonas Salk and Albert Bruce Sabin: https://www.sciencehistory.org/historical-profile/jonas-salk-and-albert-bruce-sabin

John Sever: *Remembering Albert Sabin and the vaccine that changed the world*: https://www.statnews.com/2018/03/01/albert-sabin-polio-vaccine/.

Christina Horsten: *Er trieb der Menschheit die Kinderlähmung aus.* welt.de vom 25. 10. 2014: https://www.welt.de/gesundheit/article133652866/Er-trieb-der-Menschheit-die-Kinderlaehmung-aus.html.

Charlotte DeCroes Jacobs: *The Last Love of Jonas Salk.* In: *Nautilus* vom 5. 2. 2018: https://nautil.us/the-last-love-of-jonas-salk-rp-236975/.

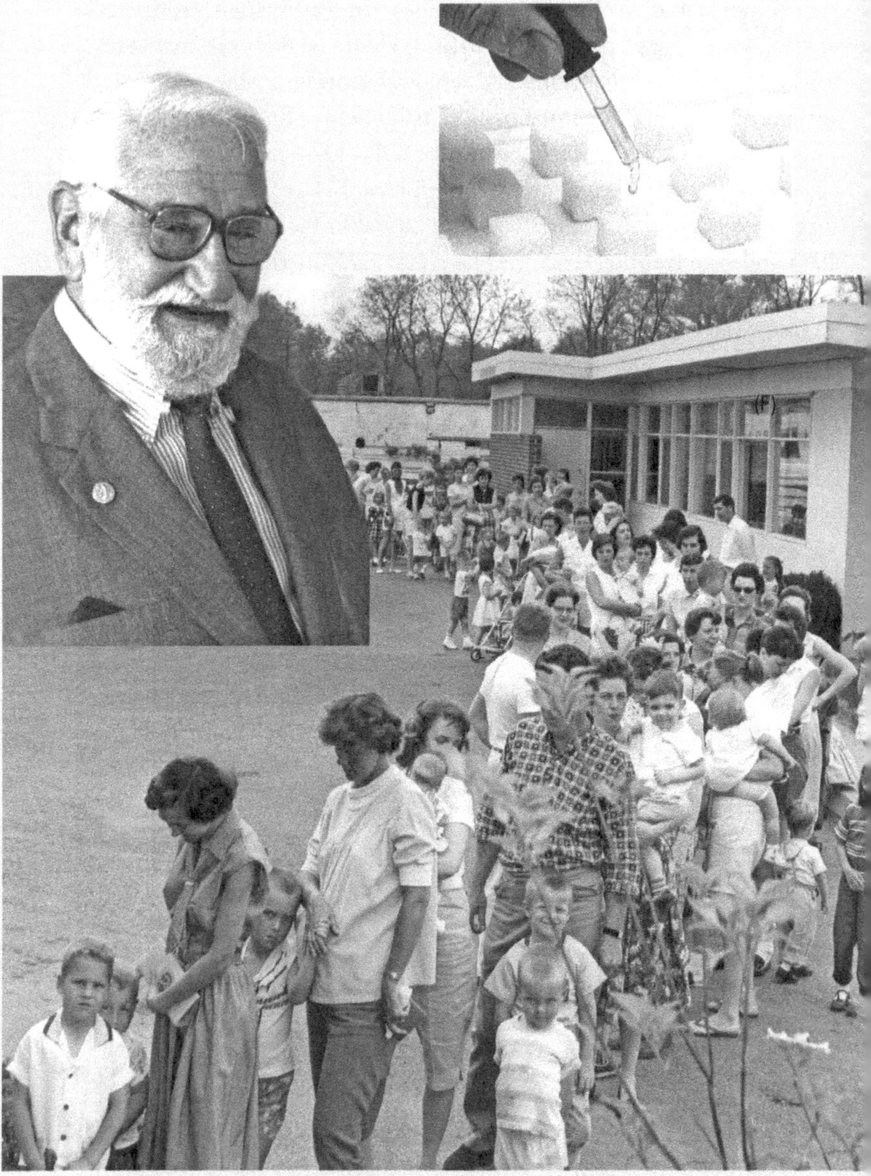

Oben links: Porträt von Albert Sabin. *National Cancer Institute (NCI)*
Oben rechts: Vorbereitung der Schluckimpfung. *Bundesarchiv B 45 Bild-F025952-0015*
Hintergrund: Eltern und Kinder stellten sich am 26. April 1960 in der Stratford Manor Clinic in Madisonville für die Schluckimpfung an. *The Enquirer/Bob Free (F)*

Albert Bruce Sabin (1906–1993) – Der Erfinder der Polio-Schluckimpfung

Der Wettstreit der beiden Wissenschaftler Salk und Sabin um den Impfstoff gegen die Kinderlähmung glich einem Kampf der Titanen. Obwohl Albert Sabins oraler Polioimpfstoff nicht der erste auf dem Markt war, erwies er sich doch als der wirksamere. Er war kostengünstiger, einfacher in der Anwendung und wurde für drei Jahrzehnte in der ganzen Welt zum vorherrschenden Impfschutz gegen Polio.

Merkwürdigerweise weisen die beiden Forscher einen ähnlichen biografischen Hintergrund auf. Sabin wurde am 26. August 1906 als Abram Saperstejn in der damals zum Russischen Kaiserreich gehörenden Stadt Białystok (heute polnisch) geboren. Zu dieser Zeit war die Stadt an der Eisenbahnstrecke Warschau-Kaunas ein bedeutendes jüdisches Zentrum mit einer mehrheitlich jüdischen Bevölkerung. Hier sprach man gleichermaßen jiddisch, russisch, polnisch und deutsch. Abrams Eltern Jacob und Tillie Saperstejn wanderten mit ihren Kindern 1921 in die Vereinigten Staaten aus, um der Armut und dem Antisemitismus in ihrer Heimat zu entfliehen. Abram war gerade 15 Jahre alt, als seine Eltern in Paterson, New Jersey, ein neues Leben begannen. Er arbeitete hart, um die neue Sprache zu lernen. Bald war er in der Lage, an der Paterson High School an Literatur- und Debattierklubs teilzunehmen. Als 24-Jähriger ließ er sich einbürgern und nahm den Namen Albert Bruce Sabin an.

Auf dem Weg in die Mikrobiologie

Nach dem Schulabschluss bot ihm sein Onkel an, seine College-Ausbildung zu finanzieren, wenn Albert danach Zahnmedizin studieren würde. Während der zahnärztlichen Ausbildung ließ Sabin sich von einem 1926 erschienenen Buch von Paul de Kruif inspirieren: Microbe Hunters war in den USA ein Bestseller mit dramatischen Schilderungen über die Arbeit von Wissenschaftlern, Bakteriologen und Ärzte, die Erreger entdeckten und Impfstoffe zu ihrer Bekämpfung erfanden. Auch Albert Sabin entwickelte damals die romantische Vorstellung, ein „Mikrobenjäger" werden zu wollen.

Also wechselte er zur Medizin und verlor prompt die Studienbeihilfe seines Onkels. Mit Gelegenheitsjobs in Labors, und mit Stipendien finanzierte er seine weitere Ausbildung. 1928 erhielt er den Bachelor in Naturwissenschaften und immatrikulierte sich am College of Medicine der New Yorker Universität. Noch während des Studiums entwickelte Sabin ein Typisierungssystem für Pneumokokken und Lungenentzündungsviren. Nachdem er 1931 den Doktortitel erworben hatte, absolvierte er seine ärztliche Assistenzzeit am Bellevue Hospital in New York City in der Pathologie, Chirurgie und Inneren Medizin.

1934 forschte er in England am Lister Institute für Präventive Medizin und wechselte nach seiner Rückkehr nach New York zum Rockefeller Institute für medizinische Forschung. Dort befasste er sich zum ersten Mal mit Poliomyelitis. 1939 wechselte er an das Cincinnati Children's Hospital in Cincinnati, Ohio.

Während des Zweiten Weltkrieges diente Sabin als Oberstleutnant im Sanitätskorps der US-Armee im pazifischen Raum, wo er Untersuchungen zu durch Insekten übertragener Enzephalitis, Sandmückenfieber und Denguefieber vornahm. Er entwickelte Impfstoffe gegen Denguefieber und die Japanische Enzephalitis. Diesen Impfstoff setzte er auf Okinawa bei 65.000 Militärangehörigen ein.

Nach dem Krieg wurde Sabin Leiter der pädiatrischen Forschung an der Universität von Cincinnati. Nun stürzte er sich wieder in die Polioforschung. Anfangs vermutete er, dass das Poliovirus durch die Atemwege eindringen würde. Durch Autopsien von Polioopfern konnte er aber nachweisen, dass die Aufnahme des Erregers über den Verdauungstrakt erfolgt und sich von hier ausbreitet, bevor er das Zentralnervensystem erreicht.

Nachdem die Forscher John Franklin Enders (1897–1985), Frederick Chapman Robbins (1916–2003) und Thomas Huckle Weller (1915–2008) das erste Poliovirus in Gewebekulturen von Menschen und Affen hatten züchten können – was ihnen 1945 den Nobelpreis einbrachte – war der Weg frei für die Entwicklung eines Polioimpfstoffs, da nun die Möglichkeit bestand, ausreichend Virusmaterial für Forschungszwecke zu produzieren.

Ein erbitterter Konkurrenzkampf

Zur gleichen Zeit wie sein Kollege Jonas Salk in Pittsburgh fahndete Albert Sabin in Cincinatti intensiv nach einem Impfstoff gegen die Kinderlähmung. Beide Männer waren enorm ehrgeizig. Sie vertraten unterschiedliche Theorien darüber, welche Art von Impfstoff am besten gegen Polio wirken würde. Während Salk sich für einen abgetöteten Polioimpfstoff entschied, äußerte Sabin offen seine Zweifel an der Sicherheit und der dauerhaften Schutzwirkung eines solchen Impfstoffes. Seiner Meinung nach bot ein abgeschwächter Lebendimpfstoff den sichereren und langfristigeren Schutz. 1953 allerdings schien Salk die Schlacht gewonnen zu haben, als er die Entwicklung eines Totimpfstoffs ankündigte. Während viele nach sofortigen Massenimpfungen riefen, warnten Sabin und andere Wissenschaftler vor dieser Maßnahme, bis ausreichend Wirksamkeits- und Sicherheitsstudien vorlägen. Da Salk jedoch die moralische und finanzielle Unterstützung der National Foundation for Infantile Paralysis hinter sich hatte, begann 1954 der große Feldversuch an sieben Millionen Kindern mit Salks Totimpfstoff, der bald darauf die Zulassung erhielt.

Der russische Virologe Michail Tschumakow, 1955. *Foto I. Golubtschin/Sputnik*

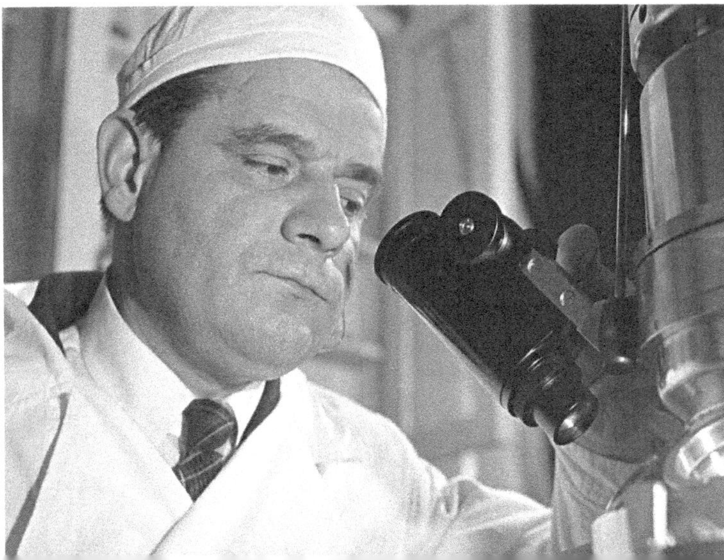

Albert Sabin konnte nach der Zulassung von Salks Totimpfstoff seine Konzeption nur noch außerhalb der USA verfolgen, weil es in den USA keine Finanzierung mehr dafür gab. Von 1956 bis 1960 entwickelte Albert Sabin, der seit Kindheit russisch sprach, mit russischen Kollegen den oralen Impfstoff weiter. Eine Studie an sowjetischen Kindern erwies dessen Wirksamkeit und Sicherheit. So kam es schließlich, dass die erste industrielle Produktion und Massenanwendung von Sabins Polio-Schluckimpfstoff 1959 unter Leitung des russischen Chefvirologen Michail Petrowitsch Tschumakow (1909–1993) in der damaligen Sowjetunion stattfand. Die UdSSR gaben auch an andere Länder bei Polioausbrüchen Millionen Dosen des oralen Impfstoffs wie beispielsweise 1960 an Japan, wo 5.600 Poliofälle aufgetreten waren und nicht genug Salk-Impfung zur Verfügung stand.

Albert Sabin demonstriert, wie der orale Polioimpfstoff an Kinder verabreicht wird. *Hauck Center for the Albert B. Sabin Archives, University of Cincinnati*

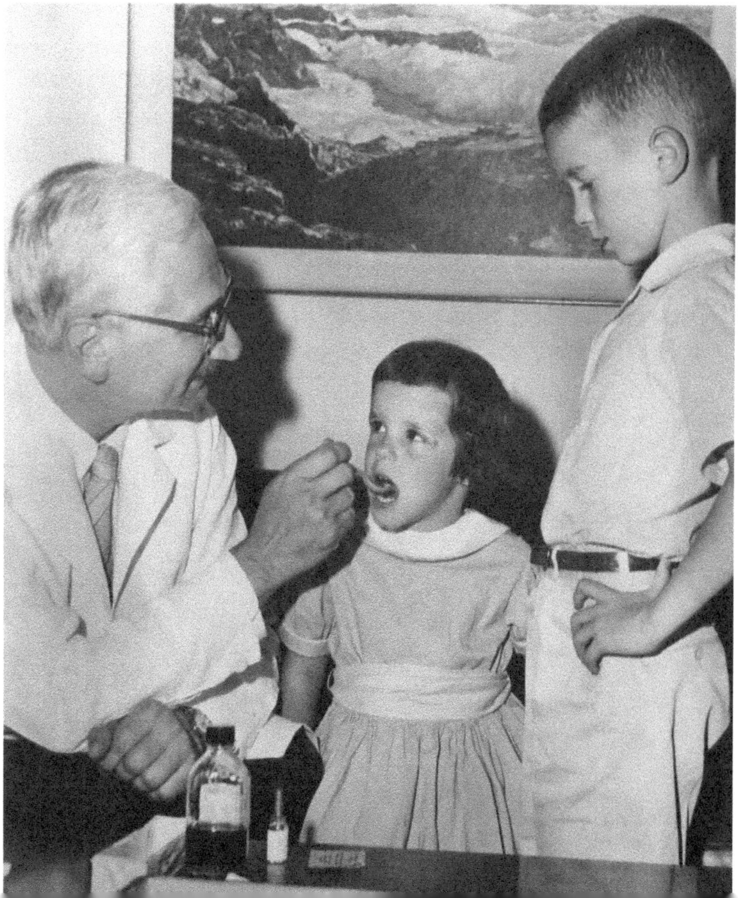

Die Polio-Schluckimpfung für die ganze Welt

Nachdem die in der Sowjetunion angestellten Impfstudien sich als erfolgreich erwiesen hatten, wurde 1960 auch Sabins Schluckimpfstoff in den USA zugelassen und ab 1961 großflächig eingesetzt. Der wissenschaftliche Disput zwischen Salk und Sabin über den besseren Impfstoff wurde dabei weiter erbittert geführt und zog sich bis in die 1970er-Jahre hin. Noch 1973 prangerte Salk in einem Kommentar für die New York Times Sabins Impfstoff als unsicher an und forderte die Behörden auf, seinen Impfstoff weiter zu verwenden. Derweil hatte Sabins Impfstoff längst die Welt erobert.

Als der Lebendimpfstoff 1961 gegen den heftigen Widerstand der Salk-Fraktion auch in den USA auf den Markt kam, hatten ihn bereits mehr als 100 Millionen Menschen auf der ganzen Welt erhalten. Er war nicht nur in der UdSSR und im ganzen Ostblock, sondern auch in Singapur, Mexiko und den Niederlanden eingesetzt worden. In den nächsten 30 Jahren wurde der Sabin-Impfstoff in den USA zur vorherrschenden Impfmethode gegen Polio.

Sabin reiste als Polio-Experte um die Welt. So beriet er 1967 in Havanna die kubanischen Gesundheitsbehörden bei der Poliobekämpfung. Da es in Entwicklungsländern wie Kuba keine zuverlässige Kühlungsmöglichkeit für Impfstoffe gab, beschlossen die dortigen Gesundheitsbehörden, die Kinder im ganzen Land auf einen Schlag zu impfen. Nach sechs Monaten kam die Auffrischungsimpfung. Die Ergebnisse waren spektakulär: Durch die gleichzeitige Impfung aller Kinder in Kuba hatte das Virus dort alle möglichen Überträger verloren. So besiegte Kuba als eines der ersten Länder der Welt die Kinderlähmung. In anderen südamerikanischen Staaten wurden zweimal jährlich „Sabin Sundays" – Impfsonntage – abgehalten, um die Krankheit auszurotten.

Von 1969 bis 1972 war Sabin in Israel Präsident des Weizmann-Instituts für Wissenschaften in Rechovot. Nach seiner Rückkehr in die USA arbeitete er acht Jahre lang als Forschungsprofessor an der Medical University in South Carolina. Gleichzeitig stand er zur Beratung bei Polioausbrüchen zur Verfügung. 1980 kam es bei einem Polioausbruch in Brasilien zu einem Streit mit den brasilianischen

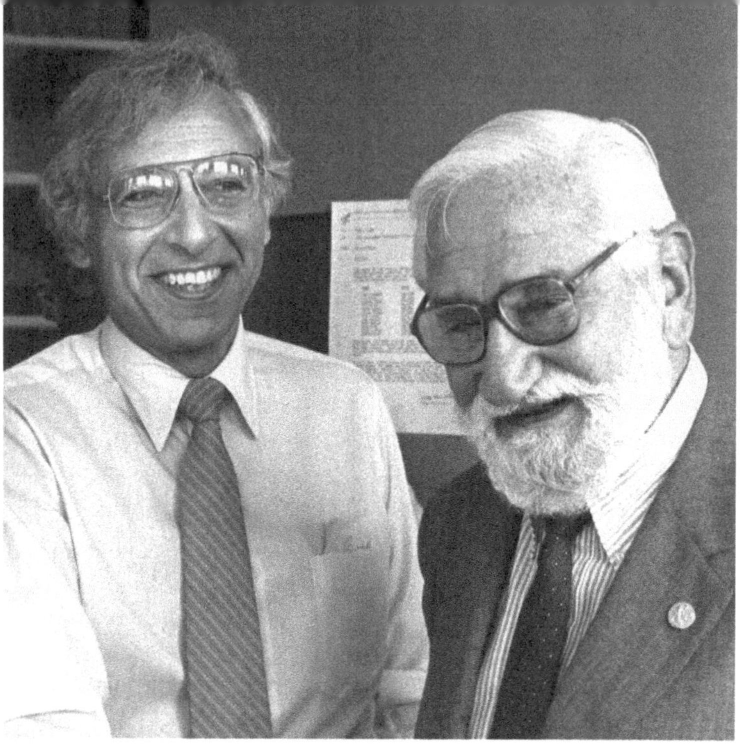

Der HIV-Forscher Robert Gallo und Albert Sabin, August 1985. *National Cancer Institute*

Regierungsvertretern, weil er den Beamten vorwarf, Daten über die schwere Bedrohung, die die Kinderlähmung in ihrem Land immer noch darstellte, geschönt zu haben.

Seine Forschungsergebnisse dokumentierte er in mehr als 350 Veröffentlichungen, die vorrangig der Poliomyelitis gewidmet waren. Wie Salk verzichtete auch Sabin auf die Patentierung seines Impfstoffs und die kommerzielle Verwertung durch die Pharmaindustrie, damit durch den niedrigen Preis eine weite Verbreitung des Impfstoffs gesichert blieb. Später widmete er sich der Wechselbeziehung zwischen Viren und einigen Krebsarten. Nach mehr als einem Jahrzehnt kam er zu dem Schluss, dass Krebserkrankungen nicht durch Viren verursacht werden, wie er zunächst angenommen hatte. Dabei arbeitete er zusammen mit Robert Gallo, von dessen Rolle bei der Entdeckung des AIDS-Erregers später noch die Rede sein wird.

Als 80-Jähriger zog sich Albert Sabin nach Washington D. C. in den Ruhestand zurück. Sein langes Forscherleben wurde gekrönt durch 46 Ehrendoktorwürden von amerikanischen und ausländischen Universitäten. Selbst dann übte er noch einen bedeutenden Einfluss auf die internationale wissenschaftliche Welt aus. 1992 prognostizierte er, dass ein Impfstoff gegen HIV, an dem Jonas Salk in seinem Institut in La Jolla forschte, nicht herstellbar sei.

Albert Bruce Sabin starb 1993 im Alter von 87 Jahren in Washington D.C. an Herzversagen. Er wurde auf dem Nationalfriedhof Arlington beigesetzt. Sein lebenslanger Kontrahent Jonas Salk veröffentlichte zu diesem Anlass eine Erklärung, in der er Sabins Arbeit zur Bekämpfung der Kinderlähmung würdigte. Salk starb zwei Jahre nach ihm.

Quellen

Derek R. Smith/Peter A. Leggat: *Pioneering figures in medicine: Albert Bruce Sabin – inventor of the oral polio vaccine.* In: *The Kurume Medical Journal* 52/3 (2005), S. 111–116.

„Sabin, Albert". In: https://www.encyclopedia.com/people/medicine/microbiology-biographies/albert-sabin.

Seymour Brody: *Jewish Heroes of America*, Delray Beach, Fl. 1995.

Albert Bruce Sabin: https://biography.yourdictionary.com/albert-bruce-sabin.

Zuckerwürfel werden mit Polio-Impfstoff beträufelt. *Bundesarchiv B 45 Bild-F025952-0015*

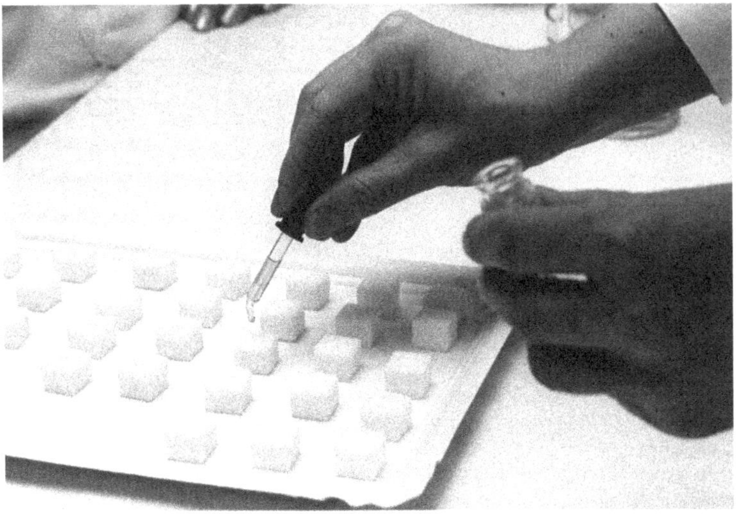

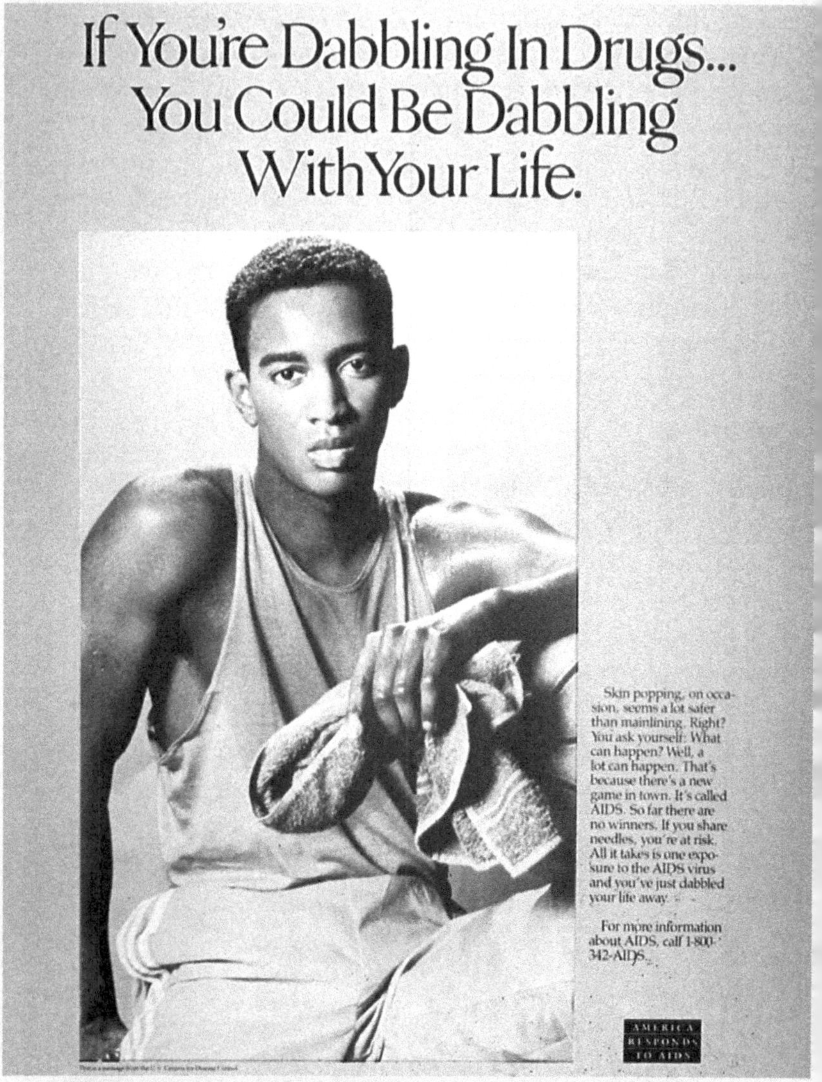
If You're Dabbling In Drugs...
You Could Be Dabbling
With Your Life.
Skin popping, on occasion, seems a lot safer than mainlining. Right? You ask yourself: What can happen? Well, a lot can happen. That's because there's a new game in town. It's called AIDS. So far there are no winners. If you share needles, you're at risk. All it takes is one exposure to the AIDS virus and you've just dabbled your life away.
For more information about AIDS, call 1-800-342-AIDS.
AMERICA RESPONDS TO AIDS

AIDS-Plakat 1989: „Wenn Sie mit Drogen experimentieren ...". *National Institute of Health's Public Health Library*

Der sportliche junge Mann auf dem Plakat symbolisierte Ende der 1980er-Jahre nicht das typische Bild eines AIDS-Kranken. Der begleitende Text in diesem Poster trifft jedoch eine Aussage über die Bedrohung durch AIDS im Zusammenhang mit Drogenkonsum. Die Darstellung sollte die vorherrschenden Klischees von Drogenkonsumenten und von AIDS gefährdeten Bevölkerungsgruppen infrage stellen.

AIDS – Ein Virus geht um die Welt

Nach den großen medizinischen Fortschritten bei der Bekämpfung von Infektionskrankheiten im 19. und 20. Jahrhundert konnten sich die Ärzte gar nicht mehr vorstellen, dass irgendwann eine neue tödliche Seuche auftauchen würde, die nicht zu beherrschen sein würde. Daher war die Bestürzung groß, als Anfang der 1980er-Jahre eine unbekannte Viruserkrankung auftauchte. Zunächst schien es so, als seien hauptsächlich Homosexuelle betroffen, was die Vorurteile und Stigmatisierungen noch verstärkte.

Schnell wurden Parallelen zwischen der neuen Krankheit und der Syphilis gezogen. Man sprach von der „Lustseuche" des 20. Jahrhunderts. Beide Erkrankungen waren sexuell übertragbar, und bei beiden mussten die Ärzte jeweils zur Kenntnis nehmen, dass alle bekannten Heilmittel wirkungslos waren. Während es jedoch bei der Syphilis 400 Jahre dauerte, bis ein wirksames Medikament zur Verfügung stand, gelang die Entwicklung des ersten AIDS-Medikaments innerhalb von zehn Jahren nach Auftreten der ersten Fälle. Inzwischen sind mehr als 40 Jahre vergangen. AIDS ist kein Todesurteil mehr, sondern in den hochentwickelten Ländern eine chronische Krankheit, die aber durch die antiretrovirale Kombinationstherapie gut behandelbar ist.

Die unerklärliche Immunschwäche

Als 1981 fünf junge homosexuelle Männer in Los Angeles an einer Pneumonie erkrankten und daran starben, weil in ihrem Blut fast keine T-Zellen mehr zur Immunabwehr vorhanden waren, traf das die behandelnden Ärzte völlig unvorbereitet. Alsbald wurde bei den jungen Männern als Erreger der Pneumonien der harmlose Pilz *Pneumocystis carinii* identifiziert, der üblicherweise bei Nagetieren vorkommt und für den Menschen mit gesunder Immunabwehr völlig ungefährlich ist. Bis dahin war er nur bei immungeschwächten

Menschen mit Tumorkrankheiten oder bei Unterernährten aufgetreten.

Kurz darauf kam aus New York die Nachricht, dass dort ebenfalls 26 junge Männer an *Pneumocystis carinii*-Pneumonien erkrankt waren. Einige wiesen zusätzlich noch einen seltenen Hautkrebs, das Kaposi-Sarkom, auf. Der Tumor mit seinen blau-bräunlichen Hautverfärbungen war bis dahin in den Vereinigten Staaten fast unbekannt. Die New Yorker Patienten hatten ebenfalls fast keine T-Zellen im Blut. Was war mit all diesen jungen Männern geschehen?

Die Krankheitserscheinungen deuteten auf eine Immunschwäche unbekannter Ursache hin, die dann von den Ärzten „erworbenes Immunschwäche Syndrom" (Acquired Immunodeficiency Syndrome: AIDS) genannt wurde. Epidemiologische Studien in den USA zeigten bald, dass auch Menschen, die Bluttransfusionen oder Blutplasma erhalten hatten, sowie Drogenabhängige erkrankten, was neben der sexuellen Übertragung auch den Verdacht einer parenteralen Übertragbarkeit nahelegte. Man vermutete ein neues unbekanntes Virus, welches das Immunsystem so schwer schädigte, dass der menschliche Körper hilflos allen Erregern ausgeliefert war, die er sonst leicht bekämpft hätte. Ein Jahr später wurden die ersten vergleichbaren Fälle auch in Deutschland und anderen europäischen Staaten gemeldet. Auch Prominente waren betroffen. Der britische Musiker Freddie Mercury, Komponist und Leader der Band Queen, war einer der bedeutendsten Rocksänger seiner Zeit. Er komponierte in den

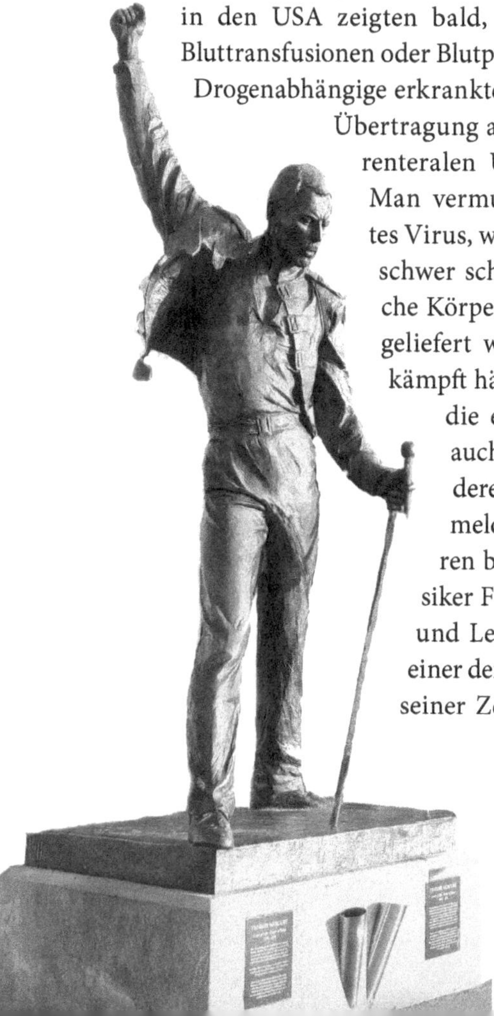

Freddie Mercurys Standbild in Montreux am Genfer See

1970er- und 1980er-Jahren Welthits wie *Bohemian Rhapsody* oder *We Are the Champions*. 1984 wurde bei ihm eine HIV-Infektion festgestellt, die er jahrelang vor der Öffentlichkeit und selbst vor seinen Freunden geheim hielt. Erst im Januar 1991 versammelte er seine Bandkollegen in seinem Haus in Montreux, um ihnen die Wahrheit über seinen angegriffenen Gesundheitszustand mitzuteilen. Erst einen Tag vor seinem Tod ließ Mercury gegenüber der Öffentlichkeit schriftlich bekanntgeben, dass er an AIDS leide. Am 24. November 1991 starb er im Alter von 45 Jahren in seinem Haus in Kensington.

Irgendwo zwischen Kamerun und Kongo

Fast über Nacht war der Erreger aufgetaucht, doch woher kam er? Das Retrovirus, welches später den Namen „Human Immunodeficency Virus" (HIV) erhielt, entstand irgendwo zwischen Kamerun und Kongo, wo es zuerst die Grüne Meerkatze und dann Gorillas und Schimpansen befiel. Man vermutet, dass es schon vor den 1930er-Jahren sowohl durch Verletzungen bei der Jagd wie auch den Verzehr von Schimpansenfleisch, das sogenannte „bushmeat", zu einer Überwindung der Artengrenze gekommen ist. Man nimmt an, dass dieser „Spillover" – eine Übertragung von Viren zwischen verschiedenen Spezies – sogar mehrfach geschehen sein muss, da es verschiedene HIV-Stämme gibt.

Rückblickend konnten Forscher den Ursprung des Virus nachweisen und den Weg seiner Verbreitung nachvollziehen: Die älteste dokumentierte HIV-Infektion stammt aus dem Jahr 1959. Sie wurde in der Blutprobe eines Afrikaners aus Leopoldville (Kinshasa) im damaligen Belgisch-Kongo nachgewiesen. Retrospektive Studien ergaben jedoch, dass das Virus bereits 1931 in Zaire vorhanden war. Als die Belgier 1960 den Kongo verließen, übernahmen Haitianer viele Arbeitsplätze als Lehrer und Verwaltungsbeamte im Kongo. Durch sie kam das Virus 1969 nach Haiti. Unerkannt in Spenderblutkonserven aus Haiti gelangte es schließlich 1971 in die USA. Dort breitete es sich zunächst sehr langsam in der heterosexuellen Bevölkerung aus, bevor es die Homosexuellen erreichte.

In New York und Los Angeles existierte zu dieser Zeit eine sehr aktive Schwulenszene. Die Homosexuellen genossen ihr Leben mit häufig wechselnden Partnern in Clubs und Saunen. Von dem kanadischen Flugbegleiter Gaëtan Dugas wird berichtet, dass er in zwölf Jahren allein 2.500 Sexualpartner hatte. Er infizierte 40 der ersten 248 AIDS-Kranken in den USA. Heute würde man ihn als „Superspreader" bezeichnen. Gaëtan Dugas starb 1984 mit nur 31 Jahren in Quebec. Da die ersten 1.000 AIDS-Patienten ganz überwiegend Homosexuelle waren, wurde die Krankheit diffamierend „Schwulenpest" bezeichnet. Schon fünf Jahre nach Entdeckung der Krankheit, also 1986, zählte man in den USA 1,5 Millionen HIV-infizierte und 112.000 AIDS-Fälle, von denen bereits 66.000 gestorben waren.

Die irrationalen Ängste

Die Reaktionen in den frühen 1980er-Jahren waren überschießend und irrational – geprägt von diffusen Ängsten, Feindseligkeit und Mitleidslosigkeit gegenüber Homosexuellen und Drogenabhängigen. Dabei waren längst auch Heterosexuelle und Menschen mit der Bluterkrankheit betroffen. Der damalige Generaldirekter der WHO, Hlafdan Mahler, sprach von „einer gesundheitlichen Katastrophe mit pandemischem Charakter". Befürchtungen, die Krankheit könnte möglicherweise ein Viertel der Weltbevölkerung dahinraffen, wurden laut. Vergleiche mit dem „Schwarzen Tod", der Pest im 14. Jahrhundert, machten die Runde. Trotzdem hielt Papst Johannes Paul II. am kanonischen Verbot von Kondomen fest, obwohl alle Experten dringend zu einer aktiven Propagierung von Kondomen rieten.

Die USA untersagten HIV-positiven Menschen die Einreise. US-amerikanische Kinder, die HIV-positiv waren, wurden vom Schul- oder Kindergartenbesuch ausgeschlossen. Katholische wie evangelikale Prediger in den Vereinigten Staaten sprachen von einer Strafe Gottes für Homosexuelle und Ehebrecher. Noch 1988 mutmaßte US-Präsident Ronald Reagan: „Vielleicht hat uns der Herr die Seuche gebracht, weil unerlaubter Sex gegen die Zehn Gebote verstößt!"

Eine Zeitbombe in der Zelle

Die panische Hetze gegen Homosexuelle und der fundamentalistische Ruf nach einer rigiden Sexualmoral beruhten auf Unwissenheit. Einer Forschergruppe um Luc Montagnier und Françoise Barré-Sinoussi am Pasteur-Institut gelang es 1983 erstmals, aus den Blutproben eines AIDS-Patienten ein bis dahin unbekanntes Virus zu isolieren. Dieses beschrieben sie als den AIDS-Erreger und nannten es Lymphadenopathie-assoziiertes Virus (LAV). 1984 verbreitete das US-Gesundheitsministerium, der Virologe Robert Gallo habe an den National Institutes of Health (NIH) in Bethesda (Maryland) den AIDS-Erreger entdeckt, den er als HTLV-III bezeichnete. HTLV-III und LAV waren identisch.

Zwischen Gallo und Montagnier und Barré-Sinoussi entbrannte ein Streit darüber, wem die Entdeckung des Virus zu verdanken sei. Dieser Streit war auch deshalb so heftig, weil die patentrechtliche Nutzung eines neu entwickelten serologischen (Antikörper-)Tests für den Nachweis einer HIV-Infektion damit verbunden war. 1991 rückte Gallo von seinem Anspruch der Erstentdeckung von HIV ab. Montagnier und Barré-Sinoussi erhielten für ihre Entdeckung 2008 den Nobelpreis für Medizin. Die näheren Umstände werden am Ende dieses Kapitels erläutert. Später erhielt das Virus den Namen HIV-1. Im November 1986 verkündete Montagnier die Entdeckung eines weiteren Virus, das er HIV-2 nannte. Es kam nur in Westafrika vor und war selten. Das zuerst entdeckte HIV-1 dagegen verursachte 90 Prozent aller AIDS-Erkrankungen.

HIV-1 unter dem Elektronenmikroskop. *Quelle: Hans R. Gelderblom, RKI*

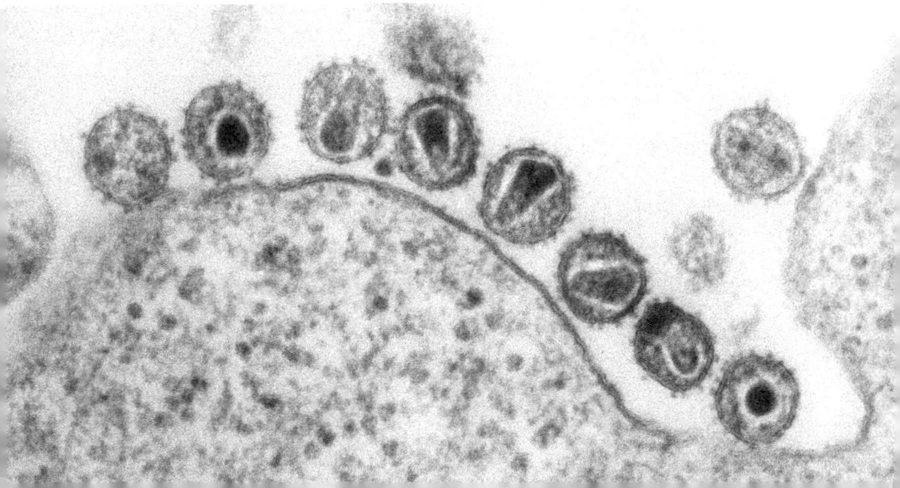

Das zu den Retroviren gehörende HI-Virus wird über Körperflüssigkeiten wie Blut, Sperma, Vaginalflüssigkeit und Muttermilch übertragen. Es ist sehr widerstandsfähig. Nach dem Eindringen in die T-Lymphozyten legt es nach und nach die körpereigene Abwehr lahm, indem die T-Zellen die Virus-RNA als Teil ihrer zelleigenen Erbinformation ansehen und beginnen, eifrig Kopien des Virus zu produzieren. Beim Zugrundgehen der T-Zellen werden dann massenhaft neue HI-Viren in die Blutbahn eingeschleust.

Durch Mikroverletzungen beim Geschlechtsverkehr wie auch Bluttransfusionen, gemeinsame Nutzung von Injektionsnadeln bei Drogenabhängigen oder Nadelstichverletzungen bei medizinischen Handhabungen gelangen die Viren in die Blutbahn anderer Menschen. Das Risiko einer Infektion eines Kindes durch eine HIV-infizierte Mutter während der Schwangerschaft, bei der Geburt und beim Stillen wird mit zehn bis 30 Prozent angegeben.

Die HIV-Infektion beginnt ganz unauffällig. Oft zeigt sich nur ein leichtes Krankheitsgefühl wie bei einem grippalen Infekt, das in der Regel nicht weiter beachtet wird. Nach einer Latenzzeit von durchschnittlich neun bis elf Jahren kann dann die Immunabwehr gänzlich zerstört sein und sich das Vollbild der AIDS-Erkrankung ausbilden. Die Bandbreite ist groß: In seltenen Fällen kam es vor, dass sich innerhalb von wenigen Monaten nach der Ansteckung die AIDS-Erkrankung entwickelte. Es gab aber auch die äußerst seltenen Fälle, bei denen bei den Infizierten trotz Ansteckung in den 1980er-Jahren ohne antivirale Therapie keine AIDS-Erkrankung aufgetreten ist.

Bei der AIDS-Erkrankung leiden die Patienten unter hartnäckigem Durchfall, fortschreitendem Gewichtsverlust, Infektanfälligkeit, den schon beschriebenen *Pneumocystis carinii*-Pneumonien und dem Kaposi-Syndrom. Auch hirnorganische Veränderungen wie bei einer Demenz kommen vor.

HIV erobert die Welt

Während die HIV-Epidemie in den 1980er-Jahren in Nordamerika und Europa grassierte, blieben einige Regionen der Welt vorerst verschont, um dann ab Mitte der 1990er-Jahre mit großer Hef-

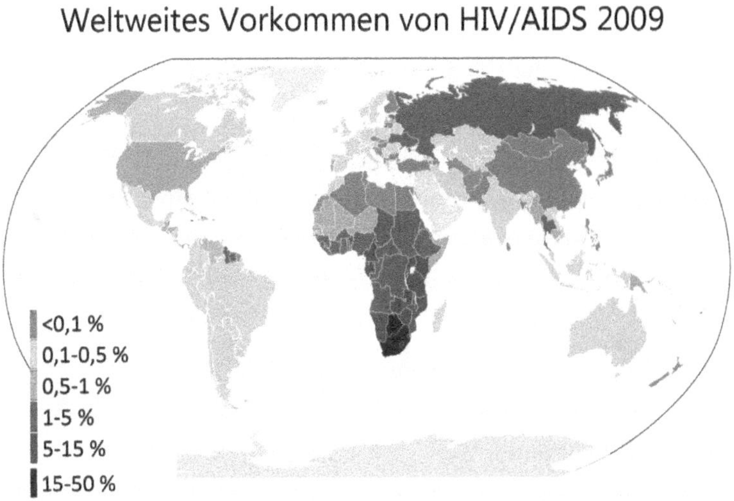

Weltweite Prävalenz von HIV/AIDS im Jahr 2009 nach Daten von UNAIDS (Gemeinsames Programm der Vereinten Nationen für HIV/AIDS)

tigkeit von HIV überrollt zu werden, wie etwa Osteuropa und Asien.

Der afrikanische Kontinent südlich der Sahara wurde und ist auch heute noch weltweit am stärksten von der HIV-Epidemie betroffen. Die *London Times* entwarf schon 1986 ein schauriges Katastrophenszenario über eine „katastrophale AIDS-Epidemie, welche über Afrika fegte und mehrere Millionen Afrikaner erfasste und hundert Tausende zum Tode verurteilte". Von entvölkerten Landstrichen, wo nur noch Löwen und Elefanten, aber keine Menschen mehr leben würden, war die Rede. Es kam schlimm, wenn auch nicht ganz so apokalyptisch.

Ende 2020 gab es weltweit 37,7 Millionen HIV-positive Menschen, 70 Prozent davon in Afrika südlich der Sahara. In einigen afrikanischen Ländern sank in den 1990er-Jahren die Lebenserwartung um mehr als 20 Jahre. Das scheint inzwischen überwunden zu sein, denn 2014 verzeichnete Südafrika wieder einen Anstieg der Lebenserwartung von 52 auf 61 Jahre.

In fast allen Ländern Europas und Nordamerikas begannen die Regierungen in den 1980er-Jahren breit angelegte Informationskampagnen, die über die tödlichen Gefahren einer HIV-Infektion und sichere Schutzmaßnahmen aufklärten. In den meisten Ländern Afrikas blieb AIDS dagegen ein Tabuthema. Viele Afrikaner, auch afrikanische Staatspräsidenten, wollten die Existenz des HI-Virus nicht wahrhaben und leugneten die Tatsache, dass es sich bei AIDS überhaupt um eine Krankheit handelte. Die südafrikanische Gesundheitsministerin Manto Tshabalala-Msimang wurde in den 2000er-Jahren unter dem Spitznamen „Dr. Knoblauch" bekannt, weil sie die Behandlung von AIDS-Kranken mit Knoblauch, Roter Bete, Zitronen und Yamswurzeln anstelle antiretroviraler Medikamente propagierte. Unter dem Regime solcher Vorurteile hatte das Virus Zeit, sich in Afrika 20 Jahre länger ungehindert auszubreiten als überall sonst in der Welt.

Aber wir Europäer sollten nicht allzu arrogant über diese Form von Aberglauben oder Unwissenheit urteilen, wenn Papst Benedikt XVI. noch auf seiner Afrika-Reise im Jahr 2010 an Bord seines Flugzeuges den mitreisenden Journalisten verkündete, man könne das AIDS-Problem nicht durch die Verteilung von Kondomen regeln. Ihre Benutzung verschlimmere vielmehr das Problem. Die Lösung liege vielmehr in einem spirituellen und menschlichen Erwachen.

Eine humanitäre Katastrophe immensen Ausmaßes

Mit Abstand gehören Swasiland und Lesotho vor Botswana und Südafrika zu den vier am stärksten von HIV und AIDS betroffenen Ländern der Welt. Jeder Vierte bis Fünfte dort ist HIV-infiziert – in Deutschland dagegen ist es nur jeder Tausendste. Eine tragische Situation, die sich in der Berichterstattung in den Medien kaum abbildet.

Anders als in Nordamerika und Europa ist in Afrika vor allem der heterosexuelle Sexualkontakt der Hauptübertragungsweg von HIV. 57 Prozent der HIV-infizierten Erwachsenen sind Frauen. Vor allem heranwachsende Mädchen und junge Frauen sind wegen früher sexueller Aktivität, Zwangsverheiratung und geschlechtsspezifischer Gewalt überproportional von einer HIV-Infektion bedroht.

HIV-Prävalenz in ausgewählten Ländern 2020 (RKI)

Land	*% Erwachsene mit HIV/AIDS*
Swasiland	26,8
Lesotho	21,1
Botswana, Südafrika	19–20
Simbabwe, Namibia, Mosambik, Sambia	11–12
Malawi, Äquatorialguinea	7–8
Uganda, Tansania, Kenia	4,0–5,5
Rep. Kongo, Kamerun, Ruanda	2,0–3,5
Übrige Afrikanische Staaten	1–2
Russland, Thailand	1,2–1
Brasilien	0,6
Kanada, Spanien, Süd/Mittelamerika, Karibik	0,4
USA, Asien, Frankreich, Lettland, Luxemburg	0,3
Indien, Italien, Schweden, Irland, Israel	0,2
England, Österreich	0,15–0,17
Deutschland, Australien, Skandinavien	0,1

Auch die Übertragung von HIV-positiven Müttern auf ihre Neugeborenen ist weiterhin ein wichtiger Ansteckungsweg. Die Hälfte der infizierten Säuglinge stirbt im ersten Lebensjahr, die übrigen Kinder erreichen nicht ihren fünften Geburtstag.

Inzwischen haben in Afrika schätzungsweise 14 Millionen Kinder ihre Eltern durch AIDS verloren. Die Waisen wachsen in Großfamilien auf, wo sie oft nicht ausreichend versorgt werden. Sie gehen meist nicht zur Schule, werden ausgegrenzt, diskriminiert und verwahrlosen. Während sich in den industrialisierten Ländern die Lebenserwartung durch die antiretrovirale Therapie für die HIV-Infizierten deutlich gebessert hat, sind die Aussichten für Menschen in den afrikanischen Ländern weiterhin düster. Für die medikamentöse Behandlung belaufen sich in Europa die Kosten zwischen 10.000 und 15.000 Euro pro Patient und Jahr. Diese hohen Kosten entstehen, weil die Medikamente noch patentrechtlich geschützt sind. Eine solche lebenslange antiretrovirale Therapie ist deshalb für Millionen afrikanischer Menschen unerschwinglich und unerreichbar.

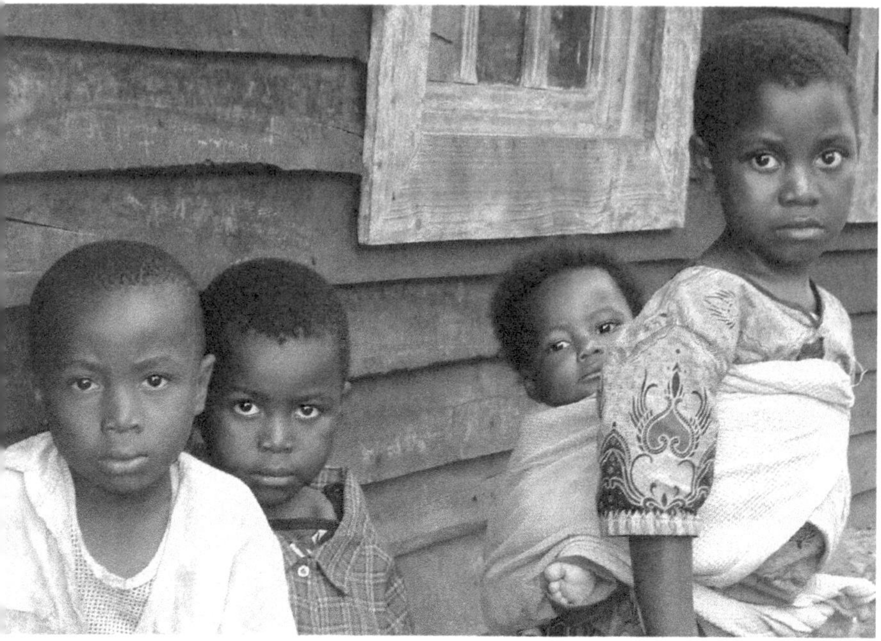

Die AIDS-Epidemie macht in Afrika Millionen von Kindern zu Waisen. *Foto: SOS-Kinderdörfer*

In Südafrika erhielten im Jahr 2005 etwa 85 Prozent der HIV-Infizierten keine Behandlung, in noch ärmeren Ländern wie Äthiopien, Ghana, Lesotho, Mosambik, Nigeria, und Simbabwe waren es mindestens 90 Prozent.

Seit etwa 2017 wurde es durch pharmazeutische Firmen aus Südafrika, Indien, Brasilien, Thailand und China sowie durch Spenden möglich, Generika (Medikamente mit ausgelaufenem Patentschutz) für 140 Euro pro Patient und Jahr zu produzieren, die in einer Reihe von afrikanischen Ländern mit Erfolg eingesetzt werden.

Zwar gingen in Afrika die Ansteckungs- und Todeszahlen in den letzten 15 Jahren deutlich zurück. Dennoch wurden die von den Vereinten Nationen proklamierten Ziele in Afrika nicht erreicht.

Für die meisten afrikanischen Länder liegt noch ein weiter Weg vor ihnen. Nach den „90-90-90-Zielen" sollten bis 2020 a) 90 Prozent aller Infizierten über ihren HIV-Status Bescheid wissen, b) 90 Prozent aller Diagnostizierten Zugang zu HIV-Medikamenten haben und c) bei 90 Prozent der Behandelten kein Virus mehr nachweisbar sein.

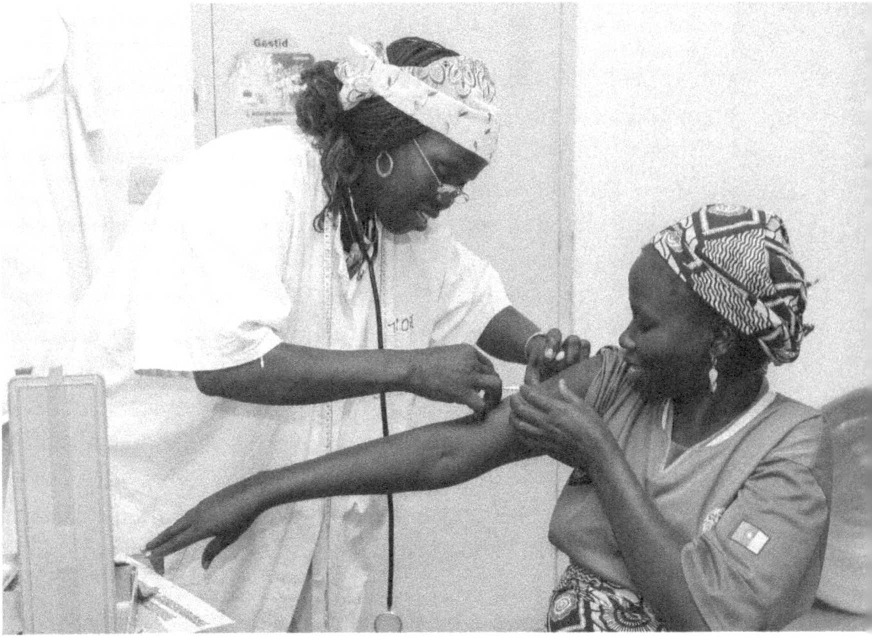

HIV-Tests, Behandlung und Betreuung in einer AIDS-Beratungsstelle. *Foto: Mission 21*

„Gib AIDS keine Chance“

Im Jahr 1986 erreichte die Anzahl der jährlichen HIV-Neuinfektionen in Deutschland mit knapp 6.000 ihren Höhepunkt. Das führte zu abwegigen Entwicklungen: Die bayerische Staatsregierung verordnete 1987 HIV-Tests für Bewerber für den öffentlichen Dienst. Als Amtsärztin in Niedersachsen wurde ich noch 1988 von einem katholischen Krankenhausseelsorger gefragt, ob ich nicht auch mit ihm der Meinung sei, dass AIDS eine Strafe Gottes sei. Ich machte ihm deutlich, dass es sich bei AIDS um eine Infektionskrankheit wie jede andere auch handelt, gegen die man sich gut schützen kann.

In den 1990er-Jahren lag die Erkrankungsrate bundesweit bei 2.000 HIV-Neuinfektionen pro Jahr und stieg in den 2000er-Jahren wieder auf 3.000 jährliche Neuinfektionen an. In Deutschland sterben inzwischen jährlich nur noch etwa 460 Menschen an AIDS, damit gehört die Krankheit hier eher zu den unbedeutenden Todesursachen. Das RKI ermittelte 2018 eine mittlere HIV-Durchseuchung von 1:1.000 Menschen, wobei es deutliche Unterschiede zwischen Stadt und Land gibt.

Inzwischen wird AIDS von der deutschen Bevölkerung nicht mehr als große Bedrohung wahrgenommen. Gaben 1987 noch 65 Prozent der Befragten an, dass AIDS zu den gefährlichsten Krankheiten gehöre, sind heute nur noch 13 Prozent dieser Auffassung. Zu dieser realistischeren Einschätzung hat auch das Wissen über die verbesserte Behandelbarkeit von HIV/AIDS beigetragen.

Durch die Verwendung von Kondomen, sterilen Kanülen beim Drogenkonsum, beim Piercen und Tätowieren sowie durch Schutzmaßnahen bei medizinischen Eingriffen und Blutentnahmen, aber auch durch Untersuchungen von Spenderblut konnte der rasante Anstieg von HIV-Infektionen in den USA und Europa gebremst werden.

Das war in den ersten Jahren der AIDS-Epidemie noch ganz anders. Anfangs galt die HIV-Infektion noch als ein Phänomen bei Randgruppen. Dann setzte sich die Erkenntnis durch, dass die Ansteckungsgefahr auch bei heterosexuellem Geschlechtsverkehr höher war als zunächst angenommen. Mitte der 1980er-Jahre ging der Begriff „Safer Sex“ durch alle Medien. Die damalige Bundesgesundheitsministerin Rita Süßmuth ließ 1985 sieben Millionen Broschüren *AIDS – Was Sie über AIDS wissen sollten* an alle Haushalte verteilen. Das war ein mutiger Schritt, denn die Vorurteile waren groß und die Opposition gegen ihr offensives Vorgehen heftig. Diese Informationskampagnen erreichten große Teile der Bevölkerung. Im gleichen Jahr organisierte der Filmregisseur Rosa von Praunheim das erste AIDS-Benefizkonzert mit bekannten Künstlern in Berlin. In seinem Film *Ein Virus kennt keine Moral* propagierte er AIDS-Aufklärung und Safer Sex. 1987 startete in der Bundesrepublik Deutschland die groß angelegte Aufklärungskampagne unter dem Slogan „Gib AIDS keine Chance“. Unvergessen bleibt in diesem Zusammenhang der Werbespot: „Tinaaa! Wat kosten die Kondome?“

Eine breite öffentliche Diskussion, kostenlose anonyme HIV-Tests, Präventionsgespräche mit den Risikogruppen, Informations-

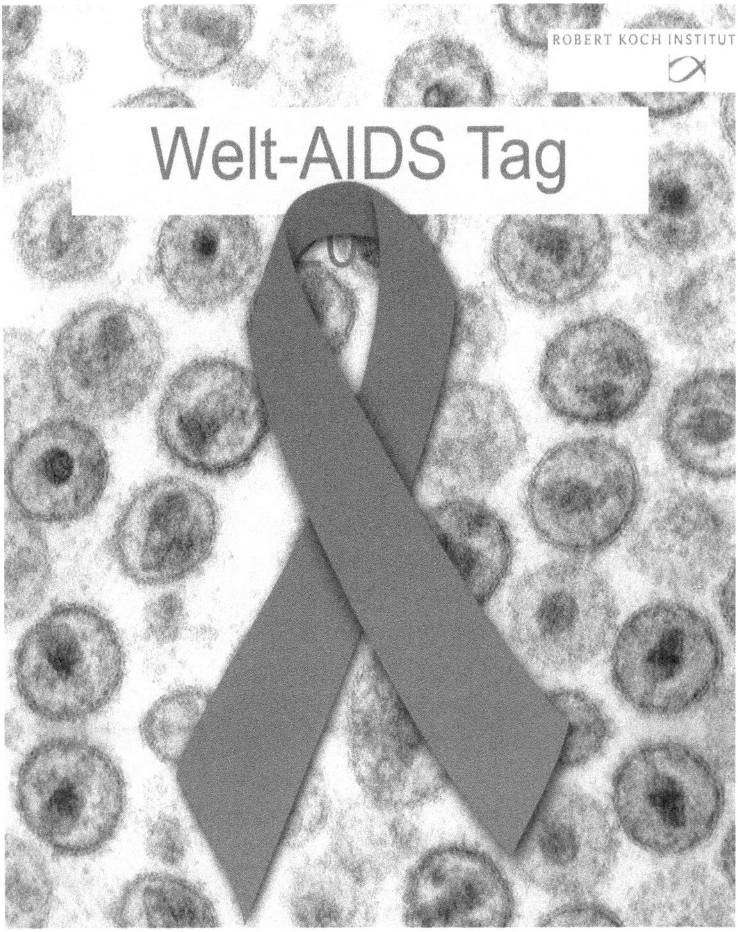

Der 1. Dezember ist Welt-AIDS-Tag. *RKI 2017*

veranstaltungen in Schulen und Betrieben taten ein Übriges. Man begriff: Jeder konnte betroffen sein!

1988 riefen die Vereinten Nationen den Welt-AIDS-Tag ins Leben. Er wird jährlich am 1. Dezember begangen, um derer zu gedenken, die durch Epidemie gestorben sind, und um daran zu erinnern, dass HIV noch längst nicht besiegt ist. 1991 kam die Rote Schleife, das „Red Ribbon", als Symbol der Solidarität mit HIV-Positiven und AIDS-Kranken in Mode.

Die antiretrovirale Therapie

Die entscheidende Wende bei der HIV-Epidemie kam 1994/95. Durch die Kombination von mindestens drei antiretroviralen Wirkstoffen wurde eine effektive Behandlung möglich. Der Medikamenten-Cocktail machte die HIV-Infektion zu einer chronischen, aber gut behandelbaren Erkrankung.

Die Therapie erfolgt in Abhängigkeit vom Beschwerdebild, dem Immunstatus und der gemessenen Viruslast des Patienten. Sie erfordert allerdings ein hohes Maß an Disziplin, da die Patienten starke Nebenwirkungen und eine lebenslange Medikamenteneinnahme in Kauf nehmen müssen, um ihr Überleben zu sichern. Denn das Virus wird nicht abgetötet, sondern nur zurückgedrängt, kann aber bei unregelmäßiger Medikamenteneinnahme mutieren und erneut zuschlagen. Wegen der großen Mutationsfreudigkeit des HI-Virus blieb die Suche nach einem Impfstoff bisher erfolglos.

Seit 2019 gibt es jedoch eine Tablette, die das Virus hemmt. Sie wird dauerhaft oder anlassbezogen als Präexpositionsprophylaxe (PreP) eingenommen. 2008 wurde außerdem über die erste Heilung eines AIDS-Patienten berichtet. Bei Timothy Ray Brown wurde 1995 eine HIV-Infektion festgestellt. 2006 erkrankte er zusätzlich an Leukämie. Nach einer Stammzelltransplantation, welche ihn aufgrund einer seltenen Gen-Mutation in den Zellen des Spenders immun gegen das HI-Virus machte, waren bei ihm 2008 keine HI-Viren mehr nachweisbar. Brown ging als der „Berliner Patient“ in die Medizingeschichte ein. Leider verstarb er dennoch 2020 an seiner Leukämie.

Quellen

Jim Hutton/Tim Wapshott: *Freddie Mercury und ich*, München 1995.

Philipp Kohlhöfer: *Pandemien. Wie Viren die Welt verändern*, Frankfurt/Main 2021.

How AIDS changed everything. 15 Years, 15 Lessons of Hope from the AIDS Response, UNAIDS 2015.

Benedikt XVI. und Afrika: Papst: Kondome verschlimmern Aids-Problem. In: Süddeutsche Zeitung vom 17. **5.** 2010: https://www.sueddeutsche.de/politik/benedikt-xvi-und-afrika-papst-kondome-verschlimmern-aids-problem-1.392197.

Kevin M. De Cock u. a.: *Prevention of Mother-to-Child HIV Transmission in Resource-Poor Countries.* In: *Jama* 283 (2000), S. 1175–1182.

Die AIDS-Epidemie. Status-Bericht: Dezember 2005, UNAIDS: https://data.unaids.org/publications/irc-pub06/epi_update2005_ge.pdf.

Schätzung der Zahl der HIV-Neuinfektionen und der Gesamtzahl von Menschen mit HIV in Deutschland, Stand 2018. In: *Epidemiologisches Bulletin* 46 (2019): https://www.rki.de/DE/Content/Infekt/EpidBull/Archiv/2019/46/Art_01.html.

https://www.AIDShilfe.de/meldung/25-jahre-gib-AIDS-keine-chance.

S2k-Leitlinie HIV-Infektion, antiretrovirale Therapie der Deutschen AIDS-Gesellschaft e.V. (DAIG). In: *AWMF online* (Stand 2014).

Kerstin Decker: *AIDS-Heilung: Anatomie eines Wunders*: https://www.tagesspiegel.de/gesundheit/anatomie-eines-wunders-6724540.html (6. 6. 2011).

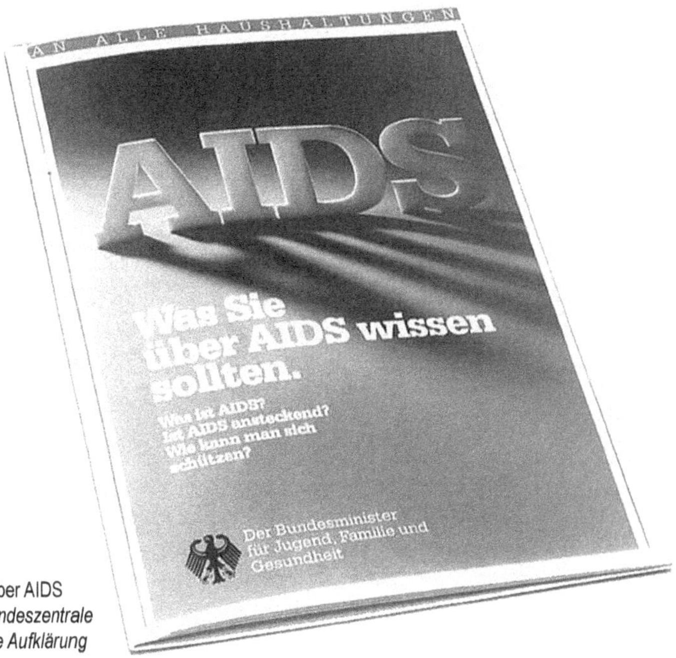

AIDS – Was Sie über AIDS wissen sollten. *Bundeszentrale für gesundheitliche Aufklärung*

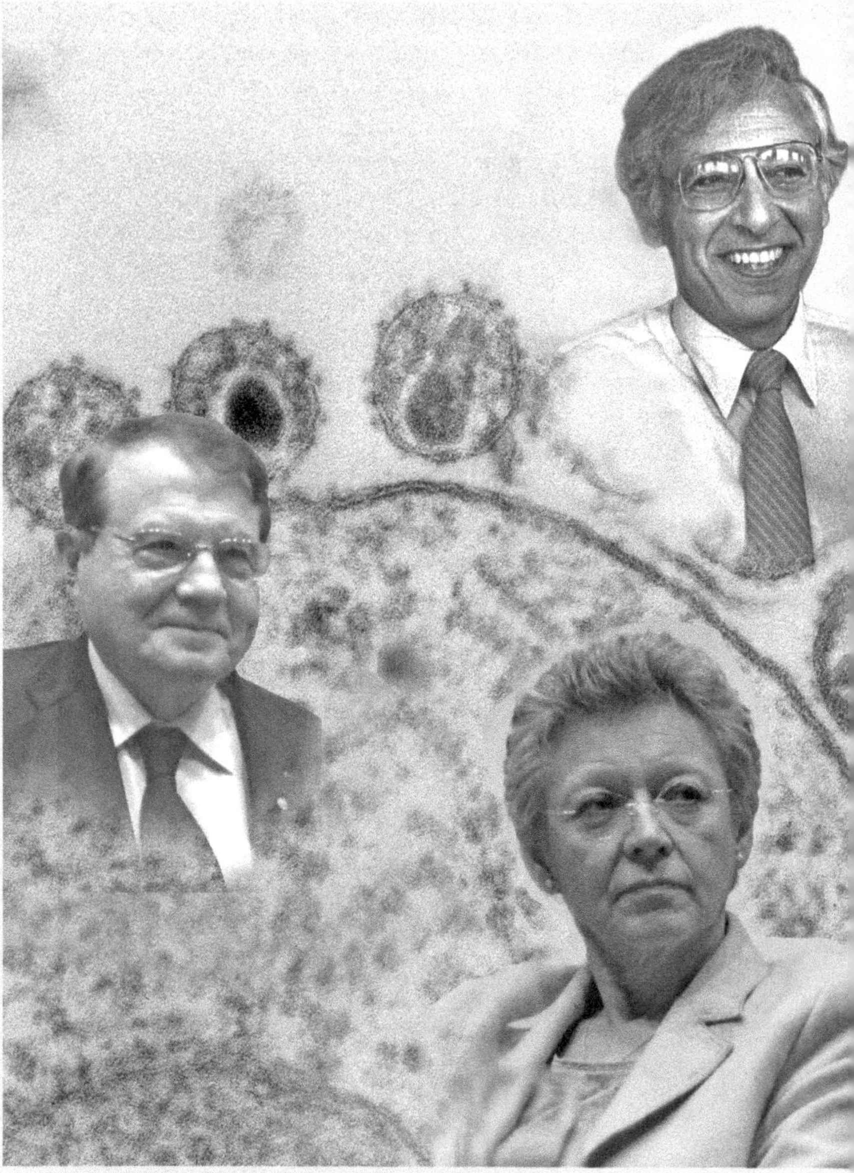

Von links nach rechts: Luc Antoine Montagnier, Françoise Barré-Sinoussi und Robert Gallo vor dem Hintergrund von HI-Viren, die eine Zelle angreifen.
Luc Antoine Montagnier (1932–2022) und Françoise Barré-Sinoussi (1947). Karolinska Institut. Robert C. Gallo, 1985. Anonym, National Cancer Institute (NCI). HIV-1 (Retroviren), RKI (F)*

Luc Montagnier, Françoise Barré-Sinoussi, Robert Gallo – Der Streit um die Entdeckung von HIV

Seit Jahren warteten die AIDS-Forscher der ersten Stunde darauf, dass die Entdeckung des HI-Virus endlich mit einem Nobelpreis gewürdigt würde. 25 Jahre waren seit der Entdeckung vergangen. Um ihre Chancen auf den Nobelpreis zu erhöhen, bemühten sich die zeitweilig sehr zerstrittenen, potenziellen Kandidaten sogar, ihre Fehde beizulegen, die jahrelang Patentanwälte, Gerichte und selbst die jeweiligen Staatspräsidenten beschäftigt hatte. Der Streit betraf in erster Linie die Urheberschaft für die Erstbeschreibung des HI-Virus, aber es ging auch um die wirtschaftlich bedeutende Rechtsfrage, wem die patentrechtliche Nutzung des neu entwickelten serologischen Antikörpertests zum Nachweis einer HIV-Infektion zustehe. Das Nobelkomitee schätzte bekanntermaßen keine Unstimmigkeiten unter den Forschern und zögerte deshalb lange, den Nobelpreis für die Entdeckung eines so bedeutenden Krankheitserregers zu vergeben. Wer waren die Kandidaten, die auf eine Ehrung aus Stockholm hoffen durften?

Luc Antoine Montagnier (1932–2022)

Ab 1972 leitete Montagnier die virologische Abteilung am Pasteur-Institut in Paris. Er war Chef der Arbeitsgruppe, die 1983 erstmals den AIDS-Erreger isolierte. Die Entdeckung ermöglichte die Entwicklung eines Antikörpertests, der nachweisen konnte, ob eine Person infiziert oder Spenderblut kontaminiert war. Für das Institut Pasteur beantragte Montagnier ein entsprechendes Patent in Frankreich. Sechs Monate später machte Robert Gallo in den USA mit der gleichen Entdeckung von sich Reden. Die US-Patentbehörde war schneller und stattete Gallo als Ersten mit einem US-Patent für den ersten Antikörpertest aus. 1991 übernahm Luc Montagnier die Leitung der Abteilung für AIDS und Retroviren am Pasteur-Institut, die bis dato von seine Kollegin Françoise Barré-Sinoussi geführt worden war. Von 1997 bis 2001 arbeitete er am Queens College der Universität von New York als Direktor des Zentrums für molekulare und zelluläre Biologie. Auf seine alten Tage machte der Wissenschaftler durch einige unerklärliche pseudowissenschaftliche Äußerungen von sich Reden: So meinte er, ein durch gesunde Ernährung und Lebensweise gestärktes Immunsystem würde in der Lage sein, das HI-Virus auch ohne Medikamente restlos zu beseitigen. Das widerspricht der herrschenden wissenschaftlichen Meinung, wonach AIDS mit den heute zur Verfügung stehenden Mitteln nur unterdrückt, aber nicht geheilt werden kann. Nach einigen weiteren skurrilen Bemerkungen äußerte Montagnier 2020, die Coronapandemie sei auf einen „industriellen" Unfall im Wuhan National Biosafety Laboratory zurückzuführen. Der Forscher starb im Februar 2022 im Alter von 89 Jahren in Neuilly-sur-Seine. In einem Nachruf in der Zeitschrift *Nature* war zu lesen, Montagnier habe „seine späten Lebensjahre dazu benutzt, [seine] hart erarbeitete Reputation durch parawissenschaftliche Theorien und Impfgegnerschaft zu demontieren".

Françoise Barré-Sinoussi (* 1947)

In Paris geboren und aufgewachsen, interessierte sich Françoise Sinoussi schon in jungen Jahren sehr für die Naturkunde. In den Sommerferien beobachtete sie stundenlang Insekten und versuchte zu verstehen, warum manche schneller liefen als andere. In der Schule fiel ihr großes Talent für die Naturwissenschaften auf. Schon als Studentin bemühte sie sich um einen Laborarbeitsplatz am Institut Pasteur. Aus ihrer Teilzeitstelle wurde bald eine Vollzeitbeschäftigung. An der Universität tauchte sie nur noch auf, um ihre Prüfungen abzulegen. Tatsächlich schnitt sie dabei sehr gut ab, obwohl sie sich nur anhand der Unterrichtsnotizen ihrer Kommilitonen vorbereitet hatte. Nach ihrer Promotion 1974 absolvierte Françoise Sinoussi ein Praktikum an den National Institutes of Health (NIH) in Bethesda/Maryland, bevor sie an das Pasteur-Institut in die Abteilung von Luc Montagnier zurückkehrte. 1978 heiratete sie den französischen Wissenschaftler Jean Claude Barré.

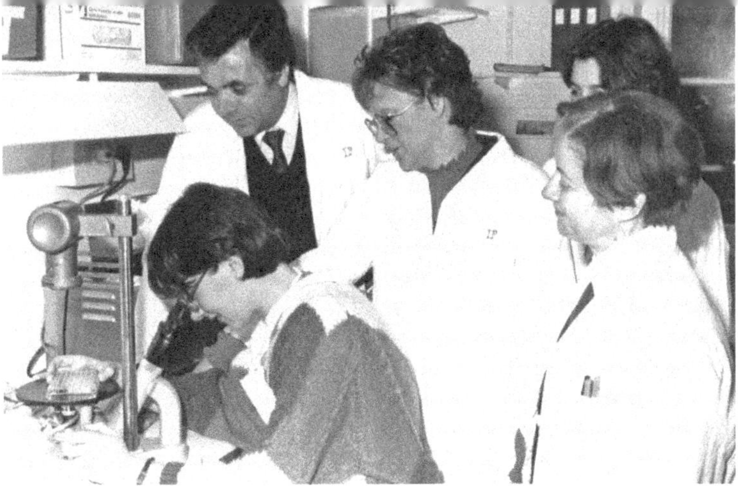

Françoise Barré-Sinoussi als junge Wissenschaftlerin am Mikroskop. *Institut Pasteur*

Ganz zu Beginn der AIDS-Epidemie, als noch niemand die Ursache für die Immunschwäche kannte, züchtete Barré-Sinoussi in Zusammenarbeit mit ihren Kollegen am Institut Pasteur ein Retrovirus aus dem Material einer Lymphknotenbiopsie eines AIDS-Patienten. Sie nannten es Lymphadenopathie-assoziiertes Virus (LAV).

Von 1986 bis 1991 führte Barré-Sinoussi als Direktorin die Abteilung für Retroviren am Institut Pasteur. Sie war beteiligt an mehr als 240 wissenschaftlichen Publikationen, referierte auf über 250 internationalen Konferenzen und bildete viele junge Forscher aus.

In den folgenden Jahren engagierte sich die französische Virologin in mehreren wissenschaftlichen Gesellschaften, Komitees und AIDS-Organisationen. Auch machte sie sich als Beraterin für die WHO und UNAIDS (Gemeinsames Programm der Vereinten Nationen für HIV/AIDS) einen Namen.

In der antiretroviralen Therapie sah sie den entscheidenden Fortschritt in der Bekämpfung von AIDS und propagierte diese in vielen Ländern der Welt. Laut UNAIDS können heute weltweit 17 Millionen HIV-infizierte Menschen darauf zugreifen und deshalb überleben. Im Dezember 2008 wurde Françoise Barré-Sinoussi schließlich zusammen mit Luc Montagnier der Nobelpreis für Physiologie oder Medizin für die Entdeckung des HI-Virus zuerkannt. Sie teilten ihn mit dem Heidelberger Krebsforscher Harald zur Hausen (* 1936), der 1976 das humane Papillomvirus (HPV) entdeckt hatte, welches unter anderem Gebärmutterhalskrebs verursacht.

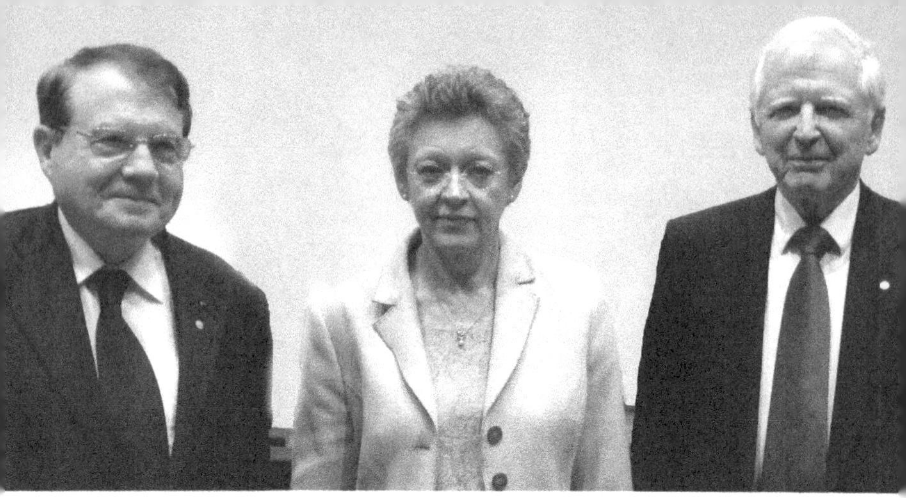

Die Nobelpreisträger Luc Montagnier und Françoise Barré-Sinoussi mit dem Heidelberger Krebsforscher Harald zur Hausen 2008 auf einer Pressekonferenz am Karolsinska Institut, Solna

Françoise Barré-Sinoussi ist eine der zwölf Frauen, die bis 2020 den Medizin-Nobelpreis erhielten. Insgesamt wurden alle Nobelpreise bis zu diesem Zeitpunkt an 782 Männer, 56 Frauen und 28 Organisationen vergeben.

2009 protestierte Barré-Sinoussi in einem Offenen Brief an Papst Benedikt XVI. gegen dessen Äußerungen, Kondome seien in der AIDS-Krise bestenfalls wirkungslos. Im Juli 2012 wurde Barré-Sinoussi Präsidentin der Internationalen AIDS Society. Fünf Jahre später zog sie sich aus Gesundheitsgründen ganz aus der wissenschaftlichen Welt zurück.

Robert C. Gallo (* 1937)

Der junge Amerikaner musste sich seinen Weg in die Forschung erkämpfen. Als Kind italienischer Einwanderer hatte er keinen leichten Einstieg. Der Vater betrieb in Waterbury/Connecticut eine kleine Schweißerei. Als Roberts Schwester Judy jung an Leukämie starb, entschloss sich der begabte Student, in die Krebsforschung zu gehen. Nach einem Biologie- und Medizinstudium machte er Karriere am Nationalen Krebs-Institut in Bethesda (Maryland), wo er 30 Jahre lang das Labor für Tumorzellbiologie leitete. Mit seinem Team entdeckte er dort zwei Retroviren (HTLV-I und II), die beim Menschen Leukämie hervorrufen können. An der fieberhaften Suche nach der Ursache von AIDS beteiligte sich Gallo ebenfalls. 1984 gab er bekannt, mit dem Retrovirus HTLV-III den AIDS-Erreger entdeckt zu haben. Dass der charmante und wortgewandte Robert Gallo daraufhin in der Öffentlichkeit wie ein Star gefeiert wurde, lag nicht zuletzt an seinem charismatischen Wesen.

Als eine von 8.000 Anwesenden bei der IV. Welt-AIDS-Konferenz 1988 in Stockholm erlebte ich Robert Gallo persönlich und war begeistert von seinem Auftritt, während Luc Montagnier eher wie ein trockener Wissenschaftler daherkam. Die seit 1985 jährlich stattfindenden Welt-AIDS-Konferenzen sind weit mehr als nur ein Zusammentreffen von Wissenschaftlern, sondern sie dienen auch dem Austausch zwischen Betroffenen, Betreuenden und Selbsthilfeorganisationen. Selbst schwerkranke AIDS-Patienten reisen an, um dort ihre Lebensumstände zu schildern.

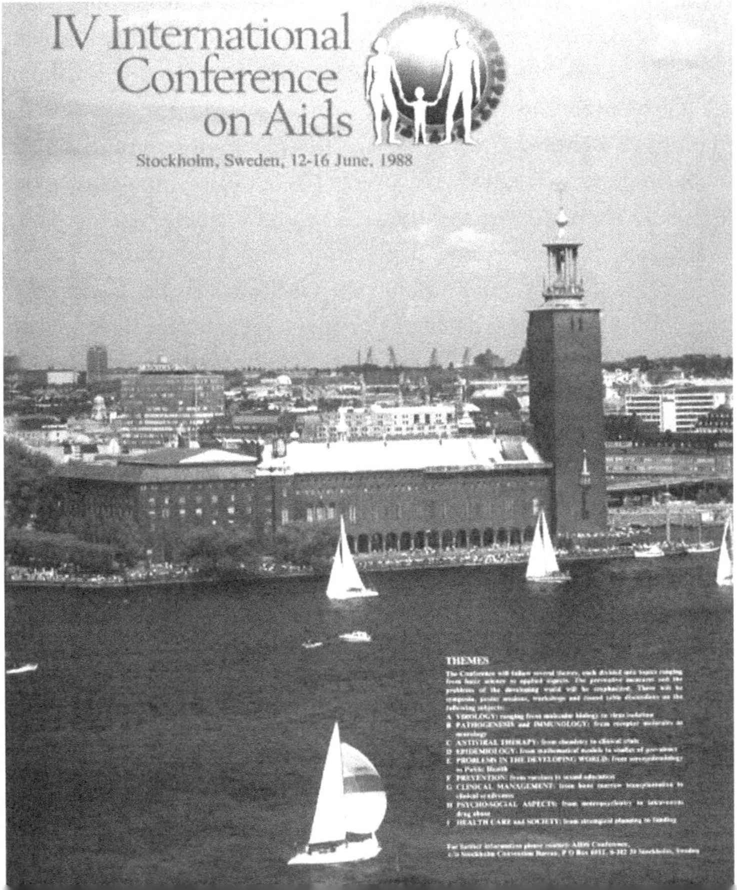

IV International Conference on Aids, Stockholm 1988. „Before Tomorrow Becomes Yesterday". *The Du Pont Company*

Von 1980 bis 1990 war Gallo mit seinen über 1.300 Publikationen der meistzitierte Wissenschaftler der Welt, bis sich herausstellte, dass sein AIDS-Erreger aus einer Probe des Institut Pasteur stammte, die Luc Montagnier seinem amerikanischen Kollegen zu Forschungszwecken überlassen hatte. HTLV-III und LAV waren also identisch.

Eine Kommission der US-Gesundheitsbehörde bezichtigte daraufhin Robert Gallo 1991 des „wissenschaftlichen Fehlverhaltens", nahm diese Anschuldigung jedoch zurück, als Gallo erklärte, dass es sich um ein Missverständnis gehandelt habe, und von seinem Anspruch der Erstentdeckung von HIV zurücktrat. In der wissenschaftlichen Welt galt es danach als unstrittig, dass die französischen Wissenschaftler vom Institut Pasteur in Paris 1983 als Erste den Erreger von AIDS isoliert hatten.

Bei der Urheberschaft ging es vor allem um wirtschaftliche Interessen, nämlich um die Patente für die beiden existierenden HIV-Testverfahren. Der Rechtsstreit beschäftigte jahrelang die Patentgerichte in Frankreich und den Vereinigten Staaten. Er wurde schließlich auf höchster politischer Ebene entschieden: Der französische Präsident Jacques Chirac und US-Präsident Ronald Reagan einigten sich im März 1987 während Chiracs Besuch in Washington darauf, die Patenteinnahmen zu teilen. Doch erst im Sommer 1994 wurde der Streit zwischen Montagnier und Gallo endgültig beigelegt.

Die beiden Forscher erschienen nun, wenn auch widerstrebend, wieder gemeinsam auf Konferenzen und nahmen bei Preisverleihungen die ihnen zugedachten Ehrungen gemeinsam in Empfang. 1996 wurde Robert Gallo Direktor des von ihm mitbegründeten Institute of Human Virology (IHV) an der medizinischen Fakultät der Universiät von Maryland in Baltimore.

Als das Nobelkomitee 2008 Luc Montagnier und seine Kollegin Francoise Barré-Sinoussi für die Entdeckung des HI-Virus auszeichnete, dürfte das für Robert Gallo eine bittere Enttäuschung gewesen sein. Schließlich hatte auch er für sich in Anspruch genommen, der Entdecker des AIDS-Virus zu sein. Erstaunlicherweise stieß die Tatsache, dass Gallo nicht berücksichtigt wurde, bei einigen namhaften Virologen auf Kritik. Selbst Luc Montagnier war überrascht, dass Gallo nicht neben ihm in Stockholm auf dem Podium stehen sollte:

> *Es war wichtig zu beweisen, dass HIV die Ursache von AIDS ist, und Gallo spielte dabei eine sehr wichtige Rolle. Es tut mir sehr leid für Robert Gallo.*

Ein Jahr, nachdem Montagnier und Barré-Sinoussi mit dem Nobelpreis geehrt worden waren, erhielt Robert Gallo immerhin den mit einer Million Dollar dotierten Dan-David-Preis in Tel Aviv.

Quellen

Bärbel Häcker: *Montagnier, Luc.* In: Werner E. Gerabek/Bernhard D. Haage/Gundolf Keil/Wolfgang Wegner (Hrsg.): *Enzyklopädie Medizingeschichte*, Berlin/New York 2005, S. 1006.

Heidi Ledford: *Luc Montagnier (1932–2022). Virologist who won a Nobel prize for discovering HIV.* In: *Nature* 603 (2022), S. 223.

Françoise Barré-Sinoussi. In: *Internationales Biographisches Archiv* 45 (2008).

From Discovery to a Cure: A Conversation with Françoise Barre-Sinoussi: https://www.iasociety.org/meet-our-members/francoise-barre-sinoussi.

Françoise Barré-Sinoussi – Biographical: https://www.nobelprize.org/prizes/medicine/2008/barre-sinoussi/biographical/.

Christina Berndt: „*Eine kräftige Ohrfeige*". In: *Süddeutsche Zeitung* vom 17. 5. 2010: https://www.sueddeutsche.de/wissen/aids-forscher-gallo-eine-kraeftige-ohrfeige-1.533800.

https://archive.ph/20091226202554/http://www.chicagotribune.com/news/nationworld/chi-100608-hiv-discovery-nobel-prizeoct07,0,7068937.story.

Jon Cohen/Martin Enserink: *HIV, HPV Researchers Honored, But One Scientist Is Left Out.* In: *Science*, 322 (5899) (2008), S. 174f.

HI-Virus, das sich aus einer Immunzelle herauslöst. *NIH*

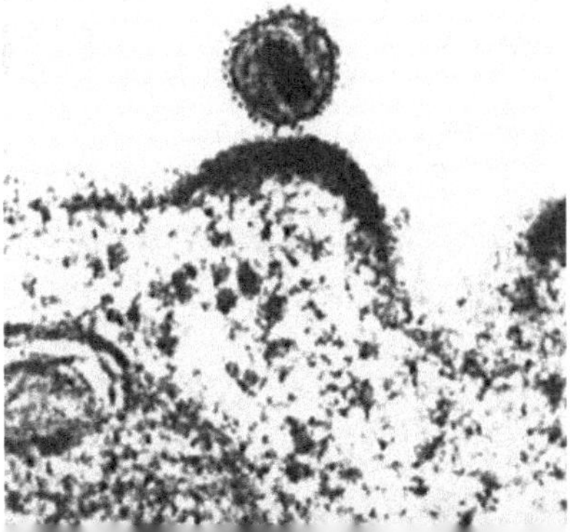

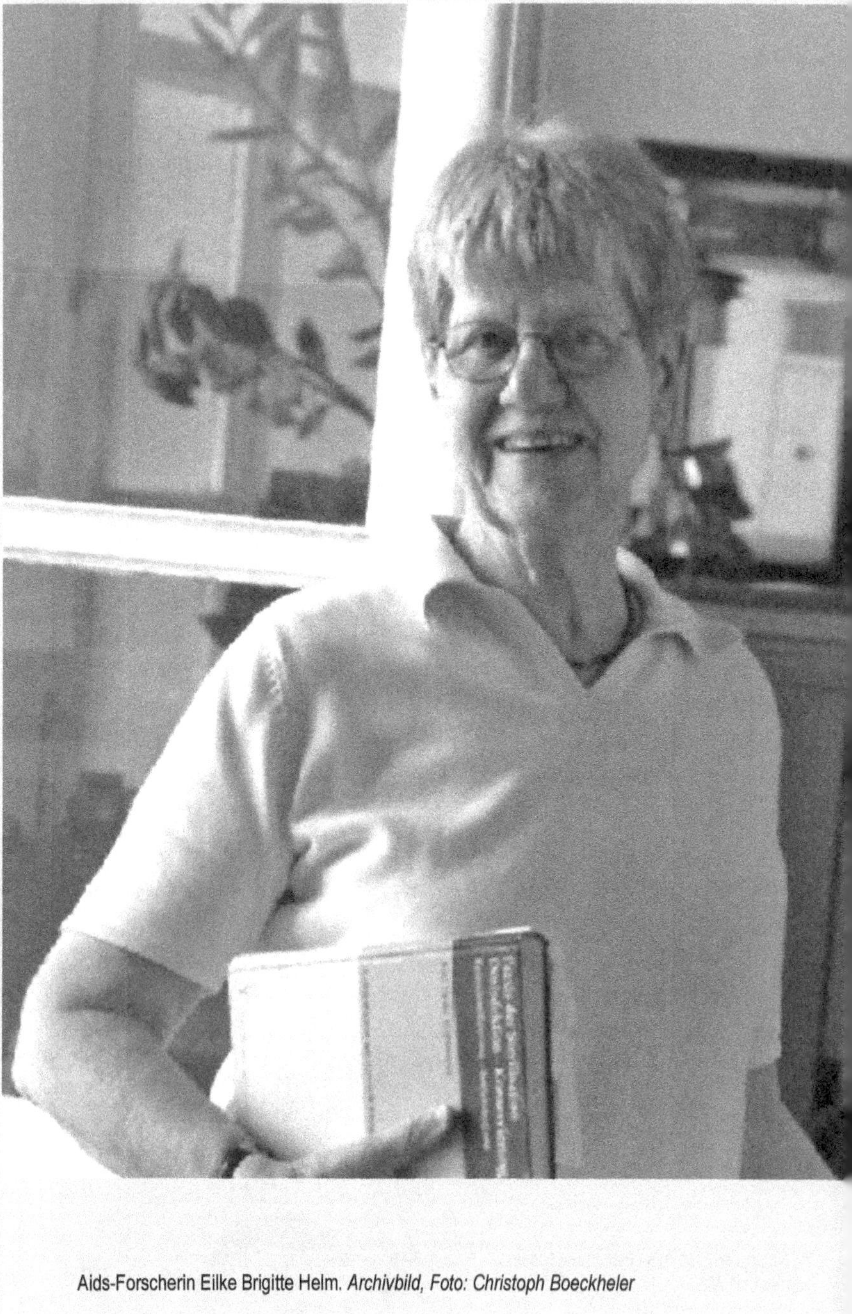

Aids-Forscherin Eilke Brigitte Helm. *Archivbild, Foto: Christoph Boeckheler*

Eilke Brigitte Helm (* 1936) – AIDS-Ärztin der ersten Stunde

Im Juni 1982 kam ein Patient mit unklaren Symptomen in die Infektionsabteilung des Frankfurter Universitätsklinikums. Der fast 40-jährige Mann war abgemagert, wirkte schwer krank und hatte hohes Fieber. Während das Krankheitsbild ihren Kollegen noch rätselhaft war, kam die zuständige Oberärztin Eilke Brigitte Helm ziemlich schnell zu der Verdachtsdiagnose, dass bei dem Patienten eine unbekannte Immunschwäche vorliegen müsse. Helm hatte 1981 zum ersten Mal von einer neuen Krankheit gehört, die im Juni des Jahres im Bulletin *Morbidity and Mortality Weekly Report* des US-Center for Disease Control (CDC) vorgestellt worden war. Es wurde dort von fünf vorher gesunden jungen homosexuellen Männern mit einer bisher unbekannten Immunschwäche berichtet. Damals waren sich die Infektiologen in der Frankfurter Uniklinik einig: „Das kriegen wir auch!"

Der Frankfurter Patient war einer der vier ersten AIDS-Kranken in Deutschland. Eilke Brigitte Helm behandelte 1982 als erste Ärztin in Deutschland diesen Patienten. Es sollten noch viele andere mehr werden.

Erste Erfahrungen mit dem tückischen Marburg-Virus

1936 wurde Eilke in Nürnberg als zweites von sechs Kindern des Kunsthistorikers Rudolf Helm und seiner Frau Charlotte Flesche geboren. Mit 20 Jahren machte sie in Kassel ihr Abitur. Danach studierte sie in Frankfurt am Main Medizin.

Nach ihrem Abschluss trat die junge Ärztin an der Frankfurter Universitätsklinik ihre erste Stelle an. Hier bekam es die Berufsanfängerin auf der Infektionsabteilung gleich mit einer bis dahin unbekannten Infektionskrankheit zu tun. Es war im August 1967, als eine Patientin eingeliefert wurde, die hohes Fieber hatte, aus allen Körperöffnungen blutete und im Schockzustand war. Wenige

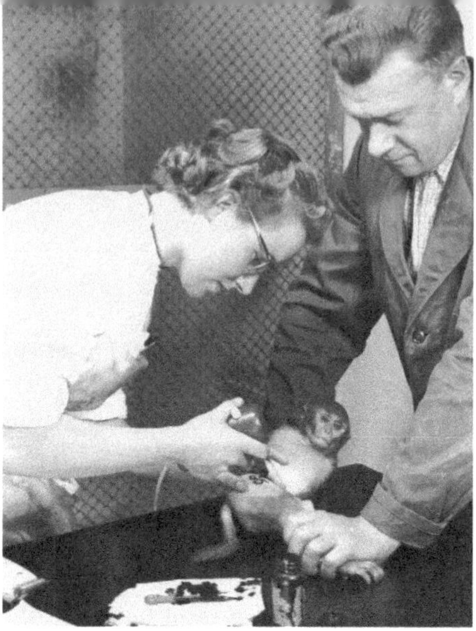

Kein Mundschutz, keine Handschuhe: 1967 war man beim Umgang mit Versuchstieren noch arglos. *Behring Archiv*

Stunden später war sie tot. Dann kam der nächste Patient mit Hämorrhagien, also Einblutungen in die Haut. Als Eilke Helm zur Mittagsbesprechung kam, verkündete sie dort:

> *Es ist möglich, dass wir eine unbekannte Virusinfektion haben, die eine hohe Letalität hat.*

Da der neu aufgenommene Patient streng isoliert werden musste, ließ sich die junge Assistenzärztin zusammen mit drei Kollegen, Pflegekräften und dem Patienten in einer provisorisch eingerichteten Quarantänestation einschließen. Der Erkrankte blutete auch aus allen Körperöffnungen und in die inneren Organe. Auch er starb ziemlich schnell. Aber dann kamen zwei weitere, die nicht so schwer erkrankt waren. Sieben Wochen blieb Helm mit dem Team und den Patienten in Quarantäne.

Kurz vor den Fällen in Frankfurt war die rätselhafte Krankheit bereits in Marburg aufgetreten. Insgesamt erkrankten 31 Personen, von denen sieben verstarben. Die Stadt Marburg befand sich im Ausnahmezustand. Im Spätsommer 1967 begann eine hektische Suche nach dem Erreger. Alle Marburger Patienten waren im Versuchstierlabor der Behringwerke tätig gewesen, und die Frankfurter Patienten hatten in einem vergleichbaren Labor des Paul-Ehrlich-

Instituts gearbeitet. Alle hatten Kontakt zu Grünen Meerkatzen aus Uganda gehabt.

Diese Affen waren in großer Zahl von den Behringwerken für die Produktion von Polio- und Masernimpfstoff als Versuchstiere importiert worden. Drei Monate brauchten die hinzugezogenen Experten aus aller Welt, bis sie das unbekannte Virus identifiziert hatten, das nach der Stadt seines ersten Auftretens benannt wurde. Nach diesem ersten Ausbruch trat das Marburg-Virus in den folgenden Jahrzehnten noch einige Male in Angola, Südafrika, Kenia, dem Kongo und Uganda auf: Im Jahr 1998 erkrankten im Kongo 154 Personen, 131 von ihnen starben. Der bisher größte Ausbruch des Marburg-Virus fand 2004/05 in Angola statt. Nur 64 von den 388 Erkrankten überlebten.

Das Infektionsgeschehen um das Marburg-Virus hatte bei Eilke Brigitte Helm großes Interesse an seltenen Infektionskrankheiten geweckt. 1969 promovierte sie über *Keime der Aeromonas-Gruppe als Erreger menschlicher Erkrankungen.* 1973 wurde sie Fachärztin für Innere Medizin. Ihre Habilitation im Jahr 1976 befasste sich mit der *Antibakteriellen Aktivität von Antibiotika in Körperflüssigkeiten.*

Helm wurde Oberärztin und Professorin am Zentrum der Inneren Medizin der Universität Frankfurt am Main, wo ihr 1982 der erste AIDS-Patient begegnete.

Die Einrichtung einer AIDS-Ambulanz

Kurz nach dem ersten AIDS-Patienten kam der nächste mit vergleichbarer Symptomatik auf die Infektionsabteilung. Beide starben bald darauf. In der *Deutschen Medizinischen Wochenschrift* äußerte sich Eilke Brigitte Helm schon sehr früh: „Die Langzeitprognose der LAV/HTLV-3-Infektion ist bemerkenswert schlecht."

Zusammen mit dem Berliner Virologen Reinhard Kurt und der Frankfurter Biochemikerin Helga Rübsamen-Waigmann gelang es Helm, 1984 aus den Blutproben weiterer AIDS-Patienten einen vorläufigen HIV-Test zu entwickeln.

In der Klinik richtete Helm mit ihren Kollegen eine Ambulanz für die Sexualpartner der Patienten ein. Auch andere potenziell

Betroffene konnten sich hier anonym und kostenlos auf HIV testen lassen. Die Ärztin besuchte abends die Frankfurter Schwulenkneipen, hielt dort Vorträge und lud zum Testen ein. Das Interesse an diesen Informationsabenden war überwältigend. Bis Herbst 1984 waren 450 Menschen zum Test erschienen.

Zwei Drittel der HIV-Tests aus den Hochrisikogruppen fielen positiv aus. Die meisten kamen zur stationären Behandlung zu Helm in die Klinik, allerdings meistens erst in einem sehr späten Stadium. Für die Ärzte und das Pflegepersonal auf der AIDS-Station war es schwer zu verkraften, wenn sie am Montag feststellten, dass am Wochenende zuvor wieder mehrere Patienten gestorben waren.

Die Frankfurter AIDS-Ambulanz wurde ein Vorreiter im Kampf gegen die Krankheit. Die Betroffenen mussten hier nicht fürchten, diskriminiert zu werden. Das Klima in der Frankfurter AIDS-Ambulanz war unaufgeregt und sachlich. Bis zur Einführung der antiretroviralen Therapie blieb letztlich jedoch nur die Beratung und würdevolle Begleitung bis zum Ende.

Dennoch gab es auch HIV-Infizierte, bei denen AIDS sehr lange nicht ausbrach. Einige der in den 1980er-Jahren positiv Getesteten erschienen unter antiretroviraler Therapie noch 25 Jahre lang in Helms Sprechstunde.

Die Kollegen schätzten an Helm „die unendliche Gelassenheit, die sie beim Umgang mit den hochinfektiösen Patienten an den Tag legte." Angst vor eigener Ansteckung hatte die Ärztin nicht. Damals war es üblich, ohne besondere Schutzkleidung ans Krankenbett zu treten. Blutentnahmen erfolgten ohne Handschuhe, weil man meinte, dann geschickter zu sein. Eine Quarantäne stand nicht zur Diskussion, weil über den Übertragungsweg Klarheit herrschte. Nur bei Nadelstichverletzungen an einem Patienten, der viele Viren im Blut hatte, bestand für die Behandelnden die Gefahr, sich anzustecken.

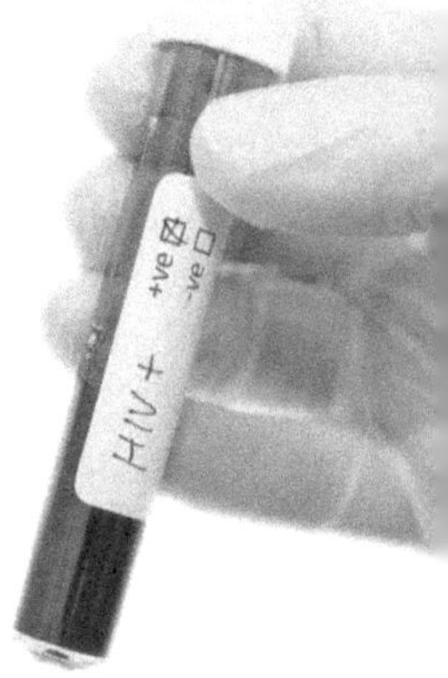

Ein positiver HIV-Test

Heute gibt es viele verschiedene Methoden, wie man das HI-Virus im Körper eines Patienten nachweisen kann. Als erste Wahl kommt meist der ELISA-Test zum Einsatz, da er wenig Aufwand verursacht und kostengünstig ist. Als vertrauenswürdig gelten ELISA-Tests, die ca. sechs Wochen nach der Infektion durchgeführt wurden. Wenn der Test grenzwertig oder positiv ausfällt, wird ein Folgetest angeschlossen. Das kann heute ein PCR-Test sein oder aber der Western-Blot-Test, eine Nachweismethode für HIV-Antikörper. Er gilt als Bestätigungstest, der falsch positive Ergebnisse ausfiltern soll.

Relativ früh erkannte Helm, welche Katastrophe auf Patienten zukam, die HIV-kontaminierte Blutprodukte erhalten hatten, denn erst ab 1985 konnte das Blut auf das HI-Virus getestet werden. Da war beispielsweise die Patientin, die im Dezember 1983 bei einer Operation eine Bluttransfusion erhalten hatte. 22 Jahre später erkrankte die Frau an AIDS. Oder das HIV-positive Kind, dessen inzwischen verstorbener Vater 1984 nach einem Unfall Blutprodukte erhalten hatte. Er war ohne sein Wissen mit HIV und Hepatitis C infiziert worden, hatte seine Frau angesteckt und diese bei der Geburt das gemeinsame Kind. HIV-Tests in der Schwangerenvorsorge waren damals nicht obligatorisch und sind auch heute noch freiwillig.

Eilke Brigitte Helm setzte sich bei Gesundheitsbehörden und Politikern dafür ein, dass alle Patienten, die vor 1985 Blut und Blutprodukte bekommen hatten, getestet werden sollten. Daraufhin wurde sie als Panikmacherin verschrien. Selbst die Aidshilfe warf ihr vor, sie würde die Leute diskriminieren. Aus heutiger Sicht hatte die Ärztin aber mit ihren Mahnungen fast immer Recht: „Nur wer weiß, dass er positiv ist, kann therapiert werden und sich und seine Partner schützen."

Kampf gegen Panik und Fehleinschätzungen

Die späten 1980er-Jahre waren geprägt von Ratlosigkeit, Hysterie und Aktionismus, an dem auch Politiker nicht unbeteiligt waren. Unsinnige Aktionen wurden ins Leben gerufen, wie der Maßnahmenkatalog des CSU-Politikers Peter Gauweiler, Staatssekretär im

Bayrischen Innenministerium, der zwischen 1987 und 1995 Beamtenanwärter bei der Einstellung zwangsweise auf HIV testen ließ. Nur vier der knapp 80.000 durchgeführten HIV-Tests fielen positiv aus. Auch wollte Gauweiler AIDS-Kranke in speziellen Heimen absondern lassen. Selbst in der Ärzteschaft zeigte sich mancher Kollege überfordert: Chirurgen vermieden es, HIV-Positive zu operieren, indem sie Terminprobleme und Hinderungsgründe vorgaben. Scharlatane verdienten Geld mit absurden Therapien. Gegen all diese Dinge zog Helm zu Felde.

Für die Frankfurter Ärztin war die genaue Erfassung der AIDS-Fälle von größter Wichtigkeit. Immer wieder kritisierte sie die „Meldeunfreudigkeit" ihrer Kollegen gegenüber dem Melderegister des RKI. Beispielweise wurden AIDS-Patienten, die Suizid verübten, nicht erfasst, ebenso wenig Drogenabhängige, die vor Ausbruch der AIDS-Erkrankung starben. Mitte der 1990er-Jahre erlebte die Frankfurter AIDS-Ambulanz den Gipfel der AIDS-Todesfälle. Durch die Zulassung der antiretroviral wirkenden Medikamente besserte sich ab 1996 schließlich die Situation.

Neben ihrer Lehrtätigkeit betrieb Helm eigene Forschungen zum Krankheitsbild AIDS. Daneben war sie Mitglied des Nationalen AIDS-Beirates und Mitherausgeberin der Loseblattsammlung *AIDS und die Vorstadien*, einer wichtigen Arbeitsgrundlage für die Praxis.

Ihr Engagement brachte ihr zahlreiche Wissenschaftspreise ein. Bis zu ihrer Pensionierung im Jahr 2003 widmete sich Eilke Brigitte Helm den Infektions- und AIDS-Kranken an der Frankfurter

GIB AIDS
KEINE
CHANCE

Logo der Kampagne der Bundes zentrale für gesundheitliche Aufklärung. *RKI*

Uniklinik. Danach arbeitete sie weiter in einer HIV-Schwerpunkt-praxis in Frankfurt, bis sie 2015 mit 79 Jahren endgültig in den Ruhestand ging. Ihre Kollegen und Weggefährten ehrten die bedeutendste deutsche Pionierin im Kampf gegen AIDS zum Abschied mit einem ihr gewidmeten wissenschaftlichen Symposium.

Quellen

Pete Smith: *Eilke Brigitte Helm. AIDS-Ärztin der ersten Stunde*: https://www.aerztezeitung.de/Panorama/AIDS-Aerztin-der-ersten-Stunde-249301.html.

Dagmar Röhrlich: *Marburg-Virus wird unter dem Mikroskop entdeckt*: https://www.deutschlandfunk.de/vor-50-jahren-marburg-virus-wird-unter-dem-mikroskop-100.html.

Affen-Seuche: Spur im Dunkel. In: *Der Spiegel* Nr. 37 (1967), S. 128f.

WHO: *Marburg Haemorrhagic Fever in Angola* – update 20 vom 27. Mai 2005.

„Mehrere Tote an einem Wochenende, das müssen Sie erst mal verkraften". In: *Süddeutsche Zeitung Magazin* vom 21. 1. 2015: https://sz-magazin.sueddeutsche.de/gesundheit/mehrere-tote-an-einem-wochenende-das-muessen-sie-erst-mal-verkraften-80923.

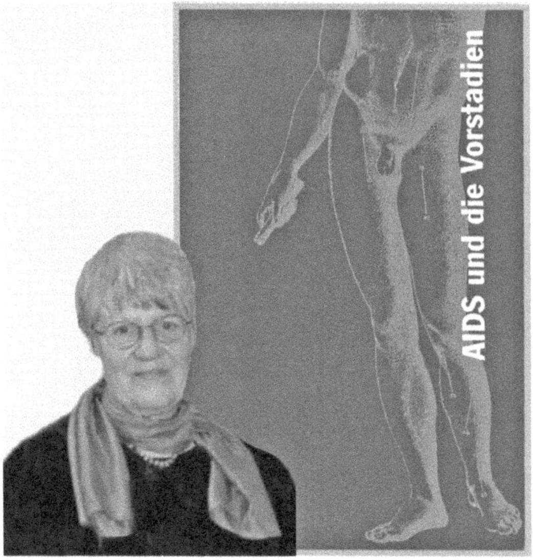

Prof. Eilke Brigitte Helm mit ihrer Schriftenreihe *AIDS und die Vorstadien. Foto von Helm anonym. Aus:* HIV&more 2/2006 *(Archiv), S. 12 (F)*

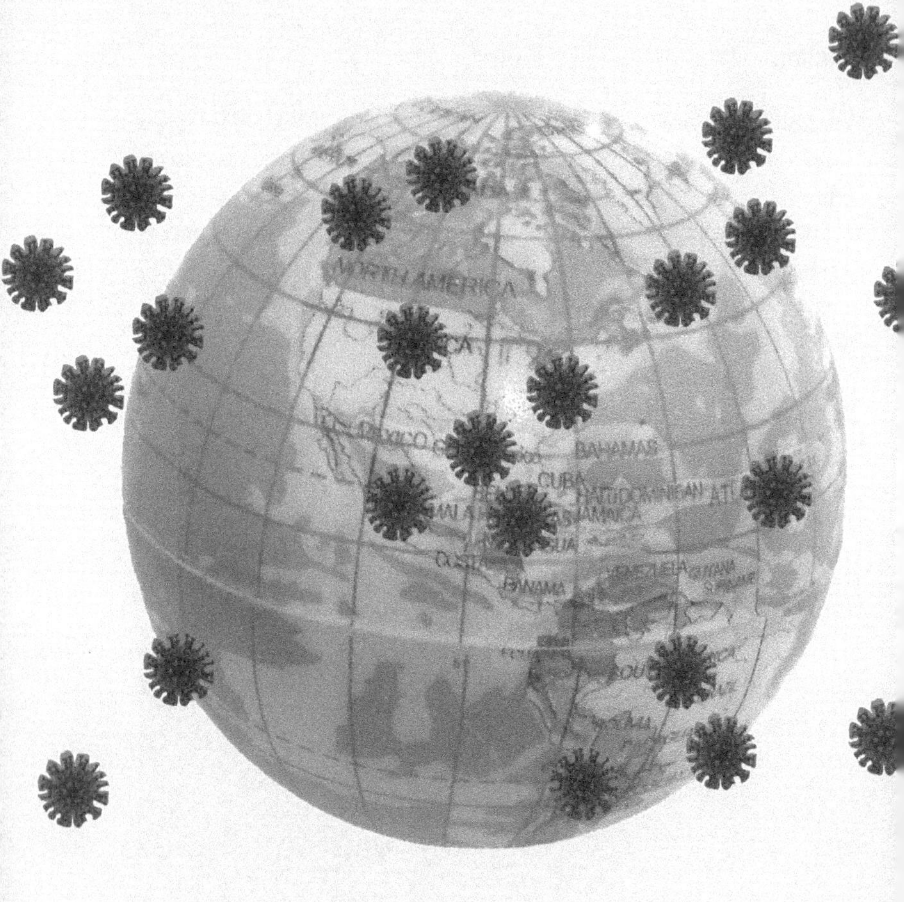

Wehe, wenn sie losgelassen … Coronaviren sorgen für neue Pandemien. *(F)*

Corona und kein Ende – Pandemien des 21. Jahrhunderts

Am 31. Dezember 2019 wurde die WHO erstmals über Fälle von Lungenentzündungen mit unbekannter Ursache informiert, die in der chinesischen Millionenstadt Wuhan aufgetreten waren. Sieben Tage später identifizierten chinesische Forscher das neuartige Coronavirus SARS-CoV-2 als Ursache. Die dadurch ausgelöste Erkrankung erhielt den Namen COVID-19 (Corona Virus Disease 2019).

Wo kam das neue Coronavirus her? Und wie ist es auf den Menschen übertragen worden? Zu diesen Fragen entstanden viele unterschiedliche Theorien. Heute gilt als gesichert: Das neue Coronavirus, das von 2020 bis 2022 die Welt in Atem hielt, ist Ende 2019 in Wuhan auf den Menschen übergesprungen, so wie das bei fast allen vorherigen Pandemien der Fall war. Daneben hält sich hartnäckig die unbewiesene Theorie, das Coronavirus sei aus dem Forschungsinstitut in Wuhan entwichen und so in die Welt gelangt. Zwei Jahre nach Pandemiebeginn hatte der Erreger die ganze Welt umrundet.

Wehe, wenn sie losgelassen ...

Coronaviren sind keine Neuheit. Sie wurden 1966 von der britischen Virologin June Almeida (1930–2007) durch Elektronenmikroskopie nachwiesen. Weil ihre mit Spikes besetzte Hülle an eine Sonnenkorona erinnert, wurden sie Coronaviren genannt. Üblicherweise treiben sie sich unbemerkt als Erkältungserreger in der Bevölkerung herum.

Da manche Viren dazu neigen, sehr schnell zu mutieren, können sie durch Überwinden der Artengrenze verschiedene Wirte infizieren. Dann werden sie zu herumschwirrenden Zeitbomben. Durch ein solches Überspringen von Tieren auf den Menschen hatte bereits 2002/03 ein anderes Coronavirus die SARS-Pandemie (Severe Acute Respiratory Syndrome) verursacht.

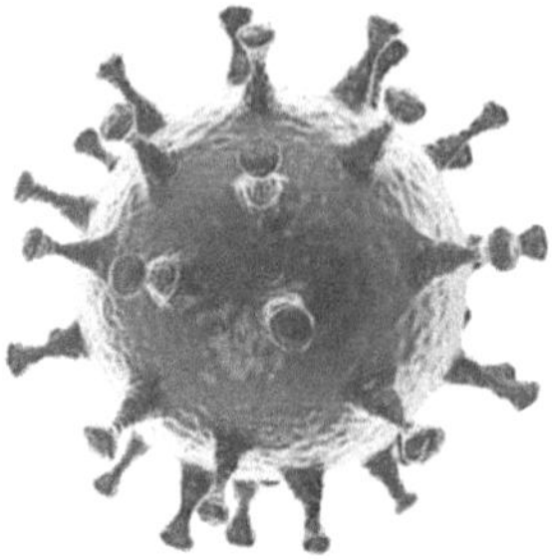

Schematische Darstellung eines Coronavirus mit seiner mit Spikes besetzten Hülle, 2020. *RKI*

Liu Jianlun, ein pensionierter Arzt aus der Provinz Guangdong, der zu einer Familienfeier nach Hongkong reiste und im Zimmer 911 des Hotel Metropol abstieg, wurde damals zum Superspreader von SARS. Mehr als 4.000 Fälle ließen sich im Nachhinein direkt oder indirekt auf ihn zurückverfolgen. Das war fast die Hälfte aller Fälle weltweit. Am Ende berichtete die WHO von 8.089 Infizierten in 29 Ländern und 774 Toten, das entspricht einer Sterberate zwischen neun und zwölf Prozent je nach Land. Das US-amerikanische Magazin *Newsweek* widmete SARS im Juni 2003 eine Spezialausgabe und titelte, ein neues Zeitalter der Epidemien sei angebrochen. So unrecht hatten die Journalisten damit nicht.

Alle zehn Jahre scheinen sich in diesem Jahrhundert die Coronaviren mit neuen gefährlichen Mutationen wieder zurückzumelden: 2012 löste das MERS-Virus (Middle East Respiratory Syndrome Coronavirus) Lungenentzündungen, Magen-Darm-Beschwerden und Nierenversagen aus. Aus 27 Ländern, vorwiegend aber aus Saudi-Arabien, wurden fast 2.500 Erkrankungsfälle und 858 Todesfälle gemeldet. Die extrem hohe Sterberate von 35 Prozent kam zustande, weil symptomlose Infizierte – anders als bei der aktuellen Coronapandemie – nicht mitgezählt wurden. Alle Betroffenen waren vorher – als Einheimische oder als Touristen – auf der Arabischen Halbinsel gewesen. Inzwischen ist nachgewiesen, dass dieses Mal Dromedare die Hauptrolle bei der Übertragung auf den Menschen gespielt haben: durch Kamelmilch, den Genuss von Dromedarfleisch oder körperlichen Kontakt.

Die „Russische Grippe" von 1889/90 – Die erste Coronapandemie?

Man schrieb das Jahr 1889. Aus Zentralasien kam eine Infektionswelle zunächst nach Russland, dann griff sie auf Europa über. Viele Menschen erkrankten nur leicht. Meist litten sie drei Tage lang unter Fieber, Kopf- und Gliederschmerzen, Übelkeit und Erbrechen. Doch bei einem gewissen Teil der Kranken kam es zu Lungenentzündungen mit schwerer Atemnot, die zum Tode führten. Anders als bei der üblichen Influenza befiel die Krankheit vor allem ältere Menschen. Unter dem Namen „Russische Grippe" – nicht zu verwechseln mit der gleichnamigen Grippewelle von 1977/78 – umrundete sie von 1889 bis 1895 mehrmals den Globus, forderte insgesamt rund eine Million Todesopfer und wurde als die zweitschlimmste Grippewelle der Neuzeit eingestuft.

Nach zeitgenössischen Berichten trat die Russische Grippe im Frühjahr 1889 zuerst in Usbekistan, Kirgisistan und Kasachstan auf. Entlang der gerade fertiggestellten Transkaspischen und Transsibirischen Eisenbahn drang die Seuche in Russland bis nach St. Petersburg vor, wo es im Herbst 1889 zu einer explosionsartigen Ausbreitung kam; Schulen und Fabriken mussten geschlossen werden.

Danach erreichte der Erreger entlang der Eisenbahntrassen Berlin, Wien, Paris und London. Anfangs sprach man von einer „Modekrankheit". Wieder einmal waren die Ärzte ratlos, während die Zahl der Erkrankten weiter in die Höhe schnellte. Der Berliner Arzt Jacob Ruhemann schrieb über diese Influenza in dem Winter 1889/90:

> *Fast Dreiviertel der über den Krankenbetten angebrachten Schilder trug den Namen Influenza, und die Hospitaldirektoren bemühten sich eifrig um Vermehrung der Krankenbetten. Eine große, nicht zu bestimmende Zahl Ärzte musste sich niederlegen, während der Rest derselben sozusagen nicht aus den Stiefeln kam und übermenschlich arbeiten musste.*

Wo die Russische Grippe auftauchte, steckten sich große Teile der Bevölkerung an. Es erkrankten nicht nur Eisenbahner, Postboten und Arbeiter, sondern auch Angehörige der höheren Gesellschaftskreise. Zeitungen berichteten von einer Reihe prominenter Patienten: dem russischen Zaren, dem jungen deutschen Kaiser Wilhelm II., dessen Großmutter Kaiserin Augusta, die an dieser Grippe starb. Auch die britische Königin Victoria erkrankte sowie ihr

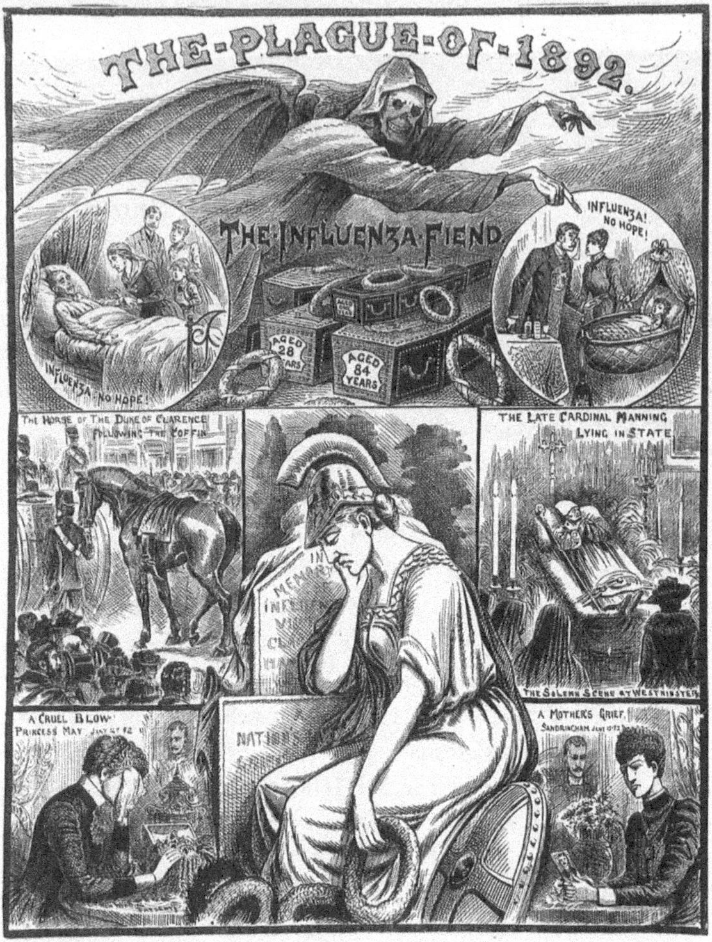

Die „Russische Gippe" von 1892, die gar keine Influenza war, sondern sehr wahrscheinlich die erste Corona-Pandemie der Geschichte. *Frontseite der* Illustrated Police News *vom 30. Januar 1892. The British Library Board*

Premierminister Lord Salisbury und ihr Enkel, Prinz Albert Victor, Duke of Clarence and Avondale, potenzieller britischer Thronfolger. Er starb 1892 im Alter von nur 28 Jahren an einer „Grippepneumonie". Die meisten Todesopfer waren jedoch Menschen in höherem Lebensalter.

Die Gesundheitsbehörden in Berlin und Zürich meldeten 1890, dass in den Städten zwischen ein Drittel bis über die Hälfte der Einwohner „von der Influenza befallen" seien, während die dänischen

Behörden gar von 75 Prozent berichteten. Einige Ärzte vermuteten, dass enge Wohnverhältnisse die Ansteckungen begünstigten. Doch klare Infektionsketten waren nicht zu erkennen.

In Ermanglung spezifischer Medikamente verordneten die Ärzte Substanzen wie Quecksilberchlorid, Strychnin, Schwefel, Iodoform, Tanninsäure, Resorcin oder Chinoidin. In England und Wales empfahl die Regierung erkrankten Bürgern in einem Merkblatt, „im Bett zu bleiben, sich warm zu halten, Brandy zu trinken [und] Chinin und Opium einzunehmen."

Mit den voll belegten Auswandererschiffen gelangte die Krankheit nach Übersee, wo man sie anfangs ebenfalls für eine ungefährliche Erkältung hielt. Urplötzlich tauchte sie in verschiedenen amerikanischen Städten auf, im Dezember 1889 in Boston und New York, wo über 100.000 Menschen erkrankten. Wieder zwei Monate später breitete sie sich zeitgleich in Indien, China, Ostafrika, Australien, Neuseeland und Indonesien aus. Nach einem kurzen Abflauen brach im Herbst 1890 eine zweite Welle los, härter und mehr Todesopfer fordernd als die erste. Bis 1895 folgten drei weitere Wellen.

Der deutsche Neurologe Julius Althaus (1833–1900) beschrieb „Langzeitfolgen im Nervensystem, die üblicherweise nicht von Influenza ausgelöst werden" und entweder nach der Erkrankung weiterbestanden oder nach anfänglicher Beschwerdefreiheit neu auftraten. Sie entsprachen Antriebsstörungen im Sinne eines Fatigue-Syndroms. Damals bezeichnete man sie als Postinfluenza-Depression, Lethargie, grippale Katalepsie, hysterisches Koma oder Neurasthenie.

Kein Grippevirus, sondern das Coronavirus HCoV-OC43

Als die Pandemie 1892 gerade abebbte, behauptete der Assistent von Robert Koch, der 33-jährige Bakteriologe Richard Pfeiffer (1858–1945), das vermeintliche „Influenza-Bakterium" entdeckt zu haben und nannte es folglich *Haemophilus influenzae.* Mit der Pandemie von 1889/90 hatte dieser Erreger allerdings nichts zu tun.

Er ruft vor allem bei Kindern Schnupfen hervor, kann aber auch Mittelohrentzündung, Pneumonie, Meningitis und sogar Sepsis auslösen. 1990 wurde eine Schutzimpfung gegen *Haemophilus influenzae* in den Impfkalender für Kleinkinder aufgenommen.

Noch in den 2000er-Jahren vermuteten Forscher, dass der Auslöser der Russischen Grippe die Influenzaviren A/H2N2 oder A/H3N8, ein Pferdeinfluenzavirus, gewesen seien. Doch vieles an der Pandemie von 1889 war untypisch für ein Influenzavirus. Und wieso kehrte diese Seuche fast fünf Jahre lang in neuen Wellen immer wieder? Neuerdings gibt es ernstzunehmende Überlegungen, dass es sich damals um einen ganz anderen Erreger gehandelt haben könnte.

Ein belgisches Forscherteam vermutete bereits vor 17 Jahren, dass die Russische Grippe von 1889 durch ein Coronavirus ausgelöst worden sein könnte. Dänische Forscher griffen diese Hypothese nach Ausbruch der Covid-19-Pandemie wieder auf.

Die Epidemiologin Lone Simonsen (* 1959) von der Universität Roskilde entdeckte im Frühjahr 2020 bei der Auswertung historischer Krankheitsdaten erstaunliche Parallelen zwischen der neuen Pandemie und der Russischen Grippe von 1889:

1) Es starben vorwiegend alte Menschen.
2) Es traten Fieber und Atemnot auf, aber nicht die für Grippe typischen Symptome.
3) Es gab auch damals auffällig viele Erschöpfungszustände und psychische Störungen, ähnlich denen, die heute als Post-Covid- oder Long-Covid-Syndrom beschrieben werden.

Während der Coronapandemie erlangte Lone Simonsen durch ihre Medienauftritte in Dänemark einen ähnlichen Bekanntheitsgrad wie Christian Drosten in Deutschland. Die Professorin für Bevölkerungsgesundheitswissenschaften wurde damit quasi zur Corona-Erklärerin in Dänemark. Nach einem Studium der Biologie und Chemie an der Universität Roskilde hatte sie in Amherst an der Universität von Massachusetts mit einer Dissertation über Populationsgenetik promoviert. Als Infektionsepidemiologin arbeitete sie bei US-amerikanischen Gesundheitsbehörden wie CDC und NIH unter anderem an Themen wie HIV, Tuberkulose, Antibiotikaresistenz,

Lone Simonson von der Roskilde-Universität in Dänemark 2020. *Videnskabernes Selskab (Gesellschaft der Wissensenschaften in Dänemark)*

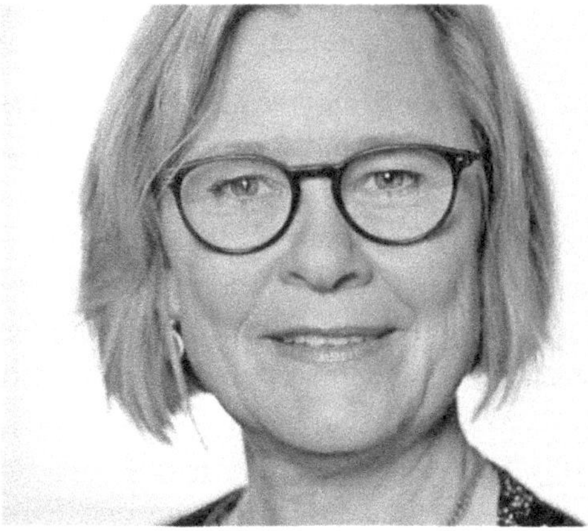

SARS, Grippepandemien und Bewertung von Impfprogrammen. Im Jahr 2014 kehrte Simonsen nach Dänemark zurück, hatte zunächst die „Marie-Curie-Aktion-Gastprofessur" an der Universität von Kopenhagen inne, bevor sie den Lehrstuhl in Roskilde erhielt. Darüber hinaus hat sie eine Position als Forschungsprofessorin für globale Gesundheit an der George Washington University in D.C. inne. Sie ist Mitglied der Königlich Dänischen Akademie der Wissenschaften. Ihre aktuelle Forschung konzentriert sich auf die Modellierung historischer und aktueller Pandemien. Dabei stieß sie auf die Ähnlichkeiten zwischen der Coronapandemie von 2020 und der Russischen Grippe von 1889.

Die dänische Forscherin geht nach ihren vergleichenden Forschungen davon aus, dass der Erreger von 1889 in Wirklichkeit von einer Kuhseuche stammte, die den Sprung auf den Menschen geschafft hatte. Denn in der zweiten Hälfte des 19. Jahrhunderts grassierte im Süden Russlands eine Rinder-Lungenseuche, derentwegen viel Vieh geschlachtet werden musste. Es ist bekannt, dass gerade Schlachtvorgänge die besten Bedingungen für das Übergehen von Tierviren auf den Menschen darstellen. Angesichts der großen Armut im zaristischen Russland ist anzunehmen, dass geschlachtete Tiere ungeachtet ihrer möglichen Infektiosität verzehrt worden waren. Seit dem SARS-Ausbruch von 2002 weiß man, dass Coronaviren, wenn sie erstmals von Tieren auf den Menschen übergehen, besonders gefährlich sind, weil der Mensch keine Immunität gegen diese neuen Erreger besitzt.

Lone Simonsen ist überzeugt, dass die Russische Grippe von einem Vorgänger des heutigen Humanen Coronavirus HCoV-OC43 ausgelöst wurde. Anhand von Gensequenzen von OC43 aus alten Blutproben von Tieren und Menschen aus verschiedenen Jahren konnte sie zusammen mit Bioinformatikern unter Einsatz modernster Computertechnik eine Rückmutation dieses Erregers simulieren. Diese Rückrechnung führte sie zu der Erkenntnis, dass dieses Coronavirus sehr wahrscheinlich kurz vor dem Jahr 1890 von Kühen auf den Menschen übergesprungen ist.

Demnach war die damalige Russische Grippe die wahrscheinlich erste Coronapandemie der Neuzeit. Der endgültige Beweis dafür steht allerdings noch aus. Anders als bei der Spanischen Grippe hat man noch keine gefrorenen Leichen aus dieser Pandemie im Permafrostboden gefunden, aus denen sich der Erreger noch hätte rekonstruieren lassen.

Heute ist das Coronavirus OC43 nur noch ein harmloses Schnupfenvirus, das dem Menschen nach 130 Jahre nicht mehr viel anhaben kann. Es ist aktuell für zehn bis 30 Prozent der winterlichen Erkältungskrankheiten verantwortlich. Mutmaßlich wird auch das aktuelle Coronavirus zu einer für den Menschen harmlosen Form mutieren, wenn auch hoffentlich nach einer kürzeren Zeitspanne.

Quellen

Rebecca Onion: *We've Had a Lot of Pandemics Lately. Have We Learned Anything From Them?*: https://slate.com/human-interest/2020/01/coronavirus-outbreak-sars-swine-flu-viral-history.html (30. 1. 2020).

M. A. Lunz: *Einiges über die Influenza-Epidemie in Moskau 1889.* In: *Deutsche Medizinische Wochenschrift* 16, Nr. 18 (1890), S. 378–380.

Jacob Ruhemann: D*ie Influenza in dem Winter 1889/90*, Berlin 1891, S. 53.

Peter Mühlbauer: *Hatte Covid-19 einen historischen Vorgänger?*: https://www.heise.de/tp/features/Hatte-Covid-19-einen-historischen-Vorgaenger-4884869.html (3. 9. 2020).

F. B. Smith: *The Russian Influenza in the United Kingdom, 1889–1894.* In: *Social History of Medicine* 8, Nr. 1 (1995), S. 55–73.

Eva Stanzl: *Covid könnte sich zu Schnupfen entwickeln*: https://www.wienerzeitung.at/nachrichten/wissen/mensch/2088763-Covid-koennte-sich-zu-Schnupfen-entwickeln.html (15. 1. 2021).

Harald Brüssow/Lutz Brüssow: *Clinical evidence that the pandemic from 1889 to 1891 commonly called the Russian flu might have been an earlier coronavirus pandemic.* In: Microbial Biotechnology, 2021.

Lone Simonsen: https://forskning.ruc.dk/en/persons/lonesimo.

„Die ganze Welt (jeder) hat sie, die Influenza". *Zeitgenössische französische Karikatur* Der Tanz der Ärtze und Apotheker, *CC BY 4.0*

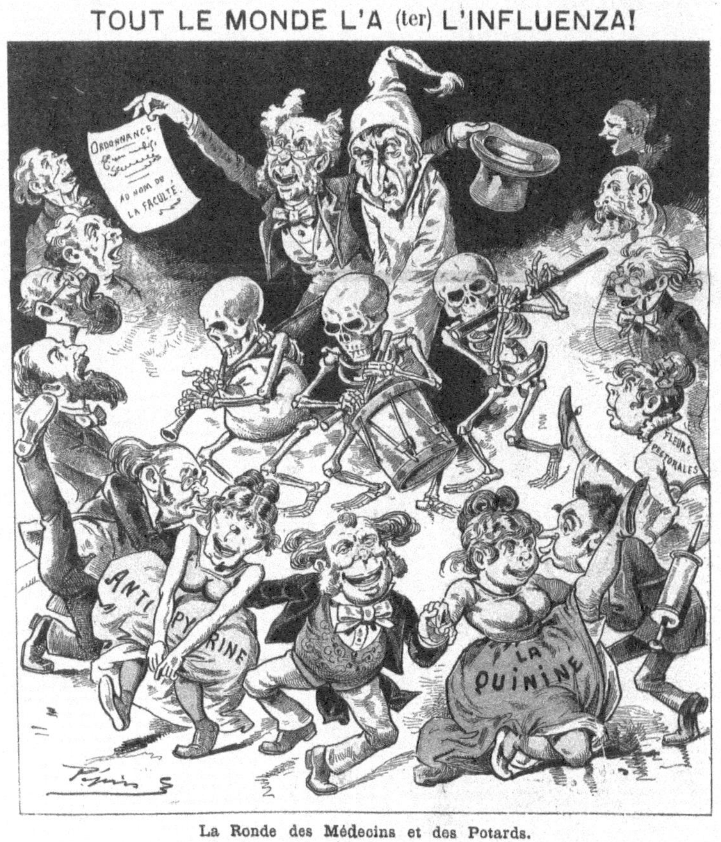
TOUT LE MONDE L'A (ter) L'INFLUENZA!
ORDONNANCE
AU NOM DE LA FACULTÉ
FLEURS PECTORALES
ANTIPYRINE
LA QUININE
La Ronde des Médecins et des Potards.

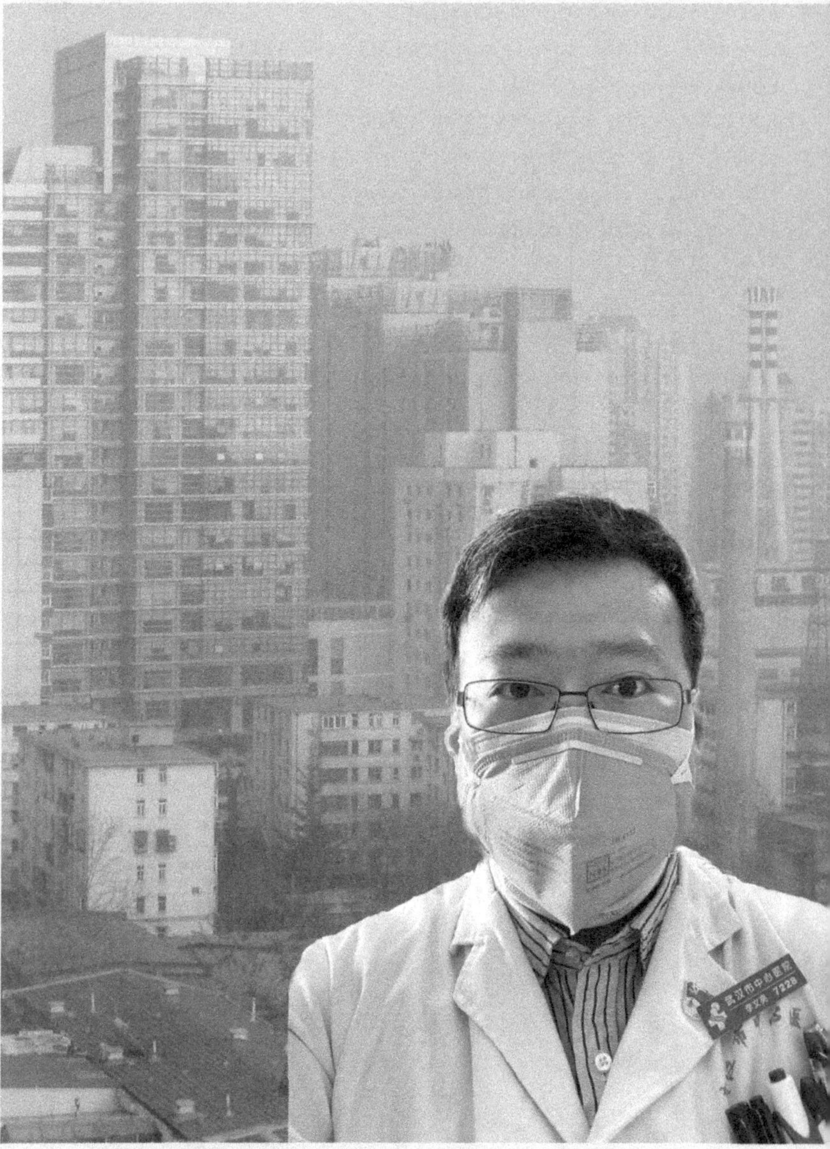

Der Arzt Li Wenliang 2019 vor der Kulisse einer chinesischen Millionenstadt *(F)*

Li Wenliang (1986–2020) und der Ausbruch von Covid-19

Nach den Erfahrungen mit der SARS-Pandemie, die 2002 in der chinesischen Provinz Guandong ausgebrochen war und von den chinesischen Verantwortlichen wochenlang verheimlicht wurde, sollte man meinen, dass China alles daransetzen würde, es beim nächsten Ausbruch besser zu machen. Aber weit gefehlt!

Am 1. Dezember 2019 wurde ein 70-jähriger Mann mit einer „ungewöhnlichen Lungenentzündung" ins Zentralkrankenhaus in Wuhan eingeliefert, den die Experten rückblickend als Patient Null der Corona-Pandemie definierten, die seit 2020 die Welt in Aufregung versetzt. Am 11. Dezember 2019 gab es bereits 70 bis 200 weitere Infizierte. Am 21. Dezember waren es schon über tausend. Ein Arzt aus dem Krankenhaus in Wuhan veranlasste bei einem der stationären Patienten eine genetische Analyse aus einem Lungenabstrich. Fünf Tage später stand fest, dass es sich um ein SARS-ähnliches Coronavirus handelte. Bis zum 30. Dezember wussten alle politisch Verantwortlichen in China von dem Ergebnis, unterrichteten aber nicht die WHO. Der Erreger wurde in China anfangs fälschlicherweise als SARS gedeutet. Schon in der Silvesternacht 2019/20 tauschten sich chinesische und US-amerikanische Experten auf einer wissenschaftlichen Plattform über die Ereignisse aus.

Ein mutiger junger Arzt aus Wuhan

In der letzten Dezemberwoche 2019 wurden sieben Patienten mit Lungenentzündungen ins Zentralkrankenhaus Wuhan eingeliefert, die offensichtlich alle auf dem „Huanan Seafood Wholesale Market" als Händler gearbeitet hatten. Ihre Symptome erinnerten den jungen Augenarzt Li Wenliang an die SARS-Pandemie 2002. Damit lag für ihn die Vermutung nahe, dass hier eine neue Pandemie drohte. Am 30. Dezember 2019 warnte er seine Studienkollegen in einer Chatgruppe vor einem möglicherweise hochansteckenden neuen Erreger:

Vom Obst-und-Meeresfrüchte-Markt Huanan gibt es sieben bestätigte Fälle von Sars; sie werden bei uns im Krankenhaus im hinteren Teil beim Teich in der Notaufnahme isoliert. Und kurz danach: Neueste Information: Coronavirus-Infektion bestätigt, der Virenstamm wird untersucht. (...) Bitte nicht nach außen weitersagen, aber Vorsicht bei Besuchen von Familie und Verwandten.

Als guter Staatsbürger und Akademiker war Li Wenliang wie 95 Millionen seiner Landsleute Mitglied der Kommunistischen Partei der Volksrepublik China. Er wollte als Arzt seinem Land dienen. Dass er im Januar 2020 mit seiner Theorie von einer neuen SARS-Pandemie in den sozialen Medien weltbekannt wurde, lag an seiner Wahrheitsliebe und seinem aufrechten Charakter.

Li Wenliang wurde am 12. Oktober 1986 in Beizhen in der Provinz Liaoning im Nordosten der Volksrepublik China geboren. Mit 18 Jahren begann er ein Medizinstudium an der Universität Wuhan, das er 2011 mit dem Master of Medicine abschloss. Danach arbeitete er in einer Klinik in der Hafenstadt Xiamen/Provinz Fujian im Südosten Chinas, bevor er 2014 seine Tätigkeit als Augenarzt am Zentralkrankenhaus in Wuhan aufnahm. Li war verheiratet. Seine Frau war gerade mit ihrem zweiten Kind schwanger, als in Wuhan die ersten unklaren Infektionsfälle auftraten. Er liebte gutes Essen und Sport, war ein leidenschaftlicher Badmintonspieler. Manchmal beklagte er sich bei seinen Freunden über die Arbeitsbelastung im Krankenhaus. Er war kein Rebell – und erst recht nicht einer, der sich stets in den Vordergrund drängte.

Der Meeresfrüchte- und Wildtiermarkt in Wuhan

Als Auslöser für die Ansteckungsfälle in Wuhan sah Li Wengling den „Huanan Seafood Wholesale Market“ an. Die Stadt in der Hubei-Provinz gilt als Zentrum des Wildtierkonsums. Zwar waren nach der SARS-Pandemie 2002 die Wildfleischmärkte in China offiziell geschlossen worden, da bei dem von Fledermäusen stammende SARS-Virus ebenfalls eine Verbindung zu den Wildtiermärkten in China vermutet wurde. Doch dann wurden die Märkte

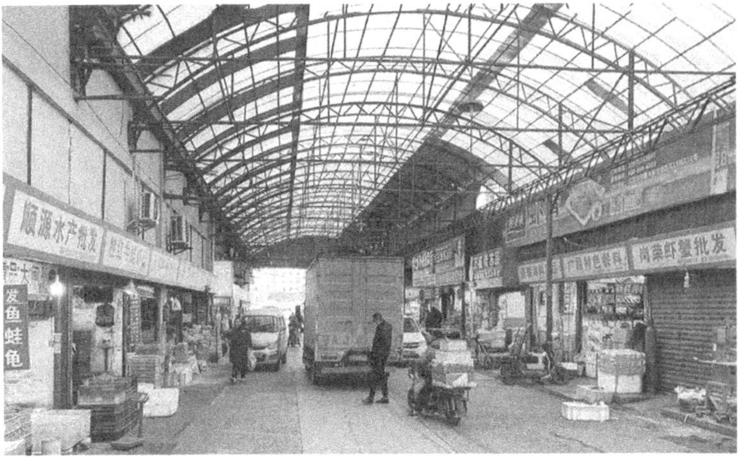

Der „Huanan Seafood Wholesale Market" in Wuhan

nach und nach wiedereröffnet. Der riesige Markt in Wuhan, teils unter freiem Himmel, bestand aus unzähligen engen Budengassen, in denen sich die Käufer drängten und nach den frischesten rohen Fleischstücken suchten. Dort wurde ständig geschlachtet, wodurch es die Viren leichter hatten, von Tieren auf Menschen überzuspringen. Neben Meeresfrüchten wurden auf dem Markt über hundert Tierarten verkauft – teils lebend, teils geschlachtet –, darunter Kamel- und Krokodilfleisch, Schlangen, Ratten, Wolfswelpen, Pfaue, Stachelschweine, Zibetkatzen und Pangoline (asiatische „Tannenzapfentiere").

Das zarte Fleisch dieser Schuppentiere gehört in China zu den am meisten geschätzten Delikatessen. Ihre eigenartigen Keratinschuppen gelten, zu Puder zermahlen, in der traditionellen chinesischen Medizin als Wundermittel gegen Krebs und Asthma. Da die Pangoline in China fast ausgestorben sind, wurden die in Afrika gewilderten Tiere von Schmugglern nach Wuhan gebracht.

Nachdem US-amerikanische Forscher in Texas 2019 in einem Schuppentier einen fast identischen Erreger wie SARS-CoV-2 gefunden hatten, kam der Verdacht auf, dass Pangoline mit der aktuellen Pandemie zu tun haben könnten. Unklar ist allerdings noch, ob sie selbst die Wirtstiere des Coronavirus sind. Chinesische Forscher gehen davon aus, dass der Erreger in Fledermäusen lebt, von denen die Schuppentiere angesteckt werden.

Die „Falschinformationen" des Dr. Li

Einige Kollegen verbreiteten den Hinweis ihres Kollegen Li im Internet weiter. Dadurch wurden die Wuhaner Behörden auf Li aufmerksam. Noch in der Nacht zum 3. Januar 2020 wurde er ins Sicherheitsbüro der Stadt Wuhan zu der behördlichen Verwarnung einbestellt. Man legte ihm nahe, eine Erklärung zu unterschreiben, dass er mit „falschen Angaben die öffentliche Ordnung in ernster Weise bedroht" habe und „zur Verbreitung von Gerüchten beigetragen" habe. Man drohte ihm:

> *Wenn Sie weiter halsstarrig bleiben, Ihre Vergehen nicht bedauern und mit diesen illegalen Aktivitäten fortfahren, werden Sie strafrechtlich zur Rechenschaft gezogen werden.*

Unter diesem Druck bestätigte Li die Vorwürfe mit seiner Unterschrift. Die staatliche Nachrichtenagentur Xinhua berichtete am folgenden Tag, dass acht Personen in Wuhan strafrechtlich belangt würden, weil sie „Falschinformationen" über Fälle von Lungenerkrankungen im Internet verbreitet hätten, um Unruhe und Panik in der Bevölkerung auszulösen. Diese Meldung erschien auch in der Hauptnachrichtensendung des chinesischen Staatsfernsehens. Was Li Wenliang gepostet hatte, stand jedoch weiter auf der chinesischen Internetplattform Weibo, bis die Zensur die Posts einige Tage später entfernen ließ.

Das vorrangige Interesse der Wuhaner Gesundheitsbehörde bestand darin, die Krankheitsfälle herunterzuspielen und Panik zu vermeiden. In einer internen Handreichung war die Rede von einer „Lungenkrankheit unbekannten Ursprungs". Informationen über die neuartige Lungenentzündung durften nur von autorisierten Personen an die Öffentlichkeit weitergegeben werden. Außerdem wurde in amtlichen Verlautbarungen betont, dass es bei der neuen Erkrankung noch keine Anzeichen für eine Mensch-zu-Mensch-Übertragung oder Infektionen des medizinischen Personals gebe. Durch das Verschleiern der Wuhaner Behörden wurde verhindert, dass das Frühwarnsystem der WHO rechtzeitig zur

Anwendung kam – mit dramatischen Auswirkungen für die ganze Welt.

Bereits in der ersten Januarwoche hatte ein chinesisches Expertenteam die Gensequenz eines neuartigen Coronavirus in Blut- und Speicheltests von 15 Infizierten entschlüsselt, eine Veröffentlichung wurde den Wissenschaftlern aber untersagt. Erst am 9. Januar 2020 erhielt die WHO Kenntnis. Daraufhin meldete die Volksrepublik einen Tag später den ersten Corona-Todesfall. Es war ein 61-jähriger Mann, der sich nachweislich auf dem Wildtiermarkt in Wuhan angesteckt hatte. Daraufhin wurde der Markt geschlossen. Inzwischen gab es in der Provinz Hubei 41 nachgewiesene Infektionen, zwei Patienten befanden sich in einem kritischen Zustand, zwei konnten bereits wieder aus dem Krankenhaus entlassen werden. Zwei Drittel der Erkrankten hatten zum Wildmarkt Kontakt gehabt. Über die große Zahl an Verdachtsfälle im Krankenhaus wurde weiterhin offiziell nicht gesprochen.

Ab 14. Januar befand sich die chinesische Staatsführung in Alarmbereitschaft. Offiziell waren nur 870 Kranke gemeldet, doch bereits 100.000 galten als infiziert. Vor dem Zentralkrankenhaus in Wuhan drängten sich 1.500 Patienten pro Tag zur Aufnahme – das war zehn Tage vor dem chinesischen Neujahrsfest. Am 23. Januar wurde die Millionenstadt Wuhan von der Außenwelt abgeriegelt, Reisen und Feierlichkeiten wurden untersagt, Bahn-, Flug- und öffentlicher Nahverkehr eingestellt. 37 Millionen Chinesen waren von den Einschränkungen betroffen. Doch zwei Tage vor dem Neujahrsfest waren schon Millionen Chinesen auf der Reise in ihre Heimatorte zu den Eltern und Großeltern.

Leergefegte Straßen in einem Pekinger Wohnviertel

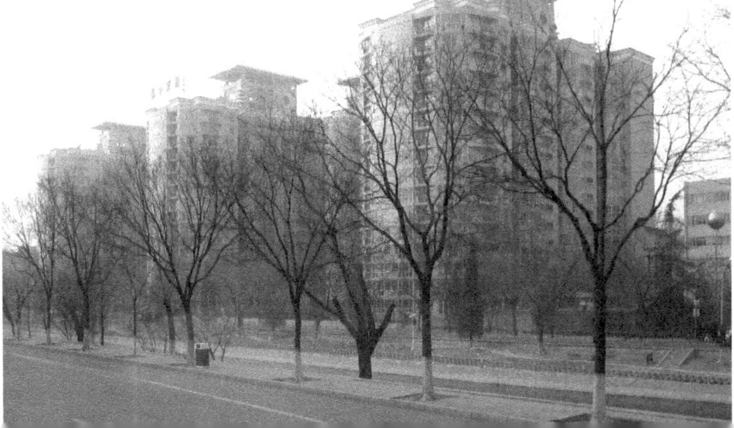

„Der nicht sterben sollte, ist gestorben“

Im Zentralkrankenhaus Wuhan hatten sich inzwischen auch Mitarbeiter bei Patienten infiziert. Einer von ihnen war Li Wenliang. Er erkrankte am 10. Januar 2020. Zwei Tage später wurde er mit hohem Fieber, Husten und Lungenentzündung stationär aufgenommen. In den sozialen Medien berichtete Li Wenliang von seinem positiven ersten PCR-Test und seinem Krankheitsverlauf. Inzwischen hatte er eine große Leserschaft aus ganz China, die ihn mit aufmunternden Kommentaren unterstützte.

Die Sympathien für Li Wenliang in der Bevölkerung waren so groß, dass den staatlichen Vertretern nichts anderes übrigblieb, als ihm ebenfalls Respekt zu zollen. Es wäre gut gewesen, schrieb der Oberste Gerichtshof mit einem Seitenhieb gegen die lokalen Behörden, „wenn die Öffentlichkeit die ›Gerüchte‹ geglaubt hätte“. Dann hätte das Virus womöglich schneller eingedämmt werden können. Ein Verantwortlicher des Zentrums für Krankheitsbekämpfung erklärte, dass Li und die sieben anderen Ärzte, die wegen der Verbreitung von Gerüchten verwarnt worden waren, Weitsicht bewiesen hätten. Ihr Handeln sei „bewundernswert“.

In der Nacht vom 6./7. Februar 2020 lag Li Wenliang im Sterben. Seine Kollegen kämpften um sein Leben. Als seine Atmung aussetzte, schlossen sie ihn noch an die ECMO (Extrakorporale Membranoxigenierung) an. Diese Herz-Lungen-Maschine wird zur Behandlung schwerer respiratorischer Erkrankungen eingesetzt und kann außerhalb des Körpers das Blut an einer Membran mit Sauerstoff aufladen. Eine Krankenschwester war so verzweifelt, dass sie auf dem Flur in Tränen ausbrach. Nach zwei Stunden wurde die künstliche Lunge abgeschaltet. Nach einigen Stunden kam die offizielle Todesnachricht. Der chinesische Arzt Li war im Alter von 33 Jahren an der Krankheit gestorben, vor der er als einer der Ersten gewarnt hatte.

Warum gerade er? Schließlich gehörte er nicht zu den Patienten mit einem hohen Risiko durch Vorerkrankungen des Herzkreislaufsystems, Diabetes und Adipositas. Bei Menschen über 80 Jahren lag die Todesrate bei knapp 15 Prozent, ansonsten lag sie nach Angaben der chinesischen Gesundheitsbehörden bei 2,3 Prozent der

Infizierten. Viele Chinesen waren von Lis Tod sehr betroffen. „Diejenigen, die sterben sollten, sind nicht gestorben, aber der, der nicht sterben sollte, ist gestorben“, war in den sozialen Medien zu lesen. Millionen Menschen drückten ihre Trauer in Online-Statements aus. Selbst das Staatsfernsehen berichtete über den Tod von Li Wenliang. Die Anteilnahme in den sozialen Medien war so groß, dass sie mit einer Staatstrauer wie beim Tod von Mao Zedong 1976 vergleichbar war. Der chinesische Geheimdienst wurde von der Fülle der Nachrichten und Posts zu Lis Tod überrollt, alle Zensurversuche scheiterten, sodass er schließlich kapitulierte. Li verkörperte in den Augen einer breiten Öffentlichkeit den Mut und die Menschlichkeit, die die Parteifunktionäre in Wuhan in der Coronakrise hatten vermissen lassen. Der Partei blieb nichts anderes übrig, als dem Augenarzt nachträglich Respekt zu zollen. Die Stadtverwaltung von Wuhan sprach ebenso wie die Nationale Gesundheitskommission in einer Erklärung Lis Familie ihr Beileid aus. Jie Qiao, Präsidentin des III. Krankenhauses der Universität Peking, die in Wuhan mit dem Gesundheitspersonal zusammengearbeitet hatte, schrieb:

> *Ich trauere zutiefst um alle Mediziner, die im Kampf gegen diese aufkommende Infektionskrankheit gestorben sind, insbesondere um Dr. Li Wenliang als einen der Whistleblower, der sein junges Leben an vorderster Front widmete.*

Im Mai 2021 wurde Li Wenliang posthum mit der Paracelsus-Medaille, der höchsten Auszeichnung der deutschen Ärzteschaft,

Pagode im Nebel

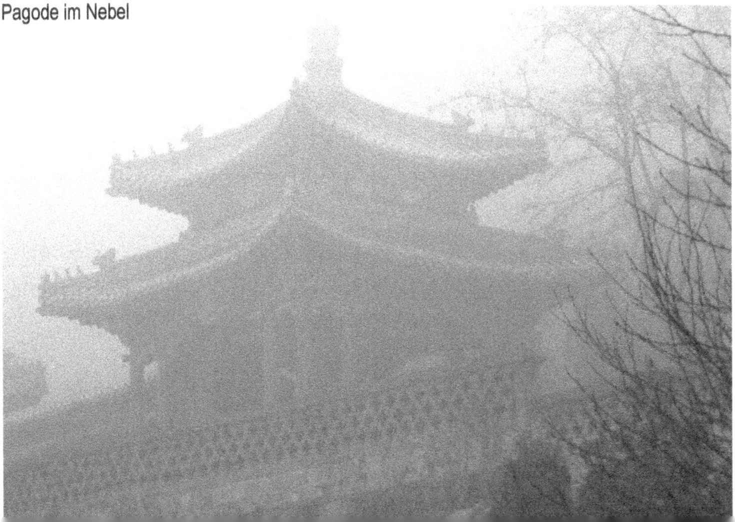

ausgezeichnet. Er steht für die vielen Tausend Ärztinnen und Ärzte, die weltweit durch die Ausübung ihres Berufes der Pandemie zum Opfer gefallen sind.

Von China in die ganze Welt

Die Regionen der Welt wurden unterschiedlich schnell von dieser ersten Coronawelle erreicht. Am 13. Januar meldete Thailand den ersten Coronafall außerhalb Chinas; nur wenige Tage später wurden die Erreger in Südkorea und am 22. Januar auch in den USA nachgewiesen.

Am 20. Januar 2020 brachte ein 80-jähriger Passagier aus Hongkong den Erreger mit auf ein Luxuskreuzfahrtschiff. Anfang Februar 2020 kam es an Bord der „Diamond Princess" auf dem Weg in den Westpazifik zu einem Covid-19-Ausbruch. Nachdem der „Patient Nummer eins" in Okinawa in ein Krankenhaus aufgenommen worden war, kehrte das Schiff nach Japan zurück. Die japanischen Behörden stellten es ab 3. Februar im Hafen von Yokohama für zwei Wochen unter Quarantäne. Danach wurden die gesunden Passagiere und Besatzungsmitglieder entlassen und die Kranken bei Bedarf in Krankenhäuser aufgenommen. Schlussendlich hatten sich an Bord 567 der 2.666 Passagiere und 145 der 1.045 Besatzungsmitglieder infiziert. 14 von ihnen starben an Covid-19, allesamt ältere Menschen, was eine Gesamtsterblichkeitsrate von zwei Prozent der Infizierten ergibt.

Die WHO erklärte am 11. März 2020 die neue Krankheit Covid-19, die als Epidemie in China begonnen hatte, offiziell zur Pandemie.

Quellen

Geheimsache Corona – Wie China die Pandemie vertuschte: https://www.zdf.de/dokumentation/zdfinfo-doku/geheimsache-corona-wie-china-die-pandemie-vertuschte-100.html (18. 6. 2021).

Zirkulierte das Coronavirus bereits im November 2019? In: *Süddeutsche Zeitung* vom 12. 1. 2021.

Ursprung der Pandemie: WHO-Experte und USA wollen von China mehr Daten: https://www.aerzteblatt.de/nachrichten/121148/Ursprung-der-Pandemie-WHO-Experte-und-USA-wollen-von-China-mehr-Daten (15. 2. 2021).

Johannes Dieterich: *Coronavirus: Hat das Pangolin den Erreger auf den Menschen übertragen?*: https://www.rnd.de/wissen/coronavirus-hat-das-pangolin-den-erreger-auf-den-menschen-ubertragen-2XYPZGBSZVAUNCJWPNGTACXYFA.html (13. 2. 2020).

Liao Yiwu: *In Wuhan starb Dr. Li Wenliang – die Wahrheit ist tot*: https://www.nzz.ch/feuilleton/liao-yiwu-in-wuhan-starb-dr-li-wenliang-die-wahrheit-ist-tot-ld.1558311 (7. 6. 2020).

Stephanie Hegarty: *The Chinese doctor who tried to warn others about coronavirus*: https://www.bbc.com/news/world-asia-china-51364382 (6. 2. 2020).

Dang Yuan: *Arzt Li Wenliang – Posthum ein Nationalheld*: https://www.dw.com/de/arzt-li-wenliang-posthum-ein-nationalheld/a-52291355 (7. 2. 2020).

Friederike Böge: *Er schlug als Erster Alarm*: https://www.faz.net/aktuell/gesellschaft/gesundheit/coronavirus/coronavirus-augenarzt-aus-china-schlug-als-erster-alarm-16613471.html (3. **2.** 2020).

Georg Fahrion: *Li Wenliang – das Vermächtnis des Whistleblowers*: https://www.spiegel.de/ausland/coronavirus-li-wenliang-das-vermaechtnis-des-whistleblower-arztes-a-76655aed-87a6-4a41-a45e-e30730eddc7a (7.**2.**2020).

Immer mehr Covid-19-Ausbrüche: Welches Risiko hat Deutschland?: https://www.bionity.com/de/news/1165115/immer-mehr-covid-19-ausbrueche-welches-risiko-hat-deutschland.html?pk_campaign=ca0264&WT.mc_id=ca0264 (25. 2. 2020).

Andrew Green: *Li Wenliang*: https://www.thelancet.com/journals/lancet/article/PIIS0140-6736(20)30382-2/fulltext (18. 2. 2020).

Li Wenliang †: Vorbildliche ärztliche Haltung. In: *Deutsches Ärzteblatt* 118/19-20 (2021), A-1020/B-844.

Die „Diamond Princess“ nach der Quarantäne am 1. März 2020 im Hafen von Yokohama

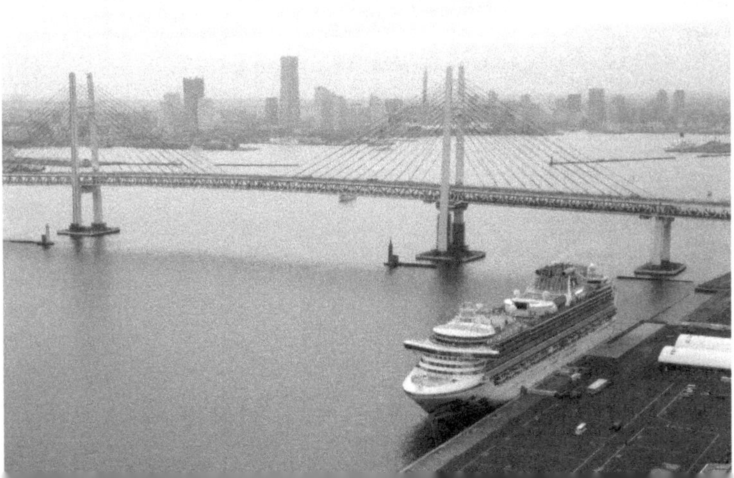

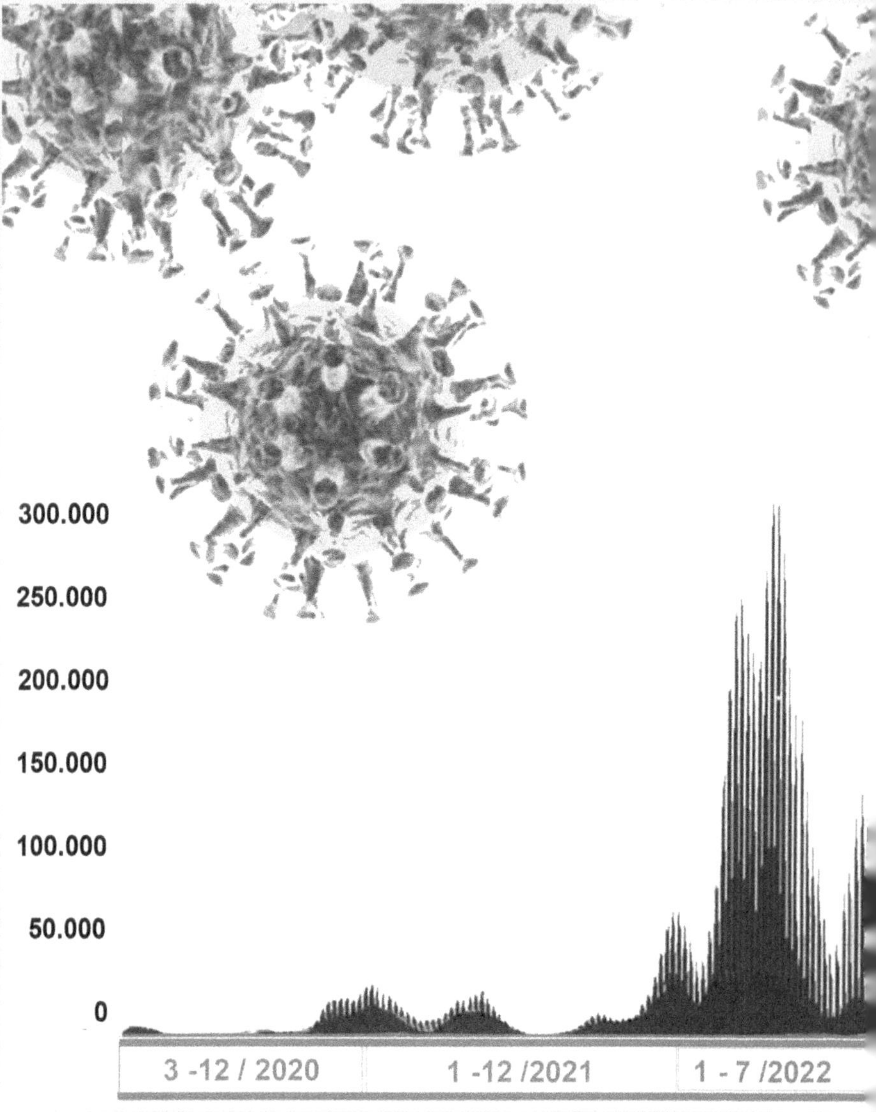

Die Corona-Wellen. Covid-19-Fälle pro Tag nach Erkrankungsbeginn, ersatzweise Meldedatum, von 1. März 2020 bis 15. Juli 2022 in Deutschland. *RKI.* Hintergrund: Coronavirus SARS-CoV-2. *Foto: CSCC/Universitätsklinikum Jena (F)*

Die COVID-19-Pandemie – Was in den ersten zwei Jahren geschah

Schon in den ersten drei Monaten des Jahres 2020 war die weltweite Aufregung über den Ausbruch der Coronapandemie groß, doch das war noch gar nichts im Vergleich zu dem, was noch kommen sollte.

Am 27. Januar 2020 wurde der erste Fall einer Coronainfektion in Deutschland gemeldet. Ein 33-jähriger Mitarbeiter des Automobilzulieferers Webasto in Gauting bei München hatte sich bei einer betriebsinternen Fortbildung bei einer chinesischen Referentin aus Schanghai angesteckt. Nach zwei Wochen hatte er die Erkrankung überstanden. Insgesamt infizierten sich 13 weitere Mitarbeiter und deren Angehörige.

Etwa einen Monat später zeigten sich erste Fälle in Baden-Württemberg und Nordrhein-Westfalen. In den meisten Fällen verlief Covid-19 leicht. Viele Infizierte blieben symptomfrei. Andere hatten nur eine leichte Erkältungssymptomatik mit Halsschmerzen, Kopfschmerzen, Fieber, trockenem Husten und Atemproblemen. Im schlimmsten Fall trat eine Lungenentzündung mit schwerer Atemnot auf, die eine Krankenhausbehandlung oder Intensivbehandlung mit Beatmung erforderlich machten. Die Inkubationszeit lag zwischen zwei und maximal 14 Tagen, was dazu führte, dass für Infizierte und Kontaktpersonen zwei Wochen Quarantäne angeordnet wurde.

Heinsberg – das Epizentrum in Deutschland

Nach einer Karnevalssitzung mit 300 Teilnehmern am 15. Februar 2020 in Gangelt und dem anschließenden Straßenkarneval erkrankten etliche Menschen im Kreis Heinsberg in Nordrhein-Westfalen an Covid-19. Der Rosenmontag am 24. Februar 2020 fand noch ungehindert statt. Erst ab 27. Februar wurden insgesamt 1.000 Kontaktpersonen für 14 Tage unter häusliche Quarantäne gestellt. Zehn Tage später zählte der Kreis Heinsberg bereits über 220 bestätigte Coronavirusinfektionen.

Der erste COVID-19-Sterbefall eines Deutschen ereignete sich am 8. März 2020 im fernen Ägypten. Für einen 59-jährigen Hamburger Feuerwehrmann endete eine Nilkreuzfahrt tödlich, er verstarb auf einer Intensivstation in Hurghada am Roten Meer an Covid-19. Einen Tag später wurden aus NRW die ersten beiden Coronatoten in Deutschland gemeldet, darunter ein 78-jähriger Mann aus dem Kreis Heinsberg.

Aerosole erwiesen sich als der Hauptübertragungsweg beim Aufenthalt in Innenräumen, besonders Sprechen und Singen waren gefährlich: Nach einer Chorprobe des Berliner Domchors im Mai wurden von den anwesenden 80 Sängerinnen und Sängern 60 angesteckt. Die Hälfte wurde positiv getestet, die andere Hälfte klagte über die Corona-typischen Grippesymptome und Geschmacksverlust. Sechs Wochen nach dem ersten Fall waren alle deutschen Bundesländer betroffen. Nun machte sich die Angst breit, dass die Krankenhausbetten bei zunehmenden Zahlen an schwerkranken Covidpatienten knapp werden könnten.

Der Hotspot Ischgl und die Folgen

Schon die ersten größeren Ausbrüche hatten die Vermutung nahegelegt, dass Covid-19 auch durch einzelne „Superspreader“ verbreitet wird. Das sollte sich im bekannten Tiroler Wintersportort Ischgl auf fatale Weise erweisen. Schon im Februar hatten sich in der stets überfüllten Après-Ski-Bar „Kitzloch“ zahlreiche Urlauber mit dem Coronavirus angesteckt. Ein Barkeeper soll allein an einem Abend 15 Personen infiziert haben.

Die Tiroler Landesregierung verschwieg die Fälle, die gleich mehrere Hotels in Ischgl betrafen. Erst am 15. März wurde überstürzt der vorzeitige Saisonschluss in Tirol angeordnet und alle auswärtigen Gäste zur sofortigen Heimreise aufgefordert. Mit den Skiheimkehrern gelangte das Virus nach England, Island und Skandinavien. Laut einer Recherche des Magazins *Der Spiegel* waren mehr als 11.000 Infektionen auf „Ischgl“ zurückzuführen. Mehr als 80 Schadenersatzklagen sind inzwischen von erkrankten Urlaubern eingereicht worden. Die ersten Urteile des Landgerichts in Wien wiesen

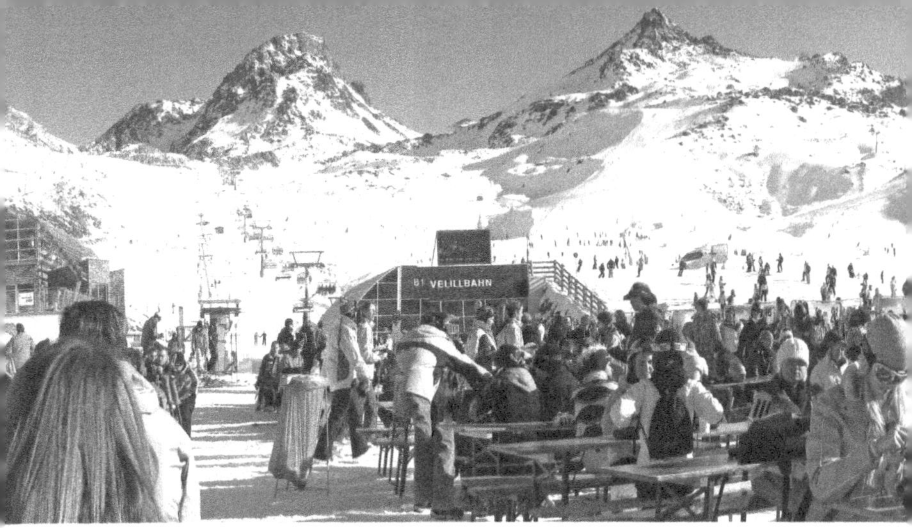

Der Tiroler Skiort Ischgl – im Februar 2020 ein Hotspot der Pandemie

die Klagen ab, doch im Juli 2022 hat das Berufungsgericht 25 dieser Urteile aufgehoben mit der Begründung, das Land Tirol habe im März 2020 in einer Mitteilung bereits bekannte Infektionsfälle unter Urlaubern in Ischgl rechtswidrig verschwiegen.

Ebenso hatten deutsche Rückkehrer aus den Skigebieten in Tirol das Coronavirus im Gepäck, sodass nach den Skiferien die Krankheitszahlen in Deutschland deutlich anstiegen. Mitte März wurden erste Grenzkontrollen und Einreiseverbote verhängt. Es kam zu Schließungen von Schulen und Kindergärten. Vielerorts gingen dem medizinischen Personal die Schutzmasken aus. Gegen besseres Wissen erklärte das RKI das Tragen von Schutzmasken als nicht nutzbringend, und dies nur deshalb, weil die Behörden – anders als vom RKI schon 2009 und 2017 im Nationalen Pandemieplan dringend empfohlen – keine Vorräte an Masken und Schutzausrüstung angelegt hatten. Für die Öffentlichkeit wurden einfache Stoffmasken als Schutz vor der Infektion propagiert, eine aus der Hilflosigkeit geborene und nur bedingt taugliche Empfehlung.

Panik in Bergamo

Nach späteren Untersuchungen war das Coronavirus offenbar schon lange vor Bekanntwerden des Ausbruchs in Norditalien aktiv. Spuren des Erregers Sars-Cov-2 fand man laut dem nationalen italienischen Gesundheitsinstitut in nachträglich untersuchten Abwasserproben aus Mailand und Turin vom 18. Dezember 2019 und aus Bologna vom 29. Januar 2020, deutlich bevor der erste Coronafall in Italien gemeldet wurde. Coronaviren im Abwasser dienen inzwischen als sicherer Indikator für die Durchseuchung in der Bevölkerung.

Zwei Wochen nach einem Fußballspiel der UEFA Champions League von Atalanta Bergamo gegen Valencia am 19. Februar 2020 in Mailand mit 44.000 Zuschauern wurde Norditalien von massenhaften Coronainfektionen heimgesucht. Bereits vor dem Fußballspiel hatte es 3.000 Covidfälle in Bergamo und Umgebung gegeben. Einige Tage nach dem Spiel konnten viele Patienten in den überlasteten Krankenhäusern bereits nicht mehr adäquat versorgt werden.

Überall fehlten Schutzmasken; das medizinische Personal erkrankte selbst. Es herrschten kriegsähnliche Zustände, sodass sich die Klinikärzte gezwungen sahen, eine Triage vorzunehmen, also festzulegen, welche Patienten weiterbehandelt werden sollten und welche nicht – die wohl schwierigste Entscheidung, die ein Arzt zu treffen haben kann. An die ergreifenden Bilder aus Bergamo im März und April 2020 kann sich so mancher noch erinnern: Mit Lastwagen wurden die Särge mit Coronaverstorbenen wegen Überfüllung der Krematorien in andere Städte transportiert. Die Regierungsverantwortlichen riegelten die Regionen mit den höchsten Infektionszahlen ab, Wirtschaft und öffentliches Leben kamen ganz zum Erliegen. Da in Deutschland noch freie Intensivbetten zur Verfügung standen, haben süddeutsche Kliniken eine Reihe von Intensivpatienten aus Norditalien übernommen.

Christian Drostens PCR-Test

In Deutschland gab es ab 22. März die ersten behördlich angeordneten Kontaktbeschränkungen: Zusammentreffen von mehr als zwei Menschen außerhalb eines Haushalts wurden verboten. Die Labore arbeiteten rund um die Uhr, um möglichst viele PCR-Tests zu bewältigen. Diese Diagnostikmethode auf SARS-CoV-2 hatte der Berliner Virologe Christian Drosten, Institutsdirektor an der Charité

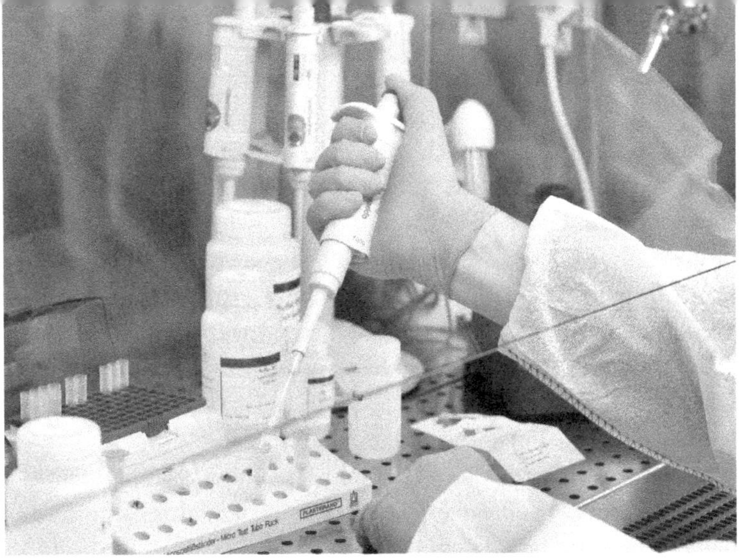

Durchführung eines PCR-Tests im Labor. *CC BY 2.0*

Berlin und weltweit anerkannter Coronaexperte, innerhalb weniger Tage konzipiert und zur freien Verfügung gestellt. Der Test beruht auf dem früheren PCR-Test, den Drosten anlässlich der MERS-Pandemie 2012 mit seiner Forschungsgruppe entwickelt hatte. Während der Coronapandemie war der Wissenschaftler nicht nur ein bedeutender Ratgeber der Politik, sondern für Millionen von Deutschen der wichtigste Coronaerklärer im Land. Der Bauernsohn aus dem Emsland, geboren 1972, hatte zunächst Chemietechnik und Biologie an der Technischen Universität Dortmund und der Universität Münster studiert, wandte sich aber 1994 an der Universität Frankfurt am Main der Medizin zu. 2003 wurde Drosten in Frankfurt mit einer Dissertation über den *Einsatz eines Hochdurchsatz-PCR-Testsystems für Immundefizienz-Viren und Hepatitis-B-Virus bei der Blutspendertestung* promoviert. Seit 2006 ist er Facharzt für Mikrobiologie, Virologie und Infektionsepidemiologie.

Im Jahre 2003 gehörte er zu den Mitentdeckern des SARS-Virus. Bevor Drosten 2017 an die Berliner Charité wechselte, leitete er zehn Jahre das Institut für Virologie an der Uniklinik Bonn. So beliebt der Forscher in der Coronakrise auch war, so litt er doch unter dem Rummel um seine Person, den Anfeindungen und der heftigen Kritik seiner Gegner, sodass er sich schließlich wieder mehr in sein Labor zurückzog.

Am 24. April 2020 erreichte die Zahl der Infizierten in Deutschland die Zahl von 150.000, und es gab 6.000 Todesfälle im Zusammenhang mit Covid-19-Erkrankungen. Covid-19 erwies sich als große Gefahr für alte Menschen. Die Fälle in Altenheimen häuften sich. Das durchschnittliche Sterbealter der Coronatoten lag bei über 80 Jahren. Bei jungen gesunden Menschen war nach Auswertung erster Daten ein schwerer Krankheitsverlauf sehr unwahrscheinlich. Die Schwere des Verlaufs hing ab von der Dosis der eingeatmeten Coronaviren, die tief in die Lunge gelangten.

Sachsen verhängte als erstes Bundesland die Maskenpflicht für den Einzelhandel und den öffentlichen Personennahverkehr, die anderen Bundesländer folgten.

Als die erste Welle mit den ersten warmen Tagen im Mai 2020 abflaute, wurden schrittweise die Schulen wieder geöffnet und die Beschränkungen für Hotels, Gastronomie, Geschäfte, Schwimmbäder und Fitnessstudios gelockert. Was so dramatisch begonnen hatte, war im Vergleich zu den später auftretenden Infektionszahlen jedoch nur ein harmloser Anfang.

Im Juni/Juli wurden in den fleischverarbeitenden Betrieben der Firma Tönnies in den Kreisen Gütersloh und Warendorf innerhalb weniger Tage über 1.500 Infizierte entdeckt, was zu einer 14-tägigen Quarantäne für alle 7.000 Mitarbeiter und einem regionalen Lockdown führte. Eine heftige Debatte über die Fleischverarbeitung in Deutschland und die Lebensbedingungen der überwiegend aus dem Ausland stammenden Arbeitnehmer entbrannte, die von Subunternehmern gestellt und in engen Quartieren mit kaum zureichenden hygienischen Bedingungen zusammengepfercht waren.

Das Desaster von New York

Die Metropole New York City wurde im Frühjahr 2020 von der Pandemie schlimmer heimgesucht als jede andere US-amerikanische Großstadt. Nachdem am 1. März der erste Coronafall bekannt geworden war, wurde die Stadt rasend schnell zu einem Epizentrum der Pandemie. Bereits nach vier Tagen kam die Rekordmeldung von 12.274 neuen Fällen an einem Tag. Mitte März schlossen Schulen

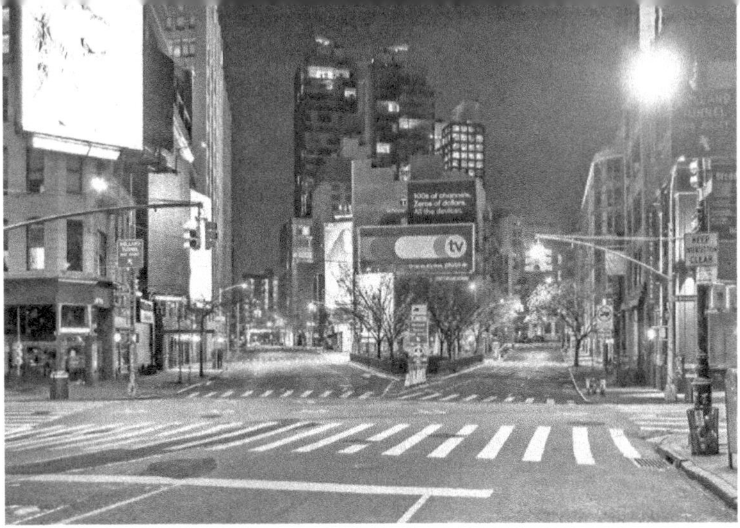

New York im Lockdown, April 2020. *Foto: Dan DeLuca, CC BY 2.0*

und Universitäten. Von Ende März bis Ende April 2020 wurde die Stadt in einem kompletten Lockdown völlig lahmgelegt: kein Shopping, kein Nachtleben, keine Restaurantbesuche. Die ganze Nacht lang ertönten die Sirenen der Rettungswagen, die Patienten durch die leeren Straßen transportierten. Eine große Kongresshalle am Hudson River wurde zum Behelfskrankenhaus umfunktioniert. Am 28. April 2020 waren in New York City mehr als 160.000 Menschen an Covid-19 erkrankt und 17.000 gestorben. Neben dem Bellevue-Krankenhaus in Manhattan wurde eine provisorische Leichenhalle aus Zelten errichtet. Zu diesem Zeitpunkt verkündete der Gouverneur des Staates New York, Andrew Cuomo, dass nun die gemeinsame Nutzung (splitting) eines Beatmungsgerätes, soweit technisch möglich, für zwei Patienten zulässig sei, wenn nicht genügend Geräte zur Verfügung standen.

Die anfangs nicht bedachten Folgen

Anfang Juli 2020 zählte das RKI bundesweit rund 200.000 Infizierte und 9.000 Coronatote. Die Angst vor einer Ansteckung mit dem Coronavirus saß tief, sodass viele Patienten Arztbesuche und wichtige Behandlungen unterließen. Nach Angaben der Deutschen Krebshilfe ging die Zahl der Krebsoperationen bis Juni 2020 um ein Viertel zurück. Wegen der angeblich hohen Infektiosität riet das RKI von Sektionen an Covid-19-Toten ab. Der Pathologe Klaus Püschel (* 1952), Leiter des Instituts für Rechtsmedizin des Universitätsklinikums Hamburg-Eppendorf setzte sich mutig über diese Empfehlung hinweg. Püschel und sein Team kamen durch ihre Studie an fast 200 Verstorbenen zu der Erkenntnis, dass fast alle von ihnen Vorerkrankungen des Herz-Kreislauf-Systems oder der Lunge aufwiesen. Und die Pathologen erkannten, dass es sich bei Covid-19 nicht nur um eine Lungen-, sondern auch um eine Gefäßerkrankung handelte: Sie fanden Schädigungen der Gefäßwände und in der Folge Lungenembolien und Thrombosen. Diese Erkenntnis sollte die Behandlungsmöglichkeiten grundlegend erweitern.

Die vom Bundestag beschlossenen Corona-Schutzmaßnahmen wirkten sich in vielen Lebensbereichen drastisch aus. Als Gebot des Handelns galt es, Erkrankungs- und Todesfälle zu verhindern. Die sozio-ökonomischen und psychologischen Folgen, die sich anschließend weltweit bemerkbar machen sollten, wurden nicht vorausgesehen oder beiseitegeschoben.

Ausgangsbeschränkungen drohten ganze Regionen lahmzulegen, es kam zu Hamsterkäufen. Tourismus, Gastronomie oder Kulturbetriebe erlitten starke finanzielle Einbußen. Kinder und junge Familien hatten am stärksten zu leiden. Für den Schutz der Erwachsenen wurden die Kinder, die selbst kaum ernsthaft erkrankten, mit Schulschließungen, Kindergartenschließungen oder ständiges Testen und dem Tragen von FFP2-Masken in die Pflicht genommen. Jüngste Untersuchungen zeigen die dramatischen Konsequenzen: Neben ausgeprägten psychosomatischen Folgen erfüllen nach aktuellen Bildungsstudien bundesweit etwa die Hälfte aller Viertklässler nicht mehr die mittleren Anforderungen im Lesen und Rechnen.

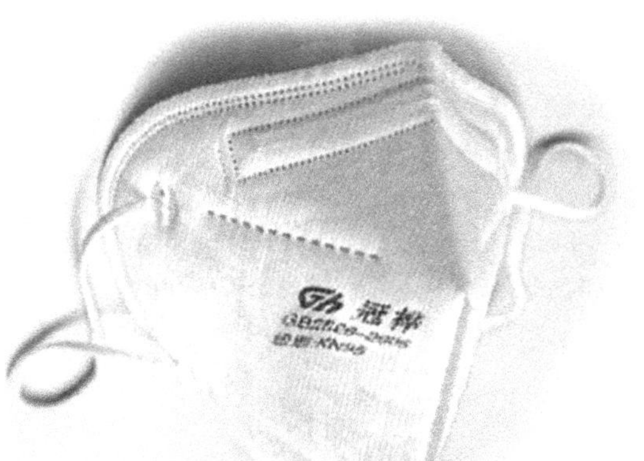

FFP-2 Maske

Besonders gravierend zeigte sich die Isolierung in sozial schwachen Familien: Die Pandemie hat die Bildungsunterschiede zwischen den Familien mit höherer Bildung gegenüber den sogenannten bildungsfernen Schichten dramatisch verstärkt.

In der Bevölkerung herrschte einerseits die Angst vor neuen Wellen, andererseits aber auch Verdruss über die angeordneten Einschränkungen des Alltagslebens. Die einen neigten zu Überängstlichkeit und Panikmache, die anderen zum Verleugnen und Verdrängen. Im Internet und auf der Straße machten sich Wissenschaftsskepsis, Verunglimpfung der Presse und der Experten sowie eine Unmenge von Falschinformationen breit. Fälle von Eigennutz und unrechtmäßiger Bereicherung mit Beteiligung der Politik verstärkten die Empörung. Am 29. August protestierten in Berlin etwa 40.000 Menschen gegen Maskenpflicht und Abstandsgebot. Einige schafften es, die Absperrung vor dem Reichstag zu durchbrechen. Sie stürmten die Treppen.

Der September 2020 zeigte sich als ein ruhiger Spätsommermonat mit niedrigen 7-Tage-Inzidenzen. Das Coronavirus hatte Sommerpause gemacht. Niemand wollte so recht an die Warnungen vor einer neuen Infektionswelle glauben. Doch mit den ersten kalten Tagen Ende Oktober stiegen die schweren Erkrankungen plötzlich wieder rasant an. Die Zahl von 500.000 Infektionen wurde überschritten. Fast 2.000 Personen befanden sich damals in intensivmedizinischer Behandlung, über 1.000 mussten beatmet werden. Wieder mussten wichtige Operationen bei Herz- und Tumorkranken verschoben werden. Am 2. November wurde ein bundesweiter Teil-Lockdown mit Kontakteinschränkungen und Begrenzung von Freizeitaktivitäten angeordnet. Schulen und Kindergärten blieben geschlossen, Firmen schickten ihre Mitarbeiter an den häuslichen Schreibtisch. Für Familien wurde das „Homeschooling“ der Kinder bei gleichzeitigem „Homeoffice“ der Eltern eine schwere und lang andauernde Belastung. Immer wieder gab es Proteste Tausender Demonstranten in Berlin gegen die Verschärfungen im Infektionsschutzgesetz.

Im November 2020 waren 4.000 Intensivbetten mit Covidpatienten belegt. Von diesen mussten 2.300 beatmet werden. Gleichzeitig fielen immer mehr Ärzte und Pflegekräfte aus, weil sie selbst infiziert waren. Das Krankenhaussystem sei existenziell bedroht, warnten sowohl die Intensivmediziner als auch die Verbände der Pflegekräfte und die Gewerkschaften.

Ein Coronaimpfstoff muss her!

Auf dem Gebiet der Impfstoffe zeichneten sich aufsehenerregende Entwicklungen ab. Nie zuvor waren in so kurzer Zeit so viel Forschungskapazität und so viele finanzielle Mittel in die Entwicklung eines Impfstoffes investiert worden. Am 21. Dezember 2020 erhielt der mRNA-Impfstoff von BioNTech/Pfizer als Erster eine bedingte Zulassung für die EU, wenige Tage später folgte die Vakzine von Moderna. Vorrangig sollten mit den neuen Impfstoffen Menschen über 80 Jahre, Pflegeheimbewohner und deren Pflegekräfte, Krankenhauspersonal und immungeschwächte Patienten geimpft werden.

Schon seit über 30 Jahren hatten Wissenschaftler an der individuellen genetischen Immuntherapie für Krebspatienten geforscht. Dabei zeichnete sich ab, dass auf dieser Basis auch Impfstoffe erzeugt werden konnten. Die aus Ungarn stammende Wissenschaftlerin Katalin Karikó (* 1955), die inzwischen als „Mutter der mRNA-Vakzine" gilt, entdeckte 2008 in den USA mit ihrem Kollegen Drew

Die Corona-Impfkampagne startet. Universitätsklinikum Hamburg-Eppendorf UKE, Januar 2021

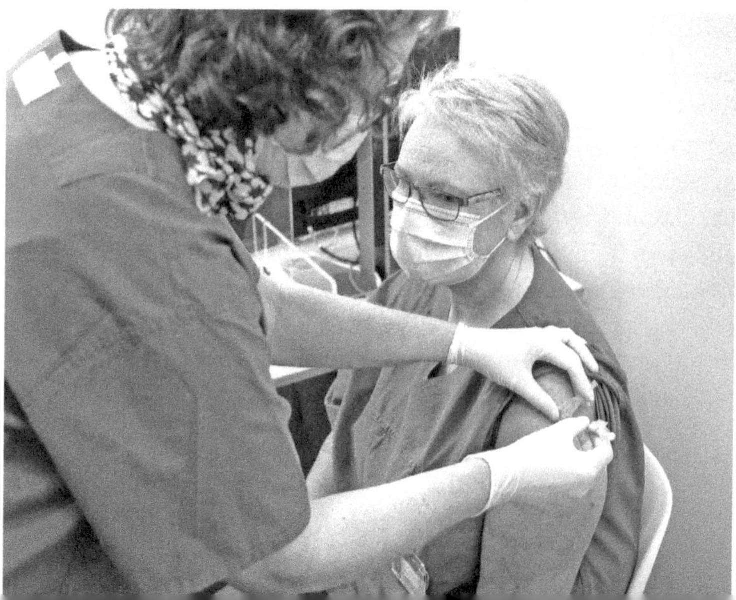

Weissman (* 1959) eine Modifikation der Messanger-RNA (mRNA), mit der die Immunabwehr der Zellen unterlaufen und nicht so rasch zerstört wird, sodass sie in einem Impfstoff verwendet werden konnte.

Der deutsch-türkische Mediziner und Immunologe Uğur Şahin (* 1965) sicherte sich die Mitarbeit von Katalin Karikó für seine Firma BioNTech in Mainz, deren Gründer und Vorstandsvorsitzender er ist. Als er im Januar 2020 erkannte, dass sich die neue Infektionskrankheit Covid-19 zu einer globalen Pandemie ausbreiten würde, entwickelte er zusammen mit seiner Ehefrau, der Wissenschaftlerin Özlem Türeci (* 1967), in kürzester Zeit einen mRNA-Impfstoff gegen Covid-19. Dieser basiert – anders als die bisher bekannten Impfstoffe, die abgeschwächte oder abgetötete Erreger enthielten – auf dem Spike-Protein aus der Hülle von SARS-CoV-2. Die mRNA des Spike-Proteins wird in die Zellen eingeschleust, dort „abgelesen" und von den Zellorganellen anschließend selbst produziert. Das Immunsystem erkennt dieses Protein als Fremdkörper und setzt die Antikörperbildung in Gang. So entsteht eine schützende Immunantwort. Die erfolgreiche Entwicklung des Coronaimpfstoffes machten Şahin und Türeci weltweit zu den führenden Impfstoffexperten in dieser Pandemie und darüber hinaus zu den 500 reichsten Menschen weltweit, wie die *Schweizer Handelszeitung* im Dezember 2020 berichtete.

Eine 101-jährige Heimbewohnerin aus Halberstadt war die erste Frau in Deutschland, die am 26. Dezember 2020 eine Corona-Schutzimpfung erhielt. Umgehend wurden regionale Impfzentren eingerichtet und Impfteams in Alten- und Pflegeheime entsandt. Nach vier Wochen waren 1,5 Millionen Dosen verimpft. Am 29. Januar 2021 kam der dritte Covid-19-Impfstoff des schwedisch-britischen Pharmaunternehmens AstraZeneca auf den Markt. Hierbei handelt es sich um einen Vektorimpfstoff, bei dem die Information des Corona-Spike-Proteins auf ein anders abgeschwächtes Impfvirus aufgepropft ist. Schon wenige Wochen später wurde die Indikation des Vektorimpfstoffes auf Personen ab 60 Jahren beschränkt, da er bei jüngeren Menschen ein erhöhtes Risiko für Gerinnungsstörungen aufwies.

Eine „Epidemische Lage von nationaler Tragweite“

Im Januar 2021 verbreitete sich die aus Großbritannien stammende Alpha-Variante des SARS-Cov-2-Virus in Deutschland und verursachte schwerere Krankheitsverläufe als der anfängliche Wildtyp. Mitte Januar wurde in Deutschland kumuliert die Zahl von zwei Millionen Infektionen überschritten, fast 45.000 Menschen waren gestorben. Die Intensivstationen waren mit 5.300 Patienten extrem ausgelastet, zumal immer mehr Intensivbetten wegen fehlenden Personals aufgegeben werden mussten. Deshalb sah sich im März 2021 der Bundestag genötigt, erneut die „Epidemische Lage von nationaler Tragweite“ auszurufen, wie bereits wie im März des Vorjahres. Diese Regelung erlaubte der Regierung, Verordnungen ohne Zustimmung des Parlaments zu erlassen. Zeitgleich wurde ein weiterer Vektorimpfstoff des US-Herstellers Johnson & Johnson zugelassen. Auch bei diesem wurde später die Indikation wegen Nebenwirkungen auf die Altersgruppe der Über-60-Jährigen eingeschränkt.

Nach Ostern 2021 durften sich schließlich auch die Arztpraxen am Nationalen Impfprogramm beteiligen. Gleichzeitig beschloss das Parlament eine „Bundes-Notbremse“ mit Kontaktbeschränkungen und nächtliche Ausgangssperren. Zu diesem Zeitpunkt gab es in Deutschland über 3,4 Millionen bekannte Infektionen.

Die Impfkampagne wurde gut angenommen. Allein im Mai 2021 wurden etwa 20 Millionen der bisher insgesamt 50 Millionen verab-

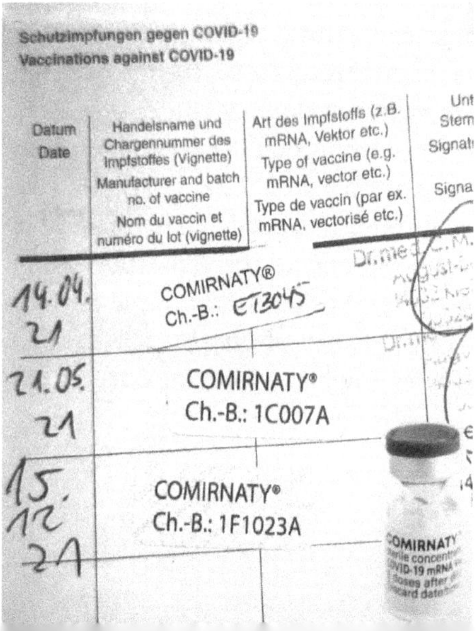

Der RNA-Impfstoff und die Dokumentation im Impfbuch

reichten Dosen verimpft. Allerdings gab es bald nicht mehr genug Impfstoff für alle Interessenten, sodass sie sich gedulden mussten. Sechs Monate nach Beginn der Impfkampagne hatte jeder zweite Deutsche eine Erstimpfung und jeder Vierte eine Zweitimpfung erhalten.

Die Delta-Variante

Der Frühsommer 2021 ließ die Menschen Hoffnung schöpfen, denn die bundesweite Inzidenz ging auf zehn zurück und die Zahl der Intensivpatienten sank auf 550. Die Menschen wünschten sich so sehr ihr altes Leben zurück. Im Hintergrund aber lauerte die Delta-Variante, die sich Ende April 2021 erstmals in England gezeigt hatte. Es dauerte nur zehn Wochen, bis auch in Deutschland die Delta- die Alpha-Variante verdrängt hatte. Diese war noch ansteckender als die bisher vorherrschende Alpha-Variante, führte aber zu weniger schweren Verläufen.

Außerdem zeigte sich, dass auch Menschen mit einer Zweifachimpfung an der Delta-Variante erkrankten, was die Experten dann als „Impfdurchbrüche" bezeichneten. Dennoch bewertete das RKI die Wirksamkeit der Impfung weiterhin als hoch. Mitte August 2021 sprach sich die Ständige Impfkommission am RKI auch für die Impfung von Kindern und Jugendlichen zwischen zwölf und 17 Jahren aus.

Ab November 2021 schrieb das wieder novellierte Infektionsschutzgesetz den Arbeitgebern tägliche Antigen-Schnelltests für Beschäftigte in Krankenhäusern, Praxen und anderen Gesundheitseinrichtungen vor, unabhängig vom Impfstatus. Gleichzeitig ließ die europäische Arzneimittelbehörde (EMA) den Impfstoff von Pfizer/BioNTech für Kinder ab fünf Jahren zu.

Die Omikron-Variante

Am 19. November sorgte die zuerst in Südafrika aufgetretene Omikron-Variante weltweit für Besorgnis. Sie war noch ansteckender als die Delta-Variante, verbreitete sich rasant schnell, zeigte aber erfreulicherweise mildere Krankheitsverläufe als die bisherigen Coronamutationen. Anfang Dezember tauchte sie in Einzelfällen in Deutschland auf. Um sich gegen die Omikron-Welle zu wappnen, beschlossen Bund und Länder bereits vor Weihnachten 2021 wieder verschärfte Zugangsregeln für die Gastronomie. Eine dritte Auffrischimpfung, die Boosterung, wurde eingeführt. Am 20. Dezember 2021 kam der erste konventionell hergestellte Impfstoff auf der Basis abgetöteter Viren des US-Pharmafirma Novavax auf den Markt.

Bereits Mitte Januar 2022 war Omikron dominierend in Europa. Binnen weniger Wochen erkrankten Millionen Menschen in Deutschland. Auf den Tag genau zwei Jahre nach Beginn der Coronapandemie, am 27. Januar 2022, wurden in Deutschland erstmals über 200.000 Neuinfizierte an einem einzigen Tag gezählt. Die Inzidenz stieg regional auf über 2.000. Die Krankenhausbetten auf den Allgemeinstationen füllten sich wieder. Aufgrund der milderen Krankheitsverläufe sank jedoch die Zahl der Intensivpatienten von 5.000 auf etwa die Hälfte. Viele Erwachsene und Kinder lagen krank zu Hause oder waren wegen eines positiven PCR- oder Schnelltests in Quarantäne. Man fürchtete, dass nicht mehr genug Arbeitskräfte für die Erhaltung der Infrastruktur (Krankenhaus, Polizei, Feuerwehr, Müllabfuhr) zur Verfügung stehen würden. Also verkürzte man die Quarantäne auf zehn Tage. Insgesamt waren in Deutschland seit Beginn der Pandemie 9,8 Millionen Menschen infiziert und 117.000 gestorben.

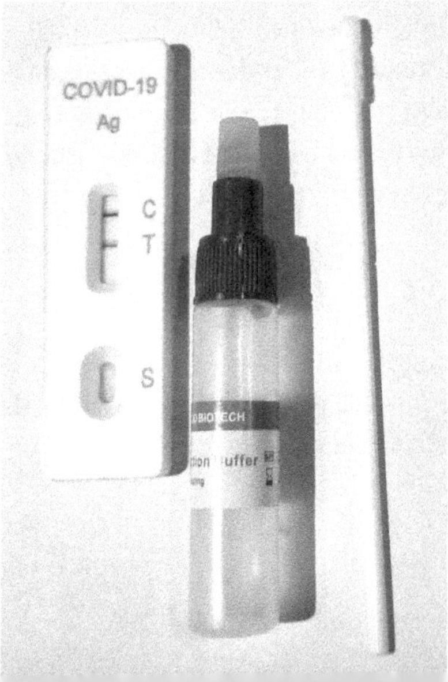

Ein positiver Corona-Schnelltest

Die Durchimpfungsrate stieg bis zum Sommer 2022 auf knapp 75 Prozent der Bevölkerung, über die Hälfte hatten bereits eine dritte Impfung erhalten. Es zeigte sich jedoch, dass auch die Boosterung keinen sicheren Schutz gegen die Omikron-Variante bot. Es erkrankten sowohl Geimpfte als auch Genesene und Ungeimpfte.

Die Virologen vermuteten jedoch, dass eine Zweifach- oder Dreifachimpfung schwere Verläufe zu vermeiden hilft. Eine allgemeine Impfpflicht ab 18 Jahren wurde heftig debattiert, fand aber am 6. April 2022 keine Mehrheit im Bundestag. Dafür wurde eine Impfpflicht für Tätige in Gesundheitsberufen verordnet, die sich jedoch bei den Betreibern der Einrichtungen nur schwer durchsetzen ließ. Zu groß war die Furcht vor weiteren Kündigungen des Pflegepersonals.

Mitte Februar 2022 hatte die Omikron-Welle in Deutschland ihren vorläufigen Höhepunkt erreicht. Trotz extrem hoher Fallzahlen ließ die Aufmerksamkeit der Medien nach, und das Risikoempfinden in der Bevölkerung ging deutlich zurück. Die politisch Verantwortlichen sahen die Zeit für Lockerungen gekommen. Durch den Einmarsch Russlands in die Ukraine am 24. Februar 2022 wurde die Coronapandemie schlagartig in den Hintergrund gedrängt.

Medienrummel

Die Coronakrise war jeden Tag das Hauptthema in allen Nachrichten gewesen. Eine Talkshow mit einander widersprechenden Experten jagte die nächste. Was heute bekanntgegeben wurde, war manchmal morgen schon nicht mehr wahr. Vor allem die Talkshow-Moderatoren trieben Politiker, Wissenschaftler und Entscheidungsträger vor sich her und nötigten sie regelrecht zu vorschnellen Festlegungen, die wissenschaftlich noch nicht gesichert waren. Der Risikoforscher Gerd Gigerenzer attestierte den Journalisten, den Entscheidungsträgern und Politikern, den Durchschnittsbürgern und sogar manchen Wissenschaftlern ein „Analphabetentum in Bezug auf Zahlen“ – also die Unfähigkeit, aus Daten die richtigen Schlüsse zu ziehen. Das Risiko seltener, aber spektakulärer

Schadensereignisse, die der Einzelne weder vorhersehen noch beeinflussen kann, wie Flugzeugabstürze, Naturkatastrophen oder Pandemien, wird jedoch tendenziell überschätzt. Das Risiko von Langzeitschädigungen aus eigenem oder kollektivem Handeln wie Alkohol- und Nikotinkonsum oder der Klimawandel dagegen werden unterschätzt bis ignoriert.

Die Todesfallstatistik belegt, dass das monatelange Ausschließen der Kinder und Studierenden vom Schul- und Universitätsbesuch unter einer sachgerechten Risikoabwägung nicht zu rechtfertigen gewesen ist, denn ein ernstzunehmendes Risiko, an Covid-19 zu sterben, besteht mit zunehmendem Alter nur bei den Über-60-Jährigen. Noch sinnloser war die monatelange Sperrung von Spielplätzen, denn schon früh war klar, dass die Gefährdung durch Aerosole im Freien äußerst gering war.

Der Vergleich mit einem der am dichtesten bevölkerten Staaten der Welt, Taiwan, zeigt, dass es auch anders hätte gehen können. Taiwan hatte während der gesamten Pandemie sein öffentliches Leben aufrechterhalten, sich auf das Maskentragen und eine wirksam überwachte Quarantäne bei Infizierten konzentriert. Alle Schulen und Universitäten blieben offen. Alle Plätze in den Klassenzimmern waren schnell mit Plexiglasschirmen auf den Tischen ausgerüstet worden. Taiwan hat bis heute etwa 25 Prozent weniger Infektionen und 70 Prozent weniger Tote zu beklagen als Deutschland.

Inzwischen werden die in der Pandemie verordneten Maßnahmen sehr kritisch hinterfragt. Selbst der damals zuständige Bundesgesundheitsminister Jens Spahn stellte in einem neu erschienenen Buch *Wir werden einander viel verzeihen müssen fest*, wir seien zwar „vergleichsweise gut durch die schwere Zeit gekommen, aber eben nicht so gut, wie es hätte sein können“. Als besonderes Versäumnis erkannte er, „dass wir es nicht geschafft haben, die Kinder und Jugendlichen so vor den Folgen dieser Pandemie zu schützen, wie wir es hätten tun sollen“. Die pauschalen Schulschließungen wären nach seinen heutigen Erkenntnissen nicht nötig gewesen. Es bleibt zu hoffen, dass die Politik aus den folgenreichen Fehlern bei der Bekämpfung der Coronapandemie für die Zukunft Konsequenzen zieht.

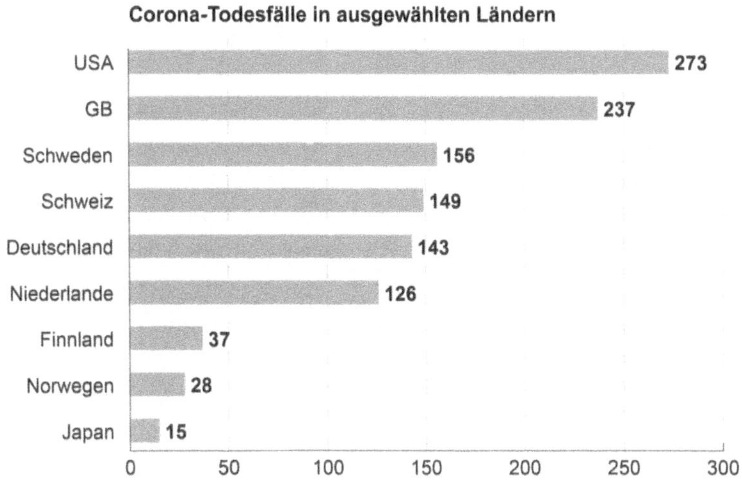

Corona-Todesfälle pro 100.000 Einwohner. Stand 4. 2. 2022. *Johns Hopkins Universität, Grafik Urs E. Rutschi*

Andere Länder, andere Vorgehensweisen

Japan als Land mit dem höchsten Anteil Hochbetagter an der Bevölkerung und einer um ein Drittel höheren Bevölkerungsdichte als Deutschland schien durch Corona besonders gefährdet zu sein. Doch das Land fand seinen eigenen Weg, mit der Seuche umzugehen. Es hatte verglichen mit Deutschland nur ein Zehntel Coronatote.

Japanische Epidemiologen erkannten viel früher als andere, dass sich das Virus mehr über Aerosole als über Tröpfchen verbreitet und so die Hauptgefahr der Übertragung in geschlossenen Räumen mit hoher Personendichte lag. So entstand das japanische Schutzkonzept der „3 C“ (Closed Spaces, Crowded Places, Close-Contact-Settings): Vermeidung von Begegnungen in geschlossenen Innenräumen, an überfüllten Plätzen, an Orten mit engem körperlichem Kontakt – ein freiwilliger Lockdown ohne Zwang. Die sozialen Kontakte wurden um 70 bis 80 Prozent reduziert.

Traditionell zeichnen sich die Japaner durch eine altruistische Haltung gegenüber ihren Mitmenschen aus. Bei Erkältungen trugen sie schon immer aus Höflichkeit in der Öffentlichkeit einen Mund-Nasen-Schutz, um andere nicht zu infizieren. Außerdem ist in Japan das Umarmen nicht üblich. Man gibt sich nicht die Hand, sondern verbeugt sich. Bereits im Februar 2020 ermutigten japanische Unternehmen ihre Beschäftigten zum Homeoffice. Toyota bot flexible Arbeitszeiten an, damit die Mitarbeiter die überfüllten Züge in der Rushhour meiden konnten. Die freiwillige Selbstbeschränkung der japanischen Bevölkerung war der Hauptgrund für den glimpflichen Verlauf der Pandemie in Japan. Da die Japaner überwiegend schlank sind, entfiel auch der Risikofaktor Übergewicht, der in den USA viele schwere Covidverläufe und Todesfälle bedingte.

Aus einer Analyse des Instituts der deutschen Wirtschaft Köln aus dem Jahr 2022 geht hervor, dass die Coronapandemie in den vergangenen beiden Jahren zu riesigen wirtschaftlichen Schäden geführt hat und der Wertschöpfungsausfall bei rund 350 Milliarden Euro liegt. Dänemark, Schweden, Südkorea, Norwegen, die Niederlande und die Schweiz sind dagegen in wirtschaftlicher Hinsicht bislang am besten durch die Pandemie gekommen. Die geringeren wirtschaftlichen Einbußen der skandinavischen Länder dürften größtenteils mit den verhältnismäßig lockeren Infektionsschutzmaßnahmen in Zusammenhang stehen, weil dadurch das öffentliche wie auch das Wirtschaftsleben weniger stark beeinträchtigt wurde. Dänemark beispielsweise hob bereits im Juni 2021 die Maskenpflicht und im September 2021 alle weiteren Einschränkungen auf. Schweden verzichtete von Anfang an weitestgehend auf Pandemiemaßnahmen, was dem Land jedoch eine leicht erhöhte Anzahl an Coronatoten einbrachte und in den übrigen europäischen Ländern für anhaltende Kritik sorgte. Am 17. Februar 2022 fielen in der Schweiz alle Coronabeschränkungen weg. Maskenpflicht in öffentlichen Verkehrsmitteln und Krankenhäusern, Quarantäne für Infizierte wurden am 1. April 2022 aufgegeben. Damit waren die Schweiz und die skandinavischen Länder die ersten Länder in Europa, die diesen Schritt vollzogen haben.

Kein Ende in Sicht?

2022 hat sich das Virus in allen Ländern der Erde ausgebreitet. Bis zum 21. Oktober 2022 belief sich weltweit die kumulative Zahl SARS-CoV-2-Infektionen auf mehr als 632 Millionen und die Zahl der Todesopfer in Zusammenhang mit dem Coronavirus stieg bis zu

Coronatote in Deutschland nach Alter

Stand: 11.8.2022, *RKI*

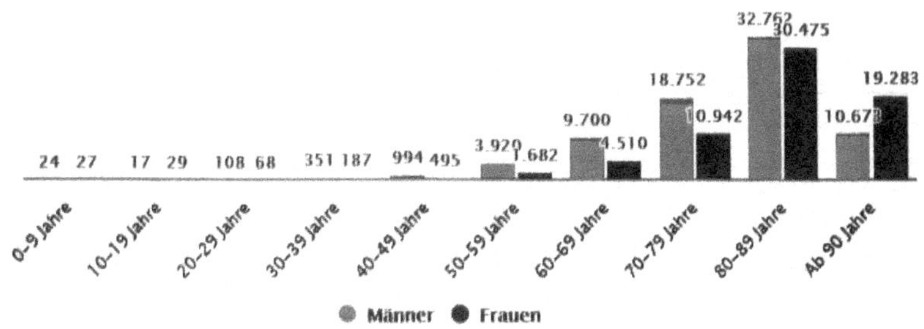

diesem Tag auf mehr als 6,5 Millionen Fälle. Damit liegt die durchschnittliche Sterberate an Covid-19 weltweit bei rund 1,1 Prozent. Die mittlere Sterberate eines Bundesbürgers, an Covid-19 zu sterben, wird vom RKI mit 0,46 Prozent (Statista 19. 10. 2022) angegeben, wobei die 80-bis 89-Jährigen am stärksten gefährdet und die unter 60-Jährigen kaum betroffen sind. Demnach ist Covid-19 nur ernsthaft bedrohlich für die älteren multimorbiden Menschen.

Im September 2022 waren laut RKI 77,9 Prozent der deutschen Bevölkerung mindestens einmal geimpft, 76,3 Prozent zweimal und 62,1 Prozent dreimal. Eine vierte Impfung hatten 8,9 Prozent der Deutschen erhalten.

Die Zweifel an der Wirksamkeit der Impfung nehmen zu. Experten kritisieren, dass die mRNA-Covid-19-Impfstoffe von Moderna und BioNTech/Pfizer zu schnell in Verkehr gebracht wurden und Impfkomplikationen nicht ausreichend erfasst worden seien. Und der Verdacht steht im Raum, dass die Impfungen wegen schwerer Nebenwirkungen mehr Schaden anrichten könnten als Nutzen bringen würden, wie die *Berliner Zeitung* im September 2022 berichtete.

Wie lange wird uns das Thema Corona noch beschäftigen? Welche Mutationen des Erregers werden uns zukünftig bedrohen? Wie ansteckend werden sie sein? Wie dramatisch wird die nächste Welle ablaufen? Oder wird sich der SARS-CoV-2-Erreger, wie etliche Experten meinen, über kurz oder lang wirklich zu einem alljährlichen Schnupfenvirus entwickeln? Die Geschichte der Seuchen bleibt eine unendliche Geschichte.

Quellen

Marc Fröhling/Linda Fischer: *2 Jahre Covid-19 in Deutschland – was bisher geschah*: https://www.coliquio.de/wissen/covid-19-praxis-100/2-jahre-corona-100 (26. 1. 2022).

Coronavirus: Nordrhein-Westfalen – 400 Menschen in Heinsberg unter Quarantäne. In: *Der Spiegel* vom 27. 2. 2020.

Walter Mayr/Gunther Latsch/Felix Hutt/Jürgen Dahlkamp: *Die Akte Ischgl*: https://www.spiegel.de/ausland/corona-in-ischgl-wer-versagte-wer-wegschaute-und-wer-dafuer-bezahlen-muss-a-20be2617-768f-40f5-8af0-df8b591aa6b1 (25. 6. 2020).

https://www.sueddeutsche.de/bayern/gesundheit-wien-corona-in-ischgl-erste-gerichtsverhandlung-gegen-hotelier-dpa.urn-newsml-dpa-com-20090101-220909-99-690675 (9. 9. 2022).

RKI: *Nationaler Pandemieplan*: https://edoc.rki.de/bitstream/handle/176904/187/28Zz7BQWW2582iZMQ.pdf?sequence=1&isAllowed=y (2. 3. 2017).

Corona-Spuren schon 2019 im Abwasser entdeckt: https://www.aerztezeitung.de/Medizin/Corona-Spuren-schon-2019-im-Abwasser-entdeckt-410501.html (19. 6. 2020).

Kimiko de Freytas-Tamura u. a.: *Florida Breaks U.S. Coronavirus Record for Most New Cases in a Day*. In: *The New York Times* vom 12. 7. 2020.

Dakin Andone: *New York will allow two patients to share a single ventilator*: https://edition.cnn.com/2020/03/26/health/splitting-ventilators-coronavirus/index.html (26. 3. 2020).

Klaus Püschel/Martin Aepfelbacher: *Umgang mit Corona-Toten: Obduktionen sind keinesfalls* obsolet. In: *Deutsches Ärzteblatt* 117/20 (2020), A-1058/B-892.

IQB-Bildungstrend 2021 im Primarbereich: https://www.iqb.hu-berlin.de/bt/BT2021.

Viertklässler können schlechter lesen und rechnen: https://www.tagesschau.de/inland/gesellschaft/bildungsstudie-viertklaessler-101.html (17. 10. 2022).

https://www.bib.bund.de/Publikation/2021/pdf/Belastungen-von-Kindern-Jugendlichen-und-Eltern-in-der-Corona-Pandemie.pdf?_blob=publicationFile&v=3.

Kurt Stukenberg: *Immuningenieure im Wettlauf gegen die Zeit*: https://www.spiegel.de/wissenschaft/medizin/corona-immuningenieure-im-wettlauf-gegen-die-zeit-a-040c279e-e8f8-455c-b542-a6aae4993c9e (23. 10. 2020).

Sandra Trauner: *Die Tücken der Risikoeinschätzung*: https://science.orf.at/stories/3211443/ (14. 2. 2022).

Florian Zandt: *Diese Länder sind die wirtschaftlichen Pandemiegewinner*: https://de.statista.com/infografik/27239/veraenderung-relevanter-indikatoren-zwischen-q3-2019-und-q3-q4-2021-in-ausgewaehlten-laendern/ (13. 4. 2022).

Urs P. Gasche: *Ohne Zwang: Nur wenige Covid-Todesfälle in Japan*: https://www.infosperber.ch/gesundheit/public-health/ohne-zwang-nur-wenige-covid-todesfaelle-in-japan/ (14. 2. 2022).

Ruth Schneeberger: *Nebenwirkungen: „Wir sehen eine absolute Risiko-Erhöhung durch die mRNA-Impfung“*: https://www.berliner-zeitung.de/gesundheit-oekologie/nebenwirkungen-wir-sehen-eine-absolute-risiko-erhoehung-durch-die-mrna-impfung-li.265003 (9. 9. 2022).

Jens Spahn/Olaf Köhne/Peter Käfferlein: *Wir werden einander viel verzeihen müssen: Wie die Pandemie uns verändert hat – und was sie uns für die Zukunft lehrt. Innenansichten einer Krise*, München 2022.

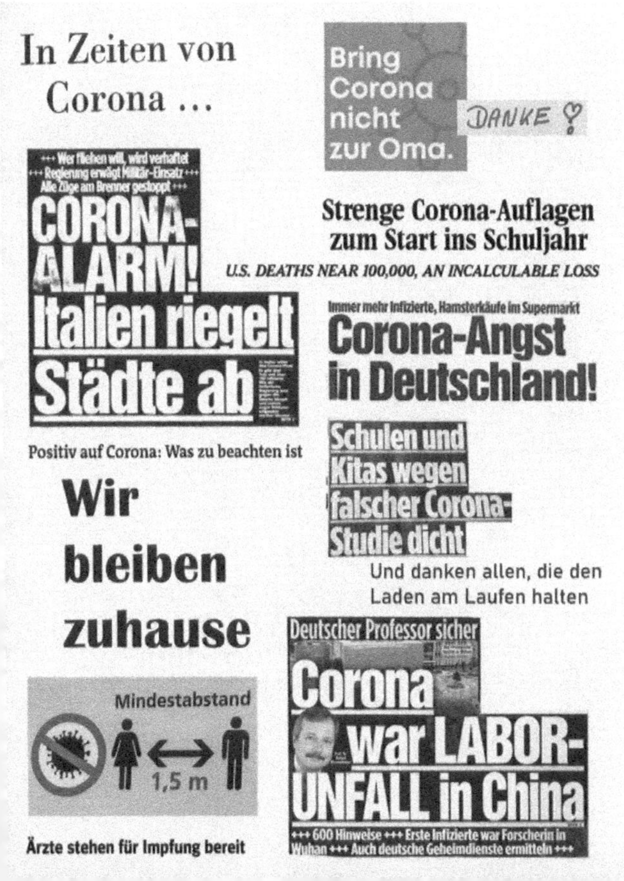

„Wie Corona unser Leben durcheinander brachte …“ Die Corona-Pandemie im Spiegel der Überschriften von Presseartikeln 2020 bis 2022 *(F)*

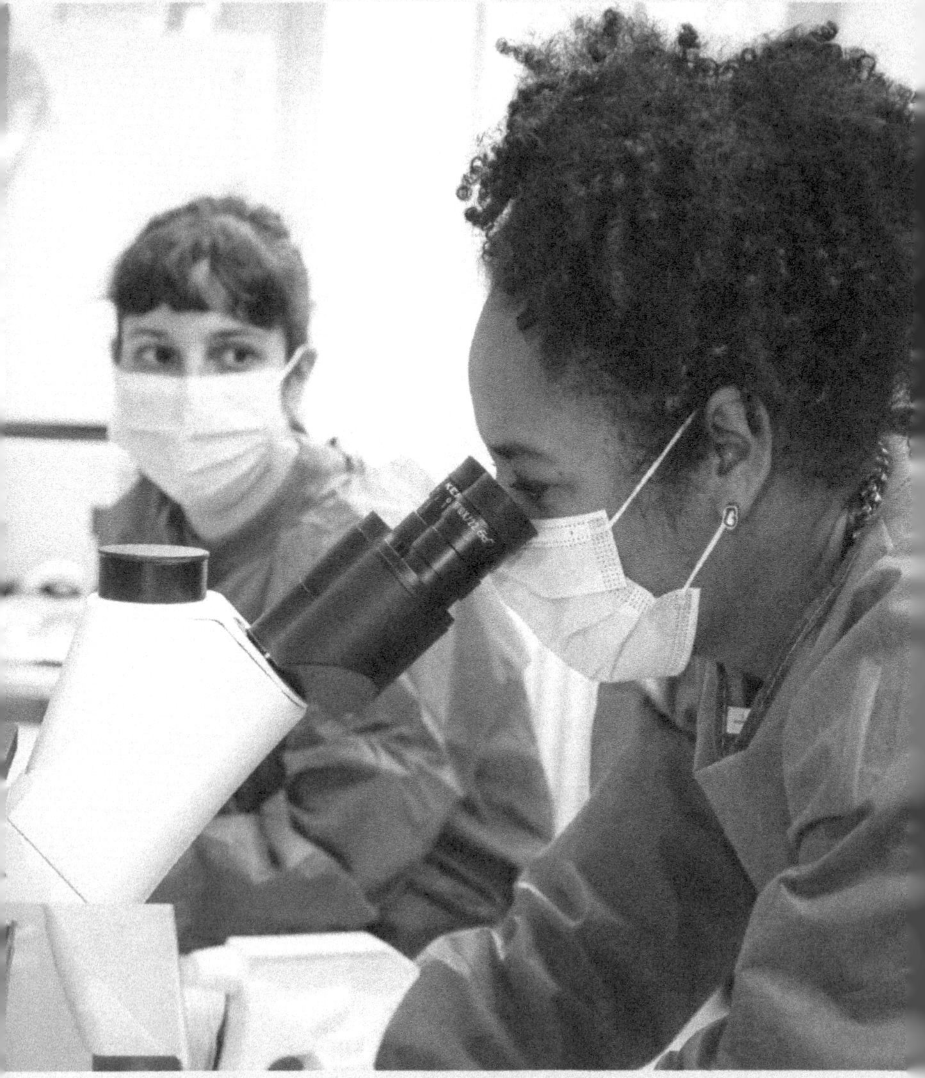

Marylyn Addo am Elektronenmikroskop, 2021. *Universitätsklinikum Hamburg-Eppendorf. Foto: UKE*

Marylyn Martina Addo (* 1970) forscht über Impfstoffe von Ebola bis Corona

„Das Leben beginnt außerhalb deiner Komfortzone" und „Tue jeden Tag eine Sache, die dir Angst macht" – das sind die Leitsätze einer Ärztin und Forscherin, die in einem Hochsicherheitslabor mit einigen der gefährlichsten Krankheitserreger der Geschichte umgeht. Müsste sie nicht ständig Angst vor Ansteckung haben? Nein, ängstlich ist Marylyn Addo nicht. Sie weiß, wie man sich vor Infektionen schützt. Die strenge Handhabung der Hygieneregeln trainiert sie mit ihrem Team ständig. Gefährlich wird es erst, wenn der Erreger unbekannt ist oder menschliches Fehlverhalten vorliegt.

Addos Forschungsgebiet ist Impfstoffentwicklung bei neuen Viruskrankheiten. Dem Laien mag es so vorkommen, als würden neue Infektionskrankheiten in immer kürzeren Abständen auftreten. Doch einige von ihnen existieren schon länger als gedacht: Ebola kennt man seit 1967, Lassafieber wurde 1969 zum ersten Mal beschrieben. Das Zika-Virus trat 1952 in Uganda und Tansania erstmals auf, und am Hantavirus erkrankten während des Koreakrieges in den 1950er-Jahren mehr als 3.000 amerikanische Soldaten. Erst in den letzten 50 Jahren haben diese seltenen Erreger ihren Weg aus den entlegenen Regionen in Afrika oder Asien in die weite Welt gefunden. Inzwischen ist die Weltbevölkerung so sehr vernetzt, dass ein bisher unbekannter Infektionserreger innerhalb weniger Wochen den Globus umrunden kann, wie SARS und Covid-19 gezeigt haben.

Tödliche Infektionskrankheiten zu bekämpfen oder auszurotten, ist das erklärte Ziel von Marylyn Addo. Nur manchmal kommen ihr Zweifel, nämlich dann, wenn sie die stetig steigenden Zahlen der Neuinfektionen an Masern in Deutschland sieht:

> *Wir investieren so viel Energie und Geld in die Entwicklung von Impfstoffen und es sterben immer noch Menschen an Masern, nur weil einige sich weigern, ihre Kinder impfen zu lassen. Das macht mich unglaublich wütend.*

Marylyn Martina Addo, geboren 1970, die Tochter einer deutschen Mutter und eines ghanaischen Vaters, verlebte eine behütete Kindheit in Troisdorf bei Bonn. Ihr Vater war Arzt. Er konnte so interessant von seiner Heimat erzählen, auch von den Krankheiten, etwa der Malaria, die er selbst durchgemacht hatte. Bei gemeinsamen Reisen nach Ghana konnte Marylyn sich ein Bild von Land und Leuten machen. Dennoch wollte sie zunächst ganz bewusst nicht Medizin studieren, um nicht das Klischee zu erfüllen, Arztkinder würden auch immer Ärzte werden.

Das Aufwachsen in einer „Mixed-race-Familie" war für Marylyn in den 1970er-Jahren in Deutschland nicht einfach. Doch sie lernte damit umzugehen: „Ich habe meine Erfahrungen gemacht, aber nichts, das mich traumatisiert hätte." Philosophie wollte sie studieren, aber auch Theologie und Lebensmittelchemie kamen infrage. Doch letztendlich entschied sie sich doch für Medizin und hat diese Entscheidung nie bereut.

Nach dem Abitur nahm sie 1989 an der Universität Bonn das Studium auf. Den entscheidenden Impuls zur Infektiologie erhielt sie durch ihre Studienaufenthalte in Frankreich und der Schweiz. Mit dem ERASMUS-Austauschprogramm war sie 1992/93 ein Jahr an der Straßburger Universität. Während dieser Zeit wurde sie auf einer AIDS-Station eingesetzt, weil sonst niemand dort arbeiten wollte. Der sehr engagierte Straßburger Chefarzt ermutigte sie, sich mit den Ängsten und Ausgrenzungen der AIDS-Kranken auseinanderzusetzen. Sie lernte, HIV als medizinische, soziale und gesellschaftliche Herausforderung zu begreifen. Ein Jahr später führte das ERASMUS-Programm sie an die Universitätsklinik in Lausanne. Mit ihrer freundlichen, zugewandten und charmanten Art war sie immer in der Lage, jeden für sich einzunehmen.

Zwei Jahre arbeitete sie als Assistenzärztin an der Uniklinik Bonn. Dann schloss sie 1999 ihre Promotion in Lausanne und Bonn ab und erwarb im gleichen Jahr in England an der London School of Hygiene and Tropical Medicine ein Diplom in Tropenmedizin und Hygiene.

Ein harter Job – Facharztausbildung in Boston

Eine rein wissenschaftliche Tätigkeit genügte der jungen Ärztin nicht. Sie wollte auch Infektionskranke behandeln. Da es zu jener Zeit aber keinen Facharzt für Infektiologie in Deutschland gab, ging Marylyn Addo 1999 mit ihrem Mann, der auch Arzt ist, nach Boston. Der Facharzt für Infektiologie wurde in Deutschland erst 2021 während der Coronapandemie geschaffen, bis dahin gab es nur die zwölfmonatige Zusatzqualifikation. Die Medizinerausbildung in den Vereinigten Staaten läuft anders ab als in Deutschland. Nach einem vierjährigen Medizinstudium erhalten die Studierenden den Grad eines medizinischen Doktors (M.D.). Für diesen Abschluss ist keine Dissertation erforderlich. Wegen der hohen Studiengebühren haben die meisten US-amerikanischen Medizinstudenten bei ihrem Abschluss Schulden in sechsstelliger Höhe.

Das Massachusetts General Hospital in Boston. *Foto: William L. Herbert*

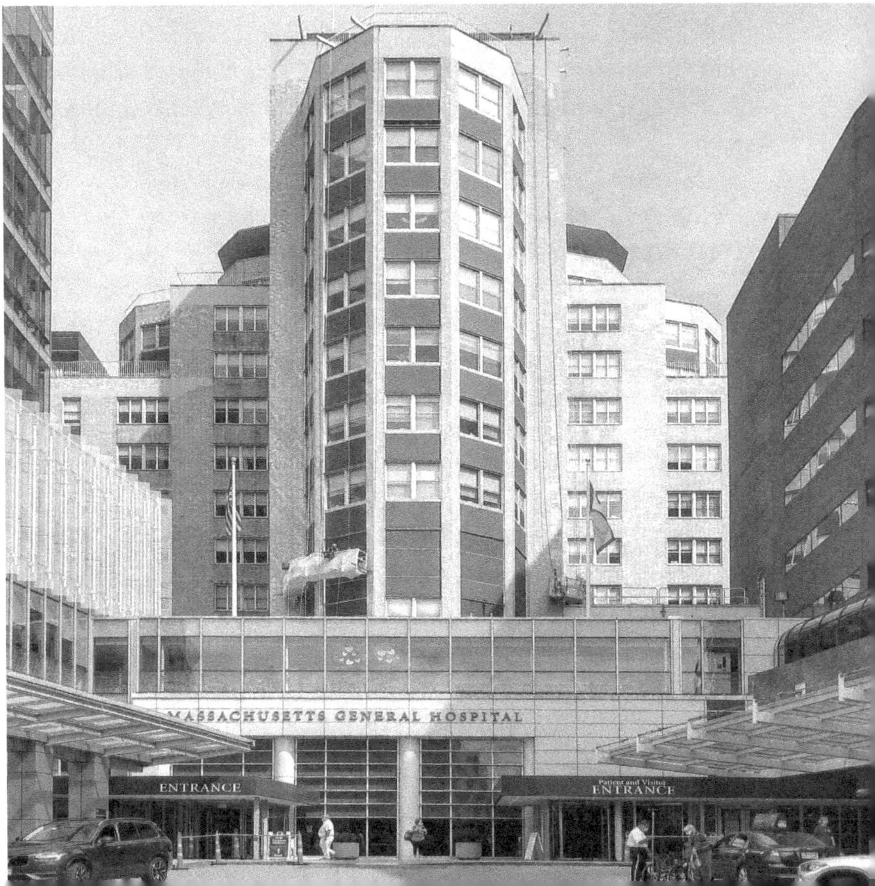

In allen Fachgebieten ist anschließend dann die „Internship“ und die „Residency“ abzuleisten. Marylyn Addo absolvierte sie von 2004 bis 2006 am Massachusetts General Hospital in Boston. In den US-Fernsehserien sah das Arbeiten im Emergency Room, in der Notaufnahme, immer sehr beeindruckend aus. Was immer die Patienten in den Emergency Room führte – Schussverletzungen, Verkehrsunfälle, Herzinfarkte oder Infektionskrankheiten – die Rettung in der Notfallambulanz schien gewährleistet. Doch die Realität sah anders aus. Nach Einschätzung amerikanischer Gesundheitsexperten stand die Notfallmedizin in den dortigen Krankenhäusern schon in den 2000er-Jahren vor dem Kollaps. In Wirklichkeit war es ein Knochenjob ohnegleichen. Lediglich der selbstlose Einsatz der dort tätigen Ärzte und Pflegekräfte, ihre endlos langen Dienstzeiten und unzählige Überstunden haben den Zusammenbruch bislang verhindert. Zu Marylyn Addos Zeiten war eine Wochenarbeitszeit von 100 Stunden keine Seltenheit. Es gab kaum freie Tage und ein relativ niedriges Gehalt. Heute ist die Arbeitszeit im „Internship“ und in der „Residency“ immerhin auf 80 Stunden pro Woche begrenzt und eine komplett arbeits- und rufbereitschaftsfreie 24-stündige Pause pro Woche vorgeschrieben.

Nach erfolgreichem Abschluss der Residency blieb Marylyn Addo von 2006 bis 2010 zur weiteren Spezialisierung als Clinical Fellow and Research Fellow an der Bostoner Klinik und arbeitete anschließend im AIDS Research Center des Massachusetts General Hospital und an der Harvard Medical School. In dieser Zeit legte sie auch ihre Facharztprüfung ab, zu der allerdings auch noch das amerikanische Staatsexamen erforderlich war, da das deutsche in den USA nicht anerkannt wird. Von 2010 bis 2013 war sie Assistenzprofessorin für Medizin an der Harvard Medical School und Mitglied des Executive Committee des Harvard Center for AIDS Research (CFAR). Dabei spezialisierte sie sich auf die Entwicklung neuartiger Impfstoffe. Und nicht genug damit: In der Bostoner Zeit hat Marylyn Addo auch noch ihre beiden Kinder bekommen.

In den ersten Jahren steckte sie eine Menge Geld in eine gute Kinderbetreuung, hatte aber auch viel Unterstützung von ihrem Ehemann und den Großeltern, auch wenn Boston und Bonn weit auseinanderlagen. Die Großmütter packten sogar ihre Koffer, um einige Wochen die Kinderbetreuung in Südafrika sicherzustellen, als Marylyn Addo sich dort mit klinischen Studien über die AIDS-Behandlung befasste. Dort erhielt sie die Ehrendoktorwürde an der Universität von KwaZulu-Natal in Durban. Sie hat persönlich erfahren, welchen Spagat Frauen machen müssen, um Kinder und eine wissenschaftliche Karriere unter einen Hut zu bringen und „dabei selbst nicht auf der Strecke zu bleiben". Das führte dazu, dass Marylyn Addo sich – wie im vorigen Jahrhundert Lydia Rabinowitsch-Kempner – neben ihrer Forschungsarbeit seit Jahren auch für die Förderung von Frauen in der Wissenschaft engagiert.

Klinikärztin und Vakzineforscherin zugleich

Es war ein Glücksfall, als Marylyn Addo eine Professur am Deutschen Zentrum für Infektionsforschung (DZIF) in Hamburg erhielt und ihr Mann, ebenfalls Infektionsforscher, gleichzeitig ein Angebot vom Heinrich-Pette-Institut in Hamburg hatte. Als erste DZIF-Professorin arbeitete sie im Forschungsgebiet „Immunität und Pathogenese von neu auftretenden Virus-Infektionen". Das DZIF ist deutschlandweiter Forschungsverbund zur Prävention, Diagnostik und Therapie von Infektionskrankheiten, in dem 500 Ärztinnen und Ärzte in 35 Einrichtungen zusammenarbeiten. Als sie die Funktion übernahm, bestand sie darauf, dass ihr Arbeitsvertrag ihr auch die Tätigkeit als Oberärztin in der Klinik ermöglichte:

> *Als forschende Ärztin ist es für mich wichtig, nicht nur im Labor zu sitzen. Ich bin nicht die Art von Wissenschaftlerin, die keine Menschen mag und deswegen ewig durchs Mikroskop guckt.*

2015 wurde sie Leiterin der Sektion Infektiologie im Universitätsklinikum Hamburg-Eppendorf. An zwei Tagen in der Woche arbeitete sie auf Station, an drei Tagen in ihrem Labor im rund drei Kilometer entfernten Bernhard-Nocht-Institut für Tropenmedizin, das zum DZIF gehört. Zwar brachte ihr die strapaziöse Kliniktätigkeit

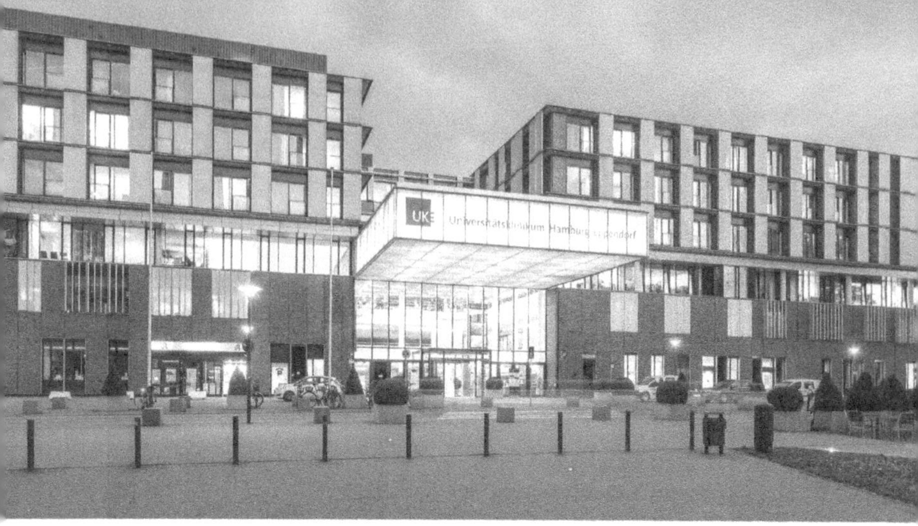

Hauptgebäude des Universitätsklinikums Hamburg-Eppendorf. *Foto: UKE*

wenig direkten Nutzen für ihre Forschungen, doch der Kontakt zum Patienten ist unverändert wichtig:

> *Es hält einen auf Trab, wenn man sieht, wie schlecht es einem Patienten geht, weil es für die Krankheit, an der er leidet, noch keinen Impfstoff gibt.*

Ebola erschreckt 2014 die Welt

Westafrika erlebte von 2014 bis 2016 den bisher größten Ebola-Ausbruch in der Geschichte. Er wurde zu einem Meilenstein in Marylyn Addos wissenschaftlicher Karriere. Die Epidemie begann im Dezember 2013 mit einem Fall im Südosten Guineas, der aber erst im März 2014 offiziell bekanntgegeben wurde, als die Seuche sich schon ausgebreitet hatte. Hauptsächlich betroffen waren die Länder Guinea, Liberia und Sierra Leone. Während des Ausbruchs reisten einzelne Infizierte unbemerkt in afrikanische Nachbarstaaten, was zu weiteren Ansteckungen in Nigeria, Senegal und Mali führte. Insgesamt erkrankten mehr als 28.000 Menschen an dem virushämorrhagischen Ebolafieber, mehr als 11.000 starben.

Auch in den USA und Europa tauchen einzelne Krankheitsfälle auf. Am 30. September 2014 erkrankte in den USA ein Mann aus

Liberia. Er starb nach acht Tagen in Dallas, Texas. Zwei Mitarbeiterinnen des Krankenhauses infizierten sich bei der Pflege des Patienten, beide überlebten. In Madrid wurde im Oktober 2014 bei einer Krankenschwester Ebolafieber bestätigt, nachdem sie einen erkrankten Helfer betreut hatte, der aus Sierra Leone evakuiert worden war und wenige Tage später starb. Auch diese Krankenschwester wurde gesund. In New York City erkrankte am 23. Oktober 2014 ein Arzt an Ebola, der mit der Hilfsorganisation Ärzte ohne Grenzen in Guinea im Einsatz war. Er überstand die Erkrankung.

Am 29. Dezember 2014 erkrankte in Großbritannien eine Krankenschwester an Ebolafieber, nachdem sie von einem Hilfseinsatz in Sierra Leone zurückgekehrt war. Auch sie überlebte. Im Mai 2015 trat in Italien bei einem Krankenpfleger Ebolafieber auf, nachdem er von einem Hilfseinsatz in Sierra Leone zurückgekehrt war. Nach drei Wochen wurde er geheilt entlassen.

Drei Patienten, die sich in Westafrika mit Ebolafieber infiziert hatten, wurden nach Deutschland ausgeflogen. Der erste Patient wurde am 27. August 2014 dem Hamburger Behandlungszentrum zugewiesen. Er kam aus Sierra Leone, wo er für die WHO gearbeitet hatte. Das Team von Marylyn Addo betreute den Patienten rund um

Transport eines Ebolapatienten in Sierra Leone, 2014. *dpa*

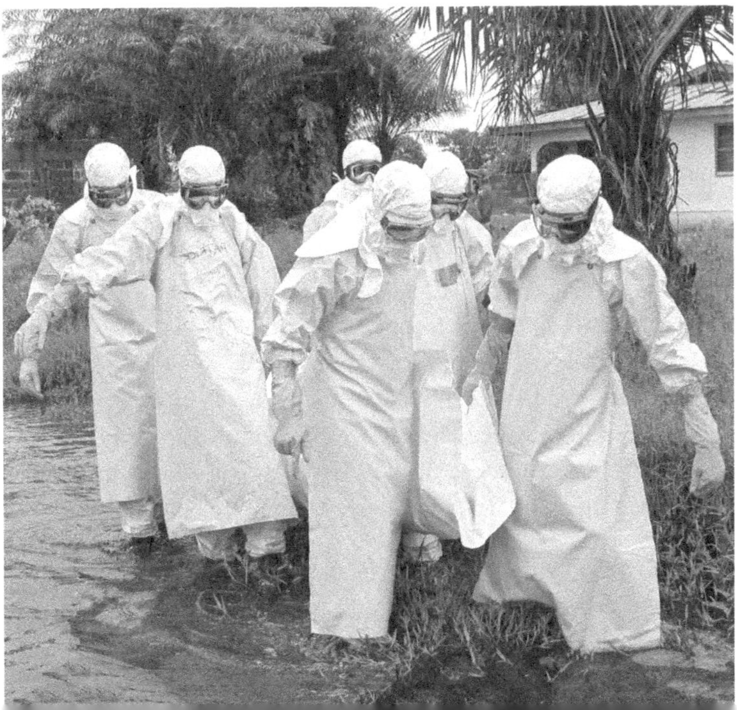

die Uhr. Er überlebte und wurde am 3. Oktober 2014 geheilt entlassen. Auch der zweite Ebolakranke, der in der Spezialabteilung in Frankfurt am Main behandelt wurde, überlebte. Der dritte Patient, der ins Leipziger Behandlungszentrum verlegt wurde, konnte nicht gerettet werden

Eine Forscherin, die an ihre Grenzen geht

Nach Ausbruch der Ebolaepidemie machten sich Forscher in der ganzen Welt unter extremen Druck an der Entwicklung eines Impfstoffes. Auch Marylyn Addo begann mit ersten Versuchen, einen Impfstoff gegen den Erreger zu entwickeln. Eine Vorstufe des Impfstoffes war noch in einem Marburger Forschungslabor vorrätig. Auf diesen konnte Addo zurückgreifen. Die Forscherin ging in der Ebolaepidemie bis an ihre Grenzen:

> *Wenn ich nachts gearbeitet habe, musste ich oft daran denken, dass unser Hamburger Patient Vater eines kleinen Mädchens war. Habe ich um 4 Uhr nachts eine E-Mail nach Genf geschickt, dann kam prompt um 4:05 Uhr die Antwort.*

So intensiv war die Zusammenarbeit der Forscherteams. Das Ergebnis war grandios: Addo und ihrem Team gelang die Entwicklung von VSV-EBOV, einem Ebolaimpfstoff, der erstmals Ende 2014 versuchsweise in Guinea eingesetzt wurde. Zur Prüfung des Impfstoffes hatte die WHO wegen der großen Gefahr, dass der tödliche Erreger sich rasend schnell weiter ausbreiten würde, wenn man nicht umgehend mit dem Impfen begann, ein verkürztes Verfahren zugelassen. Schließlich lag die Sterberate bei Ebola deutlich über 50 Prozent, anders als bei Corona, bei dem je nach Land von Sterberaten zwischen 1,0 und 0,5 Prozent auszugehen ist.

Als im Juli 2015 die Nachricht kam, dass Addos Ebola-Impfstoff in den ersten Studien eine fast 100-prozentige Wirksamkeit zeigte, war die Forscherin vollauf begeistert. Nun konnte sie ihren Kindern endlich erklären, welchen Sinn es hatte, dass sie in dem Jahr der Ebolaepidemie so oft auf ihre Mutter hatten verzichten müssen.

Ende 2016 gab die WHO bekannt, dass der Wirkstoff VSV-EBOV von der Firma Merck, Sharp & Dohme als erster Ebolaimpfstoff – hochwirksam und abschließend klinisch getestet – auf dem Markt zur Verfügung stand. Im Oktober 2019 hat auch die Europäische Arzneimittel-Agentur EMA eine Zulassungsempfehlung für den Impfstoff ausgesprochen.

Als im Sommer 2018 Ebolafieber in der Demokratischen Republik Kongo ausbrach, ermöglichte die Regierung trotz einer schwierigen politischen Situation dennoch eine Impfkampagne, bei der über 100.000 Kontaktpersonen von Ebolakranken geimpft wurden. Der Ebolaausbruch im Kongo konnte gestoppt werden. Er war bisher weltweit der zweitgrößte, rund 3.500 Menschen erkrankten und 2.500 starben.

Auf dem Weg zu einem Impfstoff gegen MERS

Bereits im September 2012 hatten Christian Drosten und sein Team in Bonn ein neues Coronavirus als Verursacher der MERS-Epidemie in Saudi-Arabien identifiziert. In kürzester Zeit entwickelten sie einen PCR-Test, der heute modifiziert die Standarddiagnostik für Covid-19 darstellt. Mehr als 2.000 MERS-Fälle wurden damals diagnostisch bestätigt. Von den drei Coronaviren, die tödliche Infektionen auslösen können, ist MERS-CoV das gefährlichste. Immer

Wissenschaftlerinnen im Hochsicherheitslabor. *Foto: Julian Stratenschulte/dpa*

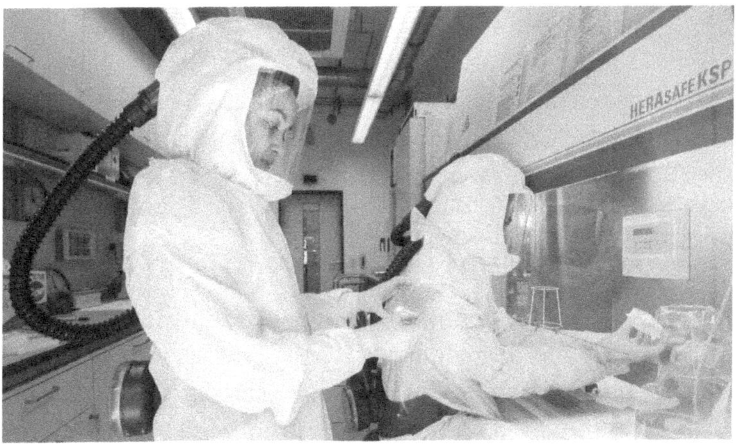

wieder traten in den letzten Jahren in Europa und auch in Deutschland Einzelfälle von MERS bei Reisenden aus Saudi-Arabien auf. Addo berichtete:

> *Um auf größere Ausbrüche vorbereitet zu sein, haben wir bereits 2014 mit Partnern im DZIF begonnen, einen Impfstoff gegen das MERS-Coronavirus zu entwickeln.*

Dieser basierte auf einem abgeschwächten Pockenimpfvirus als Vektor, dem das Spike-Protein des MERS-Coronavirus zugefügt wurde. 2015 war der Impfstoff an acht jungen Dromedaren in Barcelona erfolgreich getestet worden. Die Tiere waren jünger als ein Jahr, denn Kamele erkranken bereits sehr früh an MERS. Experten sprachen daher vom „Kindergartenschnupfen der Kamele".

Das Tierexperiment erregte Aufmerksamkeit bei der WHO, die eine erste klinische Prüfung am Menschen zuließ. 2018 begann in Hamburg eine Studie zur Verträglichkeit eines MERS-Impfstoffes am Menschen. Am Universitätsklinikum Hamburg-Eppendorf impfte das Team von Marylyn Addo 23 gesunde Probanden zweimal im Abstand von vier Wochen mit einem Vektorimpfstoff, der MVA-MERS-S enthielt:

> *Etwas später, als wir gehofft hatten, aber immer noch gut in der Zeit. Um einen Impfstoff im Menschen zu prüfen, muss er nach allen Regeln der Sicherheit hergestellt sein und das nimmt oft mehr als zehn Jahre in Anspruch,* erklärte Addo.

Die Forscherin hofft, auf dieser Basis ein Grundkonzept der Impfstoffentwicklung schaffen zu können, nach dem zukünftig bei Ausbrüchen unbekannter Infektionen in kurzer Zeit reagiert werden kann.

Ein Coronaimpfstoff aus Hamburg?

Ausgerechnet ein Kinderarzt am Universitätsklinikum Eppendorf, der im Urlaub im Trentino in Norditalien gewesen war, wurde der erste Hamburger Coronapatient. Zwei Wochen später wurden alle

Kultureinrichtungen, Vergnügungs-, Bildungs-, Sport- und Freizeitstätten in der Hansestadt geschlossen. Sogar der Hamburger Fischmarkt stellte zum ersten Mal in seiner Geschichte den Betrieb ein, und der Hafengeburtstag wurde abgesagt.

Nach Beginn der Coronapandemie 2020 kämpfte Marylyn Addo an zwei Fronten: Einerseits wollte sie mit ihren Arztkollegen und den Pflegekräften das Leben von Patienten retten, andererseits beteiligte sie sich mit anderen Wissenschaftlerinnen und Wissenschaftlern weltweit an der Impfstoffsuche. Dieses Mal musste alles schneller gehen. Um einen Impfstoff herstellen zu können, muss erst der genetische Fingerabdruck des Erregers bestimmt werden. Bei SARS-CoV-2 ist dies bereits wenige Tage nach dem Ausbruch gelungen. Bereits im März 2020 wurde in Hamburg ein Impfstoff konzipiert und in Zusammenarbeit mit dem Institut für Virologie der Philipps-Universität Marburg auf Sicherheit, Verträglichkeit und immunologische Wirksamkeit geprüft. Wieder verwendete Addo den gleichen Impfvektor wie bei MERS für die Entwicklung des SARS-CoV-2-Impfstoffs. Von Mitte März bis Mitte Dezember 2020 ging der Impfstoff bei 30 Probanden in die klinische Phase-I-Studie.

Im Januar 2021 wurde jedoch klar, dass die Immunreaktion in den ersten Studien nicht ausreichend war. Der Impfstoff war zwar gut verträglich und sicher, allerdings entwickelten die 30 Probanden nicht ausreichend Antikörper. Aus diesem Grund wurde der Beginn der Phase-II-Studie verschoben. Marylyn Addo war enttäuscht:

> *Die bisher ausgewerteten Daten zeigen, dass Immunantworten zwar nachweisbar sind, aber nicht im erwarteten Ausmaß generiert wurden. Da wir uns unserer hohen Verantwortung für die Gesundheit der Bevölkerung und eine bestmögliche Schutzwirkung des Impfstoffes bewusst sind, arbeiten wir nun an einer Optimierung des Impfstoffes, um dieses Ziel zu erreichen.*

Der Vorsprung, den BioNTech/Pfizer und Moderna bei der Corona-Impfstoffentwicklung hatten, war nicht mehr einzuholen. Deren Produkte waren Ende Dezember 2020 auf den Markt gekommen. Allerdings waren diese als mRNA-Impfstoffe aus einem anderen

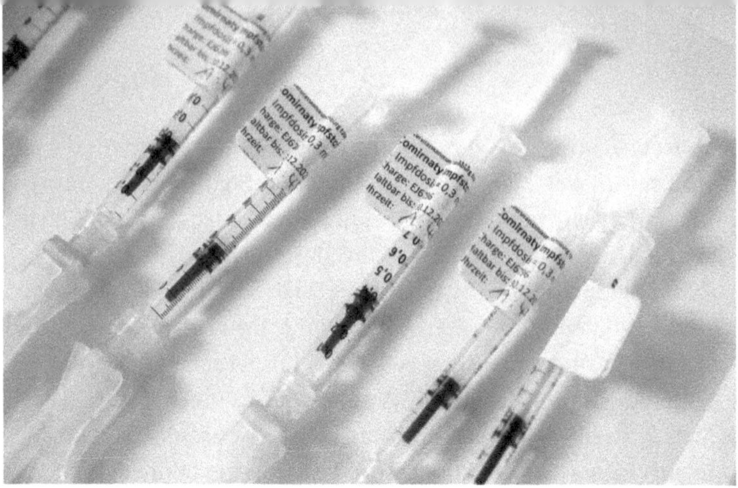

„Comirnaty", der m-RNA-Impfstoff von BioNTech/Pfizer, der als Erster auf dem Markt kam. *UKE*

Entwicklungsprozess hervorgegangen als der Vektorimpfstoff, den Marylyn Addo favorisierte. Die im ersten Quartal 2021 zugelassenen Vektorimpfstoffe von AstraZeneca oder Johnson & Johnson bereiteten Probleme. Schon nach wenigen Wochen der Anwendung wurde die Indikation auf Personen ab 60 Jahren beschränkt, da bei jüngeren Menschen Gerinnungsstörungen als Reaktion auf die Impfung aufgetreten waren. Dennoch steckt in den Vektorimpfstoffen viel Potenzial für die Zukunft, meint die Forscherin Addo.

Während der Coronapandemie widmete sich Addo außerdem der wichtigen Aufgabe der Öffentlichkeitsarbeit und Aufklärung. In Talkshows trat sie als eine der führenden deutschen Infektiologinnen auf. Sie verstand es sehr gut, die komplizierten Inhalte einfach und nachvollziehbar darzulegen. Allerdings waren während der Coronapandemie Expertinnen in der Medienberichterstattung deutlich unterrepräsentiert.

Bedauerlicherweise bekam Addo durch ihre Medienpräsenz nicht nur Anerkennung, sondern auch Fremdenfeindlichkeit zu spüren. Es kamen gehässige Kommentare per E-Mail. Marylyn Addo vermutet, dass alle Menschen, die mit dunkler Hautfarbe in Deutschland aufgewachsen sind, auch Alltagsrassismus erlebt haben. Nicht immer sei das böswillig gemeint. Aber auch sie ist schon angepöbelt worden. Deshalb engagiert sich die Wissenschaftlerin gegen Rassismus, Fremdenfeindlichkeit und Antisemitismus. Im Alltag hat ihr immer ihr Humor geholfen. Auf die als vermeintliches Kompliment gemeinte Bemerkung von Fremden, dass sie „aber gut Deutsch" spreche, entgegnet sie meist: „Ja, Sie sprechen aber auch gut Deutsch!" und genießt dann das Überraschungsmoment. Sie ist eben eine „rheinische Frohnatur", wie sie gern von sich sagt.

Quellen

Sabine Stamer: *Stamers Frauen: Marylyn Addo: Wie auf Wolke sieben*: https://www.welt.de/print/die_welt/hamburg/article153692161/Wie-auf-Wolke-sieben.html (26. 3. 2022).

Ronald D. Gerste: *USA: Notfall „Notfallmedizin"*. In: *Deutsches Ärzteblatt* 103/41 (2006).

Jörn Straehler-Pohl: *Professor Dr. Marylyn Addo: Ärztin und Forscherin aus Leidenschaft*: https://web.archive.org/web/20200710180949/https://www.ndr.de/nachrichten/hamburg/Marylyn-Addo-Aerztin-und-Forscherin-aus-Leidenschaft,marylynaddo104.html (10. 7. 2020).

Menschen im DZIF. Mit Leidenschaft und Humor: https://www.dzif.de/de/mit-leidenschaft-und-humor (11. 12. 2019).

Annick Eimer: *Schneller reagieren.* In: *DUZ Magazin* 02/2019.

https://www.deutschlandfunk.de/kongo-kampf-gegen-ebola-braucht-vertrauen-100.html (17. 4. 2019).

https://www.aerzteblatt.de/archiv/216928/Marylyn-Addo-Medizinerin-des-Jahres-2020.

Informationen zum Ebolafieber-Ausbruch in Westafrika 2014/2015: https://www.rki.de/DE/Content/InfAZ/E/Ebola/Kurzinformation_Ebola_in_Westafrika.html.

Bundesministerium für Bildung und Forschung: *MERS-Coronavirus: Erster Impfstoff wird klinisch geprüft*: https://www.gesundheitsforschung-bmbf.de/de/mers-coronavirus-erster-impfstoff-wird-klinisch-gepruft-7823.php (April 2018).

https://www.aerzteblatt.de/nachrichten/112172/2-Impfstoffe-gegen-MERS-in-Phase-1-Studie-sicher (21. 4. 2020).

Martin Niessen: *Impfstoff-Suche: Wettlauf gegen die Zeit.* In: *ZDF-Sendung „Heute"* vom 13. 3. 2020.

tagesschau.de: *Corona-Impfstoff von IDT Biologika wirkt nicht wie erhofft* (8. 1. 2021).

Literatur- und Bildnachweis

Um den Lesefluss nicht zu stören, wurde auf Quellennachweise durch Fußnoten verzichtet. Nach jedem Kapitel werden die dazugehörigen Publikationen, Bücher und Quellen aufgeführt. Auf Mehrfachnennungen habe ich verzichtet. Ganz herzlich bedanken möchte ich mich bei den Bildgebern, ohne die dieses Buch nicht hätte illustriert werden können. Mein besonderer Dank gilt Privatpersonen, den Archiven und Museen, deren historische Bilder ich verwenden durfte. Wenn Bildgeber nur ein Bild beigesteuert haben, ist die Fundstelle direkt in der Bildunterschrift angeben. Bei mehreren Bildgaben durch einen Bildgeber sind die Bilder mit Seitenzahl unter „Bildgeber von A bis Z" aufgeführt.

Bei der Zusammenstellung der zahlreichen Illustrationen in diesem Buch habe ich mit größtmöglicher Sorgfalt die Nutzungsrechte bei den Inhabern der Bildrechte erfragt und erworben. Soweit es nicht gelang, die Inhaber der Bildrechte zu ermitteln, habe ich die Fundstelle angegeben. Sollte es im Einzelfall unterblieben sein, Bildrechte zu erwerben, handelt es sich um ein Versehen. Ich bitte in diesem Fall, den Verlag zu kontaktieren unter Fax: +4930-440 23 81 29 oder unter Mail post@bebraverlag.de.

Die Fotocollagen sind mit ihren einzelnen Bildbestandteilen angegeben und durch ein (F) in der Bildunterschrift markiert.

Bildgeber von A bis Z

Brandenburg-Preußen-Museum: S. 7, 69, 173, 202, 208, 217, 236 – **Deutsches Hygiene-Museum Dresden:** S. 198, 219, 235 li., 256, 274 – **dpa:** S. 355, 391,393 – **Fotokollagen der Autorin (F):** S. 10/11, 26, 32, 44, 58, 65, 72, 83, 108, 132, 146, 152, 160, 201, 212, 232, 258, 274, 284, 296, 300, 302, 326, 341, 342, 352, 362, 383 – Fotos von der Autorin: S. 55, 77, 108, 116, 134, 205, 235 re., 312, 357, 359, 374, 376 – **Fotos von Jakob Tödt:** S. 296, 370 – **Illustrirte Zeitung, Berlin:** S. 170, 178, 183, 186 – **RKI:** S. 56, 165, 220, 223, 224, 225, 228, 315, 319, 323, 340, 344 – **Staatsarchiv Hamburg:** S. 160, 169 – **Sonderausstellung Seuchen – Fluch der Vergangenheit, Bedrohung der Zukunft, Roemer- und Pelizaeus-Museum Hildesheim 2021/22:** S. 93, 127, 129, 177, 187, 190, 197, 211, 231 – **ULB Sachsen-Anhalt:** S. 39, 40, 58 – **Universitätsklinikum Hamburg-Eppendorf UKE:** S. 372, 384, 390, 396 – **Wikimedia Commons:** S. 12, 14, 15, 16, 18, 20, 24, 29, 34, 36, 46, 49, 51, 62, 63, 67, 76, 78, 80, 86, 88, 90, 94, 97, 103, 110, 111, 113, 118, 122, 124, 125, 128, 136, 140, 144, 150, 154, 156, 157, 158, 159, 164, 167, 171, 180, 195, 210, 218, 244, 250, 254, 261, 267, 277, 295, 296, 300, 310, 320, 321, 325, 330, 336, 338, 349, 361, 365, 387

Dank

Bei meinen Recherchen zu diesem Buch habe ich aus dem Freundes- und Kollegenkreis viele Anregungen und Impulse erhalten. Andreas Bödecker, Stiftungsvorstand des Brandenburg-Preußen Museums in Wustrau, danke ich sehr für seine redaktionellen Hinweise, seine Mitarbeit bei der Bildauswahl, sein abschließendes historisches Lektorat sowie ein Vorwort. Mein früherer Amtsarztkollege Helmut Fischer und mein Ehemann Peter Tödt überprüften für mich die Darstellungen der medizinisch-naturwissenschaftlichen Sachverhalte. Als kritische Korrekturleserinnen standen mir Anna Himmelmann, Sybille Jaekel und Karin Marquard zur Seite. Tanja Krajzewicz vom BeBra Verlag danke ich sehr für ihr ausführliches Lektorat.

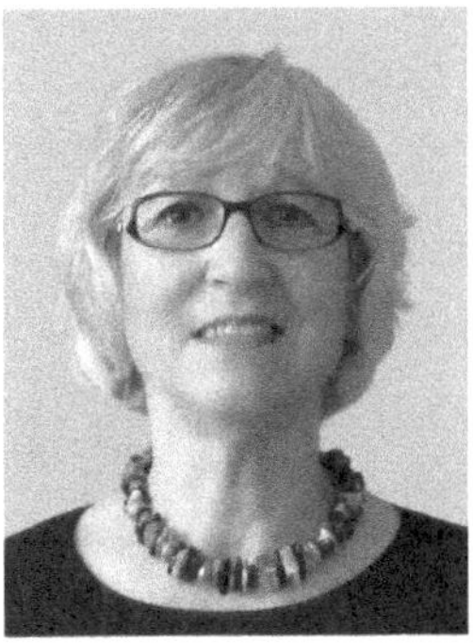

Die Autorin

Biografien haben Helga Tödt schon immer fasziniert. So kam es, dass die Ärztin sich nach ihrer Pensionierung der Erforschung von Lebensläufen im Kontext der neueren deutschen Geschichte widmete.

Geboren wurde Helga Tödt 1946 in Braunschweig. Nach dem Medizinstudium und der Promotion an der FU Berlin bildete sie sich zur Fachärztin für öffentliches Gesundheitswesen weiter. Zehn Jahre arbeitete sie in einem Berliner Gesundheitsamt. Von 1986 bis zu ihrer Pensionierung war sie Leiterin des Gesundheitsamtes im niedersächsischen Landkreis Hameln-Pyrmont. Daneben unterrichtete sie 20 Jahre als Dozentin an der Akademie für öffentliches Gesundheitswesen in Düsseldorf und den Akademien für Sozialmedizin in Berlin und Schwerin und engagierte sich im Berufsverband der Amtsärzte.

Helga Tödt hat schon mehrere historische Biografien veröffentlicht, zuletzt gemeinsam mit Andreas Bödecker beim BeBra Verlag das Buch *Spione, Erfinder, Unternehmer – Preußens Industrialisierung in Lebensbildern.*

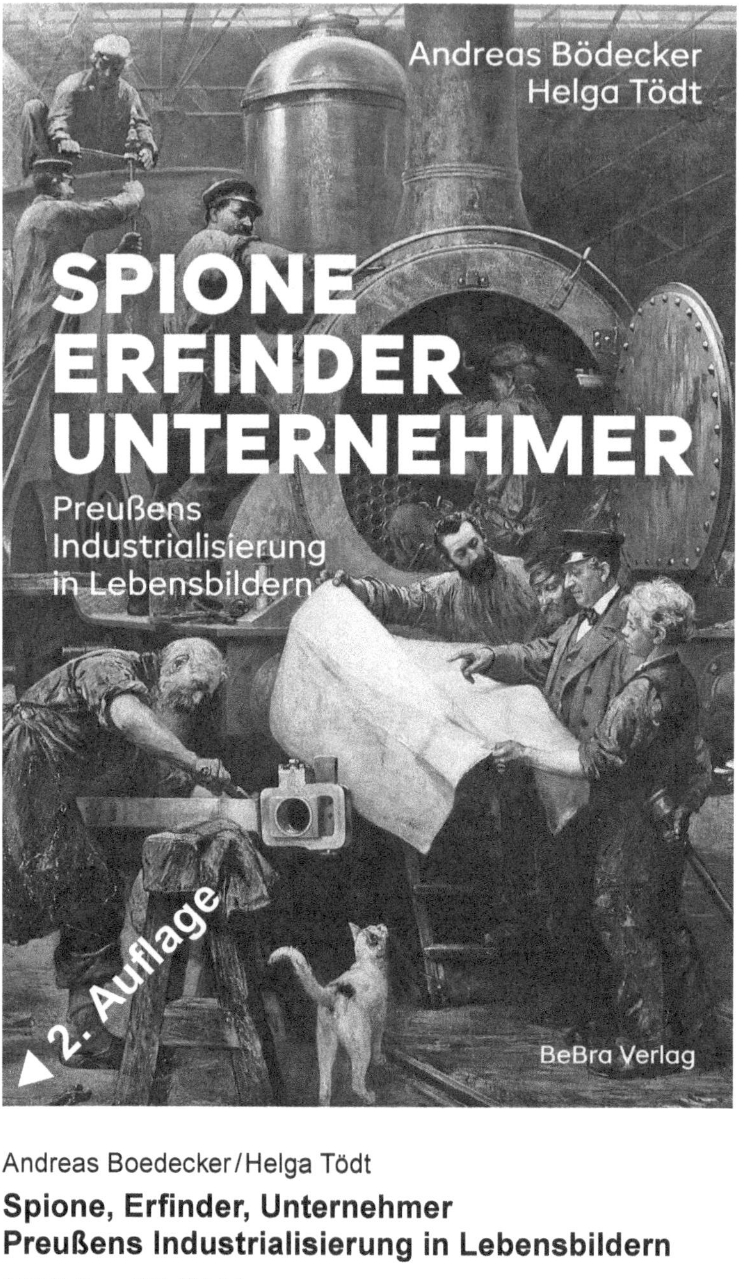
Andreas Bödecker
Helga Tödt
SPIONE
ERFINDER
UNTERNEHMER
Preußens
Industrialisierung
in Lebensbildern
2. Auflage
BeBra Verlag